黄帝内经

大讲堂

双色图文版

刘凤珍◎主编

黄　威◎编著

中国华侨出版社

·北京·

图书在版编目（CIP）数据

黄帝内经大讲堂 / 尹天怡编著 .—北京：中国华侨出版社，2016. 12（2025. 4 重印）.
（中侨大讲堂 / 刘凤珍主编）
ISBN 978-7-5113-6498-2

Ⅰ.①黄… Ⅱ.①尹… Ⅲ.①《内经》—研究
Ⅳ.① R221.09

中国版本图书馆 CIP 数据核字（2016）第 285897 号

黄帝内经大讲堂

编　　著：尹天怡
责任编辑：唐崇杰
责任校对：王京燕
经　　销：新华书店
开　　本：787 毫米 ×1092 毫米　1/16 开　印张：24　字数：511 千字
印　　刷：河北省三河市天润建兴印务有限公司
版　　次：2018 年 3 月第 1 版
印　　次：2025 年 4 月第 2 次印刷
书　　号：ISBN 978-7-5113-6498-2
定　　价：48.00 元

中国华侨出版社　北京市朝阳区西坝河东里 77 号楼底商 5 号　邮编：100028
发 行 部：（010）64443051　　　传　　真：（010）64439708

如果发现印装质量问题影响阅读，请与印刷厂联系调换。

前言

在林林总总的历代养生书籍中，价值最大、影响最深的当数成书于战国时期的《黄帝内经》，这部书被誉为“医学之宗”，同时也被后人奉为养生圭臬。在历代医家中，从华佗、孙思邈到李时珍再到当代的国医大师，都是从中汲取智慧而发展了自己新的理论。历代的养生著述如《养生延命录》《孙真人养生铭》《遵生八笺》中亦处处可见它的影子。而其中“顺四时以适寒暑”“因人施养”“食饮有节，起居有常”等养生精髓更是深刻地影响着百姓的日常养生！数千年来，《黄帝内经》成为护佑中国人健康的长命真经，是世世代代的炎黄子孙寻求健康养生祛病之道的宝藏。

遵照“天人相应”的思想进行养生：《黄帝内经》思想的核心便在于“天人相应”，书中认为“人以天地之气生，四时之法成”。这是说人和宇宙万物一样，是禀受天地之气而生、按照四时的法则而生长的。“法于阴阳，和于术数”是《黄帝内经》中最重要的一条养生原则。所谓“法于阴阳”，就是按照自然界的变化规律而起居生活。所谓“和于术数”，就是根据正确的养生保健方法进行调养锻炼。

根据不同体质进行养生：人与人有不同的体质，不同体质有各自的特点，易患不同的疾病，因而应根据不同的体质特点采用相应的养生方法和措施，这样才能达到防病延年的目的。

情志，即指喜、怒、忧、思、悲、惊、恐七种情绪。七情属人体正常生理现象，会有益于身心健康，也会导致疾病。《黄帝内经》指出，“喜怒不节则伤脏”，说明情志不加节制会损伤脏腑功能。在现代社会，认识到七情对身心健康的影响，掌握古人调摄情志的方法，非常重要。

食养之道，起居之道：《黄帝内经》中提出“居处依天道”“饮食遵地道”，这也反映了“天人相应”的养生思想，人的起居应该顺应天地运转的自然规律，天亮就起床，让人体自身的阳气与天地的阳气一起生发。天黑了就应该睡觉，这样才能使阳气潜藏起来，以阴养阳。平时吃东西要遵照节气规律去吃，尽量吃应季食品，“不时不食”，不合时令的食物不吃，这才是正确的饮食观念。而现代人的暴饮暴食、吃反季果蔬、熬夜等生活方式也常常成为疾病的根源，要避免各类疾病，不妨按照《黄帝内经》中的食养之道、起居之道去调整自己的生活方式。

祛病保身秘法：《黄帝内经》并不主张求医问药，而是教给人们通过“内求”的智慧来调理脏腑、养足气血、畅通经络，这样便不须求医问药。此外，还阐述了人如何才能不得病，即“正气存内，邪不可干”。当人体处于平和状态的时候，是可以和细菌、病毒和平共处的。而如果身体状况变差，那么细菌、病毒这些邪气就有了可乘之机，会压过身体里的正气，正气不如邪气，人就会得病了。现代人生活在一个压力大、环境污染严重的时代，更应该内养正气，外避邪气。

……

为了帮助读者深入理解《黄帝内经》，并能运用它指导日常养生，我们在编写《黄帝内经大讲堂》一书时，摒弃了以经解经、随文演绎的方式，因为这种方式虽能让读者在养生保健的知识上对《黄帝内经》有一定了解，但却没有具体实用的方法。我们从分析《黄帝内经》中养生理论之精髓入手，综合了大量操作性极强的中医养生实用方法，以帮助读者切实掌握补足阳气的方法、不同体质的养生法、十二时辰养生法、四季养生法、情志养生法、饮食养生法、体质养生法等。

尽管距离《黄帝内经》成书的时代已经非常遥远了，但是书中的养生之道、养生原则和方法，以及所包含的大智慧，却是永不过时、常用常新。我们应该珍视这座养生智慧的宝藏，读懂老祖宗留给我们关于养生的启示，并将之运用到现代日常养生中去，从而实现健康和长寿的目标。

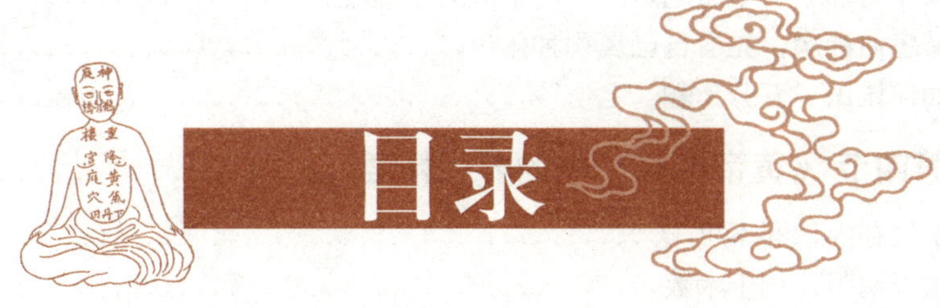

目录

第一章　流传千年的养生大道

——走进《黄帝内经》的神妙世界

第二章 补足真阳百病消

——阳气是人体最好的治病良药

第五章　一年之中如何养生

——《黄帝内经》四季健康顺养法则

第八章　五谷为养，五果为助

——《黄帝内经》中的食养之道

第一章

流传千年的养生大道

——走进《黄帝内经》的神妙世界

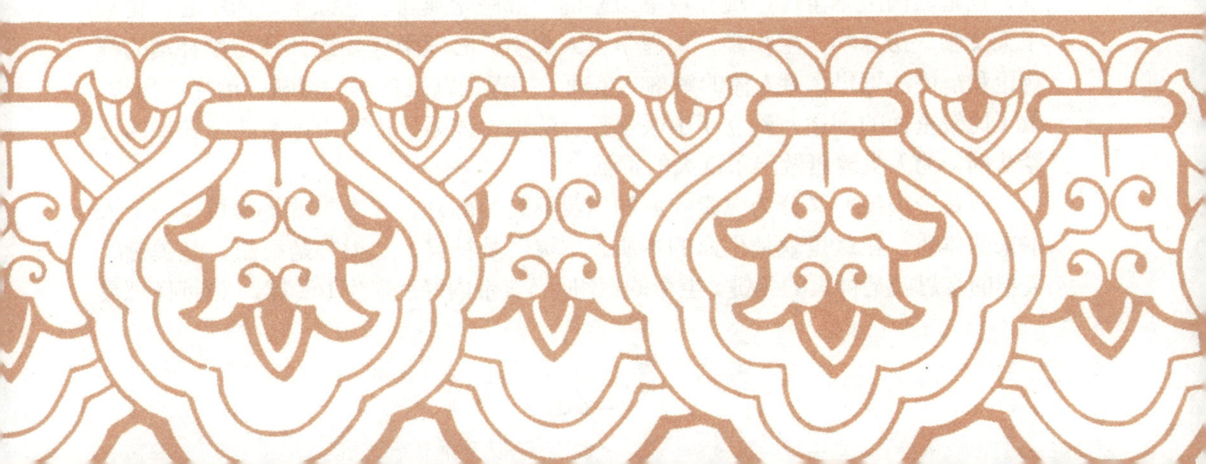

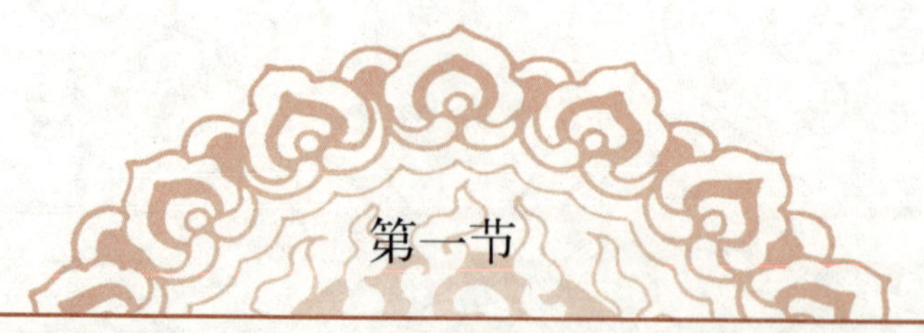

第一节

《黄帝内经》中的健康之道

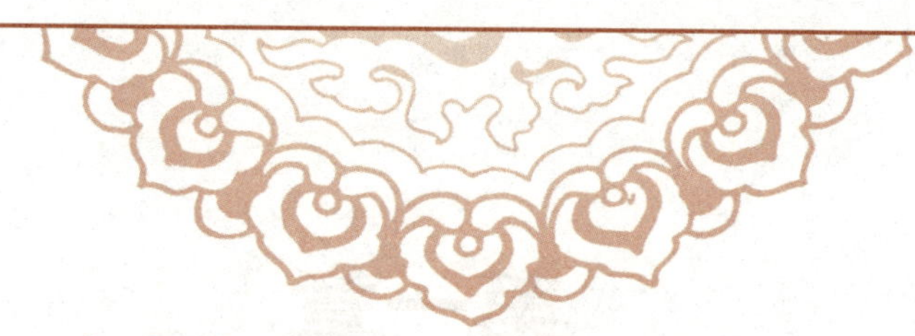

中国三大奇书之一：《黄帝内经》

当代著名中医学家张其成教授曾经在自己的作品中说过这样一段话："作为一个大学图书馆馆长，我可以负责任地说，古代的经典一定要读。我认为只要读透五部经典，就可以掌握博大精深的国学精髓了。第一部《易经》，第二部《道德经》，第三部《黄帝内经》，并称为'三大奇书'，再加上《论语》和《六祖坛经》，共五部经典，我把它称为'国学五经'。这五经当中《易经》代表易家，《道德经》代表道家，《黄帝内经》代表医家，《论语》代表儒家，《六祖坛经》代表中国的佛家。各家的主要思想都集中在这五部经典里面。"

在张教授看来，《黄帝内经》不仅是中国三大奇书之一，同时也是"国学五经"之一。那么，这部在我国传统文化中占据如此重要地位的《黄帝内经》究竟是怎样一部书呢？下面，我们就先来了解一下。

《黄帝内经》在国学经典中的地位非常独特，不仅是唯一一部以圣王命名的书，也是我国医学宝库中现存成书最早的一部医学典籍。它以生命为中心，记载了天文学、历算学、生物学、地理学、人类学、心理学等知识，并运用朴素的唯物论和辩证法思想，对人体的解剖、生理、病理，以及疾病的诊断、治疗与预防，做了比较全面的阐述，确立了中医学独特的理论体系，成为中国医药学发展的理论基础，为人类健康做出了巨大的贡献。

《黄帝内经》又分为《素问》和《灵枢》两部分。"素"就是素质，一个人本来的体质，在这里就是生命的本质。"灵"是神灵，"枢"是枢纽，是关键。灵枢的意思就是神灵的关键，生命的枢纽。《黄帝内经》分为162篇，《素问》《灵枢》各占 81 篇。古代以阳数为王，而九为阳数之最，“九九八十一”，81 表示最大的阳数，也是最大的“王”。

在中华文化里，很多经典之作都是以“经”命名的，比如《道德经》《易经》《神农本草经》等，还有《黄帝内经》。怎么理解呢？“经”在古代是指丝线，丝线的原始意象是脐带。我们知道脐带是连接先天和后天的根本，所以它也是人之根本。看过织布，或者是见过地球仪的人，都会知道南北为经的概念。织布时先拉过来的那条线叫经，经线有个特性，就是一旦被拉过来，就不许再动，所以，经书都有亘古不变的特性。这也说明《黄帝内经》一书地位之重要。

那为什么又叫“内经”，而不叫“外经”呢？有人说内经就是讲内科的，讲内在人体规律的，其实《黄帝内经》是一部讲“内求”的书，要使人健康长寿，它主张的不是求医问药，而是要往里求、内炼，通过调整气血、经络、脏腑来达到健康和长寿的目标。

另外，《黄帝内经》基本上就是采用对话的形式，记录黄帝与岐伯、伯高、雷公等大臣的对话，以与岐伯的对话为主，基本上采取黄帝问、岐伯答的形式。后来，人们就用岐伯和黄帝这两个名字的开头“岐黄”表示《黄帝内经》，所以《黄帝内经》又叫“岐黄之书”。同时，因为它是中医的开创性著作，所以又把中医称为“岐黄之术”，把我们的医道称为“岐黄之道”。

总之，《黄帝内经》是一本非常了不起的书，作为祖国传统医学的理论思想基础及精髓，在中华民族近两千年繁衍生息的漫漫历史长河中，它的医学主导作用及贡献功不可没。另外，它还奠定了我国养生学的理论基础。

从前，有一个叫黄帝的人

《黄帝内经》究竟是不是黄帝写的？每一个读《黄帝内经》的人都会涉及这个问题。到目前为止，大部分研究《黄帝内经》的专家学者都认为，这本书跟黄帝本人没有什么关系，只是后人假托黄帝之名而已。不过，也有一些学者坚持认为《黄帝内经》就是一本黄帝为了了解生命科学，请教医学老师的对话记录。比如，当代国学大师南怀瑾先生，曾经在《小言黄帝内经与生命科学》中说：那些《黄帝内经》的考据者“把自己的祖宗看瘪了”。那么，《黄帝内经》究竟跟黄帝有没有关系呢？如果有，又有多大关系呢？要想了解这一点，我们还得从黄帝这个人说起。

司马迁在《史记·五帝本纪》中记录的第一个帝王就是黄帝。《史记·五帝本纪》说黄帝“姓公孙，名曰轩辕”，其国号为“有熊”。可以说，黄帝是中国古史传说时期最早的宗祖神，华夏族形成后被公认为全族的始祖。上古时期约在姬水一带形成的较为先进的黄帝族，即因这位杰出的始祖而得名。黄帝族和住在姜水（在今陕西岐山、武功附近注入渭水）一带的姜姓炎帝族世代互通婚姻。后来，在黄帝族后裔中的一支进入今山西南部，创造了夏文化，遂称夏族。于是，黄帝也就成了华夏民族的始祖。

在《五帝本纪》中，对黄帝是这样描述的："昔在黄帝，生而神灵，弱而能言，幼而徇齐，长而敦敏，成而登天。"意思是说，黄帝一生下来就跟一般人不一样，很神灵很神奇。在他刚生下来的时候就能够说话，在他幼小的时候做事情就非常迅速、果断；长大成人了，二十几岁，非常厚道而且绝对地聪明；等到他活到100岁，"成而登天"，变成神仙骑上一条龙就飞上天了。当然，有人对这句话还有另外一番解释，认为是将黄帝的一生分成了五个阶段，分别对应人生的各个阶段。但无论如何，让我们对这位远古的祖先有了一个笼统的认识，尽管这种认识可能带有夸张的成分。

事实上，黄帝不只是中国人的祖先，也是东方黄色民族的共同祖先。中国的一切文化，包括科学的、宗教的、哲学的，都是从这里开始的。《易·系辞》《世本·作篇》等各种文献都盛称黄帝时期有许多发明创造。属于生产技术方面的有穿井、做杵臼、做弓矢、服牛乘马、做驾、做舟等；属于物质生活方面的有制衣裳、旃冕等；属于精神文化方面则有作甲子、占日月、算数、造律吕、笙竽、医药、文字等。当然，其中有不少是黄帝以后的发明创造，但也反映了黄帝族获得的辉煌成就。可能也正是由于这个原因，后人才把《黄帝内经》冠以黄帝之名。不过，如果说《黄帝内经》与黄帝一点关系也没有，显然也是不准确的。我们只能说这本书是后人把从黄帝开始的一代一代流传下来的有关生命的思想汇集起来所形成的。

根据一些专家考证，《黄帝内经》是在战国时期形成的。这个时期正是世界文化的轴心期（公元前500年左右），是世界各民族文化的高峰期，各民族不朽的经典大多是这一时期形成的。另外一些人则认为，《黄帝内经》大部分篇章形成于战国时期，但最后汇编成书则是在西汉，有的篇章甚至还要更迟一些。当然，我们且不管这些考证如何，我们要学习的是《黄帝内经》中的养生智慧，这些智慧经过几千年的淘洗，早已被各代医家所验证，对我们的生命健康确有极大的帮助。

《黄帝内经》对后世中医影响深远

《黄帝内经》确立了中医学的理论体系，是公认的中医学的奠基之作，为中国数千年来的医学发展奠定了坚实的基础，因此被后世尊为"医家之宗"。后来的无数名医，如华佗、孙思邈、皇甫谧、张仲景等，多是在钻研学习《黄帝内经》的基础上，发展创新并独树一帜的，从这个意义上讲《黄帝内经》是后世名医的师傅、先辈。

首先，让我们看看扁鹊的"上医医国，中医医人，下医医病"。扁鹊弟兄三人均是名医，尤以扁鹊最负盛誉。某日扁鹊为魏王针灸，魏王问扁鹊："你们兄弟三人到底哪一位医术最高？"扁鹊不假思索道："长兄最高，我最差。"魏王诧异。扁鹊接着说道："我长兄治病于病发之前，一般人不知他是在为人铲除病源、防患于未然，所以他医术虽高，名气却不易传开；而我是治疗于病情发作和严重之后，人们能看到我为患者把脉开方、敷药刺穴、割肉疗伤，我也确实让不少病人化险为夷，大家就以为我的医术比长兄高明。”扁鹊认为能够及早消除疾病的隐患，将身体遭受疾病侵害的危险降到最小，这才称得上是“上医”。而扁鹊的这种思想正是《黄帝内经》中所说的“治未病”。

然后，再看华佗的心理疗法。有一个郡守因为思虑过度，造成身体里有瘀血。华佗收了这个郡守很多礼，不但不给他治病，还写了一封信骂他，说他不仁不义。太守一怒之下竟然吐出了几口黑血，说也神奇，郡守吐出瘀血后病居然好了。华佗巧医郡守用的就是《黄帝内经》中的“情志生克法”。郡守是因为思虑太多而得的病，《黄帝内经》中说，愤怒可以战胜思虑，所以华佗用“怒胜思”法把郡守激怒，怒则气上，这样就把郡守身体中的瘀血一下子全倒出来，病也就好了。

此外，还有张仲景的神奇医术，也多和《黄帝内经》一脉相承。有两个人来找张仲景看病，这两个病人都是大便不通、发烧、头痛，结果张仲景给一个病人用的是泻下通便的药，给另外一个病人用的是发汗的药，两个病人吃完药后都好了。张仲景的治病思想正是《黄帝内经》中的辨证施治，因人而养的写照。

诸如此类的例子，举不胜举。治病救人，救死扶伤，无数的名医先贤们遵循的都是《黄帝内经》。

《黄帝内经》是一部伟大之作，不管是养生还是疗疾，如果不懂得《黄帝内经》的理论精髓，不遵循里面的养生之道，那么这个人的健康是令人担忧的。

《黄帝内经》的养生特色

《黄帝内经》是经典之作，是祖国医学的理论渊源。它以人为本，尊重生命，从不草率“行事”。在《黄帝内经》看来，身体就是天下，就是国家，是从事一切生命活动的根本。中国人一直讲“修身、齐家、治国、平天下”，这恰恰说明修身乃一切之本。《黄帝内经》认为生命是自自然然的一种存在，是自足的，人体本身就是一个和谐机制，它不需要人为强制和主观意愿。也就是说，人体比头脑更聪明，头脑是有为，人体是无为。身体不适时，《黄帝内经》所主张的不是求医问药，而是固本强身，先把脏腑调理好，把气血养足，让经络畅通起来……它给予人体的是尊重。

《黄帝内经》认为，人体本身便是最完美、最和谐、最无为的，同时也具有最好的功能，套用一句佛家的话语：“这个创造所赋予的本贵肉身，原本就是万法俱足。”

但是，现代人都不好好使用身体，经常熬夜、经常烦躁、经常过食等，使得自己的身体不能正常运转，于是故障——疾病经常登门造访。这都是不尊重自己的表现。你不尊重身体，又怎么能让身体健健康康的呢？《黄帝内经》的一个宗旨是：健康长寿需要自制，不靠人不靠药，完全靠自己。其实，我们的身体是最无为的，只要我们好好地、正确地使用它，就可以达到百病不侵的良好状态。

世界上最高的学问是研究人的学问，最聪明、最智慧的举动是对人的尊重，因为“身体才是革命的本钱”，是假借修真的载体，是我们要蓄之、养之的精品。事实上，《黄帝内经》正是这样一本书，学习它，我们就可以完善人生，开始新的航程。

健康人生，就在《黄帝内经》之“道”

古代具有高度智慧的人，对于疾病，不着重于治疗，而是着重于预防疾病的发生。正和治理国家一样，不是国家出了乱子才去整治，而是在平时便加以防范。假如等发生了疾病再去治疗，国家出了乱子才去整顿，这样做就像口渴了才去挖井、打仗了才去铸造武器一样，为时已晚。《黄帝内经》恰恰提倡了这种思想，《素问·四气调神大论》认为：“是故圣人不治已病治未病，不治已乱治未乱。此之谓也。病已成而后药之，乱已成而后治之，譬犹渴而穿井，斗而铸锥，不亦晚乎？”

因此，《黄帝内经》整本书很少涉及什么病怎么治，而是在讲一个“道”，就是养生之道，如何让自己的身体更好地适应大自然，达到身体内部的和谐和身体与自然的和谐。只要领悟了《黄帝内经》的内涵，并且真正运用到生活中去，就能达到天人合一，长命百岁。《黄帝内经·素问·上古天真论》将养生调摄方法归纳为“法于阴阳，和于术数，饮食有节，起居有常”，也就是说养生应做到：适应周围环境，避免外邪侵袭；锻炼身体，强壮体魄；节制饮食，注意起居；保养精神，保持精气充足，等等。概括起来，主要就是下面三点：

1. 阴阳平衡

阴阳平衡的人就是最健康的人，养生的目标就是求得身心阴阳的平衡。身体会生病是因为阴阳失去平衡，造成阳过盛或阴过盛，阴虚或阳虚，只要设法使太过的一方减少，太少的一方增加，使阴阳再次恢复原来的平衡，疾病自然就会消失于无形了。我们讲究起居有节、作息有时、节制情欲、调理饮食等都是为了达到平衡。

2. 天人合一

人是天地的产物，养生要随着四时的气候变化，寒热温凉，做适当的调整，我们所说的“春捂秋冻”就是天人合一养生观的体现。

3. 身心合一

中医养生注重的是身心两方面，不但注重有形身体的锻炼保养，更注重心灵的修炼调养。你见过一个斤斤计较、心事重重、杂念丛生、心胸狭窄的人长寿吗？没有。身体会影响心理，心理也会影响身体，两者是一体的两面，缺一不可。

总之，《黄帝内经》是适合老百姓的养生宝典，是每个家庭的福音，是每个家庭成员的保健武器。不管你是男人还是女人，是老人还是孩子，掌握《黄帝内经》的养生之道，并真正运用到生活中去，那么你就能健康，就会少生病。

是医书，更是生活之书

《黄帝内经》是研究人的生理学、病理学、诊断学、治疗原则和药物学的医学巨著，是医书。然而，它并不像西医书籍那样讲数据，谈病理及普通人看不懂的术语，恰好相反，《黄帝内经》一开篇即讲东南西北、春夏秋冬……这都是老百姓耳熟能详的事物。

《黄帝内经》不仅涉及医学知识，还涉及一种文化。它所说的大多来源于对天地自然的感悟，它力求让人们的身体顺应自然，把整个身体与大自然相联系，做到天人合一。与其说《黄帝内经》是部医书，倒不如说是一本生活之书。学习《黄帝内经》，可以让我们更深刻、更轻松地领悟和了解世界，以及世界上存在的各种事物和现象。

在日常生活中，很多人不懂医学，但却每天都在用这些东西，这叫“日用而不知”，但是如果学习了《黄帝内经》，你就可以领悟其中的因果及来龙去脉。这是因为中华文化，大部分都能通过中医来体现。实际上，中华医道是中国文化最集中的体现，明白医道了，中国文化里面的很多东西就都能懂了。例如，大家都知道北京东边是崇文门，西边是宣武门，崇文门是文官走的门，宣武门是武官走的门，为什么会那么讲究呢？东边的崇文门，只可以走一种车，就是酒车。大家都喝酒，都要应酬，实际上酒在中国文化的概念里是具有生发性质的。而宣武门一方面是武官走的路，另外一方面只可以走一种车，就是刑车，说明宣武门守着肃杀之气。这是按气机来运行的。

《黄帝内经》是一本包罗万象的巨著，学习它就能参透人生，参透万事万物。此外，学习《黄帝内经》还可以使我们更多地向内看，向内去观察自身，是在培养我们向内看的能力。中医是很伟大的，它能通过人体的外在表现来了解人体的内部运行状况，而这种能力又是非常难培养的。

在西方社会，追求的目标是认识自己，而我们中国社会，是要天人合一，就是外面这个天和人、大宇宙和小宇宙的和谐，而这种和谐，就是人与自然的和谐程度越高就越接近于至善。所以关键要看这种和谐度，这就是向内看的问题。

此外“取象思维”的运用，更是《黄帝内经》的智慧之所在。“取象思维”就是打比方。例如，“心为君主之官，神明出焉”，没有直接说出心的形状、功能，但一个比喻，把心的重要性说得很形象，读者也会很明白。《黄帝内经》在描述一个概念、一种器官的时候，从不像西医那样直接解释某某是什么，用大概念来压人；而是说它像什么，通过挖掘生活的点滴来映照人们的心灵，留下足够的空间让读者自己去感悟。由此可见，《黄帝内经》是一部接近老百姓的书，是一本值得我们反反复复去揣摩阅读的书。

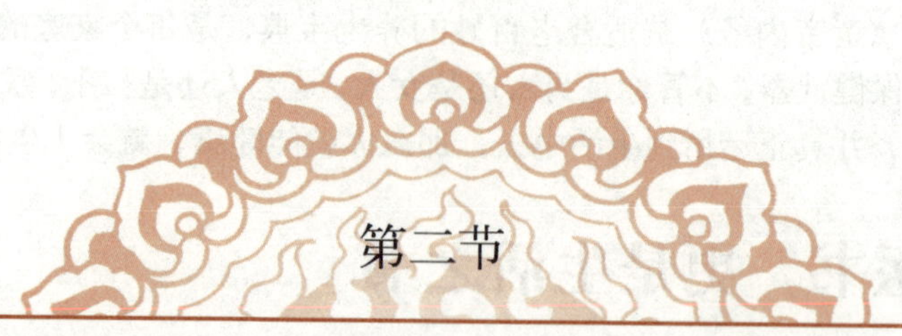

第二节

《黄帝内经》与日常生活

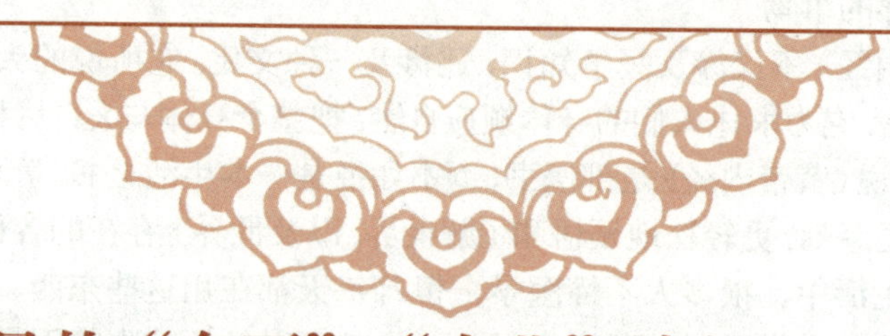

从常见的“东西”“南北”谈起

《黄帝内经》里的很多内容都蕴藏在生活当中，很多人每天都在用但自己却体会不到，用古人的话说就是“日用而不知”。比如，它一开篇即讲到东南西北、春夏秋冬，力求让人们的身体顺应自然，把整个身体与大自然相联系，做到天人合一。这其中，就涉及了一个我们平常所说的“东西”与“南北”的问题。

中国人骂人也是很讲究的，两个人在吵架时，我们常常可以听到“你这个人真不是东西”。不过，大家是否想过，为什么说“这个人不是东西”，怎么不说“这个人真不是南北”呢？我们来看一下《黄帝内经》中的东西南北方位图就明白了。

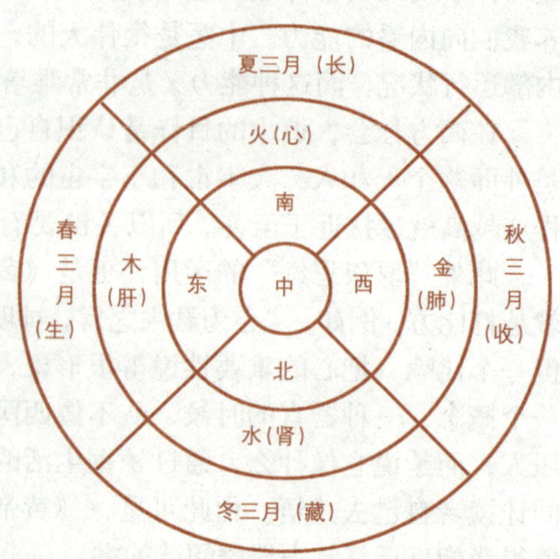

南归属于火，北归属于水，骂人的时候，说你不是东西，那既然不是东西就只能是南北了，南为火，北为水，水火是无情的，说你不是东西，其实就是说你这个人无情无义。

再比如购物，我们不说“购物去”，而常常说“买东西去”，为何是“买东西”而不是“买南北”？

在《黄帝内经》的方位图里，我们可以看出东归属于木，西归属于金。从某种意义上说，木和金都是可以用手拿得到的，而南为火，北为水，火和水是用手拿不走的，所以中国人说“买东西”而不说“买南北”。

宋代王安石，有一次上朝，路遇提篮的购物者，问曰：“何往？”答曰：“买东西。”“为何买东西不买南北？”购物者哑然。王安石笑了笑，答曰：“东通于木，西属金，南为火，北为水，中间是土，提篮金木能盛，水火土不能盛也，故曰买东西。”王安石的意思其实就是说金和木为可盛受之物，是用手就可以拎着去以物换物的，而水、火、土是不能盛受之物，是不能用来盛东西的。

诸如此类情况还有很多。由此可见，中国的有些东西是很有文化内涵的，而不是毫无意义的，学习《黄帝内经》恰恰能让人领悟到这种文化的内涵。

“冬吃萝卜夏吃姜，不用医生开药方”

民间有句谚语“冬吃萝卜夏吃姜，不用医生开药方”。有很多人可能不理解，冬天很冷为什么还要吃凉的萝卜，夏天很热为什么还要吃很热的姜呢？其实，《黄帝内经》中所说的“春夏养阳，秋冬养阴”，恰恰解释了这个问题。

在《黄帝内经》看来，冬天的时候，人体气机慢慢地开始外散，到夏天的时候，所有的阳气已经外散到了末梢，就会出汗。由于夏天阳气到了末梢，人体内部就形成了一个寒的格局，就是我们的五脏六腑里是寒虚的，是阴的格局，所以夏天的时候要吃点热的东西。很多人在夏天觉得热，就会喝很多的冷饮，其实这是非常错误的。喜欢喝冷饮实际上是胃里有胃寒，热出来攻这个寒，所以就形成一种燥热，而这个时候越喝冷饮就会越渴，反而喝一点温水更好。在古代，夏天不主张吃肉，即使吃也要剁得特别碎。冬天吃萝卜就是用萝卜这种比较清凉通气的东西，把内热的局面稍微通调一下，使之达到阴阳平衡。夏天吃姜的道理与这刚好相反。这是中医养生学的基本原则。

另外，古代特别讲究吃东西。春天的时候，一定要吃粮食。因为春天的粮食基本上是前一年的种子，要想养春天的生发之机，一定要靠粮食种子的力量去养。《黄帝内经》就是告诉我们：只要吃好了，睡好了，不要违背自然，身体就好了。所以，冬天可以吃一些凉的东西，而夏天一定要喝温水才不会损害胃气。

为何哭泣时会一把鼻涕一把泪

人在伤心的时候会流眼泪，如果再严重点就是一把鼻涕一把泪。这在生活中是再常见不过了，也正因为如此，所以很少有人会想其中的原因。其实，《黄帝内经》对此做了解释。

眼泪和鼻涕虽说一个出于肝，一个出于肺，但它们都是心之液，都能为心所动。《黄帝内经》里说：心是君主，是五脏六腑之主；眼睛是宗脉聚集的地方，是上液的流通渠道；嘴和鼻子是气息的门户，所以人一动感情，五脏六腑就会受到震动，宗脉也感受到了震动，泪道就会打开，眼泪鼻涕就一齐出来了。

《黄帝内经》里说，汗、涕、泪、涎、唾五液都属于人体的元精，耗损过多，身体就会出现问题，所以一个人要是经常流眼泪就会“夺精”，久了会把眼睛哭瞎。

在生活中，我们常见有些人不哀伤也总是眼泪汪汪，人们称之为“含情眼”，《红楼梦》里的林黛玉就属此种。中医认为这是肺气不足、肝的收敛功能不足所致。肝主水道，而肺为水之源，肺气的宣发和肃降对体内水液的输布、运行和排泄起着疏通和调节的作用。当肝肺之气不足时，水气就会总在上面壅着，或者水道老收敛不住，就会眼泪汪汪的。

另外，还有一些人迎风就流眼泪，在中医看来这是肝肾阴虚的征兆，因为只有当肝肾阴虚、肾气不纳津时，受到冷风的直接刺激后才会流眼泪。

中国传统文化中的“男左女右”

不知道你有没有见过“伏羲女娲图”，图中伏羲在左、女娲在右，伏羲左手执矩、女娲右手执规，人首蛇身、蛇尾交缠；头上绘日，尾间绘月，周围绘满星辰。

传说，中华民族的始祖盘古氏化仙之后，他的身体器官化为日月星辰、四极五岳、江河湖泊及万物生灵。日神是伏羲，由盘古氏的左眼所化；月神是女娲，由盘古氏的右眼所化。这其实也是中国文化中“男左女右”习俗的由来。

在中国，男左女右，好像约定俗成地渗透到了生活的各个方面：公共厕所，男左女右；戴婚戒，男左女右；出席某些礼仪场合，男左女右；中医诊脉，男取脉于左手，女取脉于右手……

现在，让我们再回过头来看看《黄帝内经》的方位图，左边是主生发的，右边是主收敛的。男人要积极向上，努力在外赚钱养家糊口，女人要懂得持家，男人赚了钱交到你手中，你就要攒起来，不能随便乱花，从这个意义上说，男左女右看起来就很有道理了。

“男左女右”的习俗和古代人的哲学观关系非常紧密。我国古代哲学家认为，宇宙中通贯事物和人的两个对立面就是阴阳。自然界的事物有大小、长短、上下、左右，等等。古人将其归类分为大、长、上、左为阳，小、短、下、右为阴。阳者刚强，阴者柔弱。人的性格，男子性暴刚强属于阳于左，女子性温柔和属于阴于右。

在我国封建社会中，许多事物都有尊卑高低之分，古代把南视为至尊，而北象征失败、臣服。宫殿和庙宇都面朝正南，帝王的座位都是坐北朝南，当上皇帝称“南面称尊”；打了败仗、臣服他人称“败北”“北面称臣”。正因为正南这个方向如此尊荣，所以过去老百姓盖房子，谁也不敢取子午线的正南方向，都是偏东或偏西一些，以免犯忌讳而获罪。除了南尊北卑之外，在东、西方向上，古人还以东为首，以西为次。皇后和妃子们的住处分为东宫、西宫，而以东宫为大为正，西宫为次为从；供奉祖宗牌位的太庙，要建在皇宫的东侧。现代汉语中的“东家”“房东”等也由此而来。

中国文化是博大精深的，既然“男左女右”是老祖宗留下来的，是约定俗成的习俗，那么它就有存在的道理，我们要尊重它，不要轻易打破。

男人眼光长远，女人活在当下

中国传统文化认为，男人为阳，女人为阴。阴阳是事物的两个方面，《黄帝内经》里指出阳就是外面的、向上的、运动的、刚强的……而阴则是指里面的、向下的、静止的、阴柔的……这恰恰说出了男人和女人的不同之处。

男人是家里的顶梁柱，是一家之主，应该自强不息，要去努力；女人是主内的，男的在外面拼搏，女的就要把家里的事情料理好，让丈夫安心工作。正因为这样，所以在生活中，我们常见一个现象就是男人在一起总是说：我的工作怎样怎样，我的生意怎样怎样，我还想有什么样的发展……总是在畅想以后的事情；而女人在一起总是会说：我老公怎样怎样，我们家孩子又怎样怎样，我最近又胖了瘦了……总说当前的事情。这正验证了“男人眼光长远，女人活在当下”。

我们这么说可能会有人反对：女人不是这样的，很多女人也非常深谋远虑，丝毫不亚于男人。其实，我们这里只是从中医的角度来谈一个比较常态的现象。

在中医看来，男人和女人的这种区别是由肝肾功能决定的，人想事情想得是否深入、是否理性都跟肝的功能有关；而人想事情想得是不是长远与肾有关。男人的肝肾功能一般都比较强，眼光也会比较长远，常会谋划怎样让自己的事业发展得更好，怎样挣大钱，等等。但是女人就不一样了，她们觉得家庭和睦、孩子聪明是最重要的事，其他的都不太在乎。

另外，从男女生殖角度讲，男子产生精子，数量极多，但只有一个精子能够有机会与卵子结合，所以一定要勇往直前，冲在最前面；从性情上来讲，男子性情比较宽泛，容易用情不专。而女子一个月才排卵一次，一生也产生不了多少个卵子，而且女人还要经受长达十个月的怀孕期，这都是需要时间去孕育、去积蓄的，这就决定了女子主静的一面，必须很踏实、很敦厚。不过，等男女都到了更年期以后，女子不再排卵，男子的精子也少了很多，性别特征就开始淡化了。

总之，男女就是阴阳，古人讲“一阴一阳谓之道”，天地万物都是和谐存在、相生相克的，有阴就有阳，有阳必有阴，就连走路时也是抬起的一只脚是阳，另外一只脚就必然是阴。所以，阴阳都应该恪守其道，是阳就要生发，是阴就该收敛，各司其职，这样身体才会健康，生活才会和谐。

女人为什么比男人衰老得快

我们通常的观点和一些调查数据都显示，女人比男人衰老得更快，但是女人比男人更长寿，这是为什么呢？

《黄帝内经》中指出：女子代表阴，女子的生命节律以七为一个阶段；男子代表阳，其生命节律以八为一个阶段。《黄帝内经》原文是："女子七岁，肾气盛，齿更发长；二七而天癸至，任脉通，太冲脉盛，月事以时下，故有子；三七肾气平均，故真牙生而长极；四七筋骨坚，发长极，身体盛壮；五七阳明脉衰，面始焦，发始堕；六七三阳脉衰于上，面皆焦，发始白；七七任脉虚，太冲脉衰少，天癸竭，地道不通，故形坏而无子也。丈夫八岁，肾气实，发长齿更；二八肾气盛，精气溢写，天癸至，阴阳和，故能有子；三八肾气平均，筋骨劲强，故真牙生而长极；四八筋骨隆盛，肌肉满壮；五八肾气衰，发堕齿槁；六八阳气衰竭于上，面焦，发鬓斑白；七八肝气衰，筋不能动，天癸竭，精少，肾藏衰，形体皆极；八八则齿发去。"

"女子七岁，肾气盛，齿更发长。""齿"，牙齿骨之余，是北方肾的表现，代表收藏。"发"是头发，是肝气的表现，代表生发之机。所以头发的长短和生机是有关的。"二七而天癸至，任脉通，太冲脉盛，月事以时下，故有子。"二七就是女子十四岁的时候，开始有月经，太冲脉盛，乳房开始发育，这个时候就有了怀孕生子的能力。到三七二十一岁的时候，女子的肾气已经长足了，生发之机也到了顶点，应该嫁人了。到四七二十八岁的时候，女子的各方面身体要素都达到了一个顶点，所以古人提倡女子在 20 岁左右结婚，就是让她在 28 岁之前要生一胎，我们现在经常讲最佳生育年龄是在 23 ~ 28 岁之间，应该也是这个道理。"五七阳明脉衰，面始焦，发始堕。"就是从 35 岁开始，女人就开始长皱纹了。到六七四十二岁的时候，就开始有白头发了。七七四十九岁就闭经了，生育功能也丧失了。从这段论述我们可以看出，女人从 35 岁就开始衰老了。

而男人呢，他的生命规律以八岁为一个周期，从八岁才开始发育，到十六岁的时候青春期才开始，"能有子"。到三八二十四岁的时候，是男子弱冠的年龄，就是刚成年，这个时候身体还比较弱，不适合结婚行房。男子最适合结婚的年纪是在四八三十二岁的时候，这时他的身体达到一个顶点，才真正成熟，所以古人提倡男人三十而娶。五八四十岁时，男人的身体才开始走下坡路，到六八四十八岁时才开始真正衰老，到八八六十四岁的时候才真正进入老年。

通过这样的对比我们可以明显看出，男人的身体开始走下坡路比女人晚了 5 年，到正式进入老年时，男人和女人之间已经有了 15 年的差距，所以女人比男人老得快。但是为什么很多数据都显示女人反倒比男人长寿呢？这里有个很重要的原因，女人每个月都会来月经，可以排毒。另外，男人的社会角色决定了他要承担更多的责任，不像女人比较柔弱，难过的时候想哭就哭了，这是一种很好的宣泄，女人不这样还会被认为没有女人味。相反地，"男儿有泪不轻弹"，男人的情绪有时候得不到很好的宣泄，就会在体内累积成为毒素。还有，男人损耗的是精，女人损耗的是血，精是可以变成很多东西的，损耗掉了很难补养。从心理方面来说，女人更善于进行情感上的沟通，在男人看来，女人很爱唠叨，其实这也是一种宣泄方式，通过对人倾诉或者唠叨，她的心理毒素就排除了，而男人很少像女人一样与别人谈论自己的生活，这也是男人不如女人长寿的一个原因。所以，从生理特点、社会角色和心理等各方面来说，女人虽然比男人更容易显老，但女人比男人更长寿。

女人为什么要长乳房

我们一般人都会觉得，女人长乳房是天经地义的事，因此很少有人去关注女人为什么要长乳房这个问题。事实上，在《黄帝内经》看来，任何天经地义的事都是有原因的，它认为：冲脉起于会阴，然后分出一个叉沿着中线的任脉顺着两边往上走，女人气有余，血不足，所以冲脉散于胸中，于是长乳房。所以可以这么说，女人的乳房其实就是血的储备仓库。

中医认为，气为血之帅，是气带着血往上走。从经脉上讲，任脉主血，任脉通了，冲脉再一冲，就能够使人的气血充足。在女子的青春发育期，如果血气充足乳房就会开始发育，并有月经来潮。

只要女人的气血充足，乳房就能发育正常，所以青春期的女孩一定要注意自己的气血保养，切不可任意耗损自己的气血。因为女人的乳房不仅是美的象征，更要承担养儿育女的责任，所以女人一定要呵护自己，呵护乳房。

另外，还有一个现象就是有些女人乳房大，有些女人乳房小，为什么呢？《黄帝内经》里面说，女子进入青春期后，由于肾气逐渐充盛，从而“天癸至，任脉通，太冲脉盛，月事以时下”。“肾气”在这里主要是指人体的生长发育和主生殖的生理功能；“天癸”是一种类似西医所说的性激素的物质；任脉和冲脉，则是两条下与内生殖器官相接，上与乳房相连的经脉。同时冲脉还有存贮血液的作用，因而称之为“血海”。当血海满溢的时候则上可化为乳汁，下可形成月经，并按时来潮。

因此，乳房的发育，是与肾气和血是否充足密切相关的。如果肾气不充沛，天癸不足，则任脉不得通，冲脉不能盛，最终导致血不足，乳房便不能充分发育，以致停留在青春期前的幼稚状态。

懂得了女性长乳房的原理，也就懂得了如何才能使乳房发育好。现在市场上的丰胸产品五花八门，令人目眩，但大多都是治标而不治本，并不能从根本上解决女性乳房发育的问题。其实方法很简单，就三条：

(1) 补肾。我国中医理论对食品的天然颜色与其功能早有独到的见解：白色食品润肺，黄色食品益脾，红色食品补心，青色食品补肝，黑色食品补肾。而肾为人先天之本，通过以黑补肾，即可达到强身健体、补脑益精、防老抗衰的目的。

那么，什么是“黑色食品”呢？在国外，“黑色食品”是指两个方面：一是具有黑颜色的食品；二是粗纤维含量较高的食品。常见的黑色食品有黑芝麻、黑豆、黑米、黑荞麦、黑枣、黑葡萄、黑松子、黑香菇、黑木耳、乌鸡、黑鱼、甲鱼等。

(2) 补血。把女性长乳房的原理往回推，就知道血对于乳房发育的重要性，而血又依赖于脾胃。脾胃为人的后天之本，人体的可持续发展是由脾胃来决定的。如果脾胃的消化吸收功能强，吃了食物之后，生出的营养物质就多，血也就多。

(3) 好好睡觉。良好的生活习惯是人体发育的保障，只有休息好，血气才能充足，元气才能充足，乳房才可以良性发育。

人的生育能力取决于什么

在《黄帝内经》中，黄帝问了岐伯这样一个问题：“人年老而无子者，材力尽耶？将天数然也？”他的意思是人老了就没有生育能力了，是人的精力不够，还是自然规律的限制呢？

一般情况下，女子从 14 岁月经来潮就具备生育能力了，而到了 49 岁时，任脉空虚，太冲脉气血衰少，月经停止就丧失生育能力了；男子 16 岁时，肾气旺盛，精气充满，开始具备生育能力，56 岁时，肝脏精气衰退，精气衰减，肾脏衰退，形体疲惫，开始丧失生育能力。

人体中的肾主管全身的精气，它接受五脏的精气而贮藏起来，只有在五脏精气旺盛时，肾脏才有多余的精气外泄。如果五脏的精气衰败，筋骨得不到濡养而松弛，天癸也尽竭了，所以鬓发变白，身体感觉沉重，步态不稳，于是就丧失了生育能力。

但是，生活中也有这样的人，虽然年纪已经很老了，但仍然有生育能力，这又是怎么回事呢？难道人的生育能力与年龄无关吗？其实男子超过 64 岁，女子超过 49 岁，先天、后天之精不会完全衰竭，只要遵循养生之道，就能使人的天真之气旺盛，气血畅通，肾脏精气有余，就仍然有生育能力。

所以，我们得知，人到了一定年龄并不一定就完全丧失了生育能力，只要我们懂得养生之道，懂得养护我们的身体，就能延缓衰老，并能生育下一代，可见养生多么重要。

古时候为什么要“秋后问斩”

早在汉代便有“秋冬行刑”的规定，除谋反、谋大逆等罪犯即时处死外，其他的死囚均待秋季霜降后至冬至前进行。

为什么古人对犯人执行死刑要选择秋冬季节，而不选择春夏季节呢？古人认为，春夏两季万木葱茏，正是植物和动物生长的季节，是一切生发的季节，这个时候是不能起杀心的。而秋冬季节一片萧瑟的景象，为了顺应这个肃杀之气，古人就选择这个时候对犯人执行死刑。这个问题可以从《黄帝内经》中的东南西北方位图看出，春天是生发的，而秋天却是收敛的，春天不能有杀机，而秋天就可以有杀机。

那么，“秋后算账”的说法又是怎么来的呢？北方的农作物每年只耕作一次，所以秋后农作物收割后就有了经济收入，而在这一年中欠下的费用就可以在秋后算清了。现在北方的一些农村，农民常在一些小的经销店购买生活用品，经常到秋收后一起结算，这就称为“秋后算账”。秋天在五行中属于西，西代表收敛，这个时候也是收钱的时候了。

“攥着手”出生，“撒开手”去世

有时候，我们不得不感叹天地造人的神奇，即使是出生和死亡都不例外。那么我们是怎么生下来的，又是怎样去世的呢？

如果大家关注过新出生的婴儿就会发现，孩子是哭着紧攥着双手出生的。人老了死去的时候，是笑着撒手走的。在影视剧中我们经常看到这样的情节，一个人的手一撒开就表明是去世了，我们也有个讲去世的词是“撒手而去”。那么《黄帝内经》对此又是怎样理解的呢？

孩子紧攥着手出生是气足的表现。小孩攥拳都是大拇指的指甲掐在无名指的根部这样攥的。《老子》里面称作“握固法”。握着拳头来“固”什么呢？固的是一个人的意志力。那么为什么要这样握拳呢？其实这就是夜里 11 点到凌晨 1 点阳气生发的那个点，这个地方又叫作肝的神窍，肝的神就是我们中国人经常说的灵魂的“魂”。小孩子一个很常见的问题就是因为受到惊吓或者身体比较弱，“魂”掉了，这时候小孩子就会发高烧，沉睡不醒，一定要把“魂”收回来才会好。所以小孩子一出生就握拳而来就是握住了肝的神窍，握住了“魂”，握力大的小孩就是肝气足的表现。还有我们紧张或者恐惧的时候都会不自觉地攥紧拳头，这其实是一种养生方法。

死的时候，气不足都散开了，所有的皱纹也会展开。有人研究过，人去世的时候，最后死去的一条经脉就是肝经，肝经的力量全部表现在手的握力上，如果肝经的气彻底散掉了，手的握力就自然消失，人就去世了。所以，握力足不足其实就表现了肝气足不足。我们在紧张或者惊恐的时候握拳，其实就是聚敛肝气，将“魂”定住，这都是本能。

那么，在这一生中，你哭着、攥着拳头干吗？这就决定了你一生要攥紧拳头干活，不要怕苦怕累，你生下来就是这种状态，那么你就要坦然地面对这一切。

人的一生就是从哭到笑的一生，从攥着拳头到撒手的一生，出生时自己哭，大家笑，离去时，自己笑，大家哭，就是这么一生。“赤条条，来去无牵挂”，我们要善待得失，懂得舍弃，这种心态在养生中也是至关重要的。

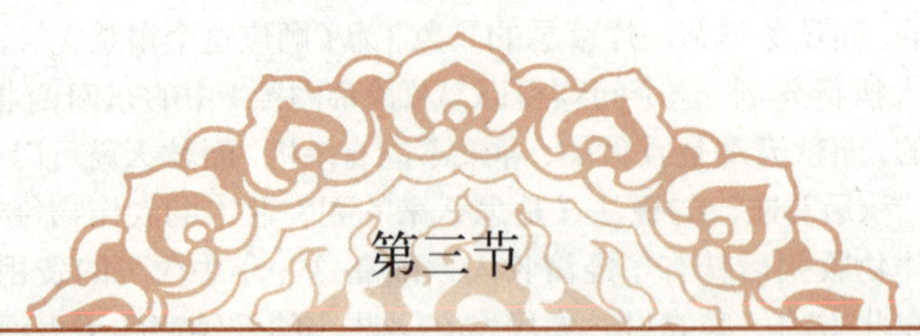

第三节

《黄帝内经》与中医基本理论

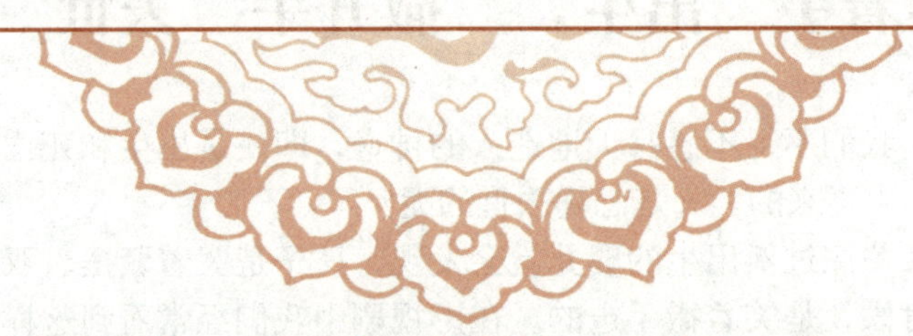

“头痛医头，脚痛医脚”与中医整体思维

中国人有句俗语“头痛医头，脚痛医脚”，通常来形容医术非常差的医生。当患者出现疾病的症状时，医术差的医生会直接对患病部位进行治疗，使症状消除，结果只能治标不能治本。相反，医术高明的医生会仔细观察病人，利用医术和长期积累的经验，找出疾病的真正根源，从而进行根治。

例如，当我们喝温度低的冰水时，如果喝得很急，常常会造成脸部侧面的一条直到额头太阳穴的线状部位疼痛。从中医的观点来看，那条疼痛的线就是胃的经络。因此，这种疼痛表明喝冰水太急时伤到胃，也就是说这种额头上的疼痛实际上是胃的疾病。胃的经络分布的位置就是从头到脚左右对称的很长的两条线，如果在这条经络的头部出现疼痛，中医会认定是胃的疾病，因而可能在胃经脚部的穴位进行针灸。

另外，中医还强调身心互动，即人的身体和意识也是密切相关的。人患病是身体和心灵的双向选择，人祛病也是身体和心灵的双向选择，因为身心是互相影响的。

中医是讲生克的。如，木是肝，肝的神明是“魂”；火是心，心的神明是“神”。木生火，木如果强大的话，也就是肝气很旺的话，那么这个人头脑就很清楚，人就很有理智，所以一个人是否理智跟他的肝好不好有关系。一个人有没有志向和智慧，要看他的肾好不好。现在有些人没有远大的志向，差不多就行了，实际上说明他的肾精不足。

在中医里，魄是肺的神，神就是精气足了以后的外在表现。而魄力的力则关系到肾。在中医看来，我们的力量都来源于腰，都来源于肾，所以有魄力指的是肺和肾两个脏器的精气都非常足，所以做事才能气壮山河，才能出大手笔。而肺和肾这两个脏器在中医里又属于先天的范畴，关涉我们的本能。

总之，中医是讲究整体的，身体的某处发生病痛，不能简单地就事论事，只关注疼痛的部位，而要对其他部位也作相应的检查，因为此处的疾病可能是别的部位病变引起的。一个人有没有魄力、有没有精神、有没有意志也与他的身体素质和身体状况有关，这些都是中医讲究整体的力证。

同病异治，异病同治

——中医治疗原则

中医的整体思维观念，运用到实际当中其实就是“辨证施治”的理念。在《黄帝内经》中，治病其实治的不是病，治的是证。就医学本身而言，辨证施治所反映的正是中医的一条治疗原则——同病异治与异病同治。

所谓“同病异治”，就是说患者患的是同一种病，表现出相同的症状，但由于产生的原因不同，采取的治疗原则和方法也不同。名医华佗有个很有名的故事：两个人都是头痛，症状也一模一样，但华佗却采取了不同的治疗方法，一个用泄法，一个用汗法，结果两人很快就康复了。为什么呢？

前面我们说了，中医治病讲的是“证”。所谓“证”，是指一种综合状态，是人的生理状况所出现的失衡的状态。不要小看这个字，阴阳表里、虚实内外都在里面了。华佗治病所依据的就是这两个人的“证”。一个是饮食所伤造成的，属内实，应该用泻下法以去除食积。而另一个是感受寒冷之邪所造成的，属外实，应发汗以驱散风寒。也正因为华佗能够按照中医的辨证施治理论，准确地使用不同的药物，所以二人的疾病很快消除了。

以现在人们常见的头痛为例，西医认为头痛就是头痛，谁来了都开同样的药，但中医不这样认为。在中医看来，头痛症状相同，但发病的原因不同，如果是两边痛，是胆经出了问题；里面的中空痛，是肝经出现问题；后脑勺痛就是膀胱经的问题；前额痛就是胃经出了问题；而左边偏头痛和右边偏头痛也是不同的，因为左主肝，右主肺；如果左边偏头痛，很有可能是肝血的问题，而右边头痛可能是肺气的问题。所以治疗时中医不会像西医那样，而是根据头痛的原因，采用不同的治疗方法。这就是中医思维的一个关键点：“同病异治”。

中医思维的另一个关键点是“异病同治”，就是针对不同疾病表现出的相同病理结果，采取相同的治疗方法。汉末医学家张仲景，有个很典型的“异病同治”的案例。

两个病人，一个心慌心跳心烦，另外一个肚子痛，结果张仲景对这两个病人开的都是一个方子，都是小建中汤，用的治法都是温中补虚，这是怎么回事呢？

这是因为他们病机相同，都是气血两虚。心脏失养，就出现心慌、心跳；心神失养就出现了心烦；气血两虚，腹部经脉失养，经脉拘挛，就出现了腹部剧烈疼痛，所以都用一个方子来治疗，这就叫作“异病同治”，这也是抓病机的体现。

“异病同治”与“同病异治”是相对的，比如有的是高血压，有的是失眠，有的是发烧，但是只要他们的“证”是一样的，就完全可以开同样的药方，采取相同的方法治疗。这与西医是有很大不同的，因为在西医看来，只要是感冒就用感冒药，高血压就用降压药，肯定能把症状给消除，而不管感冒是由伤风引起的还是病毒引起的，高血压是由肥胖还是压力过大导致的。

可以说，“同病异治，异病同治”是中医辨证施治的体现，是治疗疾病的关键。之所以向普通读者讲解这些知识，是因为不仅医生治病需要坚持这一原则，我们平时保健也需要，养生就要根据自己的年龄、性别、所处环境、地域，因时、因地、因人而异，不可一成不变。

不治已病治未病

——中医养生的精髓

中医认为，能够及早消除疾病的隐患，使身体免受疾病的侵害，这才称得上是“上医”。这种思想也就是中医所倡导的“治未病”。在《黄帝内经》中有这样一句话：“是故圣人不治已病治未病，不治已乱治未乱。此之谓也。病已成而后药之，乱已成而后治之，譬犹渴而穿井，斗而铸锥，不亦晚乎？”疾病已经产生才去用药治疗，就像是口渴了才去掘井、战斗已经开始了才去铸造武器一样，不是太晚了吗？遗憾的是，现在大多数医生很多时候都是在做“渴而穿井，斗而铸锥”这样的事。

“不治已病治未病”是中医理论的精髓，就是不治已经生病的这个脏器，而是要治还没有生病的这个脏器。举个例子，如果得了肝病，就暂时把肝放在一边不治。首先我们要弄清楚，肝病是由什么造成的。中医认为水生木，水是肾，木是肝，肝病在很大程度上是由肾精不足造成的，所以我们要先把肾水固摄住，让肾精充足了，肝病自然就好了。还有一点就是木克土，如果患有肝病，可能还会伤及脾脏，因为脾是土。公司管理也是一样，这里出现问题了，就要查明到底是什么造成现在的糟糕状况，同时还要能管得住下面的一个环节，不要让它去影响其他方面，这就是“不治已病治未病”的真正内涵。

“治未病”往往会在疾病的潜伏期及时发现，并扼杀它的滋长，使人体恢复真正的健康。而如今的医疗现状，无论财力物力都仅仅只够应付“已病”的人群！对疾病的治疗就像等洪水泛滥的时候再去堵窟窿一样，按下葫芦浮起瓢，根本没有更多精力谈及预防！很多人因此疾病缠身，疲于奔命，这样的人生还有何乐趣可言？因此，只有我们自己防微杜渐，防患于未然，把健康掌握在自己手中，我们的人生才会充满自信与快乐。

可以说，“治未病”就像消防办公室，工作人员的工作就是四处检查，防患于未然；而“治已病”就像消防队员，哪里失火就哪里忙，最后难免损失惨重。所以，我们要提倡治未病而不是治已病。

求医问药之前先求自己

——中医的自愈理念

现在流行一句话：“西医治病，中医治人。”怎么理解呢？人生病了，西医想的是如何把病毒给杀死，中医做的是如何把人的身体调养好，不给疾病生存的土壤。《黄帝内经》认为，人最重要的是它的根本。人得病了，病只是机体不正常的某一方面的反映，要治的是那个人，要先把身体养好，通过提高人体的自愈力来驱赶疾病，不行再求医问药。

《黄帝内经》是一本适合老百姓的经典之作，它重视人文关怀，不管是看病还是养生，它都强调“求本”，追求的是脏腑顺安，气血充足和畅，提高人体的自愈能力。所以真正意义上的、负责任的中医在你看病时，会仔细询问你的生活习惯、查看你的脉象，把很多问题都问清楚了再考虑对策，而且不会轻易给你开药，而是想方设法提高你本身的自愈能力。

事实也证明，人体是有很强大的自愈能力的，很多小病小痛不用打针吃药，靠人体的自愈力就可以解决。举一个最简单的例子，做菜的时候，不小心把手划破了一个小口，运行到此处的血液就会流出。由于血液运行出现局部中断，就有更多的血液运行于此，由此促使伤口附近细胞的迅速增生，直至伤口愈合。增生的细胞会在伤口愈合处留下一个疤痕。整个过程不需要任何药物的作用，这就是人体自愈功能一个最直观的表现。

人体的自愈力也恰好体现了中医治病的一个指导思想：三分治、七分养。中医不主张过分地依赖药物，因为药物不过是依赖某一方面的偏性调动人体的元气，来帮助身体恢复健康。但是人体的元气是有限的，如果总是透支，总有一天会没有了。而我们生下来活下去依靠的就是体内的这点元气，元气没有了，再好的药也没用了。所以，生病了不用慌张，人体有自愈的能力，那我们就充分相信它，用自愈力把疾病打败。

人体具有强大的自愈力，但这不代表我们可以“为所欲为”：想吃冷饮就吃冷饮，想熬夜就熬夜……任何事情都有度，自愈力不是万能的，如果你随意践踏的话，不仅病好不了，自愈力也会降低，自愈力低了，病就容易来“光顾”了，这样就演变成恶性循环了。那我们应该怎么做呢？配合人体自愈力开展工作，改变不良的生活习惯，每天按时吃饭，早睡早起，适当地锻炼，保持愉悦的心情，这样人体就会进行自我修复，一些病症就会自然消失，人就恢复健康了。这个道理说起来很简单，但很多人就是不信。其实，大道至简，大的道理有时候就是那么简单，有时就像空气在你我身边，而我们往往会忽略它一样。

说到这里我们要明白，自愈功能的作用不是绝对的，我们不可能在任何情况下都能依赖人体自愈力解决问题。自愈力和免疫力有关，当免疫细胞抵挡不住病毒时，就需要借助药物，不过最好的药物依然是以食物为主。一般情况下，通过营养素的补充，可以对抗大多数疾病。中医就是通过倡导顺时养生、补养气血、食疗等科学的养生方法来增强人体免疫力，在疾病尚未到来之时就筑起一道坚固的屏障，让疾病无孔可入。面对已经染病的情况，中医也是更多地求助于人体自身的大药——经络和穴位，通过疏通经络、刺激穴位等自然方法调动身体的自愈功能来对抗疾病。

但是，在现代医疗中，人们似乎对于医药过于信任和依赖。由于人体在自我修复过程中会出现一系列症状，如咳嗽、发热、呕吐等，人们为了消除这些症状带来的不适感，就会用药物进行干涉，这样，人体的自愈能力就无法得到充分的发挥。人们反而因为症状的消失，认为是这些药物起到了良好的效果，于是在下一次疾病来袭的时候，他们还是第一时间求助于药物，在这种恶性循环中，身体的自愈力就会越来越懒惰，直到失去作用。

所以说，我们在平时不要动不动就吃药，更不能乱吃药，而应通过合理饮食、按摩经络穴位、注意起居等中医的方法来提高身体的自愈能力，从而消除疾病，保持健康。

人体内部的“中庸之道”

——中医的平衡观

中国是一个讲究中庸之道的国家，很多人理解中庸就是既不突出也不落后，既不说好也不说坏，有点像和事佬的角色，对其大肆批判。其实，中国的中庸之道是一种平衡，是一种美。自然界讲究生态平衡，为人处世方面讲究平衡，我们的人体内部也讲求一个平衡，这样才能和谐，才能长久。

《黄帝内经》中讲道：“中央生湿，湿生土……其虫倮。”“倮虫”，就是人，即没有毛的动物。人为倮虫，五行属土，而土生于中央，这个中央既非南北，也不是东西，虽然东西南北都有土，但是只有中央的土才是集合了东西南北土的特点，又把土散向东西南北，处于中间又无处不在，这就是土的本性。

《黄帝内经》又讲：“中央黄色，入通于脾。”这里的中央黄色就是土的颜色，黄色居于七彩色带的中央。在中医的五行论中，肝属木，肺属金，心属火，肾属水，分主春、秋、夏、冬。而五行属土的脾脏没有季节可主，但脾又是哪个季节都主十八天，毫无偏向，也是“中庸之道”的体现。

也有一种说法讲脾主长夏。长夏就是夏季和秋季之间湿热最重的那一段时间，正好处在一年的中间。这同样反映了土既在中间又在四方，不偏不倚的特点。人就是五行属土的一种动物，所以人身上同样有这种特点，这就是我们传统文化中的“中庸”。

人体中的气血也是一对阴阳，血为阴为体，气为阳为用。血为气之母，气为血之帅。气不足，易得瘀积之病，如肿瘤、血栓等；气太过，易得脑出血之类的病。所以，只有气血平衡，人才能健康。

正因为人体内部有着深刻的“中庸之道”，相互约束，相互制衡，人类才得以千百年地生存下来，没有像任何一种动物或植物一样湮灭绝迹。中国几千年的文明之所以经久不衰，也是因为中国地处中央、奉行中庸之道，不欺人也不被人欺，一心一意地搞发展，才没有像其他文明古国一样，盛极一时后灰飞烟灭。

现在有很多人不理解中医，认为中医不科学，因为中医不可能像西医那样提供各种精确的数据，或者拍一长串片子让你看到自己身体的某一部位，中医只是通过望、闻、问、切就能断定一个人的身体发生了什么变化，这不是太玄了吗？其实，这正是中医的高明之处。中医讲究阴阳平衡，五行相克，一物降一物，有因必有果，这就是中庸之道的魅力。

易患何种病，先看自己属哪种体质

日常生活中我们经常有这样的体会，为什么有些人动不动就生他惯常得的病，比如说腹痛、恶心、呕吐，或者多饮、多尿、疲乏，或者感冒、发烧、头痛等，这是怎么回事呢？其实一个人容易患什么病是跟他的体质有关的，但什么体质容易患什么病呢？《黄帝内经》中就给出了明确的答案。

有些人动不动就感冒、发烧、流鼻涕、寒战等，也就是中医上说的风邪病，这些人的特征是肌肉脆弱、腠理疏松，也就是说皮肤松懈不紧凑，凡是肌肉隆起的部位不结实，腠理疏松并且皮肤不致密的，肌肉通常就比较脆弱，这样的人也就容易患感冒等病。

有些人容易患上多饮、多尿、眩晕、胸痹、耳聋、目盲、肢体麻疼、下肢坏疽、肾衰水肿、中风昏迷等病症，也就是中医上讲的消渴病，这些人的特征是五脏比较柔弱。那怎么才能知道自己的五脏是否柔弱呢？凡是皮肤薄弱、眼睛深陷、眉毛上扬的人，性情比较刚强，容易发怒，发怒使气机上逆，于是血随气上而积聚在胸中，造成气血脉运行不畅，郁积的气血逐渐转为热象，邪热能损耗阴液，肌肉得不到津液供养而变得更为瘦薄，最后成为消渴病。所以，如果平时出现多饮、多尿或者昏迷等症状，就要好好养护我们的五脏了。

有些人容易患肢体关节及肌肉酸痛、麻木、屈伸不利等病症，一般情况下，腠理疏松而肌肉不结实的人，就容易患上这种病，也就是中医上的痹症。

那么什么样的人容易患腹痛、恶心、呕吐等肠胃型的疾病呢？一般情况下，皮肤瘦薄不润泽，肌肉不坚实而缺乏润泽的人容易患这种病，这样的人肠胃功能都不会很好，因此邪气就容易积聚而患病。

生活中请多关心一下自己的身体，若发现自己的健康出现了问题，那就抓紧时间好好养护自己的身体，使身体恢复到原来的最佳状态。如果自己的身体没有任何不正常，那恭喜你，但是也要从现在开始好好保养自己的身体，让身体永远处于一种百病不侵的状态，这才是养生之道。

如何认识“五劳”和“七伤”

在中医学里，有“五劳七伤”之说，用来形容人身体虚弱多病。那么，究竟什么是“五劳七伤”呢？《黄帝内经·素问·宣明五气篇》中认为“五劳”是指久视伤血，久卧伤气，久坐伤肉，久立伤骨，久行伤筋；“七伤”是忧愁思虑伤心，大怒气逆伤肝，寒冷伤肺，大饱伤脾，房劳过度、久坐湿地伤肾，恐惧不节伤志，风雨寒暑伤形。总的说来，这些均为诸虚百损之症。

1. 五劳

“久视伤血”，是指如果一个人长时间用眼视物，不但会使其视力下降，还会导致人体“血”的损伤。因为肝主血，人的视力有赖于肝气疏泄和肝血滋养，故有“肝开窍于目”的说法，所以眼睛过度劳累会损伤肝脏，进而影响血的调节。因此，如果盯着电视或电脑太长时间，不但会损伤肝脏，还会消耗体内的血。

“久卧伤气”，是指人如果只躺卧不运动，人体内的气脉就运行不起来，就会伤及人的肺气。

“久坐伤肉”，其实伤的是脾。在办公室里经常会遇到这种人，他就喜欢坐着，从不起来走走，非常地懒，能坐着就不站着，能躺着就不坐着，这样的人其实脾湿已经非常严重了，由于不爱运动，脾的运化功能非常差，才会出现这种状况。这种人吃饭也不会香。

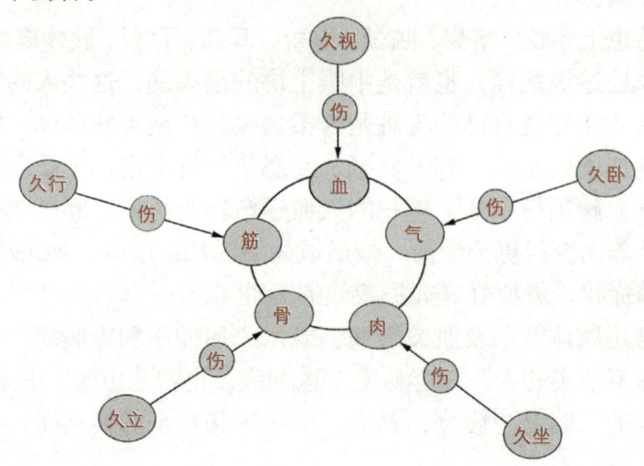

“久立伤骨”，其实伤的是肾，因为肾主骨，如果老站着的话，就会伤及肾，腰部、腿部就会出现问题。

“久行伤筋”，其实伤的是肝，因为肝主筋，过分劳累和运动就会伤及肝脏，肝脏就会出现问题。

2. 七伤

“忧愁思虑伤心”，一个人如果过于忧愁思虑，就会伤心神。

“大怒气逆伤肝”，一个人在大怒的时候对肝脏损伤很大，而大怒时憋着、忍着也会伤肝，所以最好不要生气。

“寒冷伤肺”，现在许多人不顾及自己的身体而大量喝冷饮，这样对肺气的伤害是很大的，而且也伤胃。有一些孩子脸上有痤疮，就是因为过度喝冷饮造成的。

“大饱伤脾”，一个人如果吃得过饱就容易伤脾，脾的运化功能不好了，就会伤及身体。

“房劳过度、久坐湿地伤肾”，如果行房事频繁或者久坐湿地就会伤肾。所以在办公室感觉疲惫的时候可以伸懒腰，这样对调动身体的气机是非常有好处的，这是因为双臂向上伸拉的是胆经，胆经是生发之机。

“恐惧不节伤志”，如果一个人整天处于恐惧的状态下，就会伤及肾脏，从而影响一个人的志气。因为肾主志，小孩子志向之所以都很远大，就是因为他们的肾精非常足，而成年以后肾精就没那么足了，所以，志气也大不如从前了。

“风雨寒暑伤形”，如果一个人不根据气候变化来改变穿衣，那么对他形体的伤害是非常大的。有些女孩子有时候觉得小腿肚比以前粗了，其实就是因为经常不保护好腿部，让其受寒，为了抵御寒冷，更多的脂肪就会积聚在腿部。

造成“五劳七伤”的原因很多，有的还与食品的“五味”、节令的“四时”，甚至风向的方位有着密切的关系。所以，中医养生学认为：在养生时，要注意酸、甜、苦、辣、咸的适量，切不可偏食；在生活起居上，要按季节的交替、冷暖，适时增减衣服，适当锻炼，顺乎自然。这些都是强身健体，预防“五劳七伤”的必要措施。欧阳修曾云：“以自然之道，养自然之身。”讲的就是这个道理。

传说，苏东坡给自己的饮食立下一条规矩：每顿酒量不过一盅，肉不过一碟。即使是款待贵宾，肉菜也不超过三种。如果赴宴，他也先把饮食规矩言明在前。有人问苏东坡何必对自己的饮食限制这般苛刻，东坡云：“守分以养福，宽胃以养气，省费以养财。”如能长期坚持苏东坡的养生之道，又何惧“五劳七伤”呢？

第四节

《黄帝内经》中的养生精要

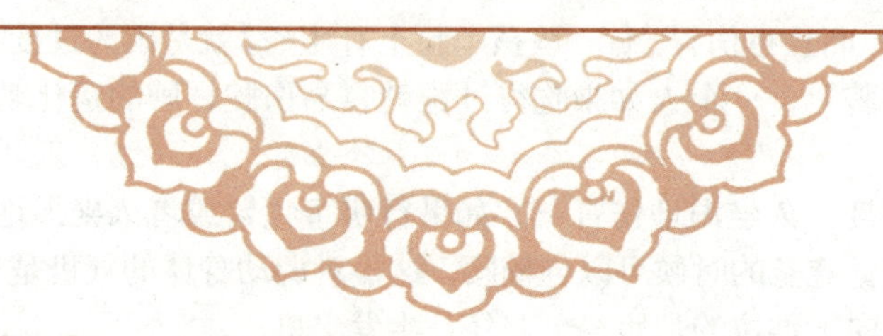

正气存内，邪不可干

大自然对所有的生命都是一视同仁的，不论是细菌，还是病毒，抑或是人和动物，都给予生存的权利。这就是说人类是生活在细菌中的，那么既然有细菌和病毒，人为什么不得病？这很好解释，就是《黄帝内经》中所说的“正气存内，邪不可干”。当人体处于平和状态的时候，是可以和所有的细菌、病毒和平共处的。而如果身体状况变差，那么细菌、病毒这些邪气就有了可乘之机，会压过身体里的正气，正气不如邪气，人就会得病。

人体就像一个国家，如果政治、经济、社会发展都是均衡、稳定、强盛的，外敌是不会侵略你的，人体也是这样，如果各方面系统功能正常，致病因素是不可能侵犯你的。但若身体系统功能不正常就有可能会跑进邪气。

这种邪气包括风、燥、寒、暑、湿等邪气，它们从肌表侵入腠理后发展为各种疾病。比如有的形成风邪病，有的形成消渴病，有的形成寒热病，有的形成痹症，有的形成积聚病。为什么同时得病的人，有的患这种病，有的患那种病呢？难道这是自然界特别产生不同性质的邪气吗？否则怎么会有这些差别呢？

《黄帝内经》中以工人伐木为例，解释了这个问题。工人用斧头去砍木材，由于木材的阴阳面有坚脆的差别，坚硬的不容易砍，脆弱的容易碎裂，而遇到树枝有节的部位，甚至还会损伤斧头。同一棵树木，每个部分都有坚脆的不同，不同的树木，彼此的差异就会更大。如果是花叶生长较早的，遇到风霜，就容易凋落；如果是质脆而皮薄的，就容易干枯；如果皮薄而含水多，遇到长期的阴雨，就容易溃烂；如果是刚生长的树木，遇到狂风就容易折断，树根就容易动摇，树叶就会零落。不同的树木受气候变化的影响，还会产生不同的损伤，更何况人呢？所以说，即使有些人患病的原因是相同的，但是患的病却有可能不同。

总而言之，我们要健康无疾，就要内养正气，外避邪气。那么养正气，究竟怎样养呢？其实很简单，《黄帝内经》告诉我们，只要注意以下三点就可以了：

(1) 重视精神调养。人的精神情志活动与脏腑功能、气血运行等有着密切的关系。突然、强烈或持久的精神刺激，可导致脏腑气机紊乱，气血阴阳失调而发生疾病。因此平时要重视精神调养，做到心情舒畅，精神安定，少私而不贪欲，喜怒而不妄发，修德养性，保持良好的心理状态。同时要尽量避免外界环境对人体的不良刺激，如营造优美的自然环境，和睦的人际关系，幸福的家庭氛围等。这样则人体的气机调畅，气血平和，正气充沛，可预防疾病的发生。

(2) 注意饮食起居。若要保持身体健康，就要做到饮食有节、起居有常、劳逸适度等，如在饮食方面要注意饥饱适宜，五味调和，切忌偏嗜，讲究卫生，并控制肥甘厚味的摄入，以免损伤脾胃，导致气血生化乏源，抗病能力下降。在起居方面要顺应四时气候的变化来安排作息时间，培养有规律的起居习惯，如定时睡觉、定时起床、定时工作学习、定时锻炼身体等，提高对自然环境的适应能力。在劳逸方面，既要注意体力劳动与脑力劳动相交替，又要注意劳作与休息相结合，做到量力而行，劳逸适度。

(3) 加强身体锻炼。运动是健康之本，经常锻炼身体，能够促使经脉通利，血液畅行，增强体质，从而防病祛病，延年益寿。

另外，规避邪气的措施也很多，如顺四时而适寒暑，避免六淫邪气的侵袭。六淫邪气各有主时，春风、夏热（暑）、长夏湿、秋燥、冬寒，应做到因时养生以避邪养正，正所谓《黄帝内经》所说"虚邪贼风，避之有时"。此外，外避邪气还要戒除一些不良的生活习惯，比如熬夜、洗头时做按摩、有病就吃药、光脚走路等。

总之，通过采取内养和外防两方面的措施，人就可以达到预防疾病，保持身体健康的目的。

法于阴阳，和于术数

在《黄帝内经》中，岐伯提出了中医养生方法的总原则，即"法于阴阳，和于术数"。所谓"法于阴阳"，就是按照自然界的变化规律而起居生活，如"日出而作，日落而息"、随四季的变化而适当增减衣被等。所谓"和于术数"，就是根据正确的养生保健方法进行调养锻炼，如心理平衡、生活规律、合理饮食、适量运动、戒烟限酒、不过度劳累等。

数千年前所提出的这些原则，讲起来通俗易懂，方法也简单易行，但要真正做到却并不容易。因为，人们往往是在失去健康的时候才懂得健康的重要，快要失去生命的时候才知道生命的可贵。近年来，老年疾病的年轻化、中青年猝死人数的增加、著名企业集团老总们的英年早逝，都为我们敲响了警钟。希望那些不注重自身健康的人要学会“法于阴阳，和于术数”，不要等到失去健康再后悔不已。

上面提到一个阴阳的概念，而且在生活中我们也经常会听到，那么到底什么是阴阳呢？阴阳其实是我国古代的哲学概念，是事物相互对立统一的两个方面，它是自然界的规律，世界万物的纲领，事物变化的根源，事物产生、消灭的根本。它认为阴阳是处处存在的，凡是明亮的、兴奋的、强壮的、热的、运动的、上面的、外面的事物都是“阳”；而凡是属于阴暗的、沮丧的、衰弱的、冷的、静止的、下面的、里面的事物则都是“阴”。

阴阳学说被广泛应用于中医学。中医学上认为“阴”代表储存的能源，具体到形上包括血、津液、骨、肉，性别中的雌性等；而“阳”则代表能源的消耗，是可以通过人体表面看到的生命活力，无形的气、卫、火，性别中的雄性等都属于阳。“阳”的生命活力靠的是内在因素的推动，即“阴”的存储。

在我们国家，西北的温度要较东南低得多，为什么会出现这样大的差别呢？《素问》说：“西北方阴也，东南方阳也。”阳就是用，就是释放；阴就是体，就是收藏。从地域上讲，整个西北方向以收藏为主，整个东南方向以释放为主，所以就产生了温度上的差异。

“阴阳”的收藏也相当于人体内部的新陈代谢，是吸收和释放的过程，阴的收藏是合成代谢，而阳却是分解代谢。合成代谢从能量角度看是一个吸能、储能过程。它使可直接放能的高能化合物减少，产热减少，物质储存增多，血、津液、骨、肉等有形成分得到补充，总趋势是一个同化外界物质的向内的过程，也可以说是从能量转变为有形物质，即“阴成形”的过程。分解代谢是分解消耗物质、释放能量的过程，它使可直接放能的高能化合物增多，产热增加，物质储存减少，总趋势是一个异化体内有形物质向外释放能量的发散过程，主要表现为消耗体内的有形物质而释放能量的过程，也可以说是“阳化气”的过程。

人体只有注意养收、养藏，即养阴，才有更多的能量供给人体的生命活动，生命才能持久地运转。一位德国的传染病专家米勒曾说过：“在从事体育活动或工作时，能量消耗的增加会缩短人的寿命。”例如，一只鹪鹩在一生中也就是 2—4 年中所消耗的能量相当于一只鹦鹉、乌龟一生 50 ~ 100 年中所消耗的能量。一个生物用完了它所有的能量就会死亡，米勒的话很有道理。有人曾将动物比作燃烧的蜡烛，燃烧越旺，它的寿命就越短。

所以，在人的生命中，要养阴惜阴，就要像仙鹤、乌龟一样好好地养护我们的身体，养护我们的“阴”，只有这样才能使生命更健康、更持久。

不拘一格，因人施养

——《黄帝内经》养生原则

日常生活中，我们可能见过这样的事情：有时候，两个人吃了同样的东西，一个人没事，而另一个人可能就会出现问题。为什么呢？这是因为人与人之间的体质、年龄、性别等不同，所以对同一个事情会有不同的反应。而这就要求我们在养生的过程中，应当以辩证思想为指导，因人施养，这其实也是《黄帝内经》所主张的。

因人施养，主要就是按照人的年龄和体质进行护理、保健。

1. 按照年龄不同采用不同的保健

人之生命，本源于先天精气，它制约着机体脏腑、经脉、气血的盛衰变化，从而使人的生命活动表现出由幼稚到成熟、由盛壮到衰竭的生长壮老的过程。对此，《黄帝内经·灵枢·天年》中以百岁为期，以十岁为一阶段，详细论述了各段的表现及生理特点。原文是：

"人生十岁，五脏始定，血气已通，其气在下，故好走；二十岁，血气始盛，肌肉方长，故好趋；三十岁，五脏大定，肌肉坚固，血脉盛满，故好步；四十岁，五脏六腑十二经脉，皆大盛以平定，腠理始疏，荣华颓落，发颇斑白，平盛不摇，故好坐；五十岁，肝气始衰，肝叶始薄，胆汁始灭，目始不明；六十岁，心气始衰，苦忧悲，血气懈惰，故好卧；七十岁，脾气虚，皮肤枯；八十岁，肺气衰，魄离，故言善误；九十岁，肾气焦，四脏经脉空虚；百岁，五脏皆虚，神气皆去，形骸独居而终矣。"

由此可见，生命过程的各个阶段均具有不同的生理、心理特点，养生要取得预期的效果，必须因年龄不同而选择适宜各个年龄阶段的养生方法，这样才能达到益寿延年的目的。

儿童生长发育迅速，但同时脏腑娇嫩、形气未充，抗病能力低下。心理发育也未臻完善，易受惊吓致病，情志不稳，可塑性大，易于接受各方面的影响和教育。因此，这一时期养生的特点是养教并重，以保养元真、教子成才为目标。除了合理喂养，注意寒温调护，培养良好的生活习惯外，还要重视早期教育，促进孩子智力发展。

处在青春发育期的人，这时候机体精气充实，气血调和。随着生理方面的迅速发育，心理行为也出现了许多变化。此时期的养生保健工作一方面要提高身体素质，进行全面合理的饮食调摄，满足青少年生长发育迅速、代谢旺盛的生理需求；另一方面要培养他们拥有健康的心理。家长和教师要以身作则，给青少年以良好影响，同时又要尊重他们独立意向的发展和自尊心，采用说服教育、积极诱导的方法，与他们交友谈心，关心他们的学习与生活。

中年是生命历程的转折点，生命活动开始由盛转衰，这时候的养生保健至关重要。如果调理得当，就可以保持旺盛的精力而防止早衰、预防老年病，可望延年益寿。中年是承上启下的关键，肩负社会、家庭的重担，加上现实生活中的诸多矛盾，易使思想情绪陷入抑郁、焦虑、紧张的状态，长此以往，必然耗伤精气，损害心神，引起早衰多病。此时就要求中年人静神少虑，精神畅达乐观，不要为琐事过分劳神，不要强求名利、患得患失。同时要注意避免长期“超负荷运转”，善于科学合理地安排工作休息，节制房事，防止过度劳累，积劳成疾。

人到老年，脏腑、气血、精神等生理机能自然衰退，机体调控阴阳协和的稳定性降低。再加上社会角色、社会地位的改变，退休和体弱多病势必限制老人的社会活动。狭小的生活圈子带来心理上的变化，常产生孤独垂暮、忧郁多疑、烦躁易怒等心理状态，其适应环境及自我调控能力低下，若遇不良环境等刺激因素，易于诱发多种疾病，较难恢复。老年人养生保健时应注意这些特点，做到知足谦和，老而不怠，树立乐观主义精神和战胜疾病的信心，多参加一些有意义的活动和锻炼，分散注意力，促进气血运行。审慎饮食起居，老年人食宜多样，食宜清淡，食宜少缓，食宜温热熟软，谨慎调摄生活起居，防止外邪侵袭。同时还要合理用药，药宜平和，药量宜小，多服丸散膏丹，少用汤药，只有这样，方能收到补偏救弊、防病延年之效。

2. 按照体质不同采用不同的保健

《黄帝内经·素问·调经论》中有“阴阳匀平……命曰平人”。《黄帝内经·素问·生气通天论》中有“阴平阳秘，精神乃治”。但是机体的精气阴阳在正常生理状态下，总是处于动态的消长变化之中，使正常体质出现偏阴或偏阳的状态。因此，人的正常体质大致可分为阴阳平和质、偏阴质和偏阳质三种类型。正是由于个体体质的差异，所以养生也必须根据不同的体质特点，采用相应的养生方法和措施，纠正其体质之偏，达到防病延年的目的。

阴阳平和质人的体质特征为：身体强壮，胖瘦适度；面色与肤色虽有五色之偏，但都明润含蓄；食量适中，二便通调；舌红润，脉象缓匀有神；目光有神，性格开朗、随和；夜眠安和，精力充沛，反应灵活，思维敏捷，工作潜力大；自身调节和对外适应能力强。具有这种体质特征的人，不易感受外邪，很少生病。只要各种养生方法调养得宜，没有不良生活习惯和嗜好，不受暴力外伤，其体质不易改变，容易获得长寿。

偏阴质人的体质特征为：形体适中或偏胖，但较弱，容易疲劳；面色偏白而欠华；食量较小，消化吸收功能一般；平时畏寒喜热，或体温偏低；唇舌偏白偏淡，脉多迟缓；性格内向，喜静少动，或胆小易惊；精力偏弱，动作迟缓，反应较慢，性欲偏弱。具有这种体质特征的人，对寒、湿之邪的易感性较强，受邪发病后多表现为寒证、虚证；表证不发热或发热不高，并易传里或直中内脏；冬天易生冻疮；内伤杂病多见阴盛、阳虚之证；容易发生湿滞、水肿、痰饮、瘀血等病症。由于本类体质者阳气偏弱，长期发展，易致阳气不足，脏腑机能偏衰，水湿内生，从而形成临床常见的阳虚、痰湿、痰饮等病理性体质。所以此类体质的人在精神调养上，要善于调节自己的感情，消除或减少不良情绪的影响，保持乐观豁达的心境。“动则生阳”，平时加强体育锻炼并长期坚持，注意“避寒就温”，培补阳气。可多食羊肉、狗肉等壮阳之品，或选用鹿茸、蛤蚧、冬虫夏草等补阳祛寒、温养肝肾的药品调养。

偏阳质人的体质特征为：形体适中或偏瘦，但较结实；面色多略偏红或微苍黑，或呈油性皮肤；食量较大，消化吸收功能健旺，大便易干燥，小便易黄赤；平时畏热喜冷，或体温略偏高，动则易出汗，喜饮水；唇、舌偏红，苔薄易黄，脉多滑数；性格外向，喜动好强，易急躁，自制力较差；精力旺盛，动作敏捷，反应灵敏，性欲较强。具有这种体质特征的人，对风、暑、热邪的易感性较强，受邪发病后多表现为热证、实证，并易化燥伤阴；皮肤易生疖疮；内伤杂病多见火旺、阳亢或兼阴虚之证；易发生眩晕、头痛、心悸、失眠及出血等病症。由于此类体质的人阳气偏亢，多动少静，故日久必有耗阴之势。若调养不当，操劳过度，思虑不节，纵欲失精，嗜食烟酒、辛辣，则必将加速阴伤，发展演化为临床常见的阳亢、阴虚、痰火等病理性体质。所以此类体质的人在精神调养上，一定要遵循《黄帝内经》里所说的“恬淡虚无”“精神内守”养生之道，平日要有意识地控制自己，遇到可怒之事，用理性克服情感上的冲动，自觉地养成冷静、沉着的习惯。饮食起居方面，应注意避暑，保持居室环境安静，饮食宜清淡，多食西瓜、苦瓜等清凉之品，忌食辣椒、姜、葱等辛辣燥烈食物，少食羊肉、牛肉等温阳食物。此外，要积极参加锻炼，比如跑步、游泳等，以散发多余阳气。

关于根据年龄养生与体质养生，在后面我们还将分别以篇的形式详加讨论，这里就不再赘述。

真人、至人、圣人和贤人的长寿之道

黄帝曰：“余闻上古有真人者，提挈天地，把握阴阳，呼吸精气，独立守神，肌肉若一，故能寿敝天地，无有终时，此其道生。

“中古之时，有至人者，淳德全道，和于阴阳，调于四时，去世离俗，积精全神，游行天地之间，视听八达之外，此盖益其寿命而强者也，亦归于真人。

“其次有圣人者，处天地之和，从八风之理，适嗜欲于世俗之间，无恚嗔之心，行不欲离于世，被服章，举不欲观于俗，外不劳形于事，内无思想之患，以恬愉为务，以自得为功，形体不敝，精神不散，亦可以百数。

“其次有贤人者，法则天地，象似日月，辩列星辰，逆从阴阳，分别四时，将从上古合同于道，亦可使益寿而有极时。”

黄帝在说，有一种称为真人的人，能够把握天地阴阳的变化，呼吸清净之气，保持心神内守，肌肉如同刚出生时一样丰满，所以他们的寿命能同天地一样长久，而没有终了，这是养生的结果。

中古的时候，有一种称为至人的人，道德淳朴，能和调于四时的变化，远离世俗的干扰，积蓄精气，保全神气，潇洒自如地生活，视、听远达八方之外，所以也能强壮身体、延长寿命，他们也属于远古时候的真人一类。

其次，有一种称为圣人的人，能安然地生活，顺从八方的变化，生活在世俗之间，没有恼怒怨恨之心，行动不离开世俗，但不为事务所累，没有过多的忧虑，能安静愉快地生活，精神不随意外散，所以寿命也可以达到 100 多岁。

另外，还有一种称为贤人的人，能够顺应天地、日月、星辰与四时阴阳变化的规律来调养身体，与远古时候的真人相类似，所以也能延长寿命到最长年岁。

总而言之，古代真人、至人、圣人和贤人的健康长寿之道无外乎顺应自然、天人合一、怡养性情。我国古代著名的思想家、哲学家老子之所以能活到 100 多岁，原因就在于他以自然为本，在正常的生活中遵循自然本性，永远保持质朴、厚道和纯真，从而达到天人合一的境界。

饮食、起居当与自然相应

《黄帝内经》中有这样一段对话：

“黄帝乃问于天师曰：余闻上古之人，春秋皆度百岁，而动作不衰；今时之人，年半百而动作皆衰者，时世异耶？人将失之耶？

岐伯对曰：上古之人，其知道者，法于阴阳，和于术数，食饮有节，起居有常，不妄作劳，故能形与神俱，而尽终其天年，度百岁乃去。”

这些话是古人说的，但是现在看来一点也不过时。与古人相比，现代科技发达了，生活水平提高了，但为什么生病的人却多了呢？是时代变了，还是人的问题？仔细观察一下现代人的生活状态就会得出结论：大多数疾病都是由于不健康的生活习惯导致的。与古人相比，现代人少了很多禁忌，没有不敢去的地方，没有不敢吃的东西。很多人觉得这是一种进步，其实在某种程度上来说，这不能不说是一种倒退，因为人们对于自然、对于天地缺少了应有的敬畏之心，这就为很多疾病的入侵打开了缺口。

那么，到底什么样的生活方式才是健康的呢？岐伯给出了明确的答案：顺应自然界的变化规律而起居生活，按照正确的养生保健方法进行调养锻炼。一言以蔽之：居处依天道，饮食遵地道。什么意思呢？

“居处依天道”。“天道”指日夜。居处依天道就是人的起居应该顺应天地运转的自然规律，天亮就起床，让人体自身的阳气与天地的阳气一起生发。经常赖床的人会有这样的感觉，虽然早晨比平时多睡了一会儿，但是起床后并没感觉精神抖擞，反而不如早起的时候舒服，这其实就是由于赖床，体内阳气没有生发起来的缘故。同样，天黑了就应该睡觉，不要贪恋夜生活或经常熬夜，这样才能使阳气潜藏起来，以阴养阳，这就是居处依天道。

“饮食遵地道”。“地道”就是节气，也就是说我们平时吃东西要遵照节气规律去吃，尽量吃应季食品，这才是正确的饮食观念。可是现在生活水平提高了，人们对饮食上的季节观念似乎越来越淡薄了，冬天也可以坐在暖暖的屋子里随便吃冷饮、吃西瓜，其实这些做法都违背了“饮食遵地道”的原则。西瓜性寒，本应在炎热的夏季食用，以平衡阴阳，中和暑热，而在冬季食用就在本来寒冷的环境下更增添了几分寒意，对身体造成伤害，现在很多女孩子有痛经的毛病，很多就是饮食上不注意造成的。

另外，现在人们几乎没了季节概念，夏天有空调，冬天有暖气，过着一种恒温的生活，没有机会出汗，也没机会感受寒冷，这往往衍生出一些富贵病，可以说是生活条件提高带来的负面影响。所以现在很多在城市里生活的人会趁着节假日的时候往乡下跑，去呼吸一下清新的空气，感受一下绿色田野，再在农家院住上两天，整个身心就会感觉很放松很舒服，这就是人们在长期远离自然以后的一种本能。

《黄帝内经》所倡导的一些养生思想是最朴实、最智慧的，可以帮助我们轻轻松松了解中医养生的真谛，让我们在不知不觉中掌握健康之道。

顺四时以适寒暑，避六淫各有主时

《黄帝内经》把“风、寒、暑、湿、燥、火”称为六气。实际上，这六气就是空气流动、气温高低、湿度大小的反映。当六气发生骤变或人体抵抗力和适应能力下降时，六气就成为致病的因素，被称为“六淫”。即风邪、寒邪、暑邪、湿邪、燥邪和火邪。

《黄帝内经》养生的一个重要理论就是“顺时养生”，避六淫邪气同样如此。春夏秋冬各有其特点，春风、夏暑、长夏湿、秋燥、冬寒等是自然气象的基本类型，它们因四时而更替变化。因此“六淫”也各有主时，春天多风病，盛夏多暑病，夏末秋初多湿病，深秋多燥病，冬天多寒病。

“风”四季都有，但以春天为主，故为春之主气。人感染风邪就会引发鼻塞流涕、咽痒咳嗽、头痛发热等疾病，所以一年四季，尤其是春天一定要注意风邪的侵入。

寒邪就是冬天的“寒气”侵入人体的外在病邪，寒邪伤人常使人体气血津液运行迟滞，甚至凝结不通，不通则痛，从而出现各种疼痛的病症。

暑，为夏天主气，炎热、暑湿交蒸、闷热是它的特点，夏天说谁谁中暑了，说明他感染了暑邪，症状是高热、大汗、烦渴、肌肤灼热等。

湿，为长夏主气，长夏相当于雨季，此时雨水较多，湿热熏蒸，气候潮湿，这样的气候也容易引发疾病。如果湿困于脾胃，则不思饮食，口黏口甜，如果湿邪浸淫肌肤，则可见湿疹等皮肤病，所以长夏要注意防止湿邪的侵袭。

燥，为秋季主气，与湿相反，燥以空气中缺乏水分，湿度降低为特点，表现为劲急干燥的气候，如初秋之际，久晴无雨，天气燥热，这种气候也容易引起身体的不适甚至疾病，如口鼻干燥、皮肤干涩、大便干结不通等。

火邪，大部分是由内而生的，外部原因可以是一种诱因，总的来说还是身体的阴阳失调引起的，外感火热最常见的就是中暑，通常都是温度过高、缺水、闷热的环境下待的时间过长，然后体温也会升高。内感火热的情况会更多，现代人的压力大，经常熬夜，吃辛辣的食物等都会引发上火，导致出汗、口渴、小便短赤等。

由上可知，外避邪气也要根据季节的更替而采取相应的措施，正所谓“虚邪贼风，避之有时”，养生顺应自然才能收到事半功倍的效果。

为什么有的人容易生病

《黄帝内经》中有：“今时之人不然也，以酒为浆，以妄为常，醉以入房，以欲竭其精，以耗散其真，不知持满，不时御神，务快其心，逆于生乐，起居无节，故半百而衰也。”大家一定要记住，《黄帝内经》讲人动不动就会生病，都是因为习惯造病，而不是遗传，是人的生活习惯、生活习性严重违背了身体内部的运行规律和自然的一种正常的状态而造成的。

“以酒为浆”，有的人，嗜酒如命，其实酒很容易让人丧失理性，而且大量或经常饮酒，还会使肝脏发生酒精中毒而致发炎、肿大，影响生殖、泌尿系统。

“以妄为常”，有的人，想怎么做就怎么做，胡乱地作息和生活，完全不按照自然规律行事，该睡觉的时候不睡觉，该吃饭的时候不吃饭，该结婚的时候不结婚，非要等到困极了再睡，饿极了再吃，年岁大了再结婚，其实所有这些违背人体、自然规律的做法都是非常损耗人体能源的，从而导致疾病和过早衰老。

有些人认为人患病都是遗传的原因，其实遗传的不是病，而是类似于长辈的生活习惯和生活习性。比如说高血压，一个人得了高血压不是因为父母有高血压自己也注定要患高血压，而是自己的生活习惯与父母的生活习惯相似，如吃多盐的食物、嗜酒、情绪易怒等，这些都是患高血压的原因。

“醉以入房，以欲竭其精，以耗散其真”，人要控制好自己，不能纵欲，因为人的精液是“阴精”的最高浓缩，而阴精是难成易亏的，所以房事若不节制，精液输出过多，就会导致物质短缺，“肾阴虚”便由此而至。房事养生的要诀在于得其节宣之和，既不能纵欲，又不能禁欲，真正做到静心节欲以养阴，顺天时避虚而保精。

“不知持满，不时御神”，用现代的话来说就是人不知足，总是追求身外之物，而且穷追不舍，最后闹得身心疲惫、烦恼多多。其实人体是很自足的，人的幸福也很简单，只要吃的喝的住的满足人体的需要，人就会获得健康和快乐，何必苦苦追求身外之物。即使有一天得到了，你或许只是开心一会，而后又开始艰苦的追求之旅，这说明一个什么问题呢？就是说，人可以有追求，但是不能因为追求而失去快乐和健康。

在物欲横流的现代社会，人更应该好好地养护自己的身体，要做到“法于阴阳，和于术数，饮食有节，起居有常”。只要这样生活下去，你的身体不愁不健康。

第二章

补足真阳百病消

——阳气是人体最好的治病良药

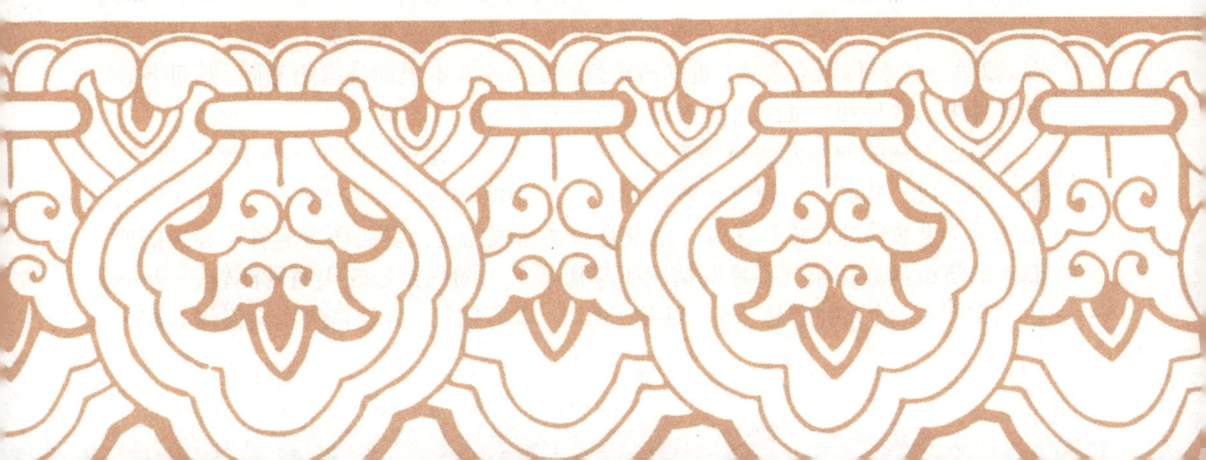

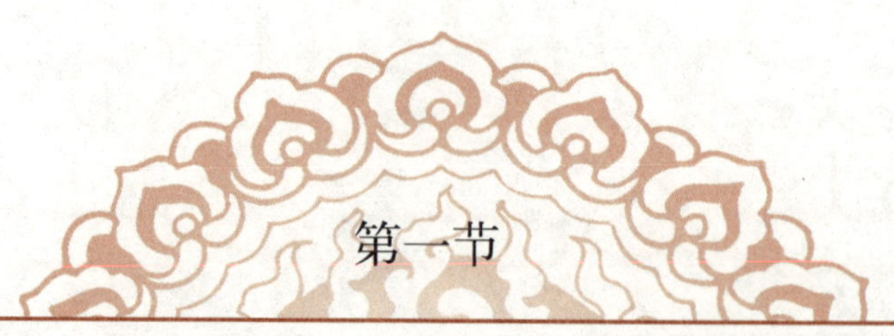

第一节

身体健康靠养阳

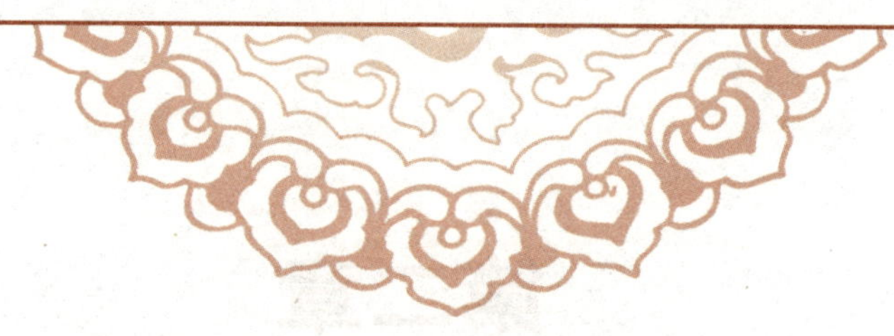

阳气像太阳，维持生命要用它

世间万物都离不开阳光的照耀，我们人体也是一样。在人体这个设计精密的小宇宙里，同样需要阳光的温煦才能够充满鲜活的生命力。《黄帝内经》中说道："阳气者，若天与日，失其所则折寿而不彰。"明代著名医学家张景岳注曰："生杀之道，阴阳而已。阳来则物生，阳去则物死。"也就是说，人的生命系于"阳气"，只有固护阳气，才能百病不生，人们才能拥有鲜活的生命力。而我们养生的重点就在于养护身体内的阳气。

人体内的阳气在中医里又叫"卫阳"或"卫气"，这里的"卫"就是保卫的意思。阳气是人体的卫士，它能够抵制外邪，保卫人体的安全。人生活在天地之间，"六淫邪气"即大自然中的风、寒、暑、湿、燥、火，时时都在威胁着我们的健康，但是为什么有的人就很爱生病呢？像是现在的流感，有的人总是在"赶流行"，有的人却安然无恙，区别就在于他们体内的阳气充足与否。总是爱生病的人体内阳气不足，病邪很容易侵入人体，而体内阳气充足的人能够抵挡外邪的入侵。所以，那些身患各种疑难杂病、重病或慢性病的人，基本上都是卫阳不固、腠理不密，以致外来的各种邪气陆续占领人体并日积月累而成。

导致疾病的原因除去自然界的"六淫邪气"，还有人体内部的七情，即喜、怒、忧、思、悲、恐、惊这七种情绪。传统中医认为：大喜伤心，大怒伤肝，忧思伤脾，大悲伤肺，惊恐伤肾，也就是说情绪波动过大就会伤害五脏，导致病变。而人的情绪就是在阳气不足的情况下起伏最大，阳气充足的人通常比较乐观、通达，阳气不足的人则容易悲观、绝望。所以，养好阳气，人的情绪也会慢慢好起来，整个人充满了精神与活力，由于七情过度而导致的病也就离我们远去了。

总之，阳气就像天上的太阳一样，给大自然以光明和温暖，失去阳气，万物便不能生存，而如果人体没有阳气，体内就失去了新陈代谢的活力，不能供给能量，生命就要停止。

阳气秉先天之精，合后天之力

中医学中有这样的说法："气聚则生，气壮则康，气衰则弱，气散则亡。"这里的"气"就是指人体的阳气，也称为"正气""元气"，即"真元之气"。我们知道，人体阳气充足免疫力就强，就能战胜疾病；如果人体阳气不足或虚弱，就不能产生足够的抗体或免疫力去战胜疾病；而正气耗尽，人就会死亡。那么，我们身体的阳气究竟从何而来呢？《黄帝内经》中说："真气者，所受于天，与谷气并而充身者也。"也就是说，阳气是由父母之精所化生，由后天水谷精气和自然清气结合而成。

父母之精气是先天之本，阳气的强弱首先由先天之本所决定。也就是说父母身体都很好的孩子，将来身体也会比较好，免疫力也比较强，不容易得病。在生活中，我们常常会看到一些同胞姊妹，有的健康强壮，有的体弱多病。兄弟姐妹之间有一套相近的遗传基因，在先天条件上应该差距不大，但有一个因素往往被大家所忽略，那就是孕期有无其他因素的干扰。比如受孕的时间，孕妇孕期有无饮酒过量、服药等情况，孕期心情，孕妇营养状况等。所以说，母肥则子壮，如果打算生孩子，一定要先把夫妻双方的身体都调养好，给孩子一个比较充足的阳气，要知道怀胎十月可是会影响孩子一生的。

当然，阳气虽来自父母之精气，但这些先天带来的元气只够维持 7 天的生命。要想活下去，就要吃东西、呼吸自然之气。因此，人体阳气在很大程度上还是要受到后天之本，即水谷精气和自然清气的影响。有的人父母身体不是很好，先天阳气没有那么充足，这样的人虽然自小免疫力低、体弱多病，但如果他知道自己先天条件不好，很注意养生，懂得养护自己的阳气，也能长寿。

由此可见，阳气是我们生存的根本，它的强弱取决于两方面的因素，即先天之本与后天之力。父母的先天精气会影响孩子的身体状况，而至于能否长寿，还是要看他本人能不能巩固好后天之本，养护体内的阳气。阳气虽秉先天之精，合后天之力，但毕竟是有限的，有一个定数。人活着的这些年就是不断耗散这些阳气的过程，有一天阳气耗尽了，也就是生命结束的时候。因此，养生就要珍惜父母赐给我们的生命力，遵循健康的生活习惯，好好养护阳气，这才是健康长寿的根本所在。

脾胃运转取决于阳气是否充足

李时珍在《本草纲目》中有"土为元气之母，母气既和，津液相成，神乃自生，久视耐老”；“土者万物之母，母得其养，则水火相济，木金交合，百诸邪自去，百病不生矣”。他认为，脾胃与人的阳气有着密切的关系，人体内的阳气因脾胃而滋生，脾胃的功能正常运转，人体内的阳气才能生长并充实。而人吃五谷杂粮、果蔬蛋禽，都要进入胃中，人体内的各个器官摄取营养，都要从胃而得来。

李时珍曾经说过：“脾者黄官，所以交媾水火，会合木金者也。”他认为，人体气机上下升降运动正常，有赖于脾胃功能的协调。脾胃如果正常运转，则心肾相交，肺肝调和，阴阳平衡；而如果脾胃一旦受损，功能失常，就会内伤阳气，严重的还会因此影响全身而患病。因此，人是否懂得养生，还要重视养脾胃，那么吃什么才能养脾胃呢？李时珍在《本草纲目》中提到枣、莲子、南瓜、茼蒿、红薯等都有养脾胃的功效。

另外，下面四大保养脾胃的要诀要记牢：“动为纲，素为常，酒少量，莫愁肠。”

(1) 动为纲。指适当的运动可促进消化，增进食欲，使气血生化之源充足，精、气、神旺盛，脏腑功能不衰。因此，人们要根据各自的实际情况选择合适的运动方式和运动量。散步是一种和缓自然的体育活动，可快可慢，可使精神得到休息，使肌肉放松，气血调顺，帮助脾胃运化，借以祛病防衰。

(2) 素为常。素食主要包括植物蛋白、植物油及维生素的食物，如五谷杂粮、蔬菜、水果等。日常饮食应以淡食为主，以便清理肠胃。进食温凉适当，不要过热也不可过凉，因为热伤黏膜、寒伤脾胃，均可导致运化失调。少食质硬、质黏、煎炸、油腻、辛辣性食品。

(3) 酒少量。不要嗜酒无度，以免损伤脾胃。少量饮酒能刺激胃肠蠕动，以利消化，亦可畅通血脉、振奋精神、消除疲劳、除风散寒，但过量饮酒，脾胃必受其害，轻则腹胀不消，不思饮食，重则呕吐不止。

(4) 莫愁肠。指人的精神状况、情绪变化对脾胃亦有一定影响。中医认为：思可伤脾。意指思虑过度，易伤脾胃。脾胃功能失衡，会引起消化、吸收和运化的障碍，因而食不甘味，甚至不思饮食。久之气血生化不足，使神疲乏力、心悸气短、健忘失眠、形体消瘦，导致神经衰弱、胃肠神经官能症、溃疡病等。所以，必须注意性格、情操及道德的修养，做到心胸豁达，待人和善，遇事不要斤斤计较，更不要对身外之物多费心思。尽量避免不良情绪的刺激和干扰，经常保持稳定的心境和乐观的心态，这也是保养脾胃、祛病延年的妙方。

肾为身之阳，养阳先养肾

中医所说的阳气是由先天之精气、水谷之精气和吸入的自然界清气组成的。先天之精气其实代表的是先天之本的肾。肾为一身之阳，就像人体内的一团火，温煦、照耀着全身，滋养着人体的阳气。养好肾，才能保障人体气血畅通，阳气充足。因此，养阳一定要先养好肾。

如果说生命是一棵大树，那么肾脏就是树根。对于肾脏，中医里永远只存在着补，从没有泻的说法。不能给肾脏撤火，更不能灭火，只有通过不断地、适度地添加“燃料”，才能让肾火烧得长久而旺盛。

现在市场上有很多补肾的药品、保健品，看得人眼花缭乱。但是，补肾也有讲究，不要盲目。大家都知道“亡羊补牢”的故事，羊丢了，首先应该想到的是把羊圈补好，而不是再买几只羊回来。补肾也是一样，首先要保住现存的，然后再想怎么去补，不要一边补，一边继续大量地消耗，这样是没有用的。所以，补肾首先是固摄元气，每天吃好、睡好，心情愉快，也是一种保护。具体说来，养肾可以从以下四个方面着手：

(1) 节制性生活。在中医的抗衰老、保健康的理论中，常把保护肾精作为一项基本措施。对此，前人早有定论：“二十者，四日一泄；三十者，八日一泄；四十者，十六日一泄；五十者，二十日一泄；六十者，当闭固而勿泄。”总的意思是对房事要有节制，既要节而少，又要宜而和。只要做到节欲保精，就会阴精盈满，肾气不伤，精力充沛，从而有利健康，达到延年益寿的效果。

(2) 调畅情志。“恐则伤肾”。只要精神愉快，心情舒畅，则肾气不伤。肾气健旺，五脏六腑得以温煦，功能活动正常，身体才能健康。

(3) 爱护脾胃。养肾一定要重视对脾胃的调养，平时应当对食物合理调配，烹调有方，饮食有节，食宜清淡，荤素搭配，忌食秽物，食后调养。只要脾胃不衰，化源有继，肾精得充，精化肾气，自然健康长寿。

(4) 起居有常。古人曾提出“春夏养阳，秋冬养阴”的护肾法则。阳者肾气也，阴者肾精也。所以在春季，应该是“夜卧早起，广步于庭”，以畅养阳气；在夏季应该是“夜卧早起，无厌于日”，以温养阳气；在秋季，应该是“早卧早起，与鸡俱兴”，以收敛阴气；在冬季，应该是“早卧晚起，必待正光”，以护养阴气。若能做到起居有常，自然精气盛，肾气旺，能够达到抗衰老、保健康的目的。

走出误区：补肾并不等于壮阳

中医说“肾为身之阳”，于是有的人可能就会认为：肾虚就会性功能不好，吃了补肾药就能补肾壮阳。在现实生活中，持有这种观点的人不在少数。事实上，壮阳并没有这么简单。

在中医理论中，肾不仅仅是一个有形的脏器，而是肾脏及与其相关的一系列功能活动的总称，如人的精神、骨骼、头发、牙齿等的病理变化都可能与肾有密切关系，其范围较西医要广。

肾的精气从作用来说可分为肾阴、肾阳两方面，肾阴与肾阳相互依存、相互制约，维持人体的动态平衡。当这一平衡遭到破坏后，就会出现肾阴、肾阳偏衰或偏盛的病理变化。

在临床上，肾阴虚比阳虚更为常见，因此，补肾就是壮阳的观念存在一定的误区。肾阳虚的表现是面色苍白或黧黑，腰膝酸冷，四肢发凉，精神疲倦，浑身乏力，阳痿早泄，便不成形或尿频、清长，夜尿多，舌淡苔白，五更泻等；而肾阴虚的表现是面色发红，腰膝酸软而痛，眩晕耳鸣，齿松发脱，遗精、早泄，失眠健忘，口咽干燥，烦躁，动则汗出，午后颧红，形体消瘦，小便黄少，舌红少苔或无苔。在治疗和自我调养保健时必须对症进行，才能起到应有的效果。

引起肾虚的原因很多，但常见原因还是房事过频、遗泄无度所致。房事的频度因人而异。一般来说，以房事后第二天身体不发累、心情舒畅为合适。从年龄上看，青年夫妇每周 2 ~ 3 次，中年夫妇每周 1 ~ 2 次为宜。因此，日常护肾必须注意性生活要适度，不勉强，不放纵。

在饮食方面，感到无力疲乏时可以多吃含铁、蛋白质的食物，如木耳、大枣、乌鸡等；消化不良者可以多喝酸奶，吃山楂。有补肾作用的食品很多，其中最简单可行、经济实惠的是羊背骨汤。

经常进行腰部活动也能起到护肾强肾的作用。此外，充足的睡眠也是恢复精气神的重要保障，工作再紧张，家里的烦心事再多，也要按时休息。

津为阳，液为阴，阻止外邪入侵

中医认为，津属阳，主表；液属阴，亦称阴液。津液与血、汗、小便、泪、涕、唾等都有密切关系。津液在经脉（经络、脉管）内，即为血液，故有“津血同源”之说。津液可转变为汗，可转变为小便，也可转变为唾液或泪液，如悲伤时号啕大哭之后，便会感觉口干舌燥，此时就是津液已经大伤。

当人体津液不足时，就会出现口干口渴、咽喉干燥等症状，这些都是由于伤了津液所出现的现象。即使不在炎热的夏季，出汗过多，也很容易出现上述症状。这时，可以用玄麦桔甘汤（玄参、麦冬、桔梗、炙甘草各等量）沏水代茶饮用，可清热生津。

如果体内的津液亏耗过多，就会致使气血两损；气血亏损，同样也可致使津液不足。津液的增多与减少，能直接影响体内的阴阳平衡，疾病也会由此而生。如发高烧的病人会出汗过多及胃肠疾患者大吐大泻太过，都会因损伤津液而导致气血亏损。所以中医自古就有“保津即保血，养血即可生津”的养生说法。

津液源于饮食水谷，并通过脾、胃、小肠、大肠等消化吸收饮食水谷中的水分和营养而生成，张仲景就在《伤寒论》中提出“保胃气，存津液”的养生原则，传统养生中还有“漱津咽唾”的方法。在一部养生名著中就提到“津液频生在舌端，寻常漱咽下丹田。于中畅美无凝滞，百日功灵可驻颜”，就是说每天坚持吞唾液，百日后就可使人容颜润泽。

下面我们具体说一下四季的津液养生之道：

春季属阳，天气干燥，应常吞口中津液，并保证水分的足量摄入。

夏季天气炎热，出汗多，很容易造成津液损耗过多，应适当多吃酸味食物，如番茄、柠檬、草莓、乌梅、葡萄、山楂、菠萝、杧果、猕猴桃之类，它们的酸味能敛汗止泻祛湿，可预防流汗过多而耗气伤阴，又能生津解渴，健胃消食。若在菜肴中加点醋，醋酸还可杀菌消毒防止胃肠道疾病发生。

秋季气候处于“阳消阴长”的过渡阶段。秋分之后，雨水渐少，秋燥便成为主要气候。此季容易耗损津液，发生口干舌燥、咽喉疼痛、肺热咳嗽等。因此，秋日宜吃清热生津、养阴润肺的食物，如泥鳅、芝麻、核桃、百合、糯米、蜂蜜、牛奶、花生、鲜山药、梨、红枣、莲子等清补柔润之品。

另外，中医医书记载，“盖晨起食粥，推陈出新，利膈养胃，生津液，令人一日清爽，所补不小”。因此，建议秋季早餐根据自身实际选择不同的粥食用，如百合红枣糯米粥滋阴养胃，扁豆粥健脾和中，生姜粥御寒止呕，胡桃粥润肺防燥，菊花粥明目养神，山楂粥化痰消食，山药粥健脾固肠，甘菊枸杞粥滋补肝肾。

冬季天气寒冷，属阴，应以固护阴精为本，宜少泄津液。故冬“去寒就温”，预防寒冷侵袭是必要的。但不可暴暖，尤忌厚衣重裘，向火醉酒，烘烤腹背，暴暖大汗，这样反而会损耗津液伤身。

人体阳气不足，不可盲目补气

阳气是人生命的本源，阳气充盛，才能防病健身，延年长生。而一个人一旦阳气不足了，就会出现各种各样的疾病。《黄帝内经》中说：“故邪之所在，皆为不足。故上气不足，脑为之不满，耳为之苦鸣，头为之苦倾，目为之眩。中气不足，溲便为之变，肠为之苦鸣。下气不足，则乃为痿厥心悗。”

现代人不健康的生活方式，如生活节奏快、竞争激烈、心理压力大、熬夜等，以及环境污染严重等因素都是导致气不足的罪魁祸首。人体正气虚衰，卫外不固，免疫功能低下，抗邪无力，可导致多种疾病的发生。比如说，人体感受风寒之邪，抗病无力，免疫功能调节低下，就容易引起感冒、肺炎、病毒性肝炎、乙型脑炎等传染性疾病。而机体免疫缺陷更可引起各种癌肿。

当人体出现气不足的症状后，除了调整生活方式外，就是要补气，以使正气充足旺盛。补气的方法有很多，食补、药补、运动、调情志等都可以起到补气的作用。但是，在这里要提醒大家的是，当你气不足的时候，千万不能盲目补气，否则不但不会达到补气的目的，还会影响身体健康。因为这里还牵扯到了血的问题。

血具有营养和滋润全身的作用，血又是神经活动的物质基础。中医还认为“气为血之帅，血为气之母”。所以，如果你出现气不足的症状，很有可能是血不足造成的。血虚无以载气，气则无所归，故临床常见气血两虚的病症。如果真是因为血不足，那就需要先补血，否则就成了干烧器皿，把内脏烧坏；如果是因为瘀滞不通，就可以增加气血，血气同补。这样才能达到补气的作用。

气血双补需以食用补血、补气的食物及药物慢慢调养，切不可操之过急。常食用的食物有牛肉、鸡肉等，常与之相配伍的中药有党参、黄芪、当归、熟地等。药物调理需在中医指导下服用。

骨气即阳气，养好骨气享天年

在日常生活中，“骨气”这个词极为常见，但很少有人将其与养生长寿联系起来。在一般人看来，所谓“骨气”，其实就是我们平常所说的“正气”，指一种刚强不屈的人格。我们平常说一个人有骨气，骨头硬，就是指这个人不屈服，敢于站出来维护自己的主张。但是，你有没有想过，为什么有些人有骨气，有的人则没有？为什么古人把这种行为称为“有骨气”，而不是别的什么？骨气和人的健康长寿究竟有没有关系？

在中医理论中，“气”是构成人体，维持延续各种生命活动的基本物质，它来源于摄入的食物养分及吸入的清气，其作用是维持身体各种生理功能。所以，血有血气，肾有肾气，那么骨自然也就有骨气。正是由于骨气的存在，才促使骨髓完成生血与防护的功能，人死后，虽然骨髓还在，但骨气已经没了。同样的道理，许多老年人正是因为骨气减弱了，才会很容易受伤。因此，我们也可以说，养骨实际上是在养骨气。我们在影视剧中，经常看到有些武林高手，虽然年纪已经很大，依然身体硬朗、声如洪钟，这就说明他们的骨气保养得很好。

由此可知，养骨对于一个人的健康是至关重要的，而养骨就应该从我们的生活细节做起。俗话说“久立伤骨”，一个姿势站立久了，要寻找机会活动活动，或者找个地方坐下来休息一会，尤其是长期从事站立工作的人，如纺织女工、售货员、理发师等，更要注意身体调节，否则每天都要站立数小时，下班后筋疲力尽、腰酸腿痛，容易发生驼背、腰肌劳损、下肢静脉曲张等。这里，我们给大家一些建议：

首先，根据条件和可能，调节工作时间，或与其他体位的工作穿插进行，比如站立 2 小时，其他体位工作 2 小时，也可以工作 2 小时后休息几分钟。不能离开站立工作岗位时，可用左右两只脚轮换承受身体重心的办法进行休息，或者每隔半小时至 1 小时，活动一下颈、背、腰等部位，至少要让这些部位的肌肉做绷紧—放松—绷紧的动作，每次几分钟。

其次，长期站立工作应穿矮跟或中跟鞋，以便使全脚掌平均受力，减轻疲劳。平跟鞋脚掌用不上劲，高跟鞋腿部用力过大，都会很快引起疲劳不适。

最后，长期站立工作时应做工间操，方法如下：原地踏步 3 分钟，提起双足跟，放下，再提起，或者左右足跟轮流提起，放下，每次 3 分钟。提起脚尖，让脚跟着地，双脚轮流进行，每次 3 分钟。轮流屈伸膝关节，也可同时屈膝下蹲，双上臂向前抬平，然后复原，每次 3 分钟左右。

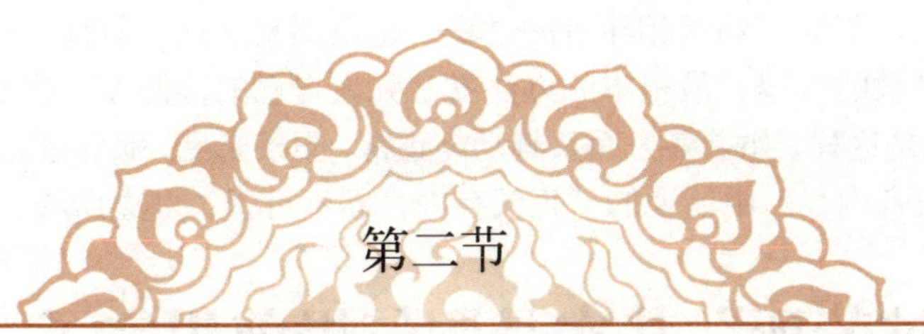

第二节

万病损于一元阳气

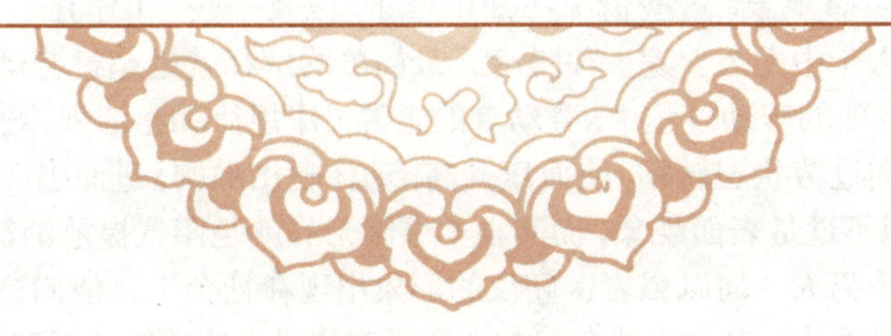

生病是阳气在和邪气“打架”

张仲景在《伤寒论》中说：“邪气因入，与正气相搏，结于肋下，正邪纷争，往来寒热。”这句话就很好地说明了，我们生病的过程其实就是身体内的阳气和邪气打架的过程，阳气胜了，我们的病就好了；反之，我们的病就会日益加重。

这里所谓的“邪气”，泛指各种致病因素，包括六淫、饮食失宜、七情内伤、劳逸损伤、外伤、寄生虫、虫兽所伤等，也包括机体内部继发产生的病理代谢产物，如瘀血、痰饮、宿食、水湿、结石等，具有伤害阳气、引起疾病的破坏作用，即所谓的“邪气发病”。身体发热如火炭般热，颈部和胸部有阻塞不通的感觉，人迎脉盛，呼吸喘促而气上逆，这些都是邪气亢盛有余、正邪两旺的现象。

一般来说，邪气侵犯人体后，阳气与邪气就会相互发生作用，一方面是邪气对机体的阳气起着破坏和损害作用，另一方面阳气对邪气的损害起着抵御及驱除邪气，并消除其不良影响的作用。因此，正邪的斗争及其在斗争中邪正双方力量的盛衰变化，不仅关系着疾病的发生和发展，影响着病机、病症的虚实变化，而且直接影响着疾病的转归。从某种意义上来说，疾病的发生与发展过程，也就是阳气与邪气斗争及其盛衰变化的过程。

在疾病的发展变化过程中，阳气与邪气这两种力量不是固定不变的，而是在其相互斗争的过程中，客观上存在着力量对比的消长盛衰变化，并有一定的规律可以遵循。即邪气增长而亢盛，经过斗争，邪胜阳虚，则阳气必然虚损而衰退；阳气增长而旺盛，经过斗争，阳胜邪退，则邪气必然消退而衰减。

事实上，阳气与邪气相斗争的过程，也像国家之间的打仗一样。一个国家要想抵御住外敌的入侵，最根本的办法就是强大自己的国防军，提高自身的防御能力。人体也是这样，如果各方面系统功能正常，阳气充足，病邪是不可能侵犯你的。这就是《黄帝内经》中所说的“正气存内，邪不可干；邪之所凑，其气必虚”。

“过劳死”其实是阳气提前用完了

大家都知道，“过劳死”现象在日本是非常普遍的，日本前首相小渊惠三的突然中风死亡，其实就属于“过劳死”。日本给“过劳死”下的定义是：一种未老先衰、猝然死亡的生命现象。这些情况在知识分子，以及一些“工作狂”、外资企业白领和高层管理人士中尤为普遍。“过劳死”最简单的解释就是超过劳动强度而致死，是指“在非生理的劳动过程中，劳动者的正常工作规律和生活规律遭到破坏，体内疲劳瘀积并向过劳状态转移，使血压升高、动脉硬化加剧，进而出现致命的状态”。事实上，这只不过是表面现象，而其根本原因无非就是阳气提前消耗完了。

长期以来男人一向以强者、硬汉的形象出现在社会上，他们铮铮铁骨，豪气冲天，可是繁重的家庭和事业负担却会渐渐磨损男人的体魄；而随着年龄的增长，男人会逐步走向衰弱：腰酸膝痛，失眠多梦，体力不支，精神不振，这些警讯常常被自诩强壮的男人当成是不值一提的小问题。

很多男性认为，疲劳只是体力消耗过度的结果，休息一下就行了。按中医的道理来说，男性疲劳的真正原因是阳气亏损。男子的阳气亏损除因先天不足者外，还有其他原因。这是因为：男性乃阳刚之体，脏腑功能强盛，消耗自然很大；男性，特别是知识分子的成就动机很强，他们长期处于心理亢奋期，甚至晚上睡觉脑子仍在运转，为了事业情愿付出一切；由于大气、水源、食物的污染形成的有害物质进入人体积累起来，易损伤肾之阳气；由于承受过重的工作压力、家庭负担造成的阳气亏损，使得男性患某些疾病的概率高于女性；男性为了工作要四处奔忙，生活起居不规律；时常参加各种应酬，往往吸烟、酗酒、嗜饮浓茶过量。男子长期阳气亏损，意味着根基不固，会导致体质虚弱，周身血脉运行不畅，脏腑功能削弱，免疫力下降，对外界的适应能力减弱，各种致病因素缓慢积累，必然引起体质进一步下降。

俗话说：“冰冻三尺，非一日之寒。”“过劳死”也不是突然之间就会出现的现象，我们完全可以通过观察、警惕、及时采取措施防止悲剧发生。

1.“过劳死”是猝不及防的

事先谁都料想不到，中午吃饭的时候还谈笑风生的一个人，怎么会几小时以后就突然失去了生命？死神的到来，既不事先通知，也没有多少征兆。应当说，这比任何疾病都可怕。就算是得癌症，也还有个过程，可以让亲人、朋友有个心理准备，病人还来得及对一些重要的事情做出安排交代。“过劳死”却死不容情，让人如遭受晴天霹雳。

2. 身强力壮、经常锻炼、营养良好都挡不住“过劳死”

不少专家、学者在他们的讲座及著作中让人们警惕疲劳，告诫人们要经常锻炼，增强体质，加强营养，以便经得住疲劳的折磨。男人的生命是极其脆弱的，男人往往高估了自己，人们也高估了男人的“强壮”，毕竟男人的身体对于疲劳的承受能力也是有极限的，超越了极限，再强壮的身体，也抵抗不了死亡的威胁。

预防“过劳死”的根本之道在于从源头上减负，不要在疲劳极限之下工作、学习、生活。也许有人会认为：“事情赶到那儿了，任务摆在那儿了，你不拼行吗？还顾得了疲劳极限吗？”是的，责任在肩，不得不挑。但是，事业、任务、担子是无限的，你就是 365 天，天天不睡觉也干不完，而人的生命是有限的，人的精力、能力、体力是有限的，以有限去博无限，无异于以卵击石。所以，还是要量力而行。疲劳而死不光荣，量力而行也不可耻。毕竟人的生命只有一次，如果连自己都不珍惜，更是一种不负责任的表现。人从 7 岁上学，二三十岁工作，真正为国效力，为社会做贡献的时间不过四十多年，如果 50 岁左右就英年早逝，才奉献了多少年华？再想想，一个正值中年的男人，上有老，下有小，全家人靠这根顶梁柱撑着，过早地垮了，妻儿老小依靠谁？如果你能够量力而行，多贡献十年二十年，算总账于国于民于己还是有利的。

3. 脑力疲劳对人的伤害比体力疲劳大

人的大脑在思维、记忆、创作、想象的过程中，高速运转，紧张工作，其对氧气和多种营养物质的消耗是非常可观的。与体力疲劳不同的是，脑力疲劳不易察觉，也不容易控制。疲劳不疲劳只有自己知道，意志顽强的男人，常常不在乎脑疲劳发出的信号，而把那些信号当成暂时的、偶然的不适。其实，因为超负荷用脑而导致的脑缺氧、脑缺血、脑缺营养，已经使男人濒临死亡边缘。

痛定思痛，通过对许多“过劳死”的悲剧的反思，我们知道了“过劳死”是怎样形成的。其实它离男性真的很近，尤其是对那些“工作狂”来说，就是近在咫尺。要及时从自己的身体收取疲劳的“信号”，并加以重视，及时调整自己的生活方式，让“过劳死”远离自己。

脱肛是人体阳气衰弱导致的

我们知道，肛门是人体的魄门，而气虚下陷，长时间腹泻不愈、久病卧床伤气、大便干结，就会出现脱肛。中医认为，脱肛是人体阳气衰弱导致的。现代人由于工作、生活压力过大，造成了下焦阳气衰弱，不能收摄住，或者中气下陷，而这两种状况的外在表现就是脱肛。

那么，遇到这种情况我们应该怎么办呢？方法很简单：每天收缩肛门 10 ~ 20 次可以让中脉更加畅通，常常提肛则能够升提阳气，气归丹田，温煦五脏而益寿延年，并能防治肛肠疾病。如果采用针灸疗法，可针灸百会穴，病久加足三里穴。

食疗方

1. 田螺炖猪肉
材料：田螺肉 120 克，猪肉 120 克。
做法：将洗干净的田螺肉、猪肉入锅共炖。
用法：每日 1 剂，分 4 次服食。
2. 黄花木耳汤
材料：黄花菜（又名金针菜）100 克，木耳 25 克，白糖 5 克。
做法：将黄花菜、木耳洗净去杂质，加水煮 1 小时。
用法：原汤加白糖调匀服食。
3. 鲫鱼黄芪汤
材料：鲫鱼 150 ～ 200 克，黄芪 15 ～ 20 克，枳壳 9 克（炒）。
做法：将鲫鱼去鳃、鳞、内脏，先煎黄芪、枳壳，30 分钟后下鲫鱼。
用法：鱼熟后取汤饮之，可加适量生姜、盐调味。
4. 石榴皮五倍子水
材料：石榴皮 90 克，五倍子 30 克，明矾 15 克，水 1000 毫升。
做法：文火煎 30 分钟，滤去药渣。
用法：趁热先熏后洗，同时将脱出的部分轻轻托上。每日早晚各一次，一般 5 ～ 10 天可治愈。

老人精气少了，骨质就疏松了

为什么人老之后就容易骨质疏松？《黄帝内经》中说，五脏之中，肾主藏精，主骨生髓。肾精可以生化成骨髓，而骨髓是濡养我们骨骼重要的物质基础，人过了五六十岁，肾气开始减弱，肾精不足，骨头中的骨髓就相对减弱，进入一种空虚的状态；骨髓空虚了，周围的骨质就得不到足够的养分，就退化了，疏松了。

尽管骨质疏松是人体一种正常的生理过程，但它并不是不可避免的。如果我们从少年开始，特别是在进入骨骼发育并逐渐定型的成人阶段，每天保证足够的时间去锻炼身体，并坚持饮用至少 1200 克的牛奶或食用富含钙质的乳制品，那么当我们步入老年后，骨质疏松大多是能够预防的。

当然，对于那些已经出现骨质疏松的老年人，也并非不能挽救，从以下几个方面进行调理，骨质疏松症是完全可以缓解乃至根治的：

(1) 多喝骨头汤，注重养肾。平时多喝点骨头汤，最好是牛骨汤，因牛骨中含有大量的类黏朊。熬汤时，要把骨头砸碎，以一份骨头五份水的比例用文火煮 1 ～ 2 小时，使骨中的类黏朊和骨胶原的髓液溶解在汤中。另外，还可以多吃一些坚果，像核桃仁、花生仁、腰果，这些果子都是果实，植物为了延续后代，把所有精华都集中到那儿了，有很强的补肾作用。“肾主骨生髓，脑为髓之海”，肾精充盈了，骨髓、脑子就得到补充了。

(2) 多参加体育活动，以走路为主。随着年龄的增长，运动减少也是老年人易患骨质疏松症的重要原因。进行适当的锻炼，肌肉对骨组织会产生一种机械应力的影响，肌肉发达则骨骼粗壮。因此，在青壮年期，应尽量参加多种体育活动。到了老年，最好的锻炼是每天走路。

(3) 补钙要科学。骨量的维持在很大程度上与营养及合理摄入的矿物盐密不可分。养成合理饮食的良好习惯，多吃含钙食物，对骨的发育和骨峰值十分重要。对于饮食钙低者，应给予补钙。

一般来说，口服是主要的补钙方式，但每次服用的量不要过多，可分多次服用。依据我国营养学会的推荐标准，成人每日补钙要达到 800 毫克，50 岁以上的人最好能达到 1000 毫克。最佳服用时间是饭后半小时，晚上服用效果更佳。

最后需指出，骨质疏松的治疗不是任何一种药物或方法单独使用就能达到明显疗效的，它需要根据患者具体情况综合用药，并结合体育运动，防止跌伤。更重要的是，应该积极地预防骨质疏松的发生。

心脏病患者最要紧的是固摄阳气

现在，患心脏病的人越来越多。心脏病是心脏疾病的总称，包括风湿性心脏病、先天性心脏病、高血压性心脏病、冠心病、心肌炎等各种心脏病。

在五脏中，心处于最高位，但它上面还有个阳气，一个人如果阳气尽了，心脏也就要快停止跳动了。因此，一个人患心脏病的根本原因是阳气不足了，治疗的时候应从固摄阳气入手。

但是现在很多所谓的高科技都背离了这个根本，美国就制造出了人造心脏，植入人体内部，虽然与人体心脏的大小几乎相同，但植入人造心脏的患者的寿命都很短，而且，患者极易患中风。这是因为心脏的动力来源于肾，换了心脏却没有增强肾气，而且，人造心脏属于人体异物，肾气是不可能向人造心脏供应动力的，肾气与人造心脏做不到心肾相交，患者绝不可能活得长久。

与此相对应的是心脏移植手术，接受这种手术的患者能够将寿命延长十几年甚至更长，这是因为被移植的心脏是人类的心脏，能够与肾气相交通，达到心神相交。而且，新移植的心脏是健康的，肾并不需要提供大量的肾气去补充虚弱的心气，从而使较虚弱的肾脏功能得以恢复。虽然被移植的不是自己的心脏，也存在不同程度的排异反应，但总比金属、塑料之类的硬性异物要强得多，这就是心脏移植者能够长期存活的原因。在心脏移植手术以后，如果患者能够服用中医“祛邪扶正”的药物来恢复元气，排异反应也会很快消除。因此，治疗心脏病，只要从疏通经脉、恢复元气入手，再加上使用“祛邪扶正”的药物，就不会出现太大的偏差。

那么，怎样才能固摄阳气呢？

加强对心经的锻炼，让心肾相交。所谓心肾相交就是要让心火与肾水相交，阴阳调和。但是心在上，为火，容易往上飘；而肾在下，为水，容易向下走，这样心肾不相交，心火会让人一直很精神，处于兴奋状态，睡不着，这就是失眠。

心经在午时当令，也就是 11 点到 13 点这段时间，这段时间是上下午更替、阳气与阴气的转换点。所以说，中午吃完饭后要午睡一会儿，以静制动，以不变应万变，这样对身体才有好处。如果我们经常在 11 点到 13 点之间敲心经，点揉和弹拨心经上的重点穴位——极泉穴，还可以预防冠心病、肺心病。

极泉穴在腋窝顶点，当上臂外展时，腋窝中部有动脉搏动处即为此穴。

此外，现代人身体内普遍寒湿重，这也是诱发心脏病的一个原因。我们只要给身体升温，让血液流动起来，很快就能减轻心脏的负荷，消除各种不适。

女性不孕，肾精不足是根源

中医认为，与怀孕息息相关的脏腑是肾脏。肾中储存有构成生命根源的基本物质，通常被称为精或者是肾精，相当于一般人认为的卵子及精子、遗传基因介导的质。肾精不足的时候，就不容易怀孕。另外，如果月经不调或出现经前综合征的症状，也容易导致不孕。

故而，中医将不孕症划分为肾阳虚所致的易受凉型不孕症、肾阴虚所致的易头晕型不孕症、肝郁气滞所致的月经不调型不孕症。易受凉型不孕症是肾弱体质，不适当的性生活会让肾经和阳气不足，子宫不能得到足够的温暖。此类不孕症患者的临床症状表现为：身体容易发冷，没有精神，夜里起床上厕所很多次，还会

食疗方

1. 米酒炒海虾

材料：鲜海虾 400 克，米酒 250 克，菜油、葱花、姜末适量。

做法：把海虾洗净去壳，放入米酒，浸泡 10 分钟。将菜油放入热锅内烧沸，再入葱花爆锅，加入虾、盐、姜连续翻炒至熟即成。

用法：每日 1 次，每次 50 ～ 100 克。

功效：适用于肾阳不足，形寒肢冷，性欲冷漠者。

2. 枸杞汁

材料：新鲜枸杞 250 克。

做法：将枸杞洗净，用干净纱布包好，绞取汁液饮用。

用法：每日 2 次，每次 10 ～ 20 毫升。

功效：适用于肝肾阴虚，肝气郁结。症见多年不孕，腰膝酸软，两胁胀满等。

3. 柚子炖鸡

材料：柚子 1 个，雄鸡 1 只，姜、葱、盐、味精、绍酒适量。

做法：将柚子去皮留肉，鸡杀后去毛，除内脏、洗净。将柚子肉放入鸡腹内，再放入锅中，加葱、姜、绍酒、盐、水适量，将盛鸡肉的锅置盛有水的大锅内，隔水炖熟即成。

用法：本品可供佐餐，宜常吃。

功效：适用于痰湿型不孕症患者。

感到目眩、耳鸣、性欲减退等症状。月经周期往往有偏长的倾向，经血的量偏少，甚至有停经的可能。治疗此类不孕症应在注意身体保暖的同时，补充肾精，同时通过治疗恢复元气。

命门穴和气海穴是可温暖子宫的穴道，用灸罐加温刺激效果更佳。另可配合能促进肾功能的肾腧穴一起刺激。

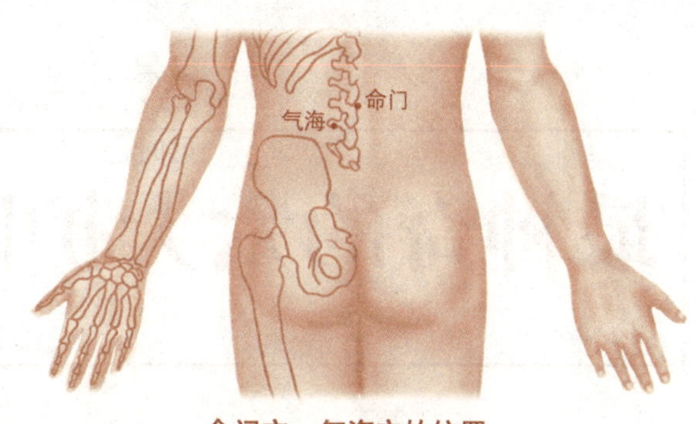

命门穴、气海穴的位置

还可服用肾气丸等能够温暖身体、促进肾功能、改善体质等的中药。另外，能够改善肾阳虚的代表药方则为右归饮。可以食用虾、海参、韭菜等能够补肾并温暖身体的食物。栗子与胡桃等也具有促进肾功能的作用，可以尝试。

不健康的生活方式最易损耗阳气

在现代社会，未老先衰的现象已经相当普遍，这不仅影响生活质量，而且直接导致了寿命的缩短。这实际上体现的是一种阳气消耗的过程。为什么这么说呢？其实道理很简单。人体就好比一个阳气库，里面的阳气支撑着生命的延续，并且随着时间的推移，库里的阳气在不断地消耗、减少，等到阳气耗完，生命也就终结了。

事实上，我们的任何一个举动，比如读书、走路等都在消耗阳气。如果是按正常的速度消耗，我们每个人都可以活到 120 岁，但是大多数人都在透支自己的阳气，比如吸烟、酗酒等，都是对阳气的过度消耗。

在现代社会，人们的生活看似多姿多彩，其实总结起来只有两个字：忙碌。事实上，这种忙碌不仅包括工作，还包括娱乐。你也许会说，娱乐不就是放松吗，对身体应该有好处啊？确实，恰当的娱乐是一种对身体的调节，但不恰当的娱乐依然是一种阳气的消耗，比如白领对着电脑工作一天，晚上回去还要玩电脑游戏；本身就是运动员，经过一天的训练，晚上还要跑去跳舞等，都是一种阳气的消耗。

另外，快节奏的生活容易让人产生不良情绪，比如失望、消沉、沮丧、嫉妒、焦虑、忧愁、悲痛、烦躁、愤怒等，这本身就是一种阳气的自我损耗，因而也是寿命的损耗。还有各种慢性病，如肾炎、肝炎、胃病、糖尿病、高血压等，既是阳气损耗的结果，也是损耗更多阳气的原因；再加上来自家庭方面的因素，比如长期纵欲，使肾精亏损、阳气虚弱……

不过，值得注意的是，人体的阳气库不只是往外输出阳气，还可以往里补充阳气，比如脑力劳动者工作累了，运动一下，补充一些身体缺少的营养；睡眠本身就是一种阳气的补充，等等。

第三节

最神奇的六大护阳、升阳法

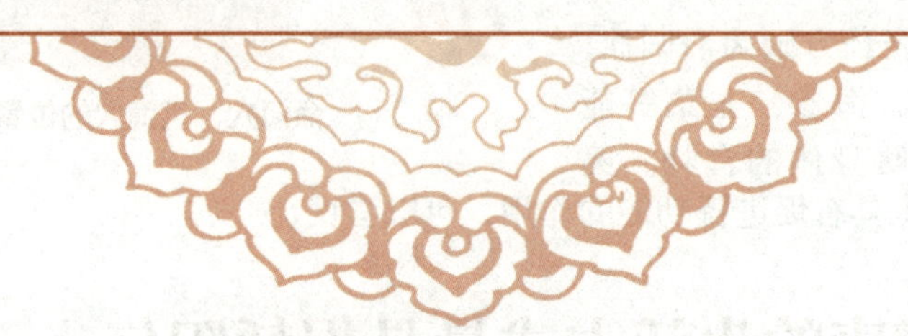

日出而作，日落而息

——跟着太阳养阳气

世间万物都离不开太阳，失去了太阳一切生物就失去了生命力，人也一样。所以，养阳气对健康来说至关重要。

那么阳气要如何养呢？其实，天地之间最大的阳气来源就是太阳，太阳的变化直接影响着人体阳气的变化。长期待在写字楼里的人总是感觉没有朝气，如果能每天抽时间晒晒太阳，就会觉得整个人都精神很多，这是太阳给我们的力量。所以我们说：人只有跟着太阳走，才能找到内在的力量。

但是，现在跟着太阳走的人非常少了。古人“日出而作，日落而息”是跟着太阳走的，但是现代人很难做到，每天要起很早去上班，春夏秋冬都是一个点，晚上太阳早下山了，还得加班加点地工作，一天都见不到太阳的脸；古人“锄禾日当午”，夏天在太阳底下干活，虽然汗流浃背，但是身体阳气充足，不会得这样那样的怪病，但是现代人却坐在空调屋里吃着冰西瓜，偶尔出门也要涂防晒霜、撑遮阳伞，恐怕被太阳晒到，身体里的阳气根本生发不起来。太阳是最好的养阳药，我们却利用不起来，这真是一种极大的损失与浪费。

为了养好阳气，我们建议大家可以经常抽出时间晒晒太阳，特别是在寒冷的冬季，晒太阳就是一种最好的养阳方式。阳光不仅养形，而且养神。但晒太阳的时间不要太长，半小时左右就行，什么时候的太阳感觉最舒服就什么时候去晒。晒太阳时一定不要戴帽子，让阳光可以直射头顶的百会穴，阳气才能更好地进入体内。

常练静功，控制人体的阳气消耗

阳气是生命活动的原动力，人们日常生活中的一切活动都会消耗阳气。不论体力活动或脑力活动，都要把握好度，否则就会消耗你为数不多的阳气。而常练静功是控制阳气消耗最有效的方法。从古至今，人们练习的静功有很多，其功用无非是使形体和思维都安静下来，减少体力活动，排除杂念，以保护体内的阳气。我们从中选取了最著名的两种静功法，以供大家参考：

1. 听息法

这种静功又名“庄子听息法”。所谓听息法，就是听自己呼吸之气。初始时，只用耳根，不用意识，不是以这个念头代替那个念头，更不是专心死守鼻窍或肺窍（两乳间的膻中穴），也不是听鼻中有什么声音，而只要自己觉得一呼一吸的下落，勿让它瞒过，就算对了。至于呼吸的快慢、粗细、深浅等，皆任其自然变化，不用意识去支配它。这样听息听到后来，神气合一，杂念全无，连呼吸也忘了，渐渐地入于睡乡，这才是神经得静养和神经衰弱恢复到健康过程中最有效的时候。这时就要乘这个机会熟睡一番，切不可勉强提起精神和睡意相抵抗，这对健康有损无益。

睡醒之后，可以从头再做听息法，则又可安然入睡。如果是在白天睡了几次，不想再睡了，则不妨起来到外面稍事活动，或到树木多、空气新鲜的地方站着做几分钟吐纳（深呼吸），也可做柔软体操或打太极拳，但要适可而止，勿使身体过劳。然后，回到房内或坐或卧，仍旧做听息，还可能入于熟睡的境界。即使有时听息一时不能入睡，只要坚持听息就对全身尤其神经有益处。

2. 胎息法

胎息，是指仿效胎儿的呼吸。胎息法是通过呼吸锻炼和意念控制来增强和蓄积体内阳气，从而达到修养心身、强健祛病目的的一种静功法。古人认为，胎儿通过脐带而禀受母气，以供其生长发育之需；母气在胎儿体内循环弥散，从脐带出入而起到吐故纳新作用，构成了胎儿的特殊呼吸代谢方式，即为“胎息”，也称之为“内呼吸”，以与出生后口鼻之“外呼吸”方式相对。脐部作为胎息的枢纽，遂有“命蒂”“祖窍”之称。由于胎儿出生之后，脐带剪断，“胎之一息，无复再守”，外呼吸替代内呼吸，从而形成了“虽有呼吸往来，不得与元始祖气相通”的格局。

胎息法并非一朝一夕就能练成的。初学行气，必须从浅开始，并且要持之以恒，才能最终练到胎息的境界。初学行气的具体方法是：以鼻吸气入内，能吸多少就吸多少，然后闭气，心中默数从一到一百二十，然后将气从口中缓缓呼出，这样鼻吸气→闭气→口呼气→鼻吸气，反复不已，并逐渐延长闭气的时间，心中默数的数目逐渐增大，最终可默数到上千，即可出现养生的效果。当然这种行气方法的一个重要诀窍是吸气多，呼气少，呼吸时极其轻微，不能使自己听见一点呼吸的声音。有一个方法可以检验呼吸是否合乎标准，即用一根羽毛放在口鼻前，吐气时羽毛不动，说明呼吸轻微，合乎要求。这种呼吸方法也就是现在气功锻炼中的基本呼吸方法。这样经过长期坚持不懈的练习，就能逐渐达到胎息状态。

对于很多人来说，刚开始练习静功时，最不容易做到的就是排除杂念。这时就需要你进一步坚持下来，久而久之，杂念自然会减少，心平气和，呼吸均匀，情绪稳定，自然舒适。收功后就会感觉到一种美感，好像刚刚沐浴过一样，心情畅快，充满了活力。

重在养护脊椎与骨盆

从中医角度看，阳气是推动整个人体运转的动力。阳气的活力很强，不停地运动着，推动血液、津液的生成与运行，推动脏腑组织的各种生理活动。而老年人体内的气血往往开始不够用了，就像汽车快没油了、机器的燃料即将耗尽一样。虽然凭着残余的一点点动力还可以应付日常所需，但它已经带不动你跑步了。这也是为什么老年人总感到心有余而力不足。

《黄帝内经》有言："阳气者，若天与日，失其所，则折寿而不彰。"意思是阳气就好像天上的太阳一样，给大自然以光明和温暖，如果失去了它，万物便不得生存。对人而言，肾就是一身之阳，像人体内的一团火，温暖、照耀着全身，使器官有足够的能量来运转。所以，人只有保住肾，才能永远健康，永远充满活力。

中医认为，肾藏精，精生髓，髓养骨，髓藏于骨骼之中，故肾精充足，才能使骨髓充盈及促进血的生化。而骨骼获得充足的骨髓营养，才能强壮坚固。所以说，肾精具有促进骨骼生长、发育、修复的作用，即肾主骨。那么，养骨与养肾也必须相辅相成，脊椎和骨盆健康，才能保证造血、造髓功能良好，从而使肾得到滋养。

有资料显示，艾灸法不仅可以补肾益精，而且能强骨固齿。具体方法就是：每晚临睡时，端坐凳上，将艾条点燃后，在下肢的绝骨、涌泉穴上悬灸，每穴 2 ~ 3 分钟，至局部红晕，再请家人帮助，施灸肾腧、大杼穴，每穴 2 ~ 3 分钟，至局部出现红晕即可。

除此之外，我们还可以通过以下两种腰部按摩的方法，让肾气旺起来。

(1) 两手掌对搓至手心热后，分别放至腰部，手掌向皮肤，上下按摩腰部，至有热感为止。可早晚各进行一遍，每遍约200次，具有补肾纳气之功效。

(2) 两手握拳，手臂往后用两拇指的掌关节突出部位，自然按摩腰眼，向内做环形旋转按摩，逐渐用力，以至酸胀感为好，持续按摩10分钟左右，早、中、晚各一次，能有效防治中老年人因肾亏所致的腰肌劳损、腰酸背痛等症。

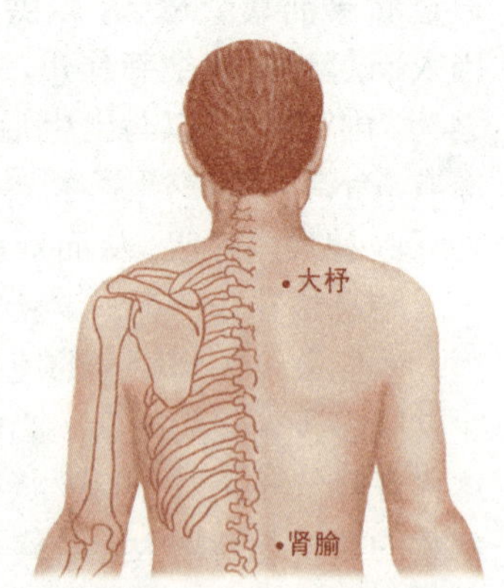

大杼穴、肾腧穴的位置

梳发升阳，百脉顺畅

——梳头也可养生

自古以来，历代养生学家推崇梳头这一保健方法。北宋大文豪苏东坡以梳头作为健身妙方，他常是“梳头百余下，散发卧，熟寝至天明”。在《酒醒步月理发而寝》诗中说：“千梳冷快肌骨醒，风露气入霜莲根。”享年 86 岁高龄的南宋诗坛寿星陆游，以梳理头发作为养生之道，到了晚年，他那稀落的白发中竟长出许多黑发来。唐代医家孙思邈善于养生，正因他坚持“发宜常梳”，荣登百余岁寿域。清慈禧太后每天起床后第一件事是让太监为她边梳发边按摩，使她到了花甲之年仍满头秀发，老而不衰。

中医认为，头为一身之主宰，诸阳所会，百脉相通。发为血之余，肾之华。人体十二经脉和奇经八脉都汇聚于头部，有百会、四神聪、上星、通天、眉冲、太阳、率谷、印堂、玉枕、风池、哑门、翳明等近 50 个穴位；躯干四肢在头皮上的穴位分布呈“大”字形的形态规律。梳头时按摩这些穴位，加强头皮经络系统与全身各器官部位之间的沟通，促使诸阳上升，百脉调顺，阴阳和谐，具有疏通经络，运行气血，清心醒目，开窍宁神，平肝熄风的功效。《诸病源候论·寄生方》说：“栉头理发，欲得过多，通流血脉，散风湿，数易栉，更番用之。”可见，经常梳理头发具有升发阳气、通畅百脉、祛病强身的作用。

实行梳头养生法，宜用牛角、桃木或铁制的梳子。梳理的方法应从前额开始向后梳，梳时要紧贴头皮部位，以用力大小适中、动作缓慢柔和为宜。一般应在两分钟内大约梳 100 次为一回，每日早晨起床后应坚持梳 2 ~ 5 回，下午亦可再梳一次。当头皮有热胀、麻木的感觉时，说明已经达到预期目的。梳头 5 ~ 7 天后，洗头一次，坚持 2 ~ 3 个月即可出现明显的治疗效果：头皮瘙痒减轻，头屑减少，头发不再脱落，白发转黑，失眠症状相应改善，并有头脑清醒、耳聪目明之感。

按摩百会穴可增加人体真气

百会穴位于头部，在两耳郭尖端连线与头部前后正中线的交叉点上。

经常按摩百会穴，可开发人体潜能，增加体内的真气，调节心、脑血管系统功能，益智开慧，澄心明性，轻身延年，青春不老。并能治疗头痛、眩晕、脱肛、昏厥、低血压、失眠、耳鸣、鼻塞、神经衰弱、中风失语、阴挺等症。

百会穴的保健方法常用以下四种：

(1) 按摩法：睡前端坐，用掌指来回摩擦百会穴至发热为度，每次 108 下。

(2) 叩击法：用右空心掌轻轻叩击百会穴，每次 108 下。

(3) 意守法：两眼微闭，全身放松，心意注于百会穴并守住，意守时以此穴出现跳动和温热感为有效，时间约 10 分钟。

(4) 采气法：站坐均可，全身放松，臆想自己的百会穴打开，宇宙中的真气能量和阳光清气源源不断地通过百会穴进入体内，时间约 10 分钟。

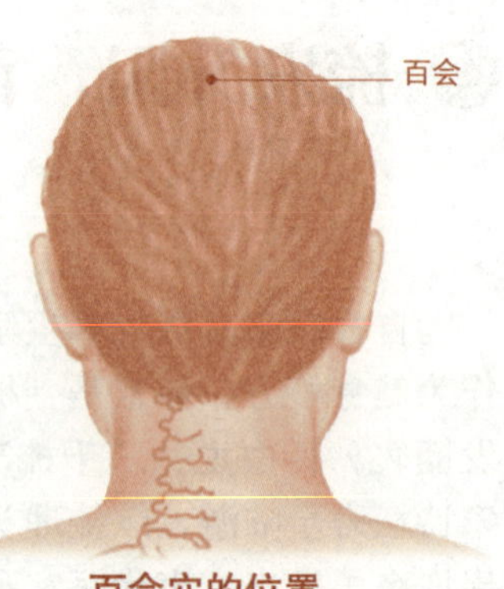

百会穴的位置

植物的种子最能补肾壮阳

在《摄生众妙方》中有一服名为“五子衍宗丸”的古方，该方由枸杞子、菟丝子、五味子、覆盆子、车前子五种植物的种子组成，现在一般的药店都能买到中成药。这种药最早用于治疗男性肾虚精少、阳痿早泄、遗精、精冷，后来扩展到治尿频、遗尿、夜尿多、流口水，乃至妇女白带多，并且对于某些因肾虚引起的不孕不育也非常有效。究其治病原理，其实就是补充肾气，增强人体内的阳气。

为什么植物的种子具有壮阳补肾的功效？据有关专家分析，对于植物来说，种子是为一个即将萌发的生命贮备能量，是植物中能量最集中的一部分，因此用种子药物治疗肾气不足的确是有道理的。

可以说，植物种子能够壮阳，这一理念的确立，对于现代人健康长寿具有重大意义，尤其是对于一些素食主义者，就可以通过多吃种子类的各种干果，比如花生、榛子、核桃，来补充自己的肾气，激发生命的活力。

除此之外，植物种子壮阳的理念对于脑力工作者也具有重要意义。在中医理论中，脑与肾是相通的，故有“补肾就是补脑”的说法。并且，大脑工作时消耗的能量非常大，直接消耗肾里的元气，从而极易引起肾气不足。这时候，如果每天在早餐中加点坚果，或者每天吃一两个核桃、六七个杏仁，就可以收到极佳的补肾效果，进而改善脑功能乃至延缓衰老。

另外，韭菜子的壮阳功效也不容忽视。国医大师颜正华教授认为，韭菜子味辛、甘，性温，归肝、肾经，能够补益肝肾，壮阳固精，适用于肝肾不足、肾阳虚衰、肾气不固引起的阳痿遗精、腰膝冷痛、小便频数、遗尿、白带过多等症。

韭菜子可以单独服用，也可以研末蜜丸服，每次 5 ~ 10 克为宜。但要注意，阴虚火旺者忌服。

食疗方

韭菜粥

材料：韭菜子 10 克，粳米 50 克，盐少许。

做法：将韭菜子用文火烧熟，与粳米、细盐少许，同放砂锅内加水 500 毫升，米开粥熟即可。

用法：每日温服 2 次。

功效：此方有补肾壮阳、固精止遗、健脾暖胃之功效。

第四节

祛除寒邪阳自隆

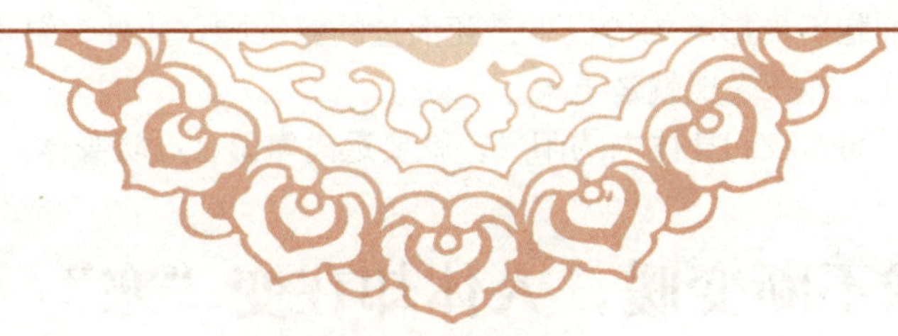

寒湿伤阳气，损阳易生病

《黄帝内经》认为，万物之生由乎阳，万物之死亦由乎阳。人之生长壮老，皆由阳气为之主；精血津液之生成，皆由阳气为之化。如果人体没有阳气，体内就失去了新陈代谢的活力，不能供给能量和热量，生命就要停止，所谓“阳强则寿，阳衰则夭”，养生必须先养阳。但是，寒湿会阻滞阳气的运行，使血流不畅、肌肉疼痛、关节痉挛等。因为湿困脾胃，损伤脾阳，或患者平时脾肾阳虚而致水饮内停，所以多表现为畏寒肢冷、腹胀、泄泻或浮肿等。所以，寒湿是最损伤人体阳气的。

张仲景在《伤寒杂病论》中将很多疾病都归因于寒邪入侵，在他生活的那个时代人们忍饥受冻，疾病以寒邪为主。而如今随着生活环境的改变，单纯的伤寒已经很少见了，多是寒邪与湿邪交织，在人体形成一股浊重之气，阻碍人体气机，导致生病。

在生活中，我们可能经常会注意到这样奇怪的现象，就是冬天很少见到着凉感冒的人，反而是夏天常有这样的病症发生。冬天气温低，受寒湿侵犯容易理解，而夏天这么热，怎么还会有寒湿呢？其实，这正是现代人不良的生活习惯造成的。

炎炎夏日，人们多待在空调房中，身体该出汗时却被空调冷气所阻，汗液发不出来就瘀积在体内，导致体内湿邪堆积，造成阳气虚衰。尤其是到了七八月份的长夏天气，湿气达到最盛。而人体五脏之脾最喜燥恶湿，长夏湿气过盛，就容易损伤脾脏。脾主运化，可以运化水液，运化水谷，把吃进去的粮食、水谷精微营养的物质，以及水液输送给其他的脏器，起到一个传输官的作用。脾的这种传输的作用对生命来说至关重要，故而中医把它称为人的“后天之本”。而体内湿气过重会导致脾脏功能得不到正常发挥，人体各器官也会因得不到及时充足的营养而出现问题，导致人体生病。

由此可知，祛除寒湿是养生保健不可缺少的功课之一。那么，怎样判断身体内是否有湿呢？方法其实很简单，观察自己的大便情况，一看便知。如果长期便溏，大便不成形。那么很有可能就是你的身体蕴含了太多的湿气。而长期便秘，则代表着体内的湿气已经很重了。因为湿气有黏腻性，过多的湿气就容易把粪便困在肠道内。

事实上，祛除寒湿最好的办法就是让身体温暖起来。因此，健康与温度有着密切的关系。众所周知，掌握人体生杀大权的是气血，而气血只有在温暖的环境里，才能在全身顺畅地流通。如果温度降低、血流减慢，就会出现滞涩、瘀堵，甚至血液会凝固，那么人就将面临死亡，而且人的体温上升，不仅会增强人体的免疫力，还能在正常细胞不受影响的情况下杀死大量的癌细胞。此外，温度过低，会使体内的寒湿加重，外在表现就是上火。

所以，要涵养我们身体内的阳气，就要远离寒湿，温暖身体。

全球不断变暖，人体却在变“寒”

近百年来，全球的气候逐渐变暖，大气中温室气体的含量也在急剧增加，但是与之相反的是，人体却在变“寒”。日本健康专家石原结实说，与过去相比，现在人们的体温都普遍降低了。据研究表明，体温降低1℃，免疫力会下降30%以上；相反，如果在正常体温的基础上体温提高1℃，免疫力会增强5～6倍。

那么全球在变暖，人体为什么会变“寒”呢？据专家分析，可能有以下几个原因：

1. 压力大，不注意休息

现代社会竞争激烈，人们工作压力大，为了生存或者寻找一席之地，很多人不注意休息，经常加班加点，长此以往，身体免疫力就会下降，大自然的寒湿之气就会乘虚而入，体内寒湿之气也因此而加重。

2. 淋雨

这是许多浪漫的年轻人喜欢经历小说和电影中场景的行为，由于现代年轻人大多晚睡以致血气普遍不足，身体对于淋雨所侵入的寒气不容易立即将之驱出，因此也就不会有任何症状，大多数人也就天真地认为自己的身体很强壮，足以经受这么一点小雨。久而久之，面对这种小雨就完全不在意了。

其实这种淋雨会在头顶和身上其他受寒的部位留下寒气，经常淋雨的人，头顶多半会生成一层厚厚软软的“脂肪”，这些脂肪就是寒气物质。等身体哪一天休息够了，血气上升就会开始排泄这些寒气，由于长时间累积了大量的寒气，身体需要借助不断打喷嚏、流鼻水的方式将之排除，这时又会由于频繁打喷嚏、流鼻水而被医生认定为过敏性鼻炎。很可能由于年轻时贪图一时的浪漫，却要耗费许多年甚至大半生来承受过敏性鼻炎的痛苦，实在不明智。

3. 游泳时不注意

游泳是现代人的一种运动和喜好，对身体也确实有好处，但是游泳也是寒气进入身体最主要的途径之一。和淋雨相同的是这些寒气大多数不会实时反应，使多数人认为游泳和寒气没有什么关系。多数喜欢游泳的人从水中出来时，经常会感觉特别冷，特别是一阵风吹来忍不住打一个寒战，这种感觉即是寒气侵入身体最具体的感受。

喜欢游泳的人最好选择没有风的室内温水游泳池，减少受寒的机会。同时在每次游泳的前后各喝一杯姜茶，加强身体对抗寒气的能力。

此外，交通工具发展，以车代步，使得人们体力劳动明显不足，身体得不到充分活动；电扇、空调等先进科技产品的广泛应用，让人们没了四时的概念，夏天不热冬季不冷迟早要生病；吃反季节蔬菜，喝冷饮，光脚走路，湿着头发就睡觉……所有的这一切都在无形中带来了一个结果——体温降低，寒湿之气加重。

寒湿之气是健康的头号杀手，生活中我们见到的很多疾病都和寒气有关，所以要健康就要祛寒湿。

泻去湿寒气，身体温暖才健康

民间有句老话，叫“千金难买春来泄”。民间智慧是博大精深的，这句话就通俗地解释了一个重要的中医理论。因为春天天气潮湿，身体易积聚水分，很容易将湿气和寒气郁结在体内。同时冬天吃了不少丰脂食物，也在体内积存。这些东西瘀滞在人的体内，就会给五脏六腑带来负担，只有把这些湿气和毒素都泻去了，让我们的身体重新温暖起来，才是“千金难买”的健康生活之道。

《本草纲目》中记载了很多可以祛湿的食物。首先说米酒。《本草纲目》说它“行药势，通血脉，润皮肤，散湿气，除风下气”，而且米酒味道香浓，晚饭前喝一碗米酒既能调节胃口，又能散去体内湿气。然后是水牛肉。《本草纲目》说水牛肉“安中益气，健强筋骨，消水肿，除湿气”。如果你发现自己的身体浮肿，不妨也多吃一点水牛肉。

除了这两种食物以外，祛湿排毒的办法还有很多。首先你得多喝水。水是最好的排毒载体。不要以为春天潮湿，就不需要补充水分。身体里没有了水分的话，连厕所都不用去了，还怎么排毒？喝水是最简单有效的排毒办法。但是不要喝凉水，以温开水为宜。早上喝一杯水养生的方法大家都知道，不过这个喝水也不能喝凉水。因为早上阳气刚刚生发，这个时候灌下一大杯凉水，就会打消身体的阳气。

而要温暖身体，就不能少了生姜。200 种医用中药中，75% 都使用生姜。因此说“没有生姜就不称其为中药”并不过分。《本草纲目》解读：姜能够治“脾胃聚痰，发为寒热”，对“大便不通、寒热痰嗽”都有疗效。吃过生姜后，人会有身体发热的感觉，这是因为它能使血管扩张，血液循环加快，促使身上的毛孔张开，这样不但能把多余的热带走，同时还把体内的病菌寒气一同带出。所以，当身体吃了寒凉之物，受了雨淋，或在空调房间里待久后，吃生姜就能及时排除寒气，消除因肌体寒重造成的各种不适。

而红茶具有高效加温、强力杀菌的作用，生姜和红茶相结合，就成了驱寒祛湿的姜红茶。此外，冲泡时还可加点红糖和蜂蜜。但患有痔疮或其他忌辛辣的病症，可不放或少放姜，只喝放了红糖和蜂蜜的红茶，效果也不错。

食疗方

姜红茶

材料：生姜适量，红茶一茶匙，红糖或蜂蜜适量。

做法：将生姜磨成泥，放入预热好的茶杯里，然后把红茶注入茶杯中，再加入红糖或蜂蜜即可。生姜、红糖、蜂蜜的量可根据个人口味的不同适当加入。

人体需要的能量来自饮食，饮食与人体的体温关系密切，一些食物能提高体温，如葱类蔬菜，葱类蔬菜能净化血液，促进血液循环，最后达到使身体变暖的效果。常见的韭菜、葱、洋葱、大蒜、辣椒都属于葱类蔬菜，它们都有化瘀血和提高体温的作用。

如何判断身体内有没有寒湿

寒湿之气是人生病的因子。有病之人的体内，肯定是顽固的寒邪和湿邪在作祟；貌似健康的人体内，也有寒邪与湿邪埋伏在那里伺机行事。那么，怎么判断自己体内是不是有寒湿呢？

1. 看大便

如果大便不成形，长期便溏，必然体内有湿。如果大便成形，但大便完了之后总会有一些粘在马桶上，很难冲下去，这也是体内有湿的一种表现，因为湿气有黏腻的特点。如果不便于观察马桶，也可以观察手纸。大便正常的话，一张手纸就擦干净了。但体内有湿的人，一张手纸是不够用的，得多用几张才行。

如果有便秘，并且解出来的大便不成形，那说明体内的湿气已经很重很重了，湿气的黏腻性让大便停留在肠内，久而久之，粪毒入血，百病蜂起。

再者，还可以根据大便的颜色来判断。正常的大便应该是金黄色的、圆柱体，香蕉形的，很通畅。

是什么原因导致大便颜色成为深绿色的呢？首先是吃肉吃得太多，加上现代人运动量少，身体阴盛阳虚，湿邪内郁，所以大便无法正常。

为什么成形的大便很少呢？中医里讲，脾虚则便溏，中国人本应以五谷杂粮为主食，现在反以肉食为主了。很多人一天不吃肉就觉得不舒服，荤素搭配极不合理，长期这样，伤害的是脾胃，脾是运化水湿的，脾受到伤害，水湿不能完全运化，就在身体内堆积。所以，大便不成形意味着脾虚，也意味着体内有湿气，体内有湿气，是现代人健康的最大问题。

2. 看身体症状

寒气有凝滞的特点，就像寒冬水会结冰一样，血脉受到寒气的侵袭，也会凝滞不通，引起各种疼痛症状，如头痛、脖子痛、肩背痛、心胸痛、胃痛、胁肋痛、腹痛、腰腿痛等。以疼痛为主症的疾病，大部分都是寒气引起的。寒气引起气血瘀滞过久，则形成有形的肿块，表现为各个部位的肿瘤。所以，以肿、痛为特征的疾病，也都与寒气有关。

寒气会造成水液的运行障碍，引起痰饮的积结。其表现为咳嗽，吐出清稀的白痰；呕吐，吐出清水痰涎；腹泻，拉出清冷的水样大便；白带，颜色白而清稀如水。此外，与水液代谢障碍有关的疾病，诸如水肿、风湿等，也多与寒气有关。

寒气还有收引的特性。就像物质都会热胀冷缩一样，人的筋脉遇寒气也会收缩。外表的筋脉收缩，表现为大小腿转筋、静脉曲张；冠状动脉收缩，则表现为冠心病、心绞痛；细小的血管收缩，可引起冠脉综合征或者中风。

3. 早上总是犯困，头脑不清

如果你每天早上 7 点该起床的时候还觉得很困，觉得头上有种东西缠着，让人打不起精神，或是觉得身上有种东西裹着，让人懒得动弹，那么，不用看舌头，也不用看大便，也能判断自己体内湿气很重。中医里讲“湿重如裹”，这种被包裹着的感觉就是身体对湿气的感受，好像穿着一件洗过没干的衬衫似的那么别扭。

总之，寒湿是现代人健康的最大克星，是绝大多数疑难杂症和慢性病的源头或帮凶。只要寒湿之气少了，一切所谓的现代病都会远离我们，一切慢性的疾病也会失去存在的温床。所以，对付寒湿邪是我们养生祛病的首要任务，把体内的湿气驱逐出去，身心就会光明灿烂。

与其有寒再祛，不如阻之体外

寒气通常会先寻找人体最容易入侵的部位，找到之后就大举进攻，并且在那里安营扎寨，为非作歹。所以我们与其等寒气入侵到人体以后，再费尽心思地去驱除它，不如事先做好准备，从源头上切断寒气进入我们体内的通道。

一般来讲，头部、颈前部、背部、脐腹部及足部是人体的薄弱地带，都是寒气入侵的主要部位。

(1) 头部。中医认为，“头为诸阳之会”，体内阳气最容易从头部走散掉，就如同热水瓶不盖塞子一样。所以，在严冬季节如果人们不重视头部的保暖，导致阳气散失，就会使寒邪入侵，很容易引发感冒、头痛、鼻炎等病患。因此，冬天在外出时戴一顶保暖的帽子是很必要的。

(2) 颈前部。颈前部俗称喉咙口，是指头颈的前下部分，上面相当于男性的喉结，下至胸骨的上缘，时髦女性所穿的低领衫所暴露的就是这个部位。这个部位受寒风一吹，不只是颈肩部，包括全身皮肤的小血管都会收缩，如果长时间这样受寒，人体的抵抗能力就会有所下降。

(3) 背部。背部在中医中称“背为阳”，又是“阳脉之海”，是督脉经络循行的主干，总督人体一身的阳气。如果冬季里背部保暖不好，就会让风寒之邪从背部经络上的诸多穴位侵入人体，损伤阳气，使阴阳平衡受到破坏，人体免疫功能就会下降，抗病能力也会减弱，诱发许多病患或使原有病情加重及旧病复发。因此，在冬季里人们应该加穿一件贴身的棉背心或毛背心以增强背部保暖。

(4) 脐腹部。脐腹部主要是指上腹部，它是上到胸骨剑突、下至脐孔下三指的一片广大区域，这也是时髦的年轻女性穿着露脐装所暴露的部位。这个部位一旦受寒，极容易发生胃痛、消化不良、腹泻等疾病。这个部位面积较大，皮肤血管分布较密，体表散热迅速。在寒冷的天气里暴露这个部位，腹腔内的血管会立即收缩，甚至还会引起胃的强烈收缩而发生剧痛，持续时间稍久，就可能会引发不同的疾病。因此，不管是穿衣还是夜晚睡觉，都要注意脐腹部的保暖。

(5) 足部。俗话说“寒从脚下起”。脚对头而言属阴，阳气偏少。而且双脚远离心脏，血液供应不足，长时间下垂，血液回流循环不畅；皮下脂肪层薄，保温性能很差，容易发冷。脚部一旦受凉，便会通过神经的反射作用，引起上呼吸道黏膜的血管收缩，使人体的血流量减少，抗病能力下降，以致隐藏在鼻咽部的病毒、病菌乘机大量繁殖，使人发生感冒，或使气管炎、哮喘、肠病、关节炎、痛经、腰腿痛等旧病复发。因此，在冬季人们应该保持鞋袜温暖干燥，并经常洗晒。平时要多走动以促进足部血液循环。临睡前用热水洗脚后以手掌按摩足心涌泉穴5分钟。在夏季，要改掉贪图一时凉快而用凉水冲脚的不良习惯。

让身体远离寒湿的养生要则

通过前面的讲述我们已经知道，“病从寒中来”，但是在生活中，我们很难完全避免身体受到寒气的侵袭，这就要求我们应该建立起正确的养生原则，尽量减少寒气的侵入。

1. 洗头时不做按摩

许多人到理发店洗头时都喜欢叫理发师为自己按摩一下头部，但是这种按摩会使头部的皮肤松弛、毛孔张开，并加速血液循环，而此时我们的头上全是冰凉的化学洗发水，按摩的直接后果就是吸收化学洗发水的时间大大延长，张开的毛孔也使头皮吸收化学洗发水的能力大大增强，同时寒气、湿气也会通过大开的毛孔和快速的血液循环进入头部。

2. 顺天而行，不吃反季节食物

有的人爱吃一些反季节的食物，如在冬季的时候吃西瓜，而中医认为，温热为阳，寒凉为阴，只有将食物的温热寒凉因时因地地运用，才能让人体在任何时候都能做到阴阳平衡，不会生病。如果逆天而行，在寒冷的冬季吃性寒的西瓜，怎么会不生病呢？

3. 好好休息

要排泄寒气，休息是最好的策略。休息可以省下身体的所有能量，让身体用来对付寒气。这时如果强迫身体把更大的能量用在其他地方，如耗费大量体力的运动，也能使症状消失，不过这并不代表着已经把寒气清理完毕，而是因为身体没有足够的能量继续驱赶寒气。只有等身体经过适当的休息有了足够的能量之后，才会继续祛除寒气。

4. 避免淋雨

经常淋雨的人，头顶多半会生成一层厚厚软软的“脂肪”，这些就是寒气物质。等身体哪一天休息够了，血气上升，就会开始排泄这些寒气。由于长时间积累了大量的寒气，身体需要借助不断地打喷嚏、流鼻水的方式将之排除，这时又会因为频繁打喷嚏、流鼻水而被医生认定为是过敏性鼻炎。所以，要切忌淋雨。

5. 睡觉时盖好被子

夏天因为天热，有些人为了贪图凉快，睡觉时喜欢把肩膀露在外边，殊不知，寒气很容易从背部入侵，一个背部总是受凉的人，身体状态一定不是很好，所以在睡觉时一定要盖好被子。

6. 家中常备暖饮

除了按时休息之外，人们也可以适当服用中药，加速寒气的驱出。比较简单的方法是服用市场上很容易买到的一些传统的配方。当确定是肺里的寒气时，可以服用姜茶；如果确定是膀胱经的寒气，则可以服用桂圆红枣茶来协助身体祛除寒气。

慢性腹泻，驱除胃寒是关键

由于不健康的饮食习惯，肠胃疾病成为现代人的常见病症之一。有些人长年累月大便不成形，每日大便次数在 3 次以上，有的还伴有不同程度的腹部疼痛或不适，这就是慢性腹泻，是消化系统疾病的常见症状，以粪便稀薄、次数多、病程超过两个月为诊断要点。由于慢性腹泻往往拖沓缠绵，治疗起来比较麻烦，成为肠胃疾病中最顽固的一种。

治病要治本，细究慢性腹泻的具体原因，主要有胃源性、肠源性腹泻，内分泌失调性和功能性腹泻之分。中医认为，脾胃虚寒是慢性腹泻的主要原因。因此，要彻底治愈还要从驱除脾胃寒气上下手。

此外，还可以用经穴疗法来对付慢性腹泻。人体的神阙穴是寒气入侵人体的主要通道之一。驱除寒气也可以从神阙穴下手。神阙穴也就是人体的肚脐眼。取独头蒜1个，生姜3片，捣烂后外敷于肚脐上，用胶布固定住，每晚更换，3～4日即可见效，简单又快捷。

除了了解这些治疗慢性腹泻的方法外，还要从日常生活入手，养成良好的饮食和生活习惯，如多吃热食，少喝冷饮，少吃反季节水果等，从根本上阻止寒气侵入脾胃。

感冒时应及时祛邪别拖延

从小到大，感冒是我们常患的疾病。在西医的眼中，人的感冒是由人体上呼吸道感染病毒、细菌等微生物引起的炎症。而中医却不这样认为，中医并不从病毒、细菌的角度立论，而是认为人之所以感冒是由人体感受外界风寒或风热等邪气而引起的。

风寒感冒是最常见的一种，当寒气侵入到我们体内时，我们会通过打喷嚏、流鼻涕等方式来排除体内的寒气，但我们却时常服用药物来抑制身体的这种行为，导致体内的寒气越积越多，最终诱发严重的疾病。

其实，在对付风寒感冒时，有一个非常简单而实用的方法，比吃任何药都管用，还可起到预防作用，这就是“取嚏法”，也就是人为地诱发打喷嚏这一排寒气的过程。

只需用平常的卫生纸纵向撕15厘米，用手搓成两个纸捻，要稍有点硬度；同时插入鼻孔，纸捻尖要贴着鼻内上壁，这样刺激性会较强。如果你已感受风寒，自然就会打喷嚏，喷嚏的多少取决于你感受风寒的程度。打了几个喷嚏后，头会略微出汗，这时风寒已经除去了，你的感冒症状也会得以好转。

还有些人有过敏症，如鼻敏感或花粉症之类，都是以往处理寒气不当、体内积压过多寒气所导致的，用“取嚏法”同样可以排出体内寒气，然后再根据个人不同体质配些增强免疫力的中成小药，诸如六味地黄丸等，就可以完全去除病根。

此外，通过饮食调节也可以对付风寒感冒。一般来讲，风寒感冒者不宜多吃鸡鸭鱼肉等荤食，饮食应偏清淡，宜多吃发汗散寒食品，如辣椒、葱、生姜、大蒜、豆腐、鲜生姜加红糖水等。下面两种食物对预防和治疗感冒效果极佳：

(1)生姜。性温，味辛，具有散寒发汗、解表祛风的作用，适宜风寒感冒者食用。民间常以生姜3片、红糖适量，开水冲泡，俗称生姜红糖茶，频频饮用，汗出即愈。

(2)葱白。性温，味辛，具有调节体温，使汗腺的排汗工作正常的作用，并可减少和预防伤风感冒的发生，适宜风寒型伤风感冒者食用。在民间，初起感冒时，常用葱白连同葱头与豆豉煎水喝。

第五节

阴平阳秘，精神乃治

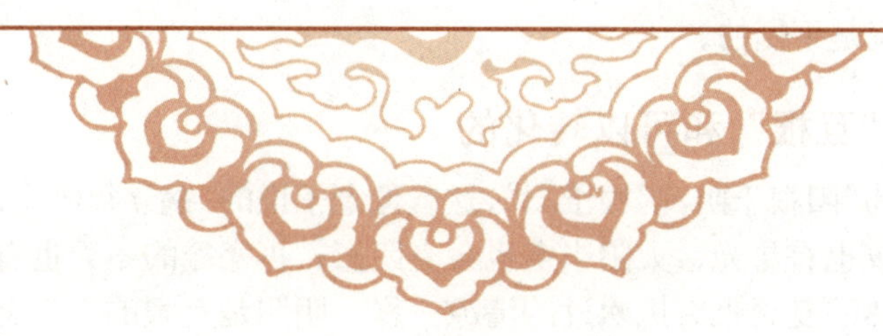

世界万物孤阳不生，独阴不长

《黄帝内经》中说：世界万物孤阳不生，独阴不长。阴阳之道，乃天地之常理，知道术数的人才能做到养生长寿。那么阴阳之间的术数是怎样的呢？具体来说，可以包括以下几点：

1. 阴阳是对立制约的

对立，就是说两家性质相反，是死对头，如天为阳、地为阴；白天为阳、黑夜为阴；上为阳、下为阴；热为阳、寒为阴等。任何事物，都是对立地存在于宇宙间的，但是，事物的阴阳属性不是绝对的，而是相对的，必须根据互相比较的条件而定。就人体而言，体表为阳，内脏为阴；就内脏而言，六腑属阳，五脏为阴；就五脏而言，心肺在上属阳、肝肾在下属阴；就肾而言，肾所藏之“精”为阴，肾的“命门之火”属阳。由此可见，事物的阴阳属性是相对的。

制约，就是说由于两方对立，就可以牵制、约束对方。就像草原上的兔子，如果没有狼来制约，那么兔子无限繁殖下去，迟早要把草原给吃光的，没有兔子，狼也就不能活下来。

2. 阴阳存在消长和平衡

阴阳双方是在永恒地运动变化着，双方的力量不可能每时每刻都完全对等，会不断出现“阴消阳长”与“阳消阴长”的现象，这是一切事物运动发展和变化的过程。例如：四季气候变化，从冬至春至夏，由寒逐渐变热，是一个“阴消阳长”

的过程；由夏至秋至冬，由热逐渐变寒，又是一个“阳消阴长”的过程。由于四季气候阴阳消长，所以才有寒热温凉的变化，万物才能生长收藏。如果气候失去了常度，出现了反常变化，就会产生灾害。

平衡，是说以上的这种你消我长，在全过程来看，总体上是力量平衡的。比如一天昼夜，在正午时分，太阳当空，是光明（阳）的成分最多而黑暗（阴）的成分最少的时候，但正午一过，黑暗的成分就开始慢慢增长，而光明的成分慢慢减少，等到黄昏太阳西斜，则黑暗和光明的成分基本相当了，再往后夜晚降临，黑暗处于优势，到子夜黑暗的成分到达顶点，而光明的成分降到最低；但随后，光明的成分开始增长而黑暗的成分开始减退，到早晨光明又超过了黑暗：一整天，光明和黑暗就是在这样一种你消我长的过程中，但总体来看，二者的力量是基本相当的，也就是说是平衡的。

3. 阴阳是“互根”和可以转化的

中医认为“阳根于阴，阴根于阳”，这就像老子说的“祸兮福所倚，福兮祸所伏”，也如再黑的夜也有星光，太阳当空也会有阴影；再寒冷的冬天也有阳光下的一些暖意，再炎热的夏天也有风吹过的清凉一样，阴阳是互根的，没有阴，也就谈不上有阳。如果单独地有阴无阳，或者有阳无阴，则一切都归于静止寂灭了。

由于阴阳互根，在条件转变时，事物总体的阴阳属性就可以互相转化。《素问》所谓“重阴必阳，重阳必阴”“寒极生热”“热极生寒”，正如夏天炎热到了极点，就会开始凉爽，向秋天过渡；冬天三九严寒之后，春天就将来到。乐极生悲，否极泰来。可见，阴阳互根与转化从另一个侧面说明了阴阳的消长平衡。

通过上面的论述我们可以知道阴阳有和谐的一面，也有冲突的一面，这就好比没有不吵架的夫妻，尽管感情很好，有时候还是会磕磕碰碰的。问题在于，磕磕碰碰之后如何解决，是离婚，还是和好？过去中国人说宁拆十座庙，不毁一门婚。对于阴阳我们也应该采取这样的态度，以保证它们的平衡，从而达到养生长寿的目的。

疾病分阴阳，防治各有方

天地有阴阳之分，人体有阴阳之分，疾病同样有阴阳之分，阴性疾病和阳性疾病的发病原因不同、症状不同，防治也应该有所不同。

1. 阴性疾病的预防

阴性疾病一般发病慢，治疗也比较慢，需要经过长期的调理才能痊愈。这种病主要由寒气引起，而寒气主要是从腰腿以下侵入人体，人在受到寒气侵袭的时候，就会肢体蜷缩，禁锢及手脚僵硬，伸屈不畅。

根据阴性疾病的起因，其预防应着眼于保暖人体的下半部，尤其是从脚部做起，所以说“人老从脚而始”。从现在医学来看，天冷时，人的胃肠消化功能就会比较脆弱，同样食物在低温环境下也会比较容易变凉，因此一些原来就患有肠胃疾病的人，症状会变得多发而更加严重。即使是以前没有肠胃疾病的人，这个时候也很容易免疫力低下，胃痛发作，或者腰部受凉，导致腰肌劳损、腰椎间盘突出症等。

所以，预防阴性疾病首先要注意保暖，坚持每天用热水泡脚，然后用手指搓揉脚跟、脚掌、脚趾和脚背，非常容易手脚冰凉的人或者关节炎患者，还可以在睡觉时将脚垫高，以改善血液循环。

2. 阳性疾病的预防

阳性疾病与阴性疾病恰恰相反，阳性疾病往往属于急性病，发病快，治愈也比较快。这种病主要由热气引起，而热气多是通过人体上半部侵入人体的，表现为肢体舒张、肿胀、活动迟缓、筋骨不适等症状。所以，夏天的时候，应该注意给头部降温，保持头部的清醒。特别是高温天气运动劳作后，头部血管扩张，一定不要用冷水冲洗，否则可能会引发颅内血管功能异常，出现头晕、眼黑、呕吐等症状，严重的话，还可能导致颅内大出血。所以，应该“以热治热”，及时用热毛巾擦汗促进皮肤透气。

中医认为，人体就像自然界，无论体内阴气过盛还是阳气过盛，都会导致疾病，所以要想健康，阴阳调和就非常重要。所以应该把人体的阴阳调和作为一个重要的养生法则，坚持合理的生活习惯，调摄精神、饮食、起居、运动等各个方面，这样才能够强身健体、预防百病。

维护阴阳平衡，“中轴”才是关键

《黄帝内经》认为，天地万物运动、变化的动力和根源就在于阴阳的矛盾作用，生命得以生存发展的根本就是“阴阳平衡”；而人作为生命有机体，也是阴阳的共同复合体，只有身体处在阴阳平衡的状态才能百病不生。

那么，怎样才能维护阴阳平衡呢？实际上方法有很多，但最关键的则是脑、脊椎、脊神经这三个人体的“中轴”。其中，脑是人体的生命中轴，像司令一样负责决定指令的；脊椎是人体的身体中轴，像副司令一样负责“承上启下”，把脑的指令“告诉”给各个器官和组织去“执行”；具体信息的沟通和指令的传达，就要靠脊椎所保护的内部脊神经来完成。

在我们阴阳复合的身体里，关于脑的生命决定性，相信对大家来说已经不言而喻了，但脊椎的关键性作用，恐怕大家还有些陌生或模糊。就拿脊椎形态（即生理弯曲）来说，如果它该凸的地方都凸了，该凹的地方都凹了，我们的身体自然就不容易生病了；如果这些本该有的凸凹没有凸凹，气就不能顺着脊椎的自然角度上来，脊椎对脏腑机能运作的操控也会失调，我们的脏腑便会有不正常的疾病发生，从而使我们的身体阴阳失调。此外，我们的神经传导、血液输送的路径，也都是随着脊椎而发展的。一旦脊椎偏离了正常位置，即我们身体中轴发生变化，这些传导与输送的路径就会随之进行移位，同样会引起五脏的不协调，使身体阴阳失调，疾病自然就得逞了。

如果把人比作一棵大树，那么，脊椎作为身体的中轴，就相当于树干。我们的头、颈、肩膀，如同树枝一样，与脊椎这根主干构成了不可分割的整体。严格来说，头部甚至可以认为是脊椎的延伸，因为头和脊椎从我们还是胚胎那么小的时候就已经连为一体、共同生长，所以脊椎的姿势会直接影响头部，头部的活动也直接影响脊椎，影响全身功能。

事实上，无论是养骨，还是养生，阴阳平衡都是始终要坚持的理念，它包含着养骨与养脏腑之间的平衡、饮食与运动之间的平衡、养生与养心之间的平衡等，是我们身心健康之根本。只有达到这种平衡，才能够让我们身体的正气自下而上提升起来、由内到外地散发出去，使我们保持住最健康的状态。

运动就可以生阳，静坐就可以生阴

按照《周易》的阴阳原理，动则生阳，静则生阴。比较而言，练动功的，动则生阳，可以增强精力，提高工作效率；练静功的，静则生阴，可以降低人体的消耗，人的寿命也相对较长。只静不动是错误的，只运动不知道好好休息就更不对。正确的养生方法应该是动静相兼、刚柔相济。

这是因为，神属阳，在生命活动中易于动而耗散，难于清静内守，务须养之以静；形属阴，易静而难动，故养形以运动为贵。所以，动以养形，静以养神，动静兼修，形神共养，才能使体内气血流畅，阴阳平衡，从而达到延年益寿的效果。

动养，包括：跑、跳、走、爬、打球、游泳、骑车等。

静养，包括：静坐、睡眠、闭目养神、打太极拳等。

偏于动养还是偏于静养，应因人而异。阳虚者应以动养为主，但不可过于剧烈；阴虚者应以静养为主，但也必须配合动养。总的来说，腹围不大、血脂不高、胆固醇不高，没有这方面遗传因素的人，可以静养为主、动养为辅；反之，腹围大、血脂高、胆固醇高，有这方面遗传因素的人，就应以动养为主、静养为辅。

对老年人而言，静比动更重要，让自己真正安静下来，比让自己真正动起来要难。很多老年人晨练时以为只要拼命跑跳，运动剧烈就是最好的锻炼。这样显然错了。老年人运动，不可骤起，不可骤停。翩翩起舞，缓缓结束。以浑身微汗、快意为锻炼适度的标准，过汗易伤阳气。老年人阴、阳之气都须慎重保护，过静，也许适合极个别老人，但从整体而言，老人一定要静动结合，静多动少。

第三章

辨清体质好养生

——认清体质，把养生养到实处

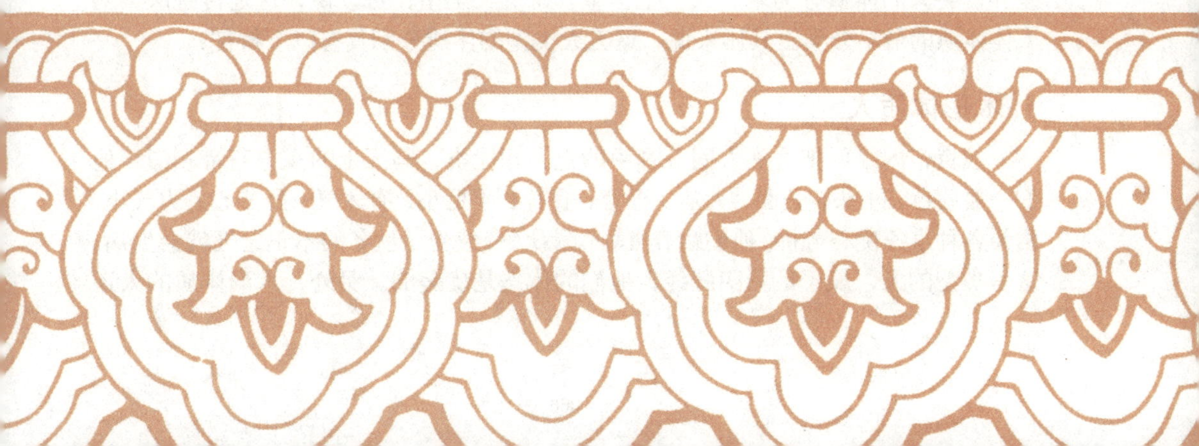

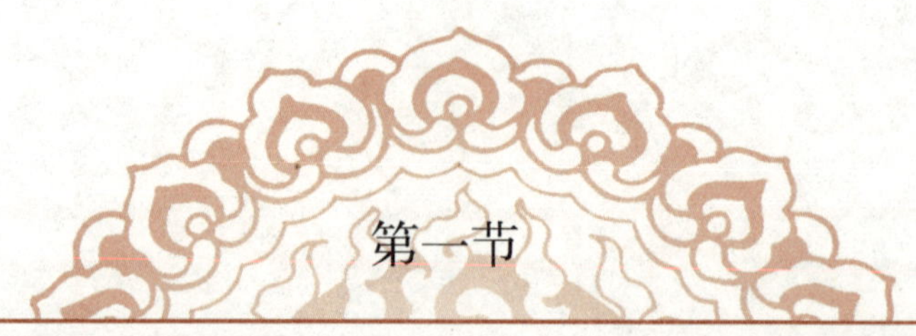

第一节

《黄帝内经》中的体质养生智慧

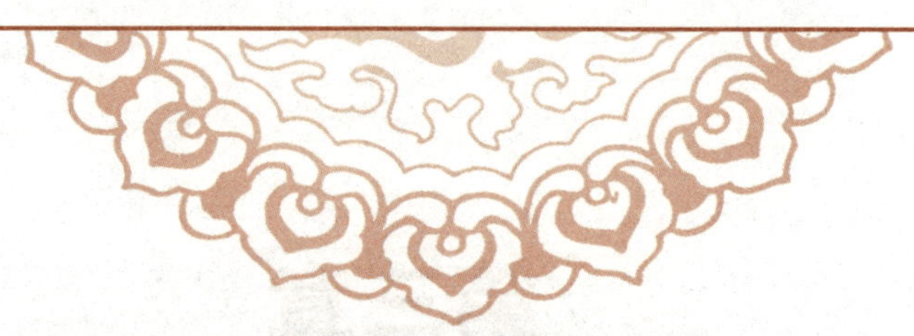

《黄帝内经》最早涉及体质养生

近年来，伴随着中医体质学研究的不断深入，体质养生也逐渐成为众多养生爱好者追捧的热点。然而，在关于体质养生的认识上，人们却普遍存在着一种错误的认识。在大多数人看来，体质养生是中医理论新兴的一种养生观念，在古代中医里是不存在的。事实上，早在《黄帝内经》中便已经有了体质养生，并且在后世不断发展，而现代意义上的体质养生学只不过是把前人的经验进行了总结并重新细化分类罢了。

在《黄帝内经》中，虽然没有出现“体质”这个名词，但其中有关体质的论述、介绍和养生方法却已经相当广泛了。我们翻开《黄帝内经》，无论是从体质的形成、体质的分类，还是从不同人群体质差异等方面，都能找到相关的论述。

比如，在《黄帝内经·灵枢·阴阳二十五人》中便根据人的形体、肤色、认识能力、情感反应、意志强弱、性格静躁，以及对季节气候的适应能力等方面的差异，将人的体质分为木、火、土、金、水五大类型，可以说，这是传统医学对人体体质的最早分类。具体来说，这五大类型的体质分别具有以下特征：

1. 木形体质人

《黄帝内经》把这类人同五音中的上角相比类，与天上的东方苍帝相似。他们一般苍色，小头，长面，大肩，平背，直身，手足小，有才气，好劳心，力气小，常为各种事务忧心劳神。他们耐春夏，不耐秋冬，感受了秋冬的不正之气就会生病。这一类型的人，属于足厥阴肝经，他们的体态是优美的。另外，木形体质的人还可以分为“太角”“左角”“钛角”“判角”四种类型，各自有各自的特点。

2. 火形体质人

《黄帝内经》把这类人同五音中的上徵相比类，与天上的南方赤帝相似。他们一般赤色，齿本宽，尖脸，小头，肩、背、胸、腹各部发育都好，手足小，脚步稳，走路快而且摇晃肩膀，背部肌肉丰满，好使气，轻钱财，不轻易相信他人，多疑虑，见事明白，容颜美好，心急，不能长寿，往往暴亡。耐春夏，不耐秋冬，秋冬时容易感受不正之气而得病。这一类型的人，属于手少阴心经，其情态为诚实可信的样子。另外，火形体质的人还可以分为“质徵”“少徵”“右徵”“判徵”四种类型，各自有各自的特点。

3. 土形体质人

《黄帝内经》把这类人同五音中的上宫相比类，与天上中央一方的黄帝相似。他们一般黄色，圆脸，大头，肩背发育好，大腹，大腿、小腿长得好，手足小，身体多肉，上下匀称，走路脚步稳，举足轻，安心，爱做对别人有利的事，不喜好权势。耐秋冬，不耐春夏，春夏时常感受不正之气而得病。这一类型的人，属于足太阴脾经，其表现是诚实厚道。另外，土形体质的人还可以分为“太宫”“加宫”“少宫”“左宫”四种类型，各自有各自的特点。

4. 金形体质人

《黄帝内经》把这类人同五音中的上商相比类，与天上的西方白帝相似。他们一般方脸，白色，头小，肩背小，腹小，手足小，足跟处骨头像是要露出来，骨轻，为人清廉，办事不拖沓，外表柔静而内实悍勇。耐秋冬，不耐春夏，春夏时常感受不正之气而得病。这一类型的人，属于手太阴肺经，其特点是自带果决敢断。另外，金形体质的人还可以分为“右商”“钛商”“左商”“少商”四种类型，各自有各自的特点。

5. 水形体质人

《黄帝内经》把这类人同五音中的上羽相比类，与天上的北方黑帝相似。他们一般黑色，面部不平整，大头，面颊宽，肩小，腹大，手足小，行走时身体摇摆，自腰至尻距离较长，背部也比较长。耐秋冬，不耐春夏，春夏时常感受不正之气而得病。这一类型的人，属于足少阴肾经，他们的身上常常是汗津津的。另外，水形体质的人还可以分为“大羽”“少羽”“桎羽”“众羽”四种类型，各自有各自的特点。

总之，五种类型的人有二十五种变化，彼此各有长短。由此可见，《黄帝内经》关于体质的分类是非常严谨的，这就为现代体质专家进行体质划分提供了很好的依据。诚然，现代体质养生学已经发展得比较完善了，并且也适应现代人的体质现状，但是想一想在数千年前《黄帝内经》中便已经有如此完备的体质理论了，我们也就没有什么值得骄傲的了。

事实不仅如此，在《黄帝内经·灵枢·通天》篇中，还根据人的个性品质及人体的阴阳偏重，将人分为“太阴之人，少阴之人，太阳之人，少阳之人，阴阳平和之人”五大类型。这也是当代体质养生学的重要理论基础。在此，我们便不再赘述。总之，只要我们认真阅读《黄帝内经》，就能从中找到很多有关体质养生智慧的论述。

体质受先天、后天因素共同制约

薯条、麻辣烫、羊肉串……在某些人口中是美味佳肴，可在另一些人口中却如同“砒霜”，会给身体带来诸多不适。《伤寒赋》中也有这样的记载：“桂枝下咽，阳盛则毙。承气入胃，阴盛则亡。”意思是说阳盛之人如果误服了桂枝这样的热药，就有可能造成危险；而阴盛之人如果误服了大承气这样的寒药，也可能导致恶果出现。

同样的食物或药材为何在不同人身上有如此大的反差？追根溯源是因为体质有差异。那么，到底什么是“体质”呢？所谓“体质”，就是指机体素质，是指人体秉承先天（指父母）遗传，受后天多种因素影响，所形成的与自然、社会环境相适应的功能和形态上相对稳定的固有特性。它反映机体内阴阳运动形式的特殊性，这种特殊性由脏腑盛衰所决定，并以气血为基础。

体质的形成是机体内外环境多种复杂因素共同作用的结果，主要关系到先天因素和后天因素两个方面，并与性别、年龄、地理等因素有关。

1. 先天因素

在体质形成过程中，先天因素起着决定性的作用。先天因素，又称禀赋，是指小儿出生以前在母体内所禀受的一切特征。中医学所说的先天因素，既包括父母双方所赋予的遗传性，又包括子代在母体内发育过程中的营养状态，以及母体在此期间所给予的种种影响。同时，父方的元气盛衰、营养状况、生活方式、精神因素等都直接影响着“父精”的质量，从而也会影响子代禀赋的强弱。

但是，先天因素、遗传性状只对体质的发展提供了可能性，而体质强弱的现实性，则有赖于后天环境、营养和身体锻炼等。

2. 后天因素

人的体质在一生中并非一成不变的，而是在后天各种因素的影响下变化着的。良好的生活环境，合理的饮食、起居，稳定的心理情绪，可以增强体质，促进身心健康；反之，则会使体质衰弱，甚至导致疾病。随着人类物质生活及文化生活的不断改善，人们对于健康与长寿的要求变得日益迫切。因此，如何增强体质越来越成为人们关心的课题。改善后天体质形成的条件，可以弥补先天禀赋之不足，从而达到以后天养先天，使弱者变强而强者更强的目的。

（1）饮食营养。饮食营养是决定体质强弱的重要因素。合理的膳食结构，科学的饮食习惯，保持适当的营养水平，对维护和增强体质有很大影响。由于人的体质不同，其对营养物质的新陈代谢功能也不一样。因此，科学、合理的饮食营养应包含必需和适当两层含义。长期营养不良或低下，或营养不当，以及偏食、偏嗜等都会使体内某些成分发生变化，从而影响体质，乃至于引起疾病。《黄帝内经》中曾多次谈到饮食偏嗜对机体的危害。诸如“肥者令人内热，甘者令人中满”“膏粱之变，足生大丁”，以及五味偏嗜会引起人体脏气偏盛偏衰而产生病变等。

（2）劳动和运动。劳动的性质和条件，对人们的体质强弱有着深刻的影响。劳动一般分为体力劳动和脑力劳动两大类。在现代社会，随着科学技术的高度发展，体力劳动和脑力劳动的关系也越来越密不可分。劳逸适度，劳而不倦，可增强体质。一般来说，适当的体力劳动对体质的增强有积极的作用。但是，过于繁重的体力劳动，在严重污染环境下的体力劳动，精神情绪经常处于紧张状态下的劳动，操作分工过细，促使身体局部片面发展的劳动，等等，对人的体质都将产生不利影响；反之，过度安逸又可使机体气血运行迟缓，气机阻滞，脏腑功能减弱，正气不足，而致体质虚弱多病。故当有劳有逸，劳逸适度。

（3）年龄。年龄也是影响体质的重要因素之一。人体的结构、机能与代谢随着年龄的增长而发生规律性的变化。

这里应当强调两个环节，一是青春期，二是更年期。青春期是人体内机能、代谢与结构急剧变化的时期，是人生中第一个转折时期，体内各种生理活动进行着整体性的调整。更年期则是从成年期转入老年期时，全身各系统的功能与结构渐进性衰退的过渡阶段，是一生中第二个转折时期。若能处理好这两个时期，则可达到强身健体、延缓衰老的目的。

（4）性别。男为阳，女为阴。男性多禀阳刚之气，体魄健壮魁梧；女性多具阴柔之质，体形小巧苗条。

除此之外，影响人们体质的还有地理环境和心理等因素。

环境造成体质差异

中国人的饮食习惯大致分为“南甜、北咸、东辣、西酸”，造成东西南北的口味的差距原因是什么呢？这主要是跟气候和环境有关。各地气候不同，人们需要调整日常饮食来应对不利于身体健康的气候。例如，广东人的靓汤很出名，因为广东有夏无冬，一年四季人们就像常绿植物一样，只有足够的营养，才能维持生命的平衡。事实上，这正是由于不同的环境造成了不同的体质。

所谓“一方水土产一方物，一方水土养一方人”，你在什么地方住着，就要吃什么地方的食物，按照这个地方的基本环境和气候去调养身体，这样才能达到体质的平衡。大家都知道，四川、湖南一带的人爱吃辣椒，那么他们为什么爱吃辣呢？其实这跟他们的生活环境有很大关系。我们知道四川、湖南一带多雨，气候比较潮湿，而寒、湿属于六淫，是致病的一个因素，所以得想办法把体内的寒湿排出来。辣椒味辛性热，能除寒湿、逐冷痹，为了适应多寒多湿这种自然环境，身体就会产生一种祛寒湿的欲望，于人表现出来的就是爱吃辣椒。

而北方气候寒冷，降水少，比较干燥，所以北方人就不如南方人那样爱吃辣，而且也不能吃太多的辣椒，否则就会上火长痘。虽然是这样，但是很多人还是没有辣椒吃不下饭，这在中医上是怎么解释的呢？一般有两个原因：一是人的脾胃功能越来越弱了，对味道的感觉越来越弱，所以要用浓的东西来调出自己的肾经，用味道厚重的东西帮助自己把元气调上来，帮助运化。另外一个原因就是现在人压力太大，心情太郁闷了，因为厚重的东西有通窜力，而吃辣椒就能让人胸中的瘀滞散开一些。这也正说明了，只要特别想吃浓的东西，就说明你的身体虚了。

另外，每个地区因气候、地理位置的不同会长有不同的食物，最明显的就是炎热之地多盛产寒冷性质的水果，如香蕉、甘蔗等，而寒冷地区多生长洋葱、大蒜、大葱等性平温的食物，这是老天爷给人们准备好了的，是完全适合身体本身的东西，那么我们就要接受自然界给予我们的这份礼物，因时、因地地选择食物，这样我们才能不生病或者少生病。

体质影响疾病的产生与发展

我们注意到，在同样的环境和条件下，猝然遇到外邪，有的人生病，有的人则不生病，这是为什么呢？《黄帝内经》认为，这种现象与体质的强弱有关。在《灵枢·寿夭刚柔》中曾讲道："人之生也，有刚有柔，有弱有强，有短有长，有阴有阳。"意思是说，人生在世，由于各人禀赋不同，性格有刚强、柔弱之分，体质有强壮、瘦弱之别，身形有长、短之分，体质及生理功能活动有偏阴、偏阳之别。

我们可以这样描述体质与疾病的关系：病是一张画面上的特异性图像，或称"花样"，而体质是画面后的"底色"。换句话说，病是"前景"，体质是"背景"。各种特异性病变这个"前景"的"时空花样"，是在体质因素这个背景的基础上发生的，两者相互影响。

体质对疾病发生的根本影响有两个方面，一是影响到疾病是否发生，二是影响到所发生疾病的性质（证候）。因为体质是机体固有的一种特性，它在发病前就已存在，它直接导致了疾病的发生，在所发生的疾病状态中体质的影响就像影子一样时刻跟随着疾病，并渗透在整个疾病中。

一般地说，体质强健的人是不易发生疾病的。但是，这种"强健"总是相对的。因为真正完美无缺的体质几乎是不存在的，即使是所谓"阴阳平和"体质，也是相对的，而不是绝对的。作为一个常人，最好的体质也只是少病而不是无病。所谓"少病"，就是说在大多数情形下可以不病，而在某一特定的条件下必然会发病。也就是说，人群中的个体将因其体质类型的不同，在各自特定条件下发病。这样，就形成了不同体质类型对不同疾病的易感性的差异。阴虚或偏热体质的人易受温热之邪而生阳热病证，阳虚或偏寒体质的人易受寒湿之邪而生阴寒病证，等等，这已是众所周知的事实。伤寒与温病是两类性质不同的疾病，其实就是不同的体质类型对环境因素所做出的不同的反应而已。

不同的个体，虽然感受同一病邪，也可能发生不同性质的疾病，这也是由体质类型所决定的。为了说明不同体质类型对所发生疾病的性质的影响，中医学提出了一个“质化”（或称“从化”）的理论。名医章虚谷在《外感温热篇》注中说：“六气之邪，有阴阳不同，其伤人也，又随人身之阴阳强弱变化而为病。”意思是说，不管感受何种病邪，都有一个随着体质偏倾的性质而转化的趋向。这样一来，体质的因素实际上就成了诱导证候形成的主导因素。

从一般意义上说，疾病的发展有向好和向坏两种不同倾向，也是由体质因素所决定的。体质相对较强者，正气能够胜邪，疾病将逐步好转痊愈；体质相对较弱者，正气不能胜邪，邪气若乘势深入，疾病将变得复杂难疗，预后不佳。也就是说，在疾病的走向上，体质牵着疾病的鼻子走路。

具体地说，疾病的发展可有不同的方向，中医学叙述这一过程的理论就是关于“传变”的学说。人体有五脏六腑、十二经脉等不同组织器官，传变的一般规律是病邪向相对虚弱的部位转移，并形成新的疾病状态。这样，不同的体质类型（如脾虚质、肾虚质等），在初病相同的情形下可有不同的传变形式。虽然传变也有善恶之分，但一般以未传状态为单纯性疾病，视为易治。所以，在临床“既病防变”的过程中，必须首先掌握的重要信息就是病人的体质。《金匮要略》和《难经》都曾说过，肝病可以传脾，应预先采取防范措施，也就是补脾；但是对于身体脾气旺盛的病人，就不需要补了，其理论依据便是“四季脾旺不受邪，即勿补之”。

不同体质易患不同的疾病

养生保健，要视人体质之阴阳强弱，分别采用不同的方法，才能有所收益。人之体质阴阳强弱与患病情况有很大关系。“人之形有厚薄，气有盛衰，脏有寒热，所受之邪，每从其人之脏气而化，故生病各异也。是以或从虚化，或从实化，或从寒化，或从热化……物盛从化，理固然也。”这段话是说人的形体有胖瘦、体质有强弱、脏腑有偏寒偏热的不同。所受的病邪，也都根据每人的体质、脏腑之寒热而各不相同。或成为虚证，或成为实证，或成为寒证，或成为热证。就好比水与火，水多了火就会灭，火盛了则水就会干涸，事物总是根据充盛一方的转化而变化。也就是说，不同的体质偏爱不同的疾病。

阴虚阳盛体质：多形体偏瘦，肤色显得苍劲。底气较足，双目有神采，虽进食不多，却能胜任劳作。患病多为热性，常易有火，治疗需用滋阴清火药物。但也不可完全拘泥，也有阳旺阴弱之人，而损伤养气者，宜先扶阳，而后滋阴。

阴阳俱盛体质：除上面阳旺表现外，还应兼身体丰满，肌肉厚实，皮肤略粗，进食偏多。平时很少生病，若患病常常较重。由于病邪积累已经深久，治疗需用重药，而且寒热之药俱能接受。

阴盛阳虚体质：形体丰满，肤色较白，皮肤娇嫩，肌肉松弛，进食虽多，易变化为痰涎。如果目有神采，尚且无妨；如目无神采，就要注意了，有的未到中年，即得中风之病。患病虽热象，用药则不可过寒，以防更伤其阳。

阴阳俱弱体质：有上述阳虚症状，还兼有形体偏瘦，饮食不多。倘目有神采，耳郭肉厚端正，为先天禀赋较强，头脑聪明；若目无神采，脑筋混沌，身体糟糕。凡阴阳俱弱体质，虽病患多，却不太重，服药也不能耐受大补、大泻、大寒、大热之药，只适宜和平之药，缓慢调养。

以上说的只是大概情况，人们常说“瘦人多火”，“肥人多痰”，“阳盛体质的人，感邪后易热化；阴盛体质的人，感邪后易寒化”。即是指得阴虚阳旺及阴盛阳虚两种体质。

判断体质，从辨别阴阳开始

“阴阳”一词相信大家都不陌生，本书前面已多次提及。其实在中医养生学里，处处体现着阴阳的思想，不仅用阴阳思想来说明人体的组织结构、生理功能、病理变化，还用阴阳指导疾病的诊断和治疗，指导人的养生保健。

就人体而言，左眼睛为阳，右眼睛为阴；上半身为阳，下半身为阴；后面腰背部为阳，前面胸腹部为阴；左半身是阳，右半身是阴；腑是阳，脏是阴。

很多人不解为什么会这样划分，其实这是从功能上分的。例如，五脏的“脏”，在《黄帝内经》里面就写作“藏”，是收藏的意思，所以五脏是属阴的。六腑是通道，是不收藏的，是往外泄的，所以六腑属阳。只要是内敛的就属阴，只要是开放的就属阳。

中医把所有的疾病都分为阴阳、表里、虚实、寒热，这叫“八纲辨证”，实际上就是分阴阳。所谓阴证，指舌淡、气短懒言、口不渴、面色暗淡、脉沉细无力、精神萎靡、身倦肢冷、尿清便溏。所谓阳证，指苔黄、脉数有力、神烦气粗、声大多言、口渴饮冷、面红身热、尿赤便干。

根据《黄帝内经》，从阴阳角度划分我们的体质，主要有三类：一类体质是偏阴的，一类是偏阳的，还有一类是既不偏阴也不偏阳的阴阳平和体质。区别是偏阳还是偏阴，关键要看这个人的体质特征是偏热还是偏寒，偏热是偏阳体质，偏寒是偏阴体质。

偏阳体质的人，往往偏热、偏燥、偏动、偏亢奋。其中，偏热是最重要、最明显的，即体温较正常偏高，怕热，喜欢喝冷水。这类人，阳盛了，阴往往就不够，所以易患阳亢的热性病，如大便干燥、易上火、头晕、失眠、心悸、心慌等。平时就应该多动少静，避免操劳过度、思虑不节、纵欲失精，否则很容易发展演化为临床常见的阳亢、阴虚、痰火等。

偏阴体质的人，往往偏寒、偏湿、偏静、偏低沉。其中，偏寒、怕冷是最主要的特征。这类人阳气偏弱，易致阳气不足，脏腑功能偏弱，水湿内生，从而发展为临床常见的阳虚、痰湿、痰饮等。

当然了，在做自我判断的时候要注意，不是说每一个人每一条都符合，因此需要抓主要矛盾，注意自身所有的表现中，是偏热较多还是偏寒较多，这一点是最重要的判断标准。

男性疾病与各自的体质有关

女人是水做的，相对娇弱，男性则不同了，铁骨铮铮，一身正气，似乎上帝造人时就多了一份别有用心，让男人们各个都很阳刚。所以，女人对男人自然多了一份期待：好男人不哭。其实，男人也很脆弱，他们的体质并不像你想象的那样完好。

祖国传统医学将男性的体质分为寒性体质、热性体质和抑郁性体质三种类型。一般来说，男性疾病都会与各自的体质相关。

1. 寒性体质

寒性体质包括阳虚性体质和痰湿性体质。属于寒性体质者，多形体肥胖，形盛气衰，容易疲劳，精神不振，多汗，多痰，小便清长，大便多溏，畏寒怕冷，肢冷体凉，喜食热物等。

寒性体质的男性易于发生性欲淡漠、性欲低下等男科疾病。在调摄上当避免感寒受湿，宜顾护阳气，可服用性温平和之药食，如鹿茸、人参、枸杞等。

2. 热性体质

热性体质包括阴虚性体质和湿热性体质。属于热性体质者，多形体消瘦，精神易于激动，小便短少或黄，大便干燥或秘结，畏热喜凉，喜食冷物或冷饮。

属于热性体质的男性性欲要求较强；易患过敏性疾病和生殖系统结核等男科疾病。热性体质的男性平时饮食应清淡，忌食煎炒炙爆及辛辣之物；忌用鹿茸、鞭类等辛温燥热之品。可服用性平缓和之滋补药物和食物，如沙参、麦冬、百合、冬虫夏草等。应注意节制性欲。

3. 抑郁性体质

抑郁性体质是指有性格内向、多思易郁的性格倾向。这类体质的男性多具有一定文化素养，性格不稳定，情志变幻无常，遇事疑虑重重。凡遇到婚姻、家庭、事业诸事不顺或社会压力时，难以承受，抑郁不乐，且非常敏感，易受自我暗示或他人暗示的影响。

属于抑郁性体质者，平素善叹息，胸闷不舒，情绪易波动，烦躁易怒，多愁善悲，失眠多梦等。易发生阳痿、遗精、早泄、不射精等性功能障碍及乳房异常发育、男性更年期综合征、输精管结扎术后并发症等男科疾病。

具有抑郁性体质者，应移情易性，开朗豁达，适当参加文娱活动和体育运动，多学习一些性生理、性心理等性知识，以利于养生保健。治疗上以舒肝解郁、畅达气机为主，慎用补益，忌用辛燥壮阳之品，同时辅以精神心理调护。

体形普遍看好，体质明显下降

拥有理想的体质是每个人的愿望。理想体质，是指人体具有良好质量，它是在充分发挥遗传潜力的基础上，经过后天的积极培育，使人体的形态结构、生理功能、心理智力及对内外环境的适应能力等各方面得到全面发展的、相对良好的状态。

如今，中国体育健儿在世界赛场尤其是奥运舞台上表现优异，然而在中国成为世界竞技体育强国的同时，种种数据和迹象表明：中国普通百姓的体质却每况愈下。

国家体育总局社会体育指导中心的一位负责人告诉记者，中国很多行业从业人员大都存在健康问题。

是什么原因让这些人在体质健康这一关几乎交了“白卷”呢？主要原因只有两点：

1. 用进废退

在动物界，狼是一种非常聪明的动物，如果让单只的狗与单只的狼搏斗，败北的肯定是狗。虽然狗与狼是近亲，它们的体形也难分伯仲，但为什么败北的总是狗呢？有人曾就这一问题仔细研究后发现：狗的脑容量大大小于狼，而生长在野外的狼，为了生存，它们的大脑被很好地开发，不但非常有创造性，而且有着异乎寻常的生存智慧。

说这个故事是为了再次重复法国博物学家拉马克的话“用进废退”。可是日子好了，生活水平提高了，我们不知不觉中放任了肢体的懒惰，体格自然下降了。

2. 精致生活

精致生活、品位享受，是人人都梦想的事情。可是慢慢地我们发现，生活的精致程度和体格的健康程度越来越成反比，那些金领新贵们和白领小资们包揽了失眠、忧郁、疲劳等亚健康症状的“十项全能”，他们睡得不如农民稳，吃得不如农民香，心情不如个体户明朗。这是怎么回事呢？精致生活使然，吃美食、住豪宅、开洋车或许提升了你的品位，却坏掉了你的体质这个“本本”。

事到如今，中国的国民体质存在隐患是个不争的事实。

体质养生必须注重生活调摄

说起中医养生理论，很多人感觉和自己没什么关系，一般情况下，很少有人吃中药，因此中医养生理论听起来似乎太深奥了。其实，中医养生理论在几千年文化的传承过程中，已经深深地融入每个中国人的血液和骨髓里，我们对此已经非常熟悉。

之所以这么说，是因为我们从小到大祖祖辈辈的生活都受到中医养生理论的影响。大家都知道春天多吃荠菜和香椿芽对身体好，为什么呢？按照中医的观点，阳气乃生命之本，春季正是阳气生发的季节，而荠菜性平温补，能养阳气，又是在春季生长，符合春天的生发之机，所以春天吃荠菜对身体就比较好。另外，中医理论中，凡是向上的、生发的东西都是阳性的，而香椿芽长在椿树的枝头，又在早春季节就开始生长，这表明它自身有很强的生长力，代表着一种蓬勃向上的状态，也能激发身体中阳气的生发。可见，我们祖辈传承下来的一些生活习惯中都暗含着中医养生的精妙。因此，我们不要把养生的事想得太复杂，本于生活，做好生活调摄，就是最好的养生方式，同时也是体质养生的重要指导思想。

那么，从体质养生的角度，生活调摄需要注意哪些方面呢？概括起来很简单，只有三点，这三点也是我们反复强调的：

1. 要注意“治未病”

《黄帝内经》中有这样一句话：“是故圣人不治已病治未病，不治已乱治未乱，此之谓也。病已成而后药之，乱已成而后治之，譬犹渴而穿井，斗而铸锥，不亦晚乎？”意思是说，聪明的人不会生病了才想着去治疗，而是未雨绸缪，预防在先，防病于未然，这在中医上叫作“治未病”。

“治未病”是体质养生的理论精髓，就是当疾病尚未发生时，能提前预测到疾病的发展趋势，并采取相应的防治方法，提高人体的自愈能力，以杜绝或减少疾病的发生。比如春季万物萌生，细菌、病毒等致病微生物也相应活跃，感冒之类的疾病就有可能流行开来，所以中医提出“正月葱、二月韭”的饮食，以提高人们的抗病能力。夏季天气炎热，中暑发生的可能性相对就大，中医就强调“饮食清淡”“夜卧早起，无厌于日”的养生方案，使中暑的发生减少。秋季气候干燥，咳嗽一类疾病的发病率相对较高。所以，中医强调秋季以“养肺除燥”为主，多吃梨以生津解渴，从而使一些时令病的发生降到最低限度。冬季要收藏体内的阳气，注意保暖，早卧晚起，好好休息等。把“治未病”的内容也当作生活的一部分，这就是体质养生的重要组成内容。

2. 要顺应自身体质合理生活

由于每个人的先天身体条件、生活环境、饮食习惯、作息规律等因素各不相同，所以每个人的体质都不相同，在防病治病的过程中就要采取不同的措施。因此，每一个人都要知道自己的体质，然后进行相应的生活调适。比如，阳虚的人，就要在日常生活中补一补阳，而不要等到生病之后再去吃大量的药物，这对身体的损害是很大的。

3. 要注重“心神合一”，以神养身

《黄帝内经》指出：“恬淡虚无，真气从之，精神内守，病安从来。”虽然说，人之初，性本善，但是人在成长过程中必然会出现贪婪和欲望，所谓欲望无止境，如果不懂得节制，迟早会被埋葬在欲望之火中。所以，掌控自己的身体和欲望才是长寿的不二法门。在生活中，我们很难看见哪个斤斤计较、心事重重、杂念丛生、心胸狭窄的人是能够健康长寿的。因此，在日常生活中，我们一定要注意调“神”，比如培养旅游、养花等良好的业余爱好，这样对于体质很有帮助。

除此之外，体质养生还要在日常生活中注意各种调摄，如环境卫生、合理运动等。

摩腹、捏脊，增强体质

一个人爱不爱生病、身体状况如何，是由体质决定的。体质分先天和后天，先天的体质是父母赋予我们的，我们无法改变，但后天体质却是由我们自己掌握的。

《黄帝内经》里说，脾胃是后天之本。补益脾胃是改善体质的关键和前提，除了饮食外，摩腹和捏脊也可以增强脾胃功能。

唐代著名医学家孙思邈，在其巨著《千金要方》中说：“摩腹数百遍，可以无百病。”摩腹，实际上就是对肚脐的一种按摩。肚脐附近的“丹田”，是人体的发动机，是一身元气之本。经常按摩肚脐，能刺激肝肾之经气，达到祛病的目的。具体方法如下：

每次进食以后30分钟开始摩腹，顺时针进行，注意力量一定要轻柔，稍微带动皮肤就可以了，速度不要太快，每分钟30圈就可以了。如果腹泻，那么就要改变摩腹的方向，要做逆时针方向的按摩。

《黄帝内经》里说，督脉是诸阳之会，人体阳气借此宣发，是元气的通道。我们常说“挺直你的脊梁”，就是因为那里最展现人的精气神，所以，打通督脉，可以增强体质，祛除许多疾病。怎么打通呢？捏脊就是其中方法之一。捏脊能很好地调节脏腑的生理功能，特别是对胃肠功能有很好的调节作用，可提高身体的抵抗力。但需要得到家庭其他成员的帮助。具体操作方法如下：

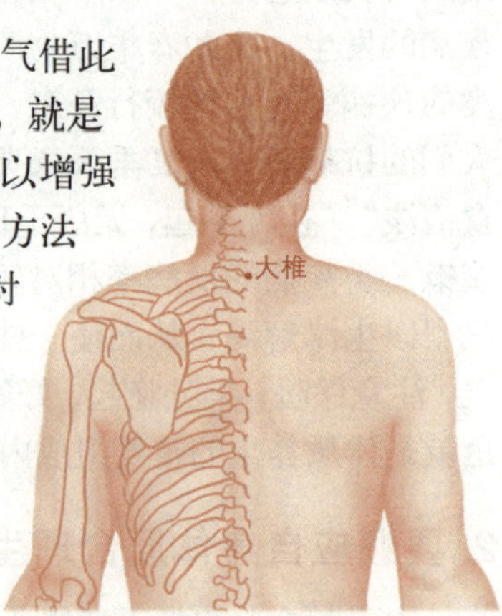

大椎穴的位置

取俯卧位，然后让家庭成员用双手的拇指、中指和食指指腹，捏起你脊柱上面的皮肤，然后轻轻提起，从龟尾穴开始，边捻动边向上走，至

大椎穴止。从下向上做，单方向进行，一般捏 3 ～ 5 遍，以皮肤微微发红为度。

在给家庭成员捏脊时，一定要注意以下几点：

(1) 应沿直线捏，不要歪斜。

(2) 捏拿肌肤松紧要适宜。

(3) 应避免肌肤从手指间滑脱。

打通督脉还有一个方法就是暖脊功，这其实是瑜伽的功法，这里借用一下。很简单，就是抱成团，在地上打滚。不是真的滚，而是脊椎受力，以头臀为两头，像小船似的两边摇，很有效的，大家可以试试。另外在地板上做效果才好，在床上，特别是床垫上则没什么效果。

看一看，自己属于哪种体质

中医很重视体质，任何食疗如果没有依照个人体质进行，就可能导致虚不受补，反而会愈补愈糟糕。不同的个体，其身体素质有很大的差别，在考虑养生方案的时候，就应当根据其不同体质的特殊需要“辨体施养”，选择与之相适的方法来调养，恢复身体的健康。

2009 年 4 月 9 日，《中医体质分类与判定》标准正式发布，该标准是我国第一部指导和规范中医体质研究及应用的文件，旨在为体质辨识及与中医体质相关疾病的防治、养生保健、健康管理提供依据，使体质分类科学化、规范化。

该标准将体质分为平和质、气虚质、阳虚质、阴虚质、痰湿质、湿热质、血瘀质、气郁质、特禀质九个类型，应用了流行病学、免疫学、分子生物学、遗传学、数理统计学等多学科交叉的方法，经中医临床专家、流行病学专家、体质专家多次论证而建立的体质辨识的标准化工具，并在国家 973 计划“基于因人制宜思想的中医体质理论基础研究”课题中得到进一步完善。

1. 平和体质

总体特征：阴阳气血调和，以体态适中、面色红润、精力充沛等为主要特征。

形体特征：体形匀称健壮。

常见表现：面色、肤色润泽，头发稠密有光泽，目光有神，鼻色明润，嗅觉通利，唇色红润，不易疲劳，精力充沛，耐受寒热，睡眠良好，胃纳佳，二便正常，舌色淡红，苔薄白，脉和缓有力。

心理特征：性格随和开朗。

发病倾向：平素患病较少。

对外界环境适应能力：对自然环境和社会环境适应能力较强。

2. 气虚体质

总体特征：元气不足，以疲乏、气短、自汗等气虚表现为主要特征。

形体特征：肌肉松软不实。

常见表现：平素语音低弱，气短懒言，容易疲乏，精神不振，易出汗，舌淡红，舌边有齿痕，脉弱。

心理特征：性格内向，不喜冒险。

发病倾向：易患感冒、内脏下垂等病；病后康复缓慢。

对外界环境适应能力：不耐受风、寒、暑、湿邪。

3. 阳虚体质

总体特征：阳气不足，以畏寒怕冷、手足不温等虚寒表现为主要特征。

形体特征：肌肉松软不实。

常见表现：平素畏冷，手足不温，喜热饮食，精神不振，舌淡胖嫩，脉沉迟。

心理特征：性格多沉静、内向。

发病倾向：易患痰饮、肿胀、泄泻等病；感邪易从寒化。

对外界环境适应能力：耐夏不耐冬；易感风、寒、湿邪。

4. 阴虚体质

总体特征：阴液亏少，以口燥咽干、手足心热等虚热表现为主要特征。

形体特征：体形偏瘦。

常见表现：手足心热，口燥咽干，鼻微干，喜冷饮，大便干燥，舌红少津，脉细数。

心理特征：性情急躁，外向好动，活泼。

发病倾向：易患虚劳、失精、不寐等病；感邪易从热化。

对外界环境适应能力：耐冬不耐夏；不耐受暑、热、燥邪。

5. 痰湿体质

总体特征：痰湿凝聚，以形体肥胖、腹部肥满、口黏苔腻等痰湿表现为主要特征。

形体特征：体形肥胖，腹部肥满松软。

常见表现：面部皮肤油脂较多，多汗且黏，胸闷，痰多，口黏腻或甜，喜食肥甘甜黏，苔腻，脉滑。

心理特征：性格偏温和、稳重，多善于忍耐。

发病倾向：易患消渴、中风、胸痹等病。

对外界环境适应能力：对梅雨季节及湿重环境适应能力差。

6. 湿热体质

总体特征：湿热内蕴，以面垢油光、口苦、苔黄腻等湿热表现为主要特征。

形体特征：形体中等或偏瘦。

常见表现：面垢油光，易生痤疮，口苦口干，身重困倦，大便黏滞不畅或燥结，小便短黄，男性易阴囊潮湿，女性易带下增多，舌质偏红，苔黄腻，脉滑数。

心理特征：容易心烦急躁。

发病倾向：易患疮疖、黄疸、热淋等病。

对外界环境适应能力：对夏末秋初湿热气候，湿重或气温偏高环境较难适应。

7. 血瘀体质

总体特征：血行不畅，以肤色晦暗、舌质紫黯等血瘀表现为主要特征。

形体特征：胖瘦均见。

常见表现：肤色晦暗，色素沉着，容易出现瘀斑，口唇黯淡，舌暗或有瘀点，舌下络脉紫暗或增粗，脉涩。

心理特征：易烦，健忘。

发病倾向：易患症瘕及痛证、血证等。

对外界环境适应能力：不耐受寒邪。

8. 气郁体质

总体特征：气机郁滞，以神情抑郁、忧虑脆弱等气郁表现为主要特征。

形体特征：形体瘦者为多。

常见表现：神情抑郁，情感脆弱，烦闷不乐，舌淡红，苔薄白，脉弦。

心理特征：性格内向不稳定、敏感多虑。

发病倾向：易患脏躁、梅核气、百合病及郁证等。

对外界环境适应能力：对精神刺激适应能力较差；不适应阴雨天气。

9. 特禀体质

总体特征：先天失常，以生理缺陷、过敏反应等为主要特征。

形体特征：过敏体质者一般无特殊；先天禀赋异常者或有畸形，或有生理缺陷。

常见表现：过敏体质者常见哮喘、风团、咽痒、鼻塞、喷嚏等；患遗传性疾病者有垂直遗传、先天性、家族性特征；患胎传性疾病者具有母体影响胎儿个体生长发育及相关疾病特征。

心理特征：随禀质不同情况各异。

发病倾向：过敏体质者易患哮喘、荨麻疹、花粉症及药物过敏等；遗传性疾病如血友病、先天愚型等；胎传性疾病如五迟（立迟、行迟、发迟、齿迟和语迟）、五软（头软、项软、手足软、肌肉软、口软）、解颅、胎惊等。

对外界环境适应能力：适应能力差，如过敏体质者对易致过敏季节适应能力差，易引发宿疾。

根据以上九大类型体质的表现特征，你可以测一测，你是属于哪种体质，这样才可以为自己制定相匹配的养生保健方案。

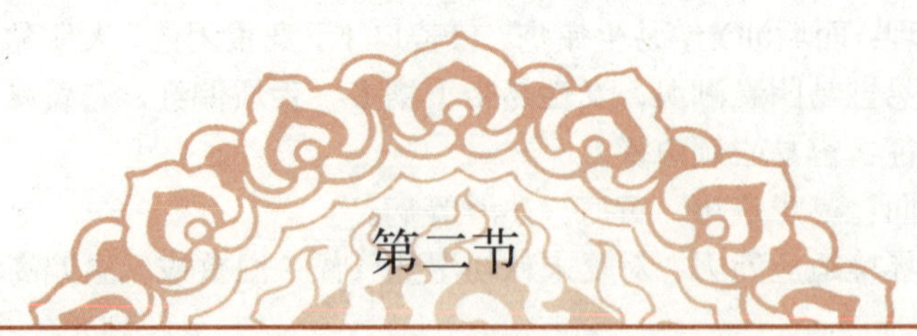

第二节

平和体质：要采取“中庸之道”

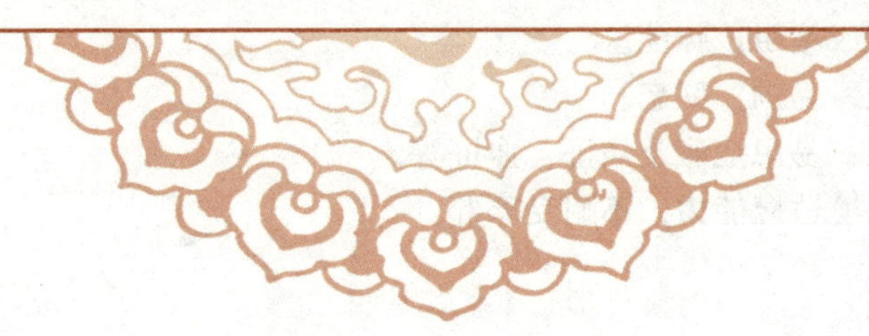

顺四时，调五味

对于平和体质的人，养生保健宜饮食调理而不宜药补，因为平和之人阴阳平和，不需要药物纠正阴阳之偏正盛衰，如果用药物补益反而容易破坏阴阳平衡。对于饮食调理，首先，“谨和五味”。饮食应清淡，不宜有偏嗜。因五味偏嗜，会破坏身体的平衡状态。如过酸伤脾，过咸伤心，过甜伤肾，过辛伤肝，过苦伤肺。其次，在维持自身阴阳平衡的同时，平和体质的人还应该注意自然界的四时阴阳变化，顺应此变化，可保持自身与自然界的整体阴阳平衡。最后，平和体质的人可酌量选食具有缓补阴阳作用的食物，以增强体质。

平和体质的人春季阳气初生，宜食辛甘之品以发散，而不宜食酸收之味。宜食韭菜、香菜、豆豉、萝卜、枣等。夏季心火当令，宜多食辛味助肺以制心，且饮食宜清淡而不宜食肥甘厚味。宜食菠菜、黄瓜、丝瓜、冬瓜、桃、李、绿豆、鸡肉、鸭肉等；秋季干燥易伤津液，宜食性润之品以生津液，而不宜食辛散之品。宜食银耳、杏、梨、白扁豆、蚕豆、鸭肉等；冬季阳气衰微，故宜食温补之品以保护阳气，而不宜食寒凉之品。宜食大白菜、板栗、枣、黑豆、刀豆、羊肉等。

另外，南瓜蒸百合是平和体质者的佳品。准备南瓜 250 克，百合 100 克，罐装红樱桃 1 粒，白糖、盐、蜂蜜各适量。将南瓜切成菱形块，百合洗净；南瓜、百合装盘，撒上调料，装饰红樱桃，上笼蒸熟即可。

别让烟酒毁了你的好体质

我们都知道，平和体质是世界上最好的体质，也是健康长寿的根基。然而，拥有了平和体质还要尽心维护，否则就有可能把自己的好体质毁掉。比如吸烟、酗酒，就是伤害体质最大的两种恶习。在生活中，这样的情形是很常见的：有的人小时候身体很好，其家人也都长寿，但是由于染上了吸烟、酗酒的恶习，结果把自己的身体给毁了。那么，吸烟、酗酒究竟有多大危害呢？

据世界卫生组织估计，全世界每年约有 500 万人死于吸烟导致的肺癌，其中有 100 万人发生在中国，远远超过中国矿难死亡人口的总和。烟草已经成为我国人民健康的主要杀手。烟草燃烧后产生的烟气中 92% 为气体，如一氧化碳、氢氰酸及氨等，8% 为颗粒物，内含焦油、尼古丁、多环芳香烃、苯并芘及 β－萘胺等，已被证实的致癌物质约 40 余种，其中最危险的是焦油、尼古丁和一氧化碳。吸烟对人体的危害是一个缓慢的过程，需经较长时间才能显示出来，尼古丁又有成瘾作用，使吸烟者难以戒除。吸烟可诱发多种癌症、心脑血管疾病、呼吸道和消化道疾病等，是造成早亡、病残的最大病因之一。

另外，大量事实证明，少量饮酒可活血通脉、助药力、增进食欲、消除疲劳、使人轻快，有助于吸收和利用营养，而长期过量饮酒能引起慢性酒精中毒，对身体有很多危害。

(1) 引起体内营养素缺乏。蛋白质、脂肪、糖的缺乏，其主要原因是由于长期饮酒的人约有一半以上进食不足。酒能使胃蠕动能力降低，造成继发性恶心，使嗜酒者丧失食欲，减少进食量。

(2) 损害肝脏。酒精的解毒主要是在肝脏内进行的，90% ～ 95% 的酒精都要通过肝脏代谢。因此，饮酒对肝脏的损害特别大。酒精能损伤肝细胞，引起肝病变。连续过量饮酒者易患脂肪肝、酒精性肝炎，进而可发展为酒精性肝硬化或肝硬化腹水，最后可导致肝癌。

(3) 损害消化系统。酒精能刺激食道和胃黏膜，引起消化道黏膜充血、水肿，导致食道炎、胃炎、胃及十二指肠溃疡等。过量饮酒是导致某些消化系统癌症的因素之一。

(4) 导致高血压、高脂血症和冠状动脉硬化。酒精可使血液中的胆固醇和甘油三酯升高，从而发生高脂血症或导致冠状动脉硬化。血液中的脂质沉积在血管壁上，使血管腔变小引起高血压，血压升高有诱发中风的危险。长期过量饮酒可使心肌发生脂肪变性，减小心脏的弹性收缩力，影响心脏的正常功能。

(5) 导致贫血。酒精等毒性物质被吸收入血液后，能刺激、侵蚀红细胞及其他血细胞的细胞膜，会引起血细胞萎缩、破裂、溶解，从而不断减少。贫血患者体内往往缺乏制造血液的营养物质，而酒精等毒性物质又会破坏摄入的营养素。这样，就会进一步导致血细胞制造障碍，还可使红细胞、白细胞及血小板等越来越少，从而造成严重贫血。酒精还能干扰骨髓、肝、脾等造血器官的造血功能。

(6) 降低人体免疫力。酒精可侵害防御体系中的吞噬细胞、免疫因子和抗体，致使人体免疫功能减弱，容易发生感染，引起溶血。久而久之，就可能改变整个人的体质。事实上，酒精不但是慢性杀手，也可以直接夺人性命。酒精与其他有毒物质不同，它无须经过消化系统就可以通过肠胃直接进入血管，饮酒后几分钟，它就可以迅速扩散到人体的全身。酒精对大脑和神经中枢影响最大，这也是酒精杀人的最快手段。

平和体质来自平和的生活环境

虽然人的体质受先天因素影响很大，但也并不意味着它是不可改变的。其中，家居环境就是影响体质重要的后天因素之一。好的体质，在恶劣的环境下生存，也可能变成差的；差的体质，经过适宜环境的调理，也会变成平和体质。那么，什么样的家居环境才能造就平和体质呢？很多人都提出了这样的疑问。其实答案很简单，清新舒适、健康宜人的环境当然是最好的了。那么，怎样才能达到这样的环境要求呢？要做到以下三点：

(1) 室温要适中。一般情况下，人体最舒适的环境温度，夏季为 25℃ ~ 27℃，冬季则为 18℃ ~ 20℃。如果室内温度过高，就会影响人的体温调节功能，由于散热不良而引起体温升高、血管舒张、脉搏加快、心率加速；反之，如果温度过低的话，则会使人体代谢功能下降，脉搏、呼吸减慢，皮下血管收缩，皮肤过度紧张，呼吸道黏膜的抵抗力减弱，容易诱发呼吸道疾病。

(2) 空气湿度要适中。在生活中，大多数人都是关心室内的温度够不够，而很少有人关注室内空气的湿度。其实，空气湿度与人体健康的关系也是非常密切的。一般情况下，最利于生活的相对湿度应该是在 45% ~ 65%。因为夏天湿度过大，人会感到闷热、烦躁，冬天人则会觉得阴冷、抑郁。湿度太小，空气过于干燥，则会使人体的水分流失，导致皮肤粗糙、皴裂，还会降低人体的抵抗力，容易感染疾病。所以说，不干不湿的空气湿度才是最利于日常养生的。

(3) 室内植物摆放有讲究。很多人喜欢在家里摆放一些花或者绿色植物，不仅可以美化居室环境，还可以增加活力、清洁空气，但是植物花草是不能胡乱摆放的，比如，针叶植物属“阳”，可放置在朝南的房间内；低垂圆叶植物属阴，可放置在朝北的房间；多刺的植物要放在人不易碰到的位置。在高血压患者的卧室里放一些艾叶和银花，有降血压的功效；失眠的人则可以在床头放一些薰衣草，可以加速睡眠，等等。

心平气和

古人的养生观，强调一个“和”字。清代戏曲理论家李渔曾在《闲情偶寄》

中说："心和则百体皆和。"和，概括了心理与生理相交相融的深刻内涵。事实上，对于平和体质的人来说，要想保持优异的体质，在日常生活中就要做到心气平和。

心气平和就是健康的最佳状态。试想，一个人每日处在浮躁、烦躁甚至暴躁之中，久而久之必导致情绪失调、脏腑失和。生活中的喜怒哀乐往往无法避免，但用心平气和来达到处事平和，则必须要心胸开阔，宽善待人，遇愁不愁，逢怨不怨，以理智驾驭感情，以平和调节心志。这样不仅可以避免因忧郁而破坏了自身的免疫功能，更会使血流贯通，真气舒达，一和百和，身泰寿延。

"药王"孙思邈活到了一百多岁，最根本的养生秘诀就是他倡导的"十二少"，即"少思、少念、少事、少语、少笑、少愁、少乐、少喜、少好、少恶、少欲、少怒"。同时还提出了他所忌讳的"十二多"，即"多思则神殆，多念则志散，多欲则志昏，多事则形劳，多语则气亏，多笑则脏伤，多愁则心摄，多乐则意溢，多喜则忘错混乱，多怒则百脉不定，多好则专迷不理，多恶则憔悴无欢"。按他的养生理论，他所倡导的"十二少"是养生的真谛，而这"十二多"是丧生之本。只有将两者紧密地结合起来，有所倡又有所忌，才能达到真正的养生境界。

通俗地说，"十二少"与"十二多"的精华就是"心气平和"，从心理上、思想上尽量减少对身体不利的意念。

心气平和，就是保持体内平衡，心顺气畅。这样，紧张、恐惧、焦虑的情结就没有"市场"。这样，就不致过喜伤心，过怒伤肝，过哀伤肺，过乐伤肾。人体的免疫力就能增加，疾病就难上身，自然利于身体健康。

要做到"心气平和"还要戒浮躁之心，遇事要善于克制，自我排遣，淡化小恩小怨，处理好人际关系。

心气平和，一切要从每一细微处做起，"勿以善小而不为，勿以恶小而为之。"为人处世，心中常存正大光明的意念。浩然正气常存我心，自然"正气存内，邪不可干"，元气充沛，脏腑功能好。

平和体质的最佳运动方式

平和体质者养生宜采取中庸之道，在运动方面也要尽量选择平和一些的方式，不能过激，其中在传统的运动方式中，太极拳可以说最适合于平和体质者。

太极拳对人体健康的促进作用是综合而全面的，长期坚持练习太极拳，对于防病抗衰、益寿延年有着不可估量的作用。著名中医吉良晨就说："太极拳是个宝。养生保健，我向人们首推太极拳。"

练太极拳，不是一般的学习拳式，必须懂得很多基本功，做到"放松""气道通畅"。肺主一身之气，肺气调则周身气行，故练功必须令肺气顺，不可使气道结滞，所以说练拳不可闭气、使力，要以放松、沉气为主，并配合呼吸、配合开合等。这些要求使得练太极拳的人们在练拳过程中注意放松并调整呼吸，每次练拳下来心情舒畅、精神饱满，而且身体微微出汗，促进体内新陈代谢，起到祛病强身的健身功效。

目前流行的各式太极拳都有几十个动作，对一般人来说，练习有一定难度，而十二式方位太极拳和二十四式简化太极拳适合于普通人练习。

另外，平和体质的人清晨起来也可以做一组保健操，这对保健健身也非常有帮助。

(1) 深呼吸。直立，挺胸收腹，做深呼吸 3 次。

(2) 摆臂。双臂用力后摆，同时顺势弯腰，使面部尽可能靠近膝部，随即直身，双臂前摆并举过头顶，然后再次弯腰并向后摆臂。快速做 4 ～ 8 次。

(3) 踢手。分腿直立，两臂向前平伸，先踢右腿，用脚踢左手，还原后换左腿踢右手。注意双腿不要弯曲且身体保持直立。左右各做 8 次。

(4) 下蹲。两腿并拢站好，挺胸，收腹，紧腰，随即吸气，两臂向前平伸，身体下蹲，臀部紧靠脚跟。重复练习 8 ～ 16 次。

(5) 前倾。立正站好，向前迈出一条腿，略为弯曲。双手十指交叉，两臂向上伸直，然后上身前倾，另一条腿绷直，向上伸拉脊柱。完成 1 次后换腿再做。重复练习 8 ～ 16 次。

(6) 起跑姿势。做起跑姿势，两腿一前一后绷直，双臂前伸手指着地，身子尽可能向前弯至膝部，呼气，然后慢慢抬起身子。两腿交替重复练习 8 ～ 16 次。

(7) 抬腿。立正站好，双手叉腰，收腹，紧腰，挺胸，同时一腿向后抬，稍停。然后将后抬的腿放下还原。两腿交替重复练习 8 ～ 16 次。

(8) 摸脚摸背。蹲下，左手向后摸自己的右脚，右手从上面向后摸自己的背部，换另一只手再做。重复练习 8 ～ 16 次。

(9) 抬头。站好，两腿稍分开，左臂向上伸直，左膝弯曲，同时抬头看举在上方的手。两腿交替各做 8 ～ 16 次。

(10) 转体。两脚开立，与肩同宽，上体前屈与下肢呈 90 度，两手交叉放在头后，然后上体向右侧转，再慢慢侧转回来。重复练习 8 ～ 16 次。

(11) 触踝。立姿，两腿稍分开，身体前倾，右手掌触摸左脚踝，同时高举左手，换另一侧练习。重复 8 ～ 16 次。

(12) 弯腰。两脚开立，大于肩宽，向前弯腰，两臂在身前交叉，然后再分开。自然呼吸，让身体在这一姿势中放松，然后慢慢起身，结束动作。

平和体质宜食补，不宜药补

“养生之道，莫先于食。”饮食养生首先指的是应用食物的营养来防治疾病，促进健康长寿。尤其是对于平和体质的人来说，食补就可以了，不必进行药补。古人云：“是药三分毒。”我们平时之所以用药，就是要借助药性，对“病”进行矫治，使身体达到平和，而对于平和体质来说，本身就已经平和了，就不必再用什么“补药”对身体进行补益了，因为这样一来，不仅达不到强壮体质的效果，甚至还会造成意想不到的危害。

那么，平和体质的人应该样进行食补呢？我们要认识到，饮食是人类维持生命的基本条件，而要使人活得健康愉快、充满活力和智慧，则不仅仅满足于吃饱肚子，还必须考虑饮食的合理调配，保证人体所需的各种营养素的摄入平衡且充足，并且能被人体充分吸收利用。除此之外，我们还应注意以下四个原则：

1. 饮食有节

这一点对于中老年人尤为重要，因为随着年龄的增长，生理功能逐渐减退，机体的新陈代谢水平逐渐减弱，加之活动量减少，体内所需热能物质也逐渐减少。因此，每日三餐所摄入的热能食物也应减少，这样才能更好地维持体内能量的代谢平衡。

如果到了中老年阶段饭量仍不减当年，摄入能量食物过多，势必造成体内能量过剩，多余能量就会转化为脂肪，使身体发胖，并影响心脏功能。这也是诱发高血压、冠心病、动脉粥样硬化等心血管疾病的主要原因。所以，中老年人应适当地节制饮食，饮食应当少而精，富于营养又易于消化，多吃新鲜蔬菜、水果，限制高脂肪、高热能食物的摄入量。每餐的食量应适可而止，一般以七八分饱为宜。

2. 三餐有别

这主要指两点，在食物选择方面，早餐应选择体积小而富有热量的食物，午餐应选择富含优质蛋白质的食物，晚餐则应吃低热量、易消化的食物。在摄入量上，应做到“早饭吃好，中饭吃饱，晚饭吃少”，现在很多年轻人习惯于早餐吃得很少或不吃早餐，晚餐吃得很多，这对健康是有害的。

3. 合理搭配

饮食合理搭配就是要做到粗细粮混食，粗粮细做，干稀搭配；副食最好荤素搭配，忌偏食或饮食单调。

4. 饮食清淡

古代医学家和养生学家都强调，饮食宜清淡，不宜过咸。据调查，每日食盐量超过 15 克以上者，高血压的发病率约为 10%。因此，正常人一般每天摄入盐要控制在 10 克以下。如患有高血压、冠心病或动脉硬化者，必须控制在 5 克以下。不过饮食清淡也不应该绝对化，比如盛夏季节，人体因大量出汗，会令体内盐分丢失过多，这时就应注意及时补充盐分。

另外，养成良好的饮食习惯也是饮食养生的一个重要方面。比如吃饭时细嚼慢咽，不可狼吞虎咽，以利于消化吸收；吃饭时要专心，不要一边吃饭，一边想其他的事情，或看书、看电视，既影响食欲，也影响消化液的分泌，久之可引起胃病；吃饭时要有愉快的情绪，才能促进胃液分泌，有助于食物的消化。如果在过于激动、兴奋、愤怒等情绪之下勉强进食，会引起胃部的胀满甚至疼痛；饭后不要躺卧和剧烈运动。

平和体质者也要防“未病”

很多人可能会认为，既然平和体质这样优秀，那么平和体质的人一定是从来不得病的。这种观念是非常有害的。要知道，人生病主要有两个原因，一个是内邪，一个是外邪。对于平和体质的人来说，一般自身不容易生病，但如果不注意生活习惯，感受了外邪，虽然可能比一般人的抗病能力更强，但还是会生病的。

事实上，每个平和体质的人正常情况下都能活到百岁，但往往因饮食不节、起居失常、寒暑之变、情志所伤等原因造成体弱早衰，甚至夭亡。一般来说。保养方式欠佳是诱发平和体质者患病和缩短寿命的根本原因，人们欲延年益寿，首先应在疾病预防上下功夫。如果疾病已经形成才用药治疗，这时已略显晚矣。因此，平和体质的人也要加强“未病先防”的思想。在日常生活中，除了我们前面提到的，还要注意以下六点：

(1) 劳逸结合。劳动和休息是调节人体各器官生理功能的必要条件，过劳则伤气损血，过逸则滞气涩血。因此，平素要注意劳逸结合，保证气血充沛、运行无阻，才能体健身强。

(2) 勤动脑。大脑如同机械，用之才能灵活，不用则易生锈。

(3) 保养眼部。利用春秋之季，每日早晚到室外望远、看近，并在休息时闭目使眼球上下左右转动，大约 10 分钟即可。这有利于气血通畅而使眼不花，已花者亦可减轻症状。

(4) 调整呼吸。每天早晨起床后到室外，深深吸入外界的清气，缓缓呼出体内的浊气，约 10 分钟为宜。这对增强肺的功能活动，防止气管炎和肺气肿的发生都是简单有效的方法。

(5) 注意气候变化。冷热是调节人体各器官阴阳平衡的重要因素之一，如寒热失调、阴阳不和，则产生偏寒或偏热之病，因此要时刻注意寒暑之变，以防外邪侵袭。

(6) 适当运动。工作之余适当进行肢体活动，有利于气血运行，使关节滑利而动作不衰。

总之，长寿是通过养生来实现的，养生的目的就是调养生命机能，有效地预防疾病的发生，从而保持身体机能旺盛不衰，这是延年益寿行之有效的措施。即使是平和体质的人，也必须外避寒暑、内扬正气、饮食有节、起居有常、勿妄劳作，才能有效地预防疾病；反之，若违背养生之道，则易使百病加身。延年益寿需要理论和实践相结合，切忌空谈理性的认识，而不去施行。

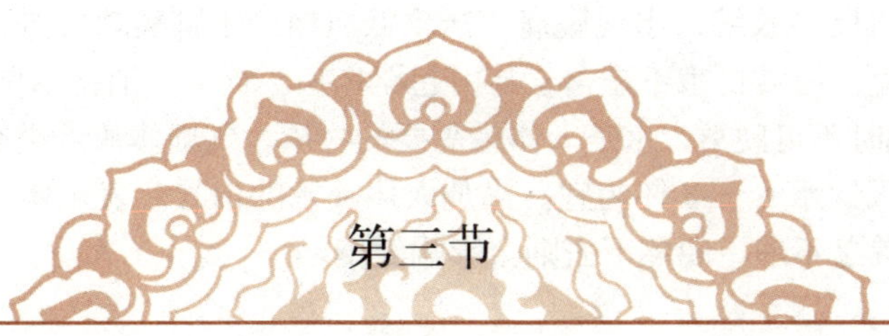

第三节

气虚体质：益气健脾，慎避风邪

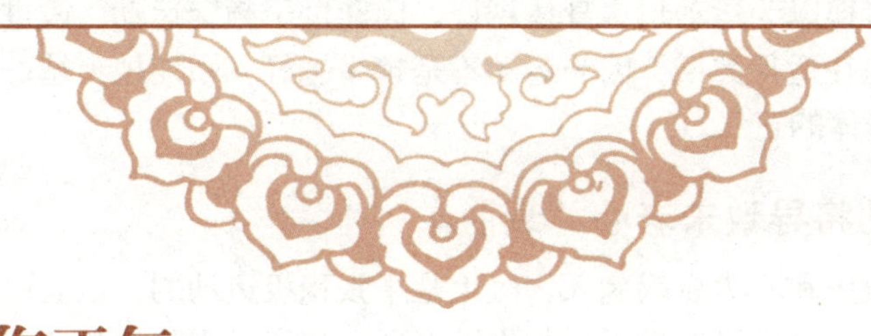

硬熬伤正气

许多人因为工作的缘故，即使身体已经很疲劳了，还在硬撑着。其实，疲劳是身体需要恢复体力和精力的正常反应，同时，也是人们所具有的一种自动控制信号和警告。如果不按警告立即采取措施，那么就容易损害人体正气，最终积劳成疾，百病缠身。尤其是对于气虚体质的人来说，本身就有周身乏力、肌肉酸痛、头昏眼花、思维迟钝、精神不振、心悸、心跳、呼吸加快等症状，如果再不注意休息，“硬熬”下去，可能就离“过劳死”不远了。这绝对不是危言耸听。

一般来说，在日常生活中，我们应该注意在以下几个方面不要“硬熬”：

(1) 身体患病时不可硬熬。事实上，气虚体质者的大脑、心脏、肝肾等重要器官生理功能已经在不知不觉中衰退了，细胞的免疫力、再生能力和机体的内分泌功能也在下降。如果再对头痛发热、咳嗽、乏力、腰酸、腿痛、便血等不适症状不重视，听之任之，强忍下去，终将拖延耽误，酿成重症。

(2) 如厕时不可硬熬。对于气虚体质的人来说，大小便硬熬也是致命的。大便硬憋，可造成习惯性便秘、痔疮、肛裂、脱肛，除此之外还可诱发直肠结肠癌。憋尿引起下腹胀痛难忍，甚至引起尿路感染和肾炎的发生，对健康均十分有害。因此，要养成定期大便和有了尿意就应立即小便的良好习惯。

(3) 起居上不可硬熬。气虚体质的人，一般到了晚上就会感到头昏思睡，这时千万不要硬撑，不可强用浓咖啡、浓茶去刺激神经，以免引起神经衰弱、高血压、冠心病等病症。

(4) 肚子饿时不可硬熬。对于气虚体质者来说，也不要随便推迟进食时间，否则可能引起胃肠性收缩，出现腹痛、严重低血糖、手脚酸软发抖、头昏眼花，甚至昏迷、休克。经常饥饿不进食，易引起溃疡病、胃炎、消化不良等症。

(5) 口渴时不可硬熬。水是人体最需要的物质，气虚体质者必须养成定时饮水的习惯，每天饮水 6 ~ 8 杯为宜。渴是人体缺水的信号，表示体内细胞处于脱水状态，如果置之不理，硬熬下去则会影响健康。

过度运动会伤“气”

运动，是健康生活的必要条件之一。但有些人急于求成，希望快点看到运动的成果，或者误以为运动越多身体越好，因此过于频繁运动，或进行过度激烈的运动，结果往往适得其反。因为运动不是越多越好、强度越大越好，过度的运动反而会伤害身体的正气。

1. 过度运动将导致未老心“衰”

对于高血压和心力衰竭病人，医生是主张积极运动的，但要避免运动过度，因为这些人本来气就已经虚了，如果过度运动超出了心脏的负荷范围，必将加重心脏损伤，致使血压升高和心衰。只有适量锻炼才有助于血压和心脏功能的恢复。只要先用药物将血压控制在正常范围之内，然后完全可以进行大量运动，比如打球、游泳、跑步，都可以有效地减轻体重、增强血管弹性，尤其是早期高血压患者更应该及早进行这种治疗性生活改变。至于心力衰竭病人，除非实在起不来床，否则力所能及的锻炼也都有益无害。

2. 过度运动会影响孩子智力

运动神经专家指出：运动对人体的健康无疑是有益的，但也应该把握一个适当的度，否则会对大脑机能造成损害。特别是孩子，他们的气还不足，大脑功能尚未发育完善，更容易受到影响。

专家表示：过度运动时会耗竭能源物质 ATP（英文 adenosine-triphosphate 的缩写，三磷酸腺苷），这可能是引起大脑功能下降的主要原因。另外，过度运动还会造成血液重新分配，自由基大量堆积，因血流加速造成血管内皮损伤而使脑的血液和氧供应减少。因此，很多人常会在剧烈运动后注意力不集中、失眠、健忘，长此以往将会对人体健康造成很大伤害。

因此，专家建议，对于儿童来讲，最好多做一些机械运动，如摆放积木等。这些运动表面上看起来简单，其实能大大促进孩子的大脑发育和手眼协调能力。

3. 少女过度运动易患妇科病

国外的调查表明，18 岁以上的女运动员，月经异常者占相当大的比例，大多数月经初潮推迟、周期不规则、继发闭经等。原因主要是由于剧烈运动抑制下丘脑功能，阻滞下丘脑促性腺激素释放激素，干扰了月经。月经期间剧烈运动，可能使月经血从子宫逆流入盆腔。在月经周期第 10 ~ 18 天，如果做剧烈运动，如举重物、腹部挤压、碰撞等都可能引起卵巢破裂，而出现下腹部疼痛。如果活动中外阴不慎与运动器械硬的东西相撞，还容易发生外阴部血肿，严重者可伤及尿道、阴道甚至盆腔。

4. 过度运动不能达到减肥的目的

运动能提高身体的基础代谢率，消耗热量，因此有助减肥瘦身。但是，强度大的运动并不会消耗更多的脂肪，尤其在无氧运动时，肌糖原无氧酵解过程中产生的代谢产物是乳酸，乳酸在有氧条件下在肝脏中大部分分解为二氧化碳和水，一部分重新合成肝糖原，但也有少量乳酸通过代谢合成脂肪。这就是为什么过度运动不能减少脂肪的原因。为此，运动医学专家建议想瘦身减肥者，一般运动半小时到一小时，心跳达到每分钟 130 ~ 175 下，可算是运动适度，这样可达到瘦身效果。

规律运动是不会使人生病的，不规律的生活才最危险。所以，我们一定要合理制订自己的运动计划，给身体充分恢复的时间。一般说来，肌肉稍有酸胀感，并能在两三天内恢复，是比较理想的。如果运动锻炼给你带来的是愉快和活力，那才是达到了最佳的效果。

气虚体质养生重避风邪

自然界有风、寒、暑、湿、燥、火（热）这些正常的气候现象，而当它们发生异常之时就会侵入人体而致病，称为“六邪”。中医借用“风邪、寒邪、暑邪、湿邪、燥邪、火（热）邪”之名，概括所有的由外界因素干扰人体所致的疾病原因。

对于气虚体质的人来说，在日常生活中尤其要注重避风邪。由于气虚的人免疫力低下，体内已经没有或者很少有能力来抵御风邪，一遇到大风，或者人体出汗后受风，就会使风邪在人体内长驱直入，造成疾病。

那么，对气虚体质的人来说，风邪致病有哪些特点呢？归纳起来有这些：

(1) 浮越。风有上浮外越的特性，所以病在表上，易于散泄。通常感冒引起的头痛、鼻塞、咽痒、咳嗽、恶风、发热、汗出等，就属于感受了风邪。病初起可以用“姜汤”这些普通方剂对早期感冒有很好的疗效。

(2) 善行数变。善行，是说风邪致病，病位行无定处。表现为肌肉、关节的游走性疼痛，痛无定处的风湿性关节炎等。数变，则是说风邪致病的变化多，如荨麻疹的皮肤瘙痒，疹块时隐时现，此起彼伏。因蛇肉有很好的祛风作用，故而常为中医用来治疗这些关节与皮肤疾病。

(3) 善动。意思是风邪致病，病症表现有摇动的特性，所以人体不由自主地晃动，如突然晕倒、眩晕、手抖、抽搐、面肌痉挛等，都属于风邪致病。高血压引起的脑出血、脑血栓等，表现为发病突然，昏厥不省人事，口眼㖞斜等“动摇”的特征，故称为“中风”。治疗时也要用祛风药。

(4) 兼邪致病。风邪经常与其他外邪一起致病，如风与寒、风与湿、风与热、风与燥等，形成复合致病因素，病症表现则兼有两种外邪的特点。

风邪的这些致病特点让人们对它防不胜防，所以气虚体质者更应提高警惕，谨慎应对。其实，日常生活中防风邪的办法简单易行。比如春夏风邪最盛的时候，不在阳台、树下、露天或有穿堂风的厅堂、凉滑的水泥地上睡觉；而无肩、无领、露背的衣服也会给风邪以可乘之机；紧身衣和透气性差的衣服因为不能散汗，所以汗出当风可能引发肌肉关节酸痛或四肢僵硬而致病。

如果不慎感受风寒，引发感冒等症，在症状初期可以采取这种祛风方案：侧卧在床上，左侧或右侧均可。全身放松，手握拳，屈膝。用鼻吸气，直到不能再吸时闭气。坚持片刻直到忍耐不住时，缓缓吐气。然后调匀呼吸，重复前面的动作。如此反复呼吸，至出汗时翻身，姿势同前，重复前面的动作，到身出大汗时停止。

补气血，千万别陷入误区

对于气虚体质的人来说，补气血固然重要，主动调养气血本来也是好事，但生活中，人们的气血养生误区比比皆是。

1. 只有女人需要养气血

在 90% 以上的人眼里，补气血是女人的事，甚至更无知一点说是产后妇女的事。虽然由于生理的原因，女人比男人更容易血虚，但并不能因此说补气血是女人的专利。

在临床上，男人得虚证的也不少。老年多虚证，久病多虚证，其他如先天不足、烦劳过度、饮食不节、饥饱不调等，皆能导致虚证，所以男人也要注意补气血。

2. 运动能增加气血能量

运动会打通经络，强化心脏功能，提高清除体内垃圾的能力，但是不会增加人体的气血能量。运动对健康的影响，主要是加快血液循环的速度，可以使一些阻塞的经络畅通，特别是对于心包经的打通有很好的效果。心包经的通畅，可以强化心脏的能力，提升人体的免疫功能，也会加快人体的新陈代谢，加快人体废物的排除。

如果只是单纯地运动，完全不改善生活习惯，增加或者调整睡眠的时间，则运动只是无谓的消耗血气能量而已。

现代许多繁忙的都市人都利用夜间进行运动，人体经过了一整天的体力消耗，到了晚上必定已经没有多余的能量可供运动。因此，运动时身体必定是调动储存的肝火，加上运动的激发，精神处于亢奋状态，在夜间九十点钟停止运动后，至少需要两三个小时让这种亢奋状态消除，才可能入睡。由于肝火仍旺，这一夜的睡眠必定不安稳。这种运动对身体不但没有任何益处，如果形成长期的习惯，反而会成为健康的最大杀手。有的人以为运动可以创造能量，所以才能在运动之后精神特别好，殊不知完全是透支肝火的结果。

3. 寒凉的食物不能吃

并不是所有的寒凉食物进入肚子里都会对身体产生负面影响，只要与人的体质、吃的季节相适宜，能起到中和、平衡的作用，就可以吃。比如夏天，人体大量出汗，而适量吃些大寒的西瓜，能除燥热，又能补充人体内因出汗过多而丢失的水分、糖分，这时的西瓜对身体来讲就能起到协调、补血的作用，而天冷时吃西瓜就容易导致血亏。

寒、热食物要搭配着吃，比如吃大寒的螃蟹时，一定要配上温热性质的生姜，用姜去中和蟹的寒凉，这样就不会对身体有任何的伤害，还利于蟹肉的消化、吸收。

4. 黑色食物一定能补血

我们经常看到这样的宣传——黑色食物补肾补血，如黑芝麻、黑豆、黑米、木耳、海带、紫菜、乌鸡等。其实并不尽然，温热是补、寒凉是泻。黑米、乌鸡性温，补血、补肾效果明显；黑芝麻，性平，补肾、补肝、润肠、养发；黑豆，性平，补肾、活血、解毒；木耳性凉，海带、紫菜性寒，夏天可以经常吃，冬天尽量不要吃。

所以，任何食物补还是不补，一定要看食物的属性，而不是根据颜色排资论辈。

常念“六字诀”，可补脏腑之气

对于气虚体质者来说，补气有很多方法，但如果是补脏腑之气，那么念“六字诀”可以说是一种非常简单有效的方法了。

首先做好预备功：头顶如悬，双目凝神，舌抵上腭，沉肩垂肘，含胸拔背，松腰坐胯，双膝微屈，双脚分开，周身放松，大脑入静，顺其自然，切忌用力。

1. 念“嘘”字补肝气

本功法适用于肝气虚，对肝郁或肝阳上亢所致的目疾、头痛，以及肝风内动引起的面肌抽搐、口眼㖞斜等有一定疗效。

练“嘘”字功时，两手相叠于丹田，男左手在下，女相反；两瞳着力，足大拇指稍用力，提肛缩肾。当念“嘘”字时，上下唇微合，舌向前伸而内抽，牙齿横着用力。呼吸勿令耳闻。当用口向外喷气时，横膈膜上升，小腹后收，逼出脏腑之浊气，大凡与肝经有关之脏器，其陈腐之气全部呼出；轻闭口唇，用鼻吸入新鲜空气。吸气尽后，稍事休息，再念“嘘”字，并连做六次。

2. 念“呵”字补心气

本功法适用于心气虚，对心神不宁、心悸怔忡、失眠多梦等症有一定疗效。

练“呵”字功时，加添两臂动作，这是因心经与心包经之脉都由胸走手。念“呵”字时，两臂随吸气抬起，呼气时两臂由胸前向下按，随手势导引直入心经，沿心经运行，使中指与小指尖都有热胀之感。应注意念“呵”字之口形为口半张，腮用力，舌抵下腭，舌边顶齿，亦要连做六次。

3. 念“呼”字补脾气

本功法适用于脾气虚，对脾虚下陷及脾虚所致消化不良有效。

练“呼”字功时，撮口如管状，唇圆如筒，舌放平，向上微卷，用力前伸。此口形动作，可牵引冲脉上行之气喷出口外，而洋溢之微波则侵入心经，并顺手势达于小指之少冲穴。循十二经之常轨气血充满周身。需注意的是，当念“呼”字时，手势未动之先，足大趾稍用力，则脉气由腿内侧入腹里，循脾入心，进而到小指尖端。右手高举，手心向上，左手心向下按的同时呼气；再换左手高举、手心向上，右手心下按。呼气尽则闭口用鼻吸气，吸气尽稍事休息做一个自然的短呼吸，再念“呼”字，共连续六次。

4. 念“丝”字补肺气

本功法适用于肺气虚，对于肺病咳嗽、喘息等症有一定疗效。

练“丝”字功时，两唇微向后收，上下齿相对，舌尖微出，由齿缝向外发音。意念由足大趾之尖端领气上升，两臂循肺经之道路由中焦健起，向左右展开，沿肺的经脉直达拇指端的少商穴内。当呼气尽时，即闭口用鼻吸气。休息一会儿，自然呼吸一次，再念“丝”字，连续六次。

5. 念“吹”字补肾气

本功法适用于肾气虚，对早泄、滑精等症有效。

练“吹”字功时，舌向里，微上翘，气由两边出。足跟着力，足心之涌泉穴，随上行之脉气提起，两足如行泥泞中，则肾经之脉气随念“吹”字之呼气上升，并入心包经。同时两臂撑圆如抱重物，躯干下蹲，并虚抱两膝。呼气尽，吸气之时，横膈膜下降，小腹鼓起，如上述四个字吸气时之动作，连续做六次。

6. 念“嘻”字理三焦之气

本功法对由于三焦气机失调所致耳鸣、耳聋、腋下肿痛、齿痛、喉痹症有效。

练“嘻”字功时，两唇微启，稍向里扣，上下唇相对不闭合。舌平伸而微有缩意，舌尖向下，用力向外呼气。两手心向上经由膻中向上托，过头顶，一边托一边呼气后，再由面前顺势下降至丹田。当念“嘻”字之时，四肢稍用力，少阳之气随呼气而上升，与冲脉并而悬通上下，则三焦之气获理，脏腑之气血通调。

补气多食益气健脾的食物

有些人在形体上消瘦或偏胖，体倦乏力，少气懒言，语声低怯，面色苍白，常自汗出，动则尤甚，心悸食少，舌淡苔白，脉虚弱，女子白带清稀，这些症状说明此人气虚。中医认为，脾是“气血生化之源”，所以气虚体质者应该多吃一点益气健脾的食物。

《本草纲目》中说：大枣、鲢鱼、葡萄、南瓜等具有益气健脾之功效。中年女性是较为常见的出现气虚症状的人群，平时可常吃大枣，南瓜，多喝一些山药粥、鱼汤等补气的食物，注意摄入各种优质蛋白对补气都大有好处。气虚往往和血虚同时出现，因此在注重补血的时候，更要注意补气，以达到气血平衡。

另外，气虚体质的人最好吃一些甘温补气的食物，如粳米、糯米、小米等谷物都有养胃气的功效。山药、莲子、黄豆、薏仁、胡萝卜、香菇、鸡肉、牛肉等食物也有补气、健脾胃的功效。人参、党参、白扁豆等中药也具有补气的功效，用这些中药和具有补气的食物做成药膳，常吃可以促使身体正气的生长。

气虚的人最好不要吃山楂、佛手柑、槟榔、大蒜、苤蓝、萝卜缨、香菜、大头菜、胡椒、荜拨、紫苏叶、薄荷、荷叶；不吃或少吃荞麦、柚子、柑、金橘、金橘饼、橙子、荸荠、生萝卜、芥菜、砂仁、菊花。

食疗方

秘制南瓜粥

材料：大米100克，南瓜300克，水600毫升，花生油25克，盐8克，葱花10克。

做法：将大米淘洗干净。南瓜洗净刮皮去瓤，切成小块；锅置火上，放油烧至七成热，下葱花炝锅，炒出香味后，放入南瓜块，煸炒1～2分钟盛出；锅上火，放水烧开，下大米、南瓜块，旺火煮开，改用小火熬煮40～50分钟，至米粒开花，南瓜酥烂，汤汁浓稠，加盐搅匀即可。

对于气虚体质的人来说，多吃一些健脾的食物便可以补气，除此之外，在饮食过程中还应当注意把食物弄得细碎些，这样食物的补气功效就更大了。为什么这样说呢?

我们知道，食物的消化和吸收是通过消化系统各个器官的协调合作完成的。日常所吃的食物中，除了维生素、矿物质和水可直接吸收外，蛋白质、脂肪和糖类都是复杂的大分子有机物，都必须先在消化道内经过，被分解成结构简单的小分子物质后，才能通过消化道内的黏膜进入血液，送到身体各处供组织细胞利用，使各个脏器发挥正常的功能，保证身体的生长。食物在消化道内的这种分解过程称为“消化”。

消化道对食物的消化通过两种方式：一种是通过消化道肌肉的收缩活动，将食物磨碎，并使其与消化液充分混合，不断地向消化道的下方推进，这种方式称为“机械化消化”；另一种是通过消化腺分泌消化液中的各种酶，将食物中的蛋白质、脂肪、糖类等充分化学分解，使之成为可以被吸收的小分子物质，这种方式称为“化学性消化”。在正常情况下，机械性消化和化学性消化是同时进行、互相配合的。

两种消化的目的都是将食物磨碎，分解成小分子物质，顺利通过消化道的黏膜进入血液，而大分子的物质只能通过粪便排出。现代营养学里有一种叫“要素饮食”的方法，就是将各种营养食物打成粉状，进入消化道后，即使在人体没有消化液的情况下，也能直接吸收，这种方法是在不能吃饭的重症病人配鼻饲营养液时常用到的。由此看来，消化、吸收的关键与食物的形态有很大关系，液体的、糊状的食物因分子结构小可以直接通过消化道的黏膜上皮细胞进入血液循环来滋养人体。

所以说，只有胃、肠功能正常，吃进去的食物才能转变成血液，源源不断地供给全身的每一个器官，而当胃、肠的功能开始减弱，我们就应该往胃、肠输送液体或糊状的营养物质，这样才能很快地消化、吸收，使这些营养物质直接生成血，反过来又滋养胃肠，帮助虚弱的胃肠起死回生。

气虚体质的人，如婴儿或者大病初愈、久病体弱的成年人或老年人需要补养肠胃时，都应该多吃细碎的食物，这样才能加快气血的生成及身体的康健。

人参善补气，脾肺皆有益

人参是举世闻名的珍贵药材，中医认为它是能长精力、大补元气的要药，更认为多年生的野山参药用价值最高。对于气虚体质的人来说，人参是保命强身的良药。

据《本草纲目》记载，人参性平，味甘，微苦；归脾、肺、心经。其功用重在大补正元之气，以壮生命之本，进而固脱、益损、止渴、安神。故男女一切虚证，阴阳气血诸不足均可应用，为虚劳内伤第一要药。既能单用，又常与其他药物配伍。

《本草纲目》中记载它的主要功用有：

(1) 大补元气。用于气虚欲脱的重证。表现为气息微弱、呼吸短促、肢冷汗出、脉搏微弱等。

(2) 补肾助阳。人参有增强性功能的作用，对于麻痹型、早泄型阳痿有显著疗效，对于因神经衰弱所引起的皮层型和脊髓型阳痿也有一定疗效，但对于精神型阳痿则无效。可用少量参粉长期服用，或配入鹿茸粉、紫河车粉等助阳补精药同用，其效甚佳。

(3) 补肺益气。用于肺气不足，气短喘促，少气乏力，体质虚弱。

(4) 益阴生津。治疗津气两伤、热病汗后伤津耗气。

(5) 安神定志。人参能补气益血，故对气血亏虚、心神不安所致的失眠多梦、心悸怔忡等皆有疗效。

(6) 聪脑益智。人参能调节大脑皮层机能，改善记忆，增强智力，可用于头昏健忘、记忆力下降、智力减退、脑动脉硬化的治疗。

气虚体质的人可以用人参煮粥。用人参 3 克，切成片后加水炖开，再将大米适量放入，煮成稀粥，熟后调入适量蜂蜜或白糖服食，可益气养血，健脾开胃，适用于消化功能较差的慢性胃肠病患者和年老体虚者。

一觉闲眠百病消，补气不忘睡眠好

对于气虚体质的人来说，在所有的补气方式中，睡眠是最理想的一种。在日常生活中，人们常有这样的体会，当睡眠不足时，第二天就显得疲惫不堪，无精打采，工作效率低；若经过一次良好的睡眠，这些情况就会随之消失。这正是元气得到了补充。

科学研究证明，良好的睡眠能消除身体疲劳，使脑神经、内分泌、体内物质代谢、心血管活动、消化功能、呼吸功能等得到修整，促使身体完成自我修补，提高对疾病的抵抗力，所以说“一觉闲眠百病消”。

人们早就发现，睡眠是人体恢复元气、体力的主要方式。但对于这种方式的研究，特别是作为内部调理修复系统来研究比较少。

现在人们知道，人体进入睡眠状态，就是与外界联系为主的系统暂时停止，(吸氧除外)以内部调理为主的系统开始启动。这一系统运行的功能包含解除疲劳、祛除病气、修复损坏的肌体、分泌人体所需的腺体激素等。

解除疲劳功能不用赘述。一觉醒来，精气复原，这是人人皆知的常识。但多数人认为这是由于经过休息，肌体处于相对静止状态，这个认识是不全面的，准确地说应是修整，是转换为另一种以平衡为主要特征的运行状态——平衡供氧、平衡电位、平衡血压……

祛除病气功能也是显而易见的。感冒病人大汗淋漓的排毒现象往往出现在病人熟睡时段。重症病人出现昏睡进而从昏睡中醒来，也是睡眠能够祛病的证明，前者是人体自身的复原功能提出睡眠祛病的需求，后者是祛病功能发挥作用的效果显现。

修复损坏的肌体功能也是这样——事实上，人们正是通过深呼吸达到充足的供氧，通过与清醒时不同的生物电刺激和含氧量充足的血液回流一次又一次地对疲倦和损伤的肌体、神经和器质进行抚摩、修复，不仅能使肌体复原，还能使损伤部位较快愈合。我们还发现，人在清醒时由大脑指挥肢体，生物电是一种走向，睡眠时这一动作电位肯定要变化，这时得服从修复系统工作的需要。这就如同我们维修信号系统，维修时的电流走向和正常运行时的电流走向会有所不同一样。

可见，充足、安稳的睡眠对保持身体的健康是必要的，尤其是生病的人，更需要睡眠来恢复精神和体力。白居易就很重视睡眠，他认为充足的睡眠对养生是非常有好处的。他多次情不自禁地赞美睡眠的作用和带给他的好心情，“一觉闲眠百病销”“一饱百情足，一酣万事休”等，对于酣睡后的舒适畅快，诗人是有切身体会的。就连精力最好的长颈鹿，每夜还要睡 25 分钟，何况如此辛苦的现代人呢。

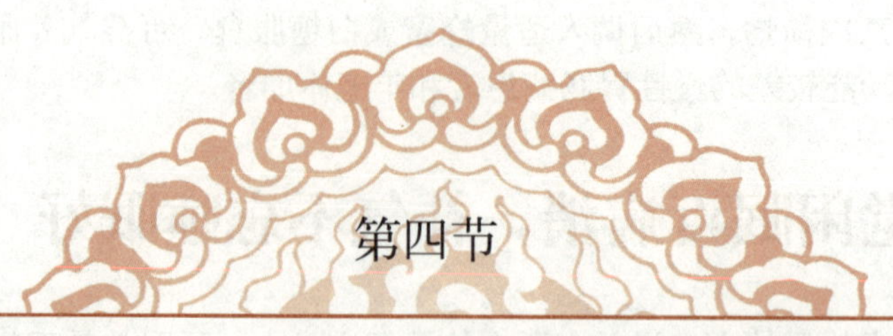

第四节

湿热体质：疏肝利胆，祛湿清热

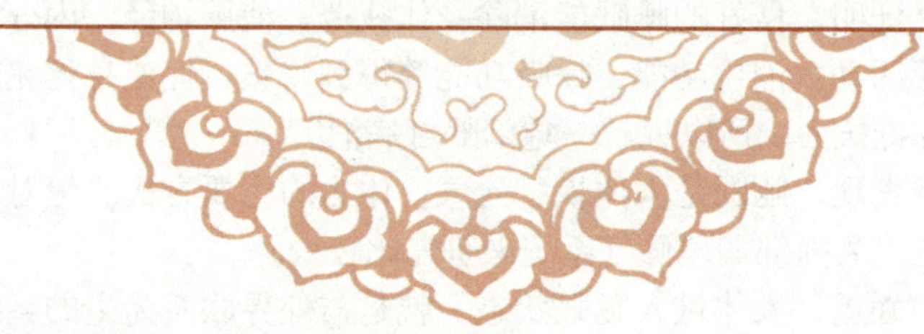

湿热体质宜重“四养”

湿热体质者常见面部有不清洁感，面色发黄、发暗、油腻。牙齿发黄，牙龈比较红，口唇也比较红，舌红苔黄。湿热体质的大便异味大、臭秽难闻。小便经常呈深黄色，异味也大。湿热体质的女性带下色黄，外阴异味大，经常瘙痒。

形成湿热体质一方面是先天因素，后天也很重要。如果一个人抽烟、喝酒、熬夜三者兼备。那注定是湿热体质；滋补不当也促生湿热体质，常见于娇生惯养的独生女；肝炎也容易导致湿热体质；长期的情绪压抑也会形成湿热体质，尤其是情绪压抑后借酒浇愁者。湿热体质者易感皮肤、泌尿生殖、肝胆系统疾病。

一般来说，湿热体质应当从下面四个方面进行调养：

1. 饮食调养

少吃甜食，口味清淡。湿热体质者要少吃甜食、辛辣刺激的食物，少喝酒。比较适合湿热体质的食物，如绿豆、苦瓜、丝瓜、菜瓜、芹菜、荠菜、芥蓝、竹笋、紫菜、海带、四季豆、赤小豆、薏仁、西瓜、兔肉、鸭肉、田螺等；不宜食用麦冬、燕窝、银耳、阿胶、蜂蜜、麦芽糖等滋补食物。

2. 家居环境

避免湿热环境。尽量避免在炎热潮湿的环境中长期工作和居住。湿热体质的人皮肤特别容易感染，最好穿天然纤维、棉麻、丝绸等质地的衣物，尤其是内衣更重要，不要穿紧身的。

3. 药物调养

适当喝凉茶。祛湿热的可以喝王老吉之类的凉茶，但也不能喝得过多。也可以吃些车前草、淡竹叶、溪黄草、木棉花等，这些药一般来说不是很平和，不能久吃。

4. 经络调养

肝腧、胃腧、三阴交。湿热明显时首选背部膀胱经的刮痧、拔罐、走罐，可以改善尿黄、烦躁、失眠、颈肩背疲劳酸痛。上述穴位不要用艾条灸，可以指压或者毫针刺，用泻法，要针灸医生才能做。

脚臭其实是脾湿造的“孽”

“脚臭”似乎是男人的通病，很多人上一天班回到家，一脱鞋，那脚简直是臭不可闻。故而男人往往会被冠以“臭男人”的称号。人们通常认为，脚臭的人是天生的“汗脚”，没有办法改变。其实，这种想法是错误的，汗脚和臭脚多是由脾湿造成的，只要将脾湿调养好，脚臭的问题也就解决了。

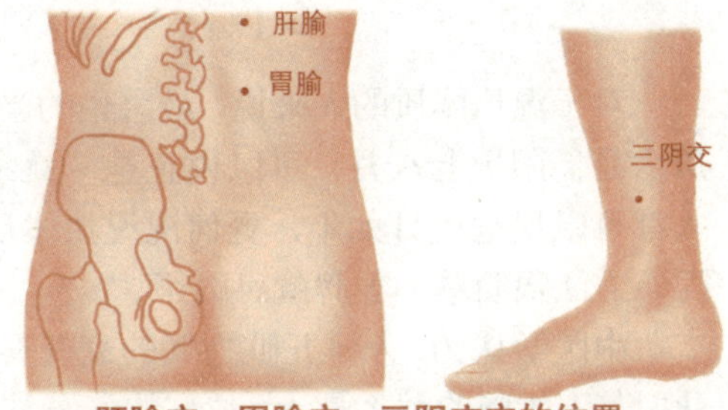

肝腧穴、胃腧穴、三阴交穴的位置

中医认为，阳加于阴谓之汗，比如人们在运动的时候，运动生阳，阳气蒸腾阴液，就形成了汗，跟烧水时产生的蒸汽是一个道理。适度出汗是正常现象，对人体有好处。但“汗为心之液”，如果出汗过多就容易损伤心阳，成为许多疾病的征兆。如果胸部大汗、面色苍白、气短心慌，这是“亡心阳”的兆头，亡心阳就是西医所谓的水电解质紊乱症，以脱水为主；如果额头出汗，汗珠大如豆，形状如同油滴，这是虚脱或者要昏倒的先兆，体质虚弱或者有低血糖病史的人尤其要当心；如果偶尔手心脚掌出汗，尤其是在公共场合，这多半是精神紧张造成的，调整一下心态就可以了；如果手脚常年多汗，说明脾胃功能有些失调；如果脚汗特别臭的话，就说明体内湿气很重。

食疗方

1. 山药茯苓粥

材料：山药 50 克，茯苓 50 克，粳米 250 克。

做法：先将粳米炒焦，与山药、茯苓一同加水煮粥即可。

2. 莲子粥

材料：莲子 50 克，白扁豆 50 克，薏仁米 50 克，糯米 100 克。

做法：莲子去心，与白扁豆、薏仁米、糯米一同洗净，加水煮成粥即可。

中医上讲“诸湿肿满，皆属于脾”，汗脚就属于“湿”的范畴，脚特别臭的人是因为脾大，而脾大则是由于脾脏积湿，脾湿热的时候，脚就会出又黄又臭的汗，就形成了“汗臭脚”。想告别汗臭脚就应该吃一些清热祛湿的药，然后每晚都用热水或者明矾水泡脚，明矾具有收敛作用，可以燥湿止痒。还可以适当多吃些健脾祛湿的扁豆。另外，民间有一些土方子治疗脚臭的效果也不错，比如，把土霉素药片压碎成末，抹在脚趾缝里，就能在一定程度上防止出汗和脚臭，因为土霉素有收敛、祛湿的作用。

此外，从饮食上调养脾脏也可以达到不错的功效。

明白了臭脚产生的根源，知道了治疗脚臭的方法，相信你离告别“臭男人”的日子也就不远了。

养脾三法，让长夏成为轻松之旅

对于湿热体质的人来说，最害怕的当然就是湿热天气，而在一年中的长夏（阴历六月、阳历七八月）可以说正是“桑拿天”最集中的时节。在这个时候，普通人都可以说是度日如年，更何况湿热体质。那么，我们怎样来安然度过漫漫长夏呢？方法很简单，养脾就可以了。

中医学认为，人体五脏之气的衰旺与四时变换相关，长夏时期应脾，就是说，此时与人体脾的关系最大。长夏的气候特点是偏湿，“湿”与人体的脾关系最大，所谓“湿气通于脾”，所以，脾应于长夏。因而，要想轻松度过长夏，养脾是非常关键的。

在夏季，我国大部分地区均见持续炎热，雨水偏多，暑湿偏盛，故极易造成脾胃功能下降而厌食困倦。中医认为，夏天人体消耗较大，需要加强脾的“工作”，才能不断地从食物中吸收营养。同时，夏天人们大量食冷饮和瓜果，易损伤脾胃，有很多人容易“苦夏”，表现为不思饮食、乏力。而通过健脾益气则往往能达到开胃增食、振作精神的效果。因此，在酷暑的夏季调理好脾胃功能，对养生防病都很有必要。

针对长夏气候的特点，饮食原则宜清淡，少油腻，以温食为主，可适当食用辣椒，缓解燥湿，增加食欲，也帮助人体排汗；同时，要注意空腹少食生冷，切忌冰箱内食物直接食用；另外，在闷热的环境里增添凉爽舒适感，对于脾保健也有很大好处，但是切忌长时间待在密不透风的空调房里，这样反而有害健康。

下面，给大家推荐非常有效的“养脾三法”，对于夏季健脾益气极有帮助：

(1) 醒脾法。取生蒜泥 10 克，以糖醋少许拌食，不仅有醒脾健胃之功，还可以预防肠道疾病。也可常取山楂条 20 克、生姜丝 50 克，以糖、醋少许拌食，有开胃健脾之功用。

(2) 健脾法。选用各种药粥健脾祛湿，如莲子、白扁豆、薏仁米煮粥食，或银耳、百合、糯米煮粥食，或山药、土茯苓、炒焦粳米煮粥食。

(3) 暖脾法。因食生冷过多，容易寒积脾胃，影响日后的消化功能。此时可用较厚的纱布袋，内装炒热的食盐 100 克，置于脐上三横指处，有温中散寒止痛之功。

当然，无论是夏季还是日常，调理脾胃还要因人而异。脾胃功能正常者，适量冷饮不会影响脾胃功能，但不宜过量。例如“醒脾法”中提倡经常食用生蒜泥、山楂虽可以减少肠道疾病、消食导滞，但若过食，又有伤胃之嫌，尤其胃炎泛酸患者当慎用。

此外，睡眠时还应注意加强脘腹部保暖，炒菜时不妨加点生姜末，饮茶者选喝红茶等，都不失为护脾的养生上策。

总之，无论在什么季节，调理脾胃都应根据自身实际情况而定：胃热者以清降为主，脾虚脾寒者当温补。但无论药补还是食补，均以服后感觉舒适为宜。

湿热体质易生“痘”，平衡火罐可防治

对于湿热体质的人来说，脸上生痘可能是一个极大的困扰，尤其是对年轻的女孩来说，原本干净光洁的皮肤上时不时冒出一两个黑头、粉刺，严重影响了美观。还有的年轻女孩，胸背部惨遭痘痘“毒手”，夏天连漂亮的吊带衫都不敢穿。这可怎么办呢？没有关系，拔罐就可以帮你祛除这些讨厌的家伙。

湿热体质祛“痘”，一般采取的是刺络拔罐法，方法如下：

取穴：大椎、肺腧、脾腧

治疗方法：先用三棱针快速点刺各穴，至微出血为止，针刺后拔罐，留罐15～20分钟，起罐后用酒精棉球在针刺处消毒。

疗程：3天1次，7次为一个疗程。

除此之外，我们再向大家介绍几个外搽治疗此病的方药，花钱不多，效果也很显著。

(1) 白芷水冰片液：白芷、藁本、当归、山柰、冰片各4克。除冰片，余药共制成粗粉，置适量（约150毫升）65%的酒精中，密闭浸泡一周，每天震荡几次，加速有效成分的浸出。此时药液呈棕红色，过滤至清，弃渣滓。另将冰片研细粉（在乳钵中滴2滴水加入冰片轻研即可成粉）加入滤液中，充分搅拌加速溶解（有少量的不溶解），待冰片大部溶解，添加65%的酒精至200毫升，即可。用棉签蘸本品，涂患处，一日数次（涂后保持一小时，再洗去）。

(2) 何首乌姜汁疗法：何首乌末、姜汁二味调膏，付帛盖以大炙或热熨之。

(3) 碘酒疗法：粉刺令青年们苦恼，可用碘酚（即碘酒）涂抹患处。碘酒有极强的杀菌和消炎作用，可用棉球蘸之搽患部，每日早晚各一次，两天即可痊愈。

(4) 维生素疗法：用维生素B_6针液涂搽患处，每日3～4次，痊愈后不留痕迹，效果颇佳。

(5) 白附子白面浆：白附子30克，研细粉，每取1克，和白面2克，用水调成浆，晚间反复涂搽面部，干后再涂蜂蜜1次，次晨洗去，坚持用。

(6) 黑牵牛疗法：黑牵牛30克，焙干，研细末，用70克面脂调匀，每日用之涂搽面部若干遍，随后洗去。

(7) 香油使君子疗法：香油、使君子适量，使君子去壳取仁，放入铁锅内文火

炒至微有香味，晾凉，放入香油内浸泡 1 ~ 2 天，每晚睡前吃仁 3 个（小儿酌减），7 天为一个疗程。

另外，值得注意的是，脸上长了痘痘，切忌用手挤压局部。经常用温水肥皂洗涤面颊，后在清水中滴几滴纯甘油，洗涤面颊，保持皮脂腺通畅，因为甘油具有溶解皮脂的作用。尽量少吃油腻厚味及辛辣之品，多食蔬菜和水果。可以经常泡麦冬、双花、生地代茶饮。

红豆是湿热体质者的绝好保健品

对于湿热体质的人来说，红豆可以说是一种难得的保健品。

《本草纲目》称红豆为赤小豆，说它具有“利小便、消胀、除肿、止吐”的功效。因为它富含淀粉，因此又被人们称为“饭豆”，是人们生活中不可缺少的高营养杂粮。李时珍称红豆为“心之谷”，可见其食疗功效。

现代医学证明，红豆富含维生素 B_1、维生素 B_2、蛋白质及多种矿物质，多吃可预防及治疗脚肿，有减肥的功效。红豆所含的石碱成分可增加肠胃蠕动，减少便秘，促进排尿，消除心脏或者肾病所引起的浮肿。

红豆虽好，却不宜多食。因为红豆含有较多的淀粉，吃得过多会导致腹胀，肠胃不适。所以，一次 50 克左右为宜。另外，《本草纲目》中说“赤小豆，其性下行，久服则降令太过，津液渗泄，所以令肌瘦身重也”。所以，尿多的人忌食。

古籍中记载，用红豆与鲤鱼烂煮食用，对于改善孕妇怀孕后期产生的水肿，有很大的帮助。但是鲤鱼与红豆两者均能利水消肿，正是因为利水功能太强，正常人应避免同时食用二者。

食疗方

1. 莲子百合红豆沙

材料：红豆 500 克，莲子 30 克，百合 10 克，陈皮、冰糖适量。

做法：把红豆、莲子、百合洗干净，用清水浸泡两小时。煮开水，把红豆、陈皮、莲子、百合放入锅中，泡豆子的水也倒入。煮开后用中慢火煲两小时，最后才用大火煲大概半小时。煲至红豆起沙和还有适量水分，就可以加冰糖调味。

2. 黑米红豆粥

材料：红豆、黑米、白砂糖各适量。

做法：将红豆和黑米洗净，清水浸泡 5 小时以上。将浸泡的水倒掉，将黑米及红豆和适量冷水放入锅里，大火煮沸，转至小火煮至熟透加白砂糖即可。

第五节

阳虚体质：扶阳固本，防寒保暖

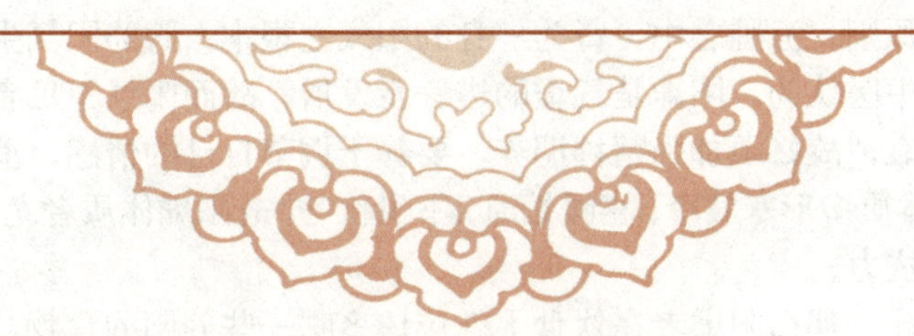

阳虚体质与阳气不足的差别

在前面，我们用整整一章来介绍阳气，可见它对人体的重要性。在这一节，我们还要继续阳气不足的话题，来探讨一下阳虚体质。我们在前面说过，80%的现代人都有阳气不足的问题。那么，是不是意味着80%的现代人都是阳虚体质呢？当然不是，阳气不足并不等于阳虚体质，它们之间有着本质的区别。

《素问·生气通天论》中说："阳气者，若天与日，失其所则折寿而不彰，故天运当与日光明。"所谓阳气不足，只是一种现象，它本身是由于短期内阳气过度损耗所造成的，如果运用科学的方法进行调养，很快就可以调整过来。而阳虚体质就不同了，它已经让这种现象形成了身体内部的一种常态，一旦遇到情志失调或外邪入侵，很容易产生疾病。而且，一旦形成了阳虚体质，短时间内是很难调整过来的。

从中医角度来说，阳虚体质的典型症状就是怕冷，且常尿频、腹泻，严重者吃进去的食物不经消化就拉出来，有的还伴有头发稀疏、黑眼圈、口唇发暗、性欲减退、白带偏多等症状。这类人，有的是先天禀赋；有的是长期熬夜，慢慢消耗阳气所致；有的是长期服用抗生素、激素类药物、清热解毒中药所致；有的是喝凉茶所致；有的是性生活过度或经常在冷气下性交所致。

在日常起居方面，阳虚体质的人要注意关节、腰腹、颈背部、脚部保暖。燥热的夏季也要少用空调；不要做夜猫子，保证睡眠充足，通常晚上不要超过12点睡觉，冬天应该不超过晚上11点钟。

同时，这种体质的人平时可选择安全的中药来保健，如鹿茸、益智仁、桑寄生、杜仲、肉桂、人参等。如果是阳虚腰痛和夜尿多，可以用桑寄生、杜仲加瘦猪肉和核桃煮汤吃。

此外，任脉肚脐以下的神阙、气海、关元、中极这四个穴位有很好的温阳作用，可以在三伏天或三九天，就是最热和最冷的时候，选择 1 ~ 2 个穴位艾灸，每次灸到皮肤发红热烫，但是又能忍受为度。

阳虚体质，多吃点养阳、补阳食物

既然阳虚，就要补阳，那么如何来补阳呢？阳虚体质的人要遵循温补脾肾以祛寒的养生原则。五脏之中，肾为一身的阳气之根本，脾为阳气生化之源，故当着重补之。中医认为，阳虚是气虚的进一步发展，故而阳气不足者常表现出情绪不佳，易悲哀，故必须加强精神调养，要善于调节自己的情感，消除不良情绪的影响。此种体质多形寒肢冷、喜暖怕凉、不耐秋冬，故阳虚体质者尤应重环境调摄，提高人体抵抗力。

既然如此，那么阳虚者在饮食上就应该多吃一些养阳的食物。《本草纲目》中说羊肉等具有养阳之功效。

羊肉性温，味甘，是温补佳品，有温中暖下、益气补虚的作用。阳虚之人宜在秋冬以后常食之，可以收到助元阳、补精血、益虚劳的温补强壮效果。

阳虚的人可以在夏日三伏，每伏食羊肉附子汤一次，配合天地阳旺之时，以壮人体之阳。

阳虚体质的人宜食味辛、性温热平之食物，如薏仁、大蒜、葱、莲藕、甘薯、红豆、豌豆、黑豆、山药、南瓜、韭菜等。

阳虚者不要吃空心菜、大白菜、菠菜、茼蒿、茭白笋、白萝卜、百合、冬瓜、苦瓜、茄子、绿豆、绿豆芽等食物。

食疗方

当归生姜羊肉汤

材料：当归 50 克，生姜 200 克，羊肉 500 克，食盐适量。

做法：当归、生姜洗净后切成大片备用。羊肉洗净后切成 2 厘米见方的肉块，放入沸水锅中汆去血水后，捞出晾凉。将羊肉、当归、生姜放入砂锅中加适量清水置文火上煮沸，捞去浮沫，改用文火炖至肉烂，加入食盐即成。

用法：每周一次，佐餐，食肉喝汤。

功效：补阳散寒。用于产后，腹部冷痛，四肢不温，腰膝酸冷，阳痿，免疫力低下等阳虚之人。

虚胖的人也要补身体

也许大家看到这个标题会觉得可笑，生活中多少体重超标的人想尽办法减肥。减少食量是最基本的方法之一，连正常三餐都不愿意多吃了，哪里还能补呢？其实这些观点有偏颇之处，大多数肥胖者最需要的其实是补，尤其是那些真正的肥胖症患者，他们大多数都是阳虚体质。

人体内脂肪积聚过多，体重超过标准体重的20%以上者，就称为肥胖症。肥胖之人脂肪多，就像穿了一件“大皮袄”，不容易散热，夏天多汗容易中暑和长痱子；由于体重增加，足弓消失，容易成为扁平足，虽然走路不多，也容易出现腰酸、腿痛、脚掌和脚后跟痛等症状。而肥胖的人在活动后还很容易出现心慌、气短、疲乏、多汗，所以人们常常用“虚胖”来形容胖。虚胖就不是健康的状态，这个虚只能用补来解决。

有句话叫“血虚怕冷，气虚怕饿”。血少的人容易发冷，而气虚的人容易饿，总想着吃。针对这种食欲旺盛的情况，最好的方法就是补阳。熟知《本草纲目》的人都知道，其中最推崇的补气本草之一就是黄芪，黄芪性温，最能益气壮骨，被称为“补药之长”，常用十几片黄芪泡水喝。每晚少吃饭，可食用10颗桂圆，10枚红枣（红枣最好是炒黑的枣，煮水泡上喝，不至于因为晚上吃得少了而感到饿，同时红枣和桂圆又补了气血）。另外，平时要多吃海虾，这也是补气、补肾最好的方法。当把气补足后，就会发现饭量能很好地控制了，不会老是觉得饿了。坚持一段时间，体重就会逐渐下降。

对于那些吃得少，也不容易饿的胖人来说，发胖是因为血虚，平时要多吃鳝鱼、黑米糊糊、海虾，同时再多吃牛肉，自然就会有劲。气血补足了，身上的赘肉自然就消失了。

另外，用按摩的方法也可以减肥。每天早上醒来后搓手臂内侧的肺经，来回慢慢搓100下；再搓大腿上的胃经和脾经各50下，能有效地促进胃肠道的消化、吸收功能，并能促进排便，及时排出身体内的毒素与废物。中午的时候搓手臂内侧的心经，慢慢来回上下地搓100下；然后再在腰部肾腧穴搓100下，因为中午是阳气最旺盛的时候，这时是补肾、强肾的最好时机。晚上临睡前在手臂外侧中间的三焦经上来回搓100下，能有效地缓解全身各个脏器的疲劳，使睡眠质量提高，好的睡眠也是人体补血的关键。

所以，虚胖的人不妨试试用补的方法来减肥，在控制食量的基础上，吃那些最对症的食物，平时再辅之以按摩和运动，坚持下去就能既减轻体重，又保持健康。

冰箱“冻”出来的阳虚体质

事实上，除了部分人属于先天阳气不足，我们大部分的阳虚体质都是后天造成的。而且，在现代社会，大多数的阳虚体质都是冰箱造成的。自从有了冰箱之后，我们的生活就改变了，各种冰镇食品纷纷往肚子里装，直接降低了我们胃部的温度，这不是身体内的自然调节，而是从外面强行侵犯。在中医理论中，寒属阴，阴盛伤阳，直接攻击了位于中焦的脾阳，久而久之，就形成了阳虚体质。

以冰西瓜为例。在夏天吃西瓜前，很多人喜欢把它放在冰箱里，冻得凉凉的再拿出来食用。这样虽然嘴上舒服了，却会对脾胃和咽喉造成很大的伤害。西瓜本来就是生冷性寒的食物，一次吃得过多容易伤脾胃，如果贪凉吃冷藏时间过长的冰西瓜，对脾胃的伤害更大。此外，西瓜中有大量水分，可冲淡胃液，从而引起消化不良，使胃肠道抗病能力下降，容易导致腹胀、腹泻。特别是在劳动、剧烈运动之后，如果大量吃冰西瓜，很可能引发胃痛或加重胃病。胃肠虚弱的婴幼儿和平时就有脾胃虚寒、消化不良等胃肠道疾病的人，最好少吃。

最近，有一个奇特的名词叫作“冰箱综合征”，恰好说明了冰箱对人体健康的重要影响。那么，究竟什么是“冰箱综合征”呢？不知道你有没有这样的经验，在盛夏的时候，吃上凉凉的冷饮和可口的冷食，会感到一时的舒服，可紧接着就是难忍的头痛、胃肠道不适，这就说明你已经患上了“冰箱综合征”。

所谓“冰箱综合征”，就是由于食用冰箱内的食物而导致的各种疾病，如头痛、肺炎、胃炎、肠炎等。下面我们逐一分说。

1. 头痛

烈日炎炎的夏天，人们免不了吃一些冷冻食物来消渴解暑。当快速食用刚从冰箱冷冻室取出的食品时，常常会出现头痛，持续 20 ~ 30 秒。这是怎么回事呢？刚从冰箱取出的冷冻食品和口腔内的温度形成较大反差，口腔黏膜受到强烈的刺激，引起头部血管迅速收缩痉挛，产生头晕、头痛甚至恶心等一系列症状。有偏头痛毛病的人，更易引起刺激性头痛。

2. 肺炎

许多人因发热、咳嗽、呼吸困难被紧急送入医院，经诊断，确定为过敏性肺炎。找寻病因，却是冰箱惹的祸：电冰箱下方的蒸发器中，发现有真菌——“黑曲霉菌”污染，原来是电冰箱里的真菌引起的过敏性肺炎。

在电冰箱门上的密封条上的微生物达十几种，在冷冻机的排气口和蒸发器中同样容易繁殖真菌。如果冰箱平时不经常擦洗，在室温 25℃ ~ 35℃，相对湿度 70% 左右时，就为真菌生长繁殖创造了最佳条件。

当真菌随尘埃散布至空气中，被体质较敏感的人吸入后，就可能出现咳嗽、胸痛、寒战、发热、胸闷、气喘等症状。

3. 胃炎

这种胃炎的症状为：在食入过多的冷食半小时至一小时后，突然出现上腹部阵发性绞痛，有时会窜至背部，严重时伴有恶心、呕吐、冷战、精神疲惫，一般不腹泻。老年人发生冰箱胃炎后，常可引起反射性的应激性冠状动脉缺血，从而引起心绞痛和心肌梗死。这种胃炎不是真正的炎症，而是由于冰箱内所储存的食物或冷饮与人体胃内温差太大，引起的非炎症性胃痉挛。

4. 肠炎

如果说引起冰箱肺炎的原因之一是由于冰箱外部不洁净所致，那么冰箱性肠炎则更多是因为冰箱内环境受到污染使然。人们习惯于把食品存放在冰箱里慢慢享用。一般的加工食品只要在保质期内，放入冰箱中储存是比较安全的，如在0℃～4℃的低温下储存保质期内的罐头、饮料、调味品等，一般没有问题，但实际情况又并非绝对。

冰箱内的冷冻温度使微生物的繁殖机会大大减弱，但是冷冻不同于杀菌消毒，如果食品放置不当或时间过久，仍可出现发霉、干枯、变色等腐败变质现象。即使已冷却或冷冻的食品，仍会有少数低温微生物在活动。

从某种程度上来说，“冰箱综合征”还没有到影响体质的程度，但如果长此以往，形成阳虚体质是在所难免的。因此，我们在日常生活中，要尽量避免使用冰箱，即使食用冰箱里的食物，最好也要加热后再食用。

大量出汗非健康，损津就是损阳气

不少人认为，锻炼时就要运动到大汗淋漓，否则就达不到健身的目的，那么真的是这样吗？

我们知道，汗为心之液，在人体属阴，适度的宣泄可以使身体处于阴阳平衡的状态，而如果出汗过多，就会导致阴液亏损过多，阴不足以涵阳人体健康就会出轨，由此可见运动时不可过度。

中国古人锻炼也不主张大量出汗，而以微微汗出为宜，这叫“沾濡汗出”，出一层细汗，对人体是最有好处的。所以在锻炼时，我们一定注意保持这个原则，不要过度出汗。

有时候几个人进行同样的运动后，有人出汗多，有人出汗少，这是因为出汗的多少是因人而异的。

(1) 汗液取决于汗腺的分泌。汗腺的数量，不仅有性别差异，还有个体差异。

(2) 出汗多少还取决于体液含量。有些人体液较多，运动时出汗就多；反之，运动时出汗就少。体液的多少由体脂的含量决定，因为脂肪组织中含水量比较少，所以胖人的体液相对比瘦人少。尽管运动时胖人出汗多，但耐受水分丢失的能力却比较差，也就是说，运动时间不长，胖子就会因代谢失调而过早出现疲劳。

(3) 运动前是否饮水对出汗也有影响。如果运动前大量饮水，会导致体液增多而增加出汗量。

(4) 要看个人的身体素质。体质强壮的人，肌肉与运动器官都比较健康，即使进行强度较大的运动，也毫不费力，出的汗自然就少；相反，体质差的人稍稍活动，就会大汗淋漓。

因此，出汗越多并非锻炼效果越好。一些无汗运动，如散步、瑜伽、骑自行车等，同样可以起到预防或减少各种慢性疾病的作用，还能帮助降低患中风、糖尿病、痴呆、骨折、乳腺癌和结肠癌的危险。

姜糖水能让身体变暖

对于阳虚体质的人来说，可能经常会感到畏寒怕冷，尤其是到了冬天，动不动就会手脚冰凉。那么，这时候有没有让身体变暖的方法呢？

姜糖水可以让我们的身体变暖！

民间有“冬天一碗姜糖汤，祛风祛寒赛仙方”“冬有生姜，不怕风霜”的说法。生姜性温，其所含的姜辣素，能刺激胃肠黏膜，使胃肠道充血，消化能力增强，能有效治疗因吃寒凉食物过多而引起的腹胀、腹痛、腹泻、呕吐等。

在五味中，生姜味辛，辛主散，故能发汗、祛风散寒。一般人吃过生姜后，会有发热的感觉，这是因为生姜能使血管扩张、血液流动加速，促使身上的毛孔张开，从毛孔渗出的汗液不但能把多余的热带走，同时还把病菌放出的毒素、人体内的寒气一同排出体外，所以身体受了寒凉，吃些生姜就能及时散寒。

讲到这里，你也许会问，那直接吃姜得了，还用糖干什么？生姜有辛辣之味，一般人不爱吃，但多数人对甜的东西“情有独钟”，而红糖性温味甘，有暖胃、祛寒的作用，且红糖中含有大量的矿物质，能加快新陈代谢、促进血液循环，所以与生姜一起熬成红糖水，不仅好喝，还能祛寒防病，一举两得。

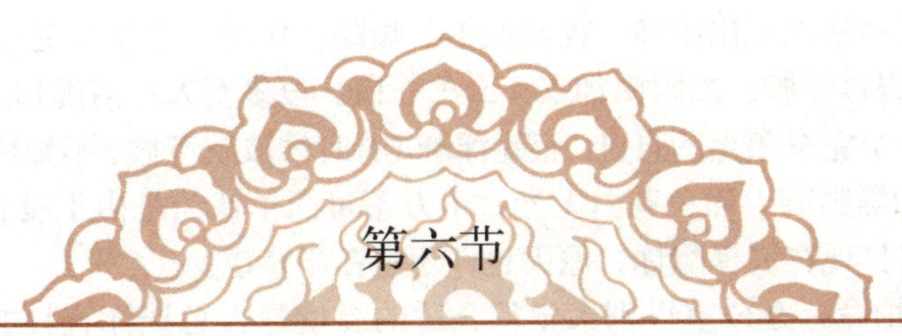

第六节

阴虚体质：滋阴降火，镇静安神

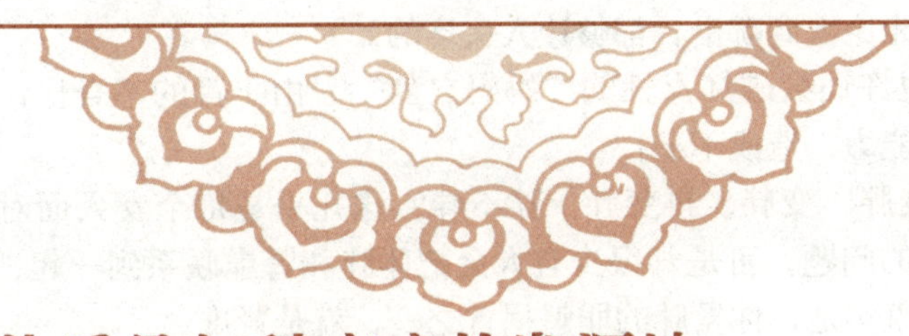

阴虚体质是妇科疾病的发源地

你连续第三天失眠了，躺在床上数羊数到9999头仍然无法入睡，心里祈祷着明天的谈判万事顺利。你又一次满心愧疚地拒绝了老公的昂扬斗志，因为实在心有余而力不足，都是由于这一阵工作太忙，熬过了就会好的，你安慰他也安慰自己。你经期渐短，脾气却渐长，一定是最近的频繁出国导致月经紊乱引起的……

你专业地给自己做了诊断。是的，你当然可以赋予失眠、性欲降低、月经紊乱、脸色苍白、眼圈黑黑、眼睑肿胀等以各种理由：精神压力、过度疲劳、环境不适……但也许还有一个重要的原因你忽略了，那就是长期肾虚形成的阴虚体质！

其实，“男怕伤肝，女怕伤肾”，这句俗语早在千年前就揭示出女性补肾的重要性。肾是女人健康与美丽的发动机，女人的年龄就刻在自己的腰部两侧。

传统医学认为“肾藏精”（不要一提到“精”就认为是男人的专利，此“精”非彼“精”，这里所说的精气是人体生长发育及各种生理活动的基础），是“先天之本”，影响人体的生长发育、生殖、水液代谢、免疫力强弱、大脑发育、血液循环等各项生理活动，也就是说，你外在的颜色枯荣、内在的生命活力都受控于肾脏的虚实，而“肾虚”正是导致衰老的主要原因。再加上女性在特有的经期、孕期、哺乳期容易因“肾中精气”不足导致“肾虚”，所以做足预防保护措施非常必要。今天我们就来细数女性肾虚七宗罪：

(1)让更年期提前。这是所有女性最关注的问题。所谓更年期，无须更多解释，是连上帝都无法改变的女性生理过渡。一般女性在50岁左右出现更年期，而“肾虚”女性则早早表现出闭经、性欲低下、烦躁、焦虑、多疑等更年期症状。

（2）眼睑浮肿、黑眼圈加重、面色苍白。很多女人在清晨起床后照照镜子，都会发现一个完全陌生的自己：眼睑浮肿（有时候波及下肢，不知你是否注意到）、出现难看的黑眼圈、面色苍白无光。千万不可简单认为是由于没有化妆，所以看起来不习惯！现在就提醒你，原因也许还是在于肾虚。

（3）怕冷。办公室里别人觉得合适的温度是否总让你直打哆嗦，使得你与同事在空调温度问题上难以达成一致。还有你穿的衣服是否总是比别人多，你是否一受凉就拉肚子。中医认为这些都是肾虚造成的。

（4）失眠、浑身燥热、注意力难以集中。肾虚的女性心情容易烦躁，注意力难以集中，且常常失眠、做梦。此外还常常感到腰膝酸软。（肾阴虚与肾阳虚，一寒一热，无论占到哪个，都够让人头疼的。）

（5）也许还会破坏女性的“妈妈之梦”。由于肾的不合作，极有可能影响女性的生育能力，造成不孕！

（6）变胖、变胖、再变胖。胖不胖？这几乎是每个女人面对穿衣镜都要反复诘问自己的问题，可是却很少有人会把体胖和肾虚联系到一起，问自己一句：虚不虚？但事实是，你发胖的罪魁祸首之一，就是肾虚。

（7）血压升高。很难想到高血压也与肾虚有关，但事实的确如此。因肾虚而引起的高血压称为肾性高血压，占成人高血压的 5% ～ 10%，是继发性高血压的主要组成部分。

为什么人总是阳常有余，阴常不足

“阳常有余，阴常不足”是元代名医朱丹溪对人体阴阳认识的基本观点，也是丹溪学术思想的最中心的内容，在中国传统养生史上占有重要地位。此观点是他运用“天人相应”的理论，通过分析天地、日月的状况，人体生命发生发展的过程和生理特点，以及情欲无涯的一般倾向而得出的结论。

朱丹溪认为，世界万物都有阴阳的两面，天为阳，地为阴，日为阳，月为阴。天大于地，太阳始终如一，而月亮却有阴晴圆缺。从这个自然界来说，就是“阳盛阴衰”的体现，人是自然界的一部分，当然也存在着这种状况。

朱丹溪还认为：“人受天地之气以生，天之阳气为气，地之阴气为血。”故气常有余，血常不足，在人的生命过程中，只有青壮年时期阴精相对充盛，但青壮年时期在人生之中相对短促，故人之一生多处于阳有余而阴不足的状态。为什么青壮年时期阴精相对充足呢？阴气难成，因为只有在男十六、女十四精成经通后阴气才形成，阴气易亏，“四十阴气自半”，男六十四、女四十九，便精绝经断，从这个时候开始，人的阴精也就越来越少，所以，“阴气之成，止供给得三十年之视听言动已先亏矣”，这是时间上相对的“阴不足”。

不仅如此，人还往往受到外界诸多因素的影响，如相火妄动就可引起疾病，而情欲过度，色欲过度，饮食厚味，都可引起相火妄动，损耗阴精。《色欲箴》中指出："彼者，徇情纵欲，惟恐不及"，阳既太过，阴必重伤，精血难继，于身有损，"血气几何？而不自惜！我之所生，翻为我贼"。这是从量的对比上理解"阴不足"。丹溪感叹，"中古以下，世风日偷，资禀日薄"的社会风气，强调无涯情欲的"阳"与难成易亏的生殖物质的"阴"，存在着这种难以平衡的"供求"关系。

"阳常有余，阴常不足"的理论直到现在也具有重大的意义，"阴"是我们生命活动的根本和基础，所以不要透支它。农村长大的人，比城市长大的人可以经得起更长时间的透支，这是由于农村长大的人，在幼年时期睡眠较早，身体储存的能源较多，现代的孩子，比上一代都晚睡，将来可透支的能量必定较少，生大病的机会一定比较多也比较早。

另外，现在为生活和工作奔波的人，由于大量消耗身体的能量，人体中的血气只能够维持日常工作或活动需要，一般的疾病侵入时，人体并不抵抗，疾病长驱直入，由于没有抵抗的战事，因此也没有任何不舒服的疾病症状，但是会在人体的肤色、体形及五官上留下痕迹，有经验的医生能够识别出来，许多人都觉得自己非常健康，有无穷的体力，每天忙到三更半夜，尽情透支体力也不会生病，这种现象就是典型的阴虚，透支阴而不自知，等到大病来侵时悔之晚矣。

所以，在日常生活中，我们要多储蓄能源，好好保护我们的"阴"，不要以为精神好、身体壮，就随意消耗，其实很多时候我们都在透支而不自知。

相火妄动就会耗伤阴精

元代名医朱丹溪在《格致余论》一书中，有一篇论述相火的专篇《相火论》。朱丹溪的相火论源于南宋理学思想。理学家程颢、程颐两兄弟说："天地阴阳之运，升降盈虚，未尝暂息，阳常盈，阴常虚，一盈一虚，参差不齐，而万变生焉！"朱丹溪受这一思想启发，认为人之孕育与成长，都和天地之气有关，相火论就是在"阳常盈，阴常虚"的认识基础上产生的。

朱丹溪在《相火论》中阐述了相火的实质，他认为，凡动皆属火，火内阴而外阳，且有君、相之分，君火寄位于心，相火寄位于命门、肝、胆、三焦诸脏。"相火"又包含正常和异常两种不同状况，即"相火之常"与"相火之变"："相火之常"，是指处于正常状况下的相火，即人身生生不息的机能活动，为生命之源；"相火之变"，是指处于异常状况下的相火，是指相火妄动，即动失其常，其实就是人体机能活动失去节制，导致人身生命机能异常活动，为致病之本。

丹溪认为："人之疾病亦生于动，其动之极也，病而死矣。"即在动失其常的异常状况下，相火非但不能产生并维持人体生生不息的机能活动，反而危害人体导致病变，故称"相火之变"。丹溪由于充分认识到"相火之变"对人体的危害，所以赞同李东垣倡导的"相火元气之贼"的观点。

而人体阴精在发病过程中，极易亏损，各类因素均易致相火妄动，耗伤阴精，如情志过极、色欲无度、饮食厚味等，都易激起脏腑之火，煎熬真阴，阴损则易伤元气而致病。所以，朱丹溪主张抑制相火、保护阴精，还提出了一系列防治措施。

在养生预防方面，他主张以恬淡虚无，精神内守，修身养性来遏相火妄动。

在饮食上，他提出平日常食"自然冲淡之味"，如谷、蔬、果、菜，可收补阴之功。

在临床治疗上，他主张滋阴降火，滋阴为本，降火为标。他创制的大补阴丸，就是采用黄檗、知母来降阴火，熟地、龟板补肾水。

另外，朱丹溪还指出一些药物如甘草、白术、地黄、泽泻、五味子、天门冬之类，均为味厚补阴药物，用于虚者补气最有疗效。

纵观朱丹溪的相火论，其实他也旨在告诫人们一点，就是养生要以滋阴为要，千万不要引起"相火之变"，一旦相火妄动，耗伤阴精，受害的必是你自己。

阴虚了，身体会发出警告

任何一种疾病到来之前，都会客气地和你打招呼，而并不是我们惯常所说的"不速之客"。我们的身体就像是一台机器，设有"故障警告器"，当机器运行时，有故障发生时，就会产生"警告信号"。那么什么是我们身体里的警告信号呢？当我们的身体出现阴虚的症状时，身体又是如何提醒我们的呢？

(1) 年纪轻轻头发就白了好多。走在大街上我们会发现，好多年轻人已经有了白头发，这是怎么回事呢？中医认为，发为肾之华。华，就像花朵一样，头发是肾的外现，是肾的花朵。而头发的根在肾，如果你的头发花白了，就说明你的肾精不足，也就是肾虚了。这时候就要补肾气了。

(2) 老年人小便时头部打激灵。小孩和老人小便时有一个现象，就是有时头部会打一下激灵。但是老人的打激灵和小孩的打激灵是不一样的。小孩子是肾气不足以用，肾气、肾精还没有完全调养出来，所以小便时气一往下走，下边一用力上边就有点空，就会激灵一下；而老人是肾气不足了，气血虚，所以下边一使劲上边也就空了。所以，小便时一定要咬住后槽牙，以收敛住自己的肾气，不让它外泄。

(3) 17 点至 19 点发低烧。有些人认为发高烧不好，实际上发高烧反而是气血充足的表现。气血特别足的话，才有可能发高烧。小孩子动不动就可以达到很高的热度，因为小孩子的气血特别足。人到成年之后发高烧的可能性就不大了，所以，发低烧实际上是气血水平很低的表现，特别在 17 点到 19 点的时候发低烧，这实际上是肾气大伤了。

(4) 成年人了还总流口水。我们知道，小孩子特别爱流口水，中医认为，涎从脾来，脾液为"涎"，也就是口水。脾属于后天，小孩脾胃发育尚弱，因此爱流口水。但是如果成年人还总是流口水，那就是脾虚的象，需要对身体进行调养了。

(5) 迎风眼睛总是流眼泪。很多人都有迎风流泪的毛病，但因不影响生活，也就不在意。在中医里，肝对应泪，如果总是迎风流泪的话，那就说明肝有问题了。

肝在中医里属厥阴，迎风流泪就说明厥阴不收敛，长时间下去，就会造成肝阴虚，所以遇到这种情况，要及时调理，以免延误病情。

(6) 睡觉时总出汗。睡觉爱出汗在医学上称为“盗汗”。中医认为，汗为心液，盗汗多由于气阴两虚，不能收敛固摄汗液而引起，若盗汗日久不愈，则更加耗伤气阴而危害身体健康。尤其是中青年人群，面临工作、家庭压力较大，体力、精力透支明显，极有可能导致人体自主神经紊乱，若在日常生活中不注意补“阴”，则必然受到盗汗症的“垂青”。

(7) 坐着时总是不自觉地抖腿。有些人坐着的时候总是不自觉地抖腿，你也许会认为这是个很不好的毛病，是没有修养的表现，但其实说明这个人的肾精不足了。中国古代相书上说“男抖穷”，意思是男人如果坐在那儿没事就抖腿，就说明他肾精不足。肾精不足就会影响到他的思维；思维有问题，做事肯定就有问题；做事有问题，就不会成功；做事总是不成功，就会导致他的穷困。所以，中国文化强调考查一个人不仅要听其言，还要观其行。

(8) 春天了手脚还是冰凉的。有很多人到了春季手脚还是冰凉的，这主要是由于人体在冬天精气养得不足造成的。我们知道，春季是万物生发的季节，连树枝都长出来了，人的身体也处于生发的阶段，但是人体肾经循行的路线是很长的，人的手脚又处于身体的末端，如果冬天肾精藏得不够的话，那么供给身体生发的力量就少了，精气到不了四肢，所以也就出现四肢冰冷的症状了。这时候，就需要我们补肾了。

以上所说的这些现象，都是阴不足的表现，都是在警告我们要对身体状态做出改变了，否则情况就会进一步恶化，疾病也就会乘“虚”而入了。

女人滋阴从来月经那天开始

“妇人以血为本，血属阴，易于亏欠，非善调摄者不能保全也。”女性从来月经那天开始，就面临着血液亏损、阴精耗减的问题。在生育时更是如此，俗话说“一个孩子三桶血”，孩子在母亲的腹中是完全依靠母亲的血液喂养大的，整个孕期就是一个耗血失阴的过程。

中医把血液视为生命之“海”，是因为人体一时一刻也离不开它。《黄帝内经》里说：肝得到血液营养，眼睛才能看到东西（肝开窍于目）；足得到血液营养，才能正常行走；手掌得到血液营养，才能握物；手指得到血液营养，才能抓物……人体从脏腑到肢体各个层次的组织都离不开血液的营养，血液是维持人体生命活动的基本物质。

如果说生命是烛光，那么血液就像蜡烛。当一根蜡烛的蜡油减少并耗尽时，烛光将随之变得微弱以致熄灭。人的生命也是一样，随着人体血液的消耗，生命也将枯萎。血液对人体正常的生命活动至关重要，是人生下来活下去的保证。所以，女性朋友平时要加强营养，多吃高质量的补血食物，要把滋阴补血提上日程。

清淡饮食养阴，益寿延年

朱丹溪提倡淡食论，他认为清淡的饮食方可灭火祛湿，否则会升火耗伤阴精。五味过甚，就需要我们用中气来调和，这就是火气。“火”起来了自然要“水”来灭，也就是用人体内的津液来去火，津液少了阴必亏，疾病便上门了。这也验证了朱丹溪所说的“人身之贵，父母遗体。为口伤身，滔滔皆是。人有此身，饥渴存兴，乃作饮食，以遂其生。彼眷味者，因纵口味，五味之过，疾病蜂起”。

如今生活水平提高了，人们在丰盛的食品诱惑下，受到了肥胖、糖尿病、高血压、高血脂等生活方式病的威胁。为了健康，大多数人听从了医生的忠告：饮食要清淡。可到底什么是“清淡”？有些人认为，“清淡饮食”就是缺油少盐的饮食；还有些人认为，所谓清淡，就是最好别吃肉，只吃蔬菜和水果。

矫枉不能过正，这样的清淡不仅不能达到滋阴养精的目的，反而会把身体拖垮。其实朱丹溪所谓的“饮食清淡”是追求“自然冲和之味”，而不贪食“厚味”。“人之饮食不出五味，然五味又分天赋和人为，瓜果蔬菜出于天赋，具有自然冲和之味，有食而补阴之功，而烹饪调和之厚味则属于人为，有致疾伐命之毒。”

朱丹溪将食物分为“天赋”和“人为”两类，前者包括贴近自然的、未经过加工处理的食物，比如水果；经后天的处理但没有盖过食物原味的，以牛肉为例，如果放些大枣、黄豆之类的炖成汤，那么这样的食物不属于“厚味”。后者则指经过加工的、后来的味道盖过了食物原味的，还以牛肉为例，如果我们用辣椒、花椒之类的做成麻辣牛肉，那么它就属于“厚味”。此外，罐头、油炸食品，不管是蔬菜水果，还是鸡鸭鱼肉都属于人为的“厚味”，饮食清淡就要将其拒之门外。

另外，朱丹溪非常重视水果蔬菜的营养作用，在他的《茹淡论》里说：“谷蔬苹果，自然冲和之味，有食人补阴之功。”并认为蔬菜水果对防病、补益方面也有很显著的功效。现代医学也证明，人们多吃水果蔬菜，对预防各种疾病都有重要意义，如绿叶蔬菜、胡萝卜、土豆和柑橘类的水果对于预防癌症有很好的作用。每天最好吃五种或五种以上的水果和蔬菜，并常年坚持，就会使身体各方面的素质发生改变。

补阴，重视早餐

因为某种原因如今很多人养成了不吃早饭的习惯，岂不知早晨七点到九点，正是胃经当令之时，经脉气血是从子时一阳初生，到卯时的时候阳气就全升起来了，那么这个时候人体需要补充一些阴的东西了，而食物就属于阴，所以此时吃点早饭就像贵如油的春雨，它可以有效补充人体所需之阴。因此，对于阴虚体质的人来说，千万不能错过吃早饭这个补阴的良机。

有些女性怕发胖，为了减肥就有意不吃早餐，其实吃早饭是不容易发胖的，为什么这么说呢？因为上午是阳气最足的时候，也是人体阳气气机最旺盛的时候，这个时候吃饭最容易消化。另外到九点以后就是脾经当令了，脾经能够通过运化把食物变成精血，然后输送到人的五脏去，所以早饭吃得再多也不会发胖。

早饭要吃，但又该吃些什么呢？中医讲究“早吃咸晚吃甜”，因为咸入肾，早吃咸会调动人的肾精和元气，提高人的精气神，精神一整天。所以我们早饭尽量吃些咸味的东西，实在不行就喝上一杯淡盐水。

此外，要想让早上吃的食物迅速转变成血液津精，源源不断地供给全身的每一个器官，就避免饼干、面包之类的干食，因为经历了一夜的消耗，人体的各种消化液已经分泌不足，此时如果再食入饼干、面包等干食，就会伤及胃肠的消化功能，降低血液津精的生成与运输。

西方的营养学里有一种叫“要素饮食”的方法，就是将各种营养食物打成粉状，进入消化道后，就是在人体没有消化液的情况下，也能直接吸收。所以我们早饭要吃粥、豆浆之类的“流食”，以促进血液津精的生成，让人体能及时有效地得到阴的补充。

阿胶眷顾阴虚之人

对于阿胶，可能大部分人都有所耳闻，知道它是一种女性的补品。但到底什么是阿胶呢？阿胶是驴皮经煎煮浓缩制成的固体胶质。《本草纲目》记载，阿胶甘，平。归肺、肝、肾经。能够补血、止血、滋阴润燥。用于血虚萎黄，眩晕，心悸等，为补血之佳品。尤其是女性的一些病症，如月经不调、经血不断、妊娠下血等，阿胶都有很好的滋阴补血之功。因此，如果你是阴虚体质，不妨试一试阿胶。

阿胶在中医药学上已经有两千多年的历史了，其实最早制作阿胶的原料不是驴皮而是牛皮，秦汉时期的医药学著作《神农本草经》记载：“煮牛皮作之。”由于阿胶在滋补和药用方面的神奇功效，因而受到历代帝王的青睐，将其列为贡品之一，故有“贡阿胶”之称。

阿胶含有丰富的动物胶、氮、明胶蛋白、钙、硫等矿物质和多种氨基酸物质，具有补血止血、滋阴润肺等功效，特别在补血方面的作用更加突出，在治疗各种原因的出血、贫血、眩晕、心悸等症状方面也是效果卓著。

阿胶的养颜之功其实也就根基于它的补血之功，女性气血充足，表现在容貌上，也才能面若桃花、莹润有光泽。但是当今社会节奏的加快，竞争压力的加剧，很多女性过早地出现月经不调、痛经、肌肤暗淡无光、脸上长色斑等衰老迹象。只有从内部调理开始，通过补血理气，调整营养平衡来塑造靓丽女人。而补血理血的首选之食就是阿胶，因为阿胶能从根本上解决气血不足的问题，同时改善血红细胞的新陈代谢，加强真皮细胞的保水功能，实现女人自内而外的美丽。

不过，需要提醒大家的是，我们在使用阿胶时，不要服用刚熬制的新阿胶，而是应该在阴干处放三年方可食用；要在确认阿胶是真品后才可食用，以防服用以假乱真的阿胶引起身体不适。

阴虚体质养生一定要睡好子午觉

阴虚体质的人很容易失眠，对他们来说，把子午觉睡好就成了非常重要的养生原则。那么什么是子午觉呢？就是要求在每天的子时、午时按时入睡，并且要“子时大睡，午时小憩”。

中医认为，子时是23时至1时，是阴气最盛、阳气衰弱之时。这个时刻休息睡眠效果最好，睡眠质量也最高，可以起到事半功倍的效果。

午时是11时至13时，此时阳气最盛、阴气衰弱，所以午时也应睡觉。不过，阳气盛时通常工作效率最高，所以午休以“小憩”为主，只要半个小时即可。因为午睡时间太长，会扰乱人体生物钟，影响晚上睡眠。

子午觉虽好，但应注意以下几个问题：

(1) 不要在有穿堂风的地方休息。

(2) 天气再热也要在肚子上盖一点东西。

(3) 睡前最好不要吃太油腻的东西。因为这样会增加血液的黏稠度，加重心血管病变。

(4) 不要坐着或趴在桌子上睡。这会影响头部血液供应，醒后会头昏、眼花、乏力。应该舒服地躺下，平卧或侧卧，最好是头高足低、向右侧卧。

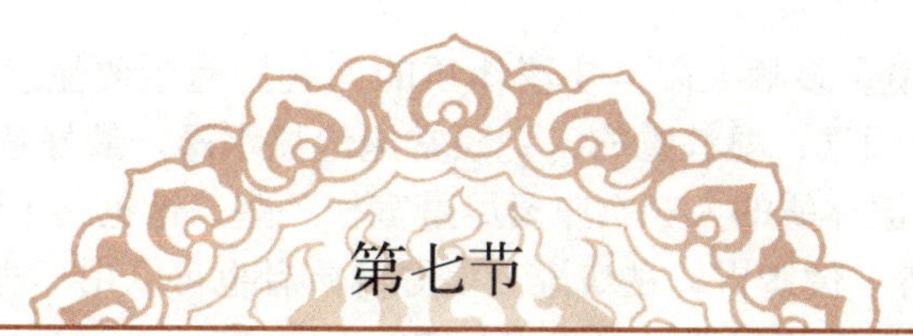

第七节

痰湿体质：祛除湿痰，畅达气血

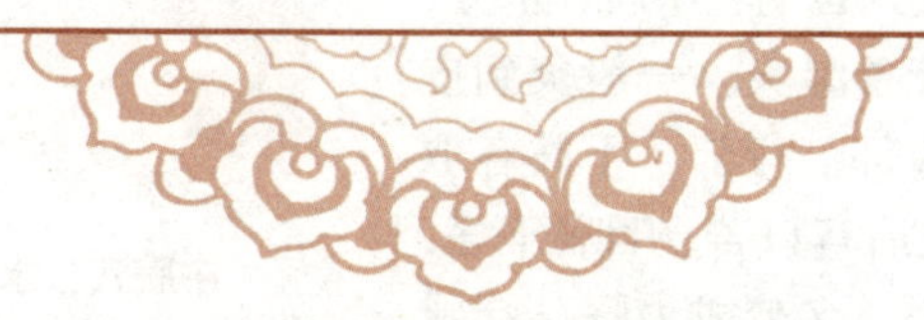

腰带越长，寿命越短

在《黄帝内经》中，把肥胖的人分成了三类，分别是脂人、膏人和肉人。其中脂人一般四肢匀称，脂肪多，肉很松软，走起路来富有弹性，属于我们前面提到的阳虚体质；肉人一般皮肉紧凑，气血充盛，肌理致密，大多属于平和体质；而膏人则专指肚子很大的胖人，这种人一般都是痰湿体质。

中医理论认为，正是由于“膏人”体内的津液代谢不够畅通，容易产生痰湿，泛溢肌肤或停滞体内，从而形成肥胖。因此，可以说大肚腩是痰湿体质最明显的标志。

中医有句话“津液不归正化”。脾主运化，喝进来的水、吃进来的食物，如不能转化为人体可以利用的津液，就会变成“水湿”，“水湿”停聚过多就成了饮，饮积聚过多，又受热邪煎炼，就成了痰。所以，这类人往往是脾出现了问题。

痰湿体质的人应当注意环境调摄，不宜居住在潮湿的环境里；在阴雨季节，要注意湿邪的侵袭。饮食调理方面少食肥甘厚味，酒类也不宜多饮，且勿过饱。多吃些蔬菜、水果，《本草纲目》上记载了一些具有健脾利湿、化痰祛痰的食物，如荸荠、紫菜、海蜇、枇杷、白果、大枣、扁豆、红小豆、蚕豆等。

痰湿体质的人宜食味淡、性温平之食物，如薏仁、茼蒿、洋葱、白萝卜、薤白、香菜、生姜等，不要吃豌豆、南瓜等食物。

痰湿体质，养生宜重“祛痰除湿”

痰湿体质人群一般是多吃、少动的一类人群。痰湿体质的人易感肥胖、高血压、糖尿病、脂肪肝等疾病。

痰湿体质的人，在生活中除了前面提到的饮食之外，还可从以下几个方面进行调理：

(1) 家居环境。多晒太阳。痰湿体质的人起居养生要注意多晒太阳，阳光能够散湿气，振奋阳气；湿气重的人，经常泡泡热水澡，最好是泡得全身发红，毛孔张开最好；痰湿体质的人穿衣服要尽量宽松一些，这也利于湿气的散发。

(2) 药物调养。健脾胃，祛痰湿。痰湿体质者也可以用一些中草药来调理。祛肺部、上焦的痰湿可用白芥子、陈皮；陈皮和党参、白扁豆合在一起，是治中焦的痰湿；赤小豆主要是让湿气从小便而走。

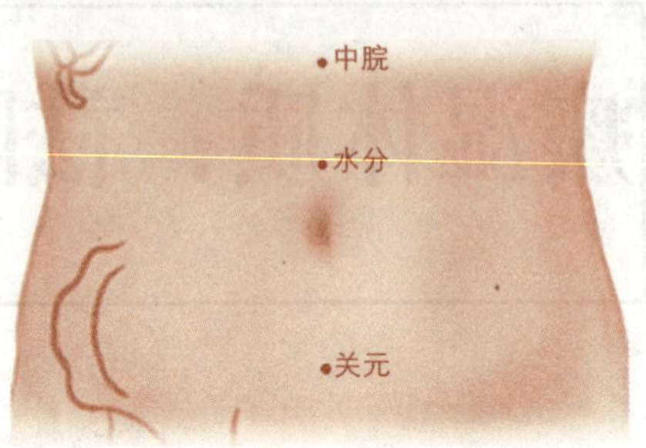

中脘穴、水分穴、关元穴的位置

(3) 经络调养。中脘、水分、关元。改善痰湿体质的主要穴位有：中脘、水分、关元等，最适合用艾条温灸，一般灸到皮肤发红发烫。每次腹部、背部、下肢各取一个穴位灸。如果灸后有口苦、咽喉干痛、舌苔发黄、大便干结、多梦或失眠，症状明显的停灸即可。

食疗方

菊花薏仁粥

材料：枇杷叶 9 克，菊花 6 克，薏仁 30 克，大米 50 克。

做法：将前 2 味药加水 3 碗煎至 2 碗，去渣取汁，加入薏仁、大米和适量水，煮粥服用。

痰湿体质，最受糖尿病的青睐

我们知道，大肚腩是痰湿体质最直观的体现，但与此同时，不知道大家注意到没有，糖尿病总是与大肚腩脱不了关系。这个道理很简单，糖尿病患者绝大部分其实就是痰湿体质。因此，在糖尿病治疗方面，还得从体质上来着手，而不是一味地服用降糖药物。

如果我们从改变体质着手，那么就可以运用一些非药物疗法来进行调治。

非药物疗法就是通过自我按摩达到调整阴阳，调和气血，疏通经络，益肾补虚，清泄三焦燥热，滋阴健脾等功效。具体手法如下：

(1) 抱腹颤动法：双手抱成球状，两个小拇指向下，两个大拇指向上，两掌根向里放在大横穴上（位于肚脐两侧一横掌处）；小拇指放在关元穴上（位于肚脐下 4 个手指宽处）；大拇指放在中脘穴上（位于肚脐上方一横掌处）。手掌微微往下压，然后上下快速地颤动，每分钟至少做 150 次。此手法应在饭后 30 分钟，或者睡前 30 分钟做，一般做 3 ～ 5 分钟。

(2) 叩击左侧肋部法。轻轻地叩击肋骨和上腹部左侧这一部位，约 2 分钟，右侧不做。

(3) 按摩三阴交法。三阴交穴位于脚腕内踝上 3 寸处，用拇指按揉，左右侧分别做 2 ～ 3 分钟。

泡脚和泡腿配合按摩效果会更好，可以增强按摩的作用，每天做 1 ～ 2 次。只要长期坚持就能有效防治糖尿病。

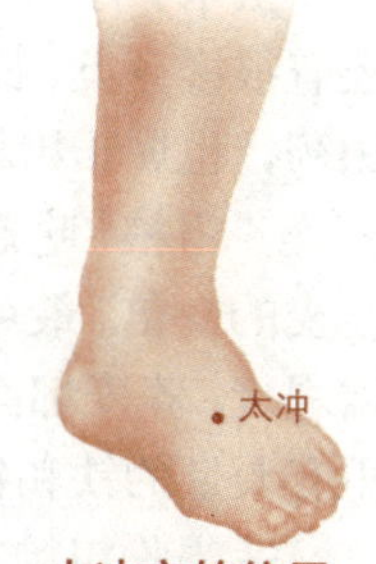

太冲穴的位置

情志不畅会加重体内痰湿

《黄帝内经》中有云：“夫百病之所始生者，必起于燥湿寒暑风雨，阴阳喜怒，饮食起居。”人在生气、动怒时，呼吸加快，肺泡扩张，耗氧量加大，肝糖原大量损失，血流加快，血压升高，心跳加速，周身都会处于正常生理机能的失控状态，这对身体的影响非常之大，如果本身是痰湿体质的，还会加重体内的痰，尤其是生闷气，更容易造成体内痰湿瘀积。

另外，还有一种情形是有气无处发的窝囊气，这种人外表看起来很有修养，好像从来不发脾气，其实心理经常处于生气或着急的状态，这种人很容易形成“横逆”的气滞，造成十二指肠溃疡或胃溃疡，严重的会造成胃出血。

既然生气这么危害人体的健康，那么，怎样才能做到不生气呢？

事实上，遇事不生气的人少之又少，做到不生气需要日常保养，需要修养身心，开阔心胸，或者寻找一种宗教信仰。当面对人生不如意时，能有更宽广的心胸包容他人的过错，把生气的念头消灭掉，如果生活或工作的环境经常会使自己生气，那就换一个环境。

不过，这种修炼需要日积月累，还有一个应急的措施就是按摩太冲穴。当你生气后，立刻按摩脚背上的太冲穴，可以让上升的肝气往下疏泄。这时这个穴位会很痛，必须反复按摩，直到这个穴位按起来不再痛为止。或者吃一些可以疏泄肺气的食物，如陈皮、山药等，也很有帮助，最简单的消气办法则是用热水泡脚，水温控制在 40℃ ～ 42℃，泡的时间则因人而异，最好泡到肩、背出汗，有的人需要半小时，血气低的人有时需要泡两个小时。

多食粗，少食细

“食不厌精，脍不厌细”是孔子《论语 · 乡党》中的话，但从营养学的角度分析，这句话是站不住脚的。我们不仅不能“食不厌精”，还要多食粗粮，这是预防疾病的有效手段。尤其是对于痰湿体质的人来说，正是太多的细粮造成了体内的痰湿，要想改变体质，必须逆向而行。

随着生活条件的改善，很多人吃着大鱼大肉、精米白面，岂不知，在你吃精白米、精白面等精细食物的同时，糖尿病、高血脂、高血压等病就会追随而来。所以，我们不如多换换口味，吃适量的粗粮。

玉米、小米、紫米、高粱、大麦、燕麦、荞麦等都属于粗粮。除了这些谷物，还有很多豆类，比如黄豆、绿豆、红豆、黑豆、芸豆、蚕豆等；另外，像红薯、土豆、山药，也属于粗粮。有些蔬菜如芹菜、韭菜，也都富含丰富的膳食纤维。

“粗粮”吃起来粗，可营养上一点都不比细粮差。比如，荞麦含有的赖氨酸是小麦的 3 倍。最可贵的是荞麦粉还含有丰富的 B 族维生素。无论热量还是营养丰富程度，荞麦都高于小麦。再比如，小米中的胡萝卜素、维生素 B 含量非常高；红薯里有大量的铁和钙；豌豆、绿豆、红小豆里则有大量的氨基酸及磷等微量元素。

适当吃粗粮有利于排便和减肥，然而，什么东西都过犹不及，吃多了也不是件好事。吃过多的粗粮，不仅仅对消化系统不利，还有一些其他的负面影响。

因此，吃粗粮要适量、合理。粗粮和细粮搭配能最好地发挥它们的作用。有部分人不宜吃粗粮，也应该注意。不宜吃粗粮的人有：

(1) 胃肠功能差的人。老人和小孩的胃肠功能较弱，太多的食物纤维会对他们的胃肠产生很大的负担。

(2) 缺钙、铁等元素的人。粗粮里含有植酸和食物纤维，它们结合形成沉淀，阻碍人体对矿物质的吸收，影响肠道内矿物质的代谢平衡。

(3) 患消化系统疾病的人。如果患有肝硬化合并食道静脉曲张或胃溃疡，进食大量的粗粮易引起静脉破裂出血和溃疡出血。

(4) 免疫力低下的人。如果每天摄入的纤维素超过 50 克，会使人的蛋白质补充受阻、脂肪利用率降低，造成骨骼、心脏、血液等脏器功能的损害，降低人体的免疫能力。

有痰咳不出，就找“瓜蒂散”

痰湿体质的人可能都会遇到这样的情形：嗓子里经常有痰堵着，无论怎么用力就是咳不出，感觉非常难受。这时候，大多数人会选择服用药物来止咳，这种做法虽然是暂时缓解了咳嗽的症状，但是却会导致大量的毒素滞留在肺部，当这些“垃圾”越积越多的时候，我们的肺功能就会受到影响，影响我们的健康。

所以，我们不但不应该利用药物来制止咳嗽，还应该主动咳嗽咳嗽，借助主动咳嗽来“清扫”我们的肺部，每天到室外空气清新的地方做深呼吸运动，深吸气时缓缓抬起双臂，然后主动咳嗽，使气流从口、鼻中喷出，咳出痰液，从而保证我们肺部的清洁。

但是，还有一种情况很令人烦恼，就是当你感觉喉咙有痰的时候，却怎么也咳不出，想咽还咽不下去，非常难受。这种情况是非常不利于毒素的排出的，那这时怎么办呢？

《丹溪心法》中有一个非常有效的方子，就是“瓜蒂散”。

瓜蒂散是将甜瓜蒂（炒黄）和同样重的赤小豆研成细末，每次用一钱匕（钱匕就使用五铢钱做匙抄药。一钱匕就是抄满一五铢钱或与钱大小相等的匙勺）和香豆豉一合同煎，可以吐出壅塞在膈上的痰涎和食滞。

药方：瓜蒂二钱，母丁香一钱，黍米四十九粒，赤小豆半钱。把这几种药材碾成末，水煎分两次服下。但是如果服一次后就吐尽痰液了，就不要再服了。

这种方法主要是通过催吐，宣发胸中阳气，自然邪去人安。假如是老年人或者体质虚弱的人，必须用涌吐剂时，可用人参芦一二钱研末，开水调服催吐。这是元代吴绶的一张方剂，叫参芦散，朱丹溪加入竹沥和服，叫作参芦饮。

假使服瓜蒂吐不止的，可用少许麝香冲服即止。

用刮痧板刮掉你的痰湿体质

痰湿体质的人多数容易发胖，而且不喜欢喝水。小便经常浑浊、起泡沫。痰湿体质的人舌体胖大，舌苔偏厚；常见的还有经迟、经少、闭经；痰湿体质的人形体动作、情绪反应、说话速度显得缓慢迟钝，似乎连眨眼都比别人慢。经常胸闷、头昏脑涨、头重、嗜睡，身体沉重，惰性较大。进入中年，如果经常饭后胸闷、头昏脑涨，这是脾胃功能下降，是向痰湿体质转化的兆头。

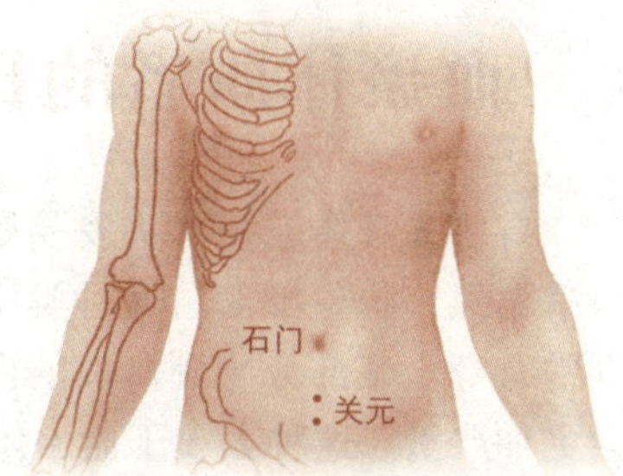

石门穴、关元穴的位置

痰湿体质的女性比较容易出现各种各样的美容困扰，比如容易发胖、皮肤经常油腻粗糙、易生痤疮等，因此女性美容一定要有六通：月经通、水道通、谷道通、皮肤通、血脉通、情绪通。

对于痰湿体质，如果采用刮痧疗法进行调治，可以采用以下方式：

⑴ 用平刮法沿肋骨走形从正中向左刮拭胁肋部脾脏体表投影区。用面刮法从上向下刮拭中府穴，上脘穴至下脘穴，石门穴至关元穴、章门穴。

⑵ 用面刮法刮拭下肢胃经足三里穴、丰隆穴至脾经阴陵泉穴、三阴穴、公孙穴。

⑶ 用面刮法刮拭肺腧穴、脾腧穴、三焦穴、肾腧穴、膀胱腧穴。

一般来说，刮痧对痰湿体质具有以下两点保健作用：

⑴ 可以振奋阳气，健脾益气，促进代谢，利湿化痰。改善痰湿体质因水湿内停积聚而引起的水湿内盛的症状。

⑵ 经常刮痧，健脾强壮阳气，预防痰湿体质好发疾病，促进痰湿体质的改善。

不过值得注意的是，痰湿体质不易出痧，只要局部毛孔微张或局部有热感即可停止刮拭。

第八节

血瘀体质：活血散瘀，疏经通络

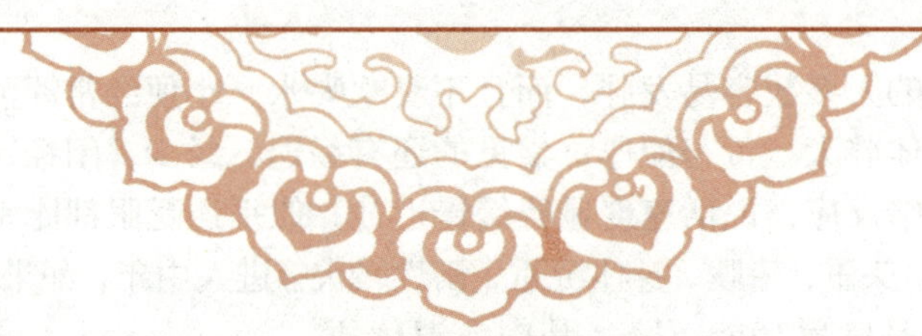

血瘀体质者的日常调理法则

有些人身体较瘦，头发易脱落、肤色暗沉、唇色暗紫、舌呈紫色或有瘀斑、眼眶黯黑、脉象细弱。这种类型的人，有些明明年纪未到就已出现老人斑，有些则常有身上某部分感到疼痛的困扰，如女性生理期时容易痛经，此种疼痛在夜晚会更加严重。这种人属于血瘀体质。

血瘀体质就是全身性的血液流畅不通，多见形体消瘦，皮肤干燥。血瘀体质者很难见到白白净净、清清爽爽的面容，对女性美容困扰很大。血瘀体质者舌头上有长期不消的瘀点。经常表情抑郁、呆板，面部肌肉不灵活。容易健忘、记忆力下降。而且因为肝气不舒展，还经常心烦易怒。

血瘀体质是由于长期七情不调、伤筋动骨、久病不愈而造成的。血瘀体质易感肥胖并发症、消瘦、月经不调、抑郁症等。

如果你是血瘀体质，在生活中可以从以下几个方面加以调养：

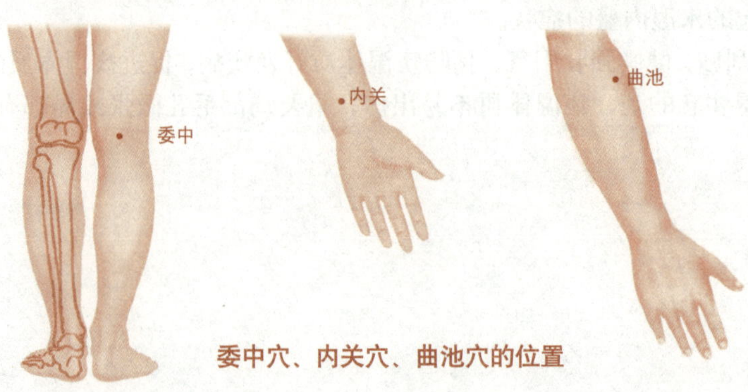

委中穴、内关穴、曲池穴的位置

1. 饮食调养：忌食凉食

血瘀体质的人多吃些活血化瘀的食物，如山楂、韭菜、洋葱、大蒜、桂皮、生姜等适合血瘀体质者冬季吃；如生藕、木耳、竹笋、紫皮茄子、魔芋等适合血瘀体质者夏天食用；适合血瘀体质者食用的海产品有螃蟹、海参等。

这里有一道特别适合血瘀体质者的佳肴：糯米酒炖猪脚。具体做法：把猪脚洗干净，斩块，先用开水焯一下去血水。锅中放糯米甜酒半瓶，起皮生姜若干块、去皮熟鸡蛋若干个、猪脚，然后加入清水。放在火上炖三四个小时。每天可以吃1～2小碗，喝酒吃猪脚、鸡蛋。阳虚、血瘀体质有痛经、月经延后、经血紫暗、乳腺增生、子宫肌瘤、黄褐斑症状的女性，吃一冬天，到春天你会发现脸红扑扑的，痛经也会明显减轻。

2. 家居环境：多运动

血瘀体质的人，要多运动。少用电脑。工作期间要每隔1小时左右走动走动。适量的运动能唤起心肺功能，被振奋，非常有助于消散瘀血。

3. 药物调治：桃红四物汤

血瘀的人可以适当地补血养阴，可以少量吃阿胶、熟地、白芍、麦冬等。用田七煲猪脚或鸡肉，如果还想补血，可以放红枣。取一只鸡大腿，放在炖盅里，放三粒红枣，再放一点田七，一起炖，一星期吃上一次，有非常好的活血作用。

血瘀体质常见于女性，女性情感细腻，容易不开心，如果不开心，郁闷，不想吃东西，可以服用逍遥丸、柴胡疏肝散等。

4. 经络调养：神阙、肝腧、委中

血瘀体质的调养，很适合针灸推拿。

如果想改善体质，常用的穴位有神阙、肝腧、太冲、曲池。它们的作用有点类似当归、益母草、田七、山楂等。

如果有月经不调等妇科问题，常用的穴位有太冲、维道、血海、三阴交等。

如果有心胸肝胆慢性病，用膈腧、肝腧、内关、日月、曲泉等穴位。

青筋暴突正是气血淤滞的结果

在生活中，我们偶尔会看到这样一些人，在他们的四肢上会暴露出一条条可怕的青筋。事实上，这些所谓的“青筋”并不是什么筋，而是人体内废物积滞过多的产物，这一条条的“青筋”正是我们的静脉血管。而这类青筋暴突的人，可能绝大部分都是血瘀体质。

人体的血管有静脉和动脉之分，人体通过动脉把心脏的血液输送到全身，通过静脉把血液回收到心脏。当静脉血液回流受阻，压力增高时，青筋常常在人体表面出现凸起、曲张、扭曲变色等。如果身体中有各种瘀血、痰湿、热毒、积滞

等生理废物不能排出体外，就会导致全身各个系统都会发生障碍，此时在脸部、腹部、脚部，特别在手掌和手背的青筋就非常明显。所以，青筋就是人体的积滞。身体内的废物积滞越多，青筋就越明显。

事实上，根据青筋的分布，我们还可以判断出不同的病情：

1. 手部青筋

⑴ 手背青筋。手背青筋提示腰背部有积滞，容易导致腰肌劳损，疲劳乏力，常见腰酸背痛，甚至出现肌肉紧张、硬结节。

⑵ 手指青筋。小孩手指青筋，提示肠胃积滞消化不良。成人手指青筋，不但提示消化系统有问题，还反映了头部血管微循环障碍，脑血管供血不足，头部不适，严重者会出现头晕、头痛、中风等。

⑶ 手掌青筋。手掌到处可见青筋，表示胃肠积滞，血脂高，血黏稠，血压高，血液酸性高，含氧量低，血液容易凝聚积滞，则容易出现头晕、头痛、疲倦乏力、身体虚弱等。

2. 头部青筋

⑴ 当太阳穴青筋凸起时，往往提示头晕、头痛；当太阳穴青筋凸起、扭曲时，表示脑动脉硬化；紫黑时，则容易中风。

⑵ 鼻梁有青筋，提示肠胃积滞，容易胃痛、腹胀、消化不良、大便不利；紫色时则情况更加严重。

⑶ 嘴角腮下有青筋，往往提示妇科疾病，带下湿重，疲倦乏力，腰膝酸软，下肢风湿。

3. 胸腹部青筋

⑴ 胸腹部青筋，往往提示乳腺增生。

⑵ 腹部青筋，即俗话说的“青筋过肚”，这已经是比较严重的积滞，一般是肝硬化的标志。

4. 下肢青筋

⑴ 膝部青筋提示膝关节肿大、风湿性关节炎。

⑵ 小腿有青筋多是静脉曲张，此病严重者往往发生腰腿疾病、风湿关节痛。

总之，人体任何地方出现青筋，不但影响外表美观，更重要的是身体废物积滞的反映，也是血瘀体质的象征。青筋的清除关键是平时要学会清血净血。一般来说，消除青筋的凸现，达到清血净血的效果，最好是平常就运用拍打和刮痧疗法。

活血通脉，改变血瘀体质的全身按摩法

在现代社会，许多人不知不觉中体质就变得很差，血液流通也会减慢，如果

此时多活动活动手脚，没事时多做做按摩，就可以保证血液流通顺畅。在《黄帝内经》三十六卷一百六十二篇中，《素问》有九篇、《灵枢》有五篇论及按摩。由此也可以看出按摩对养生，尤其是老年人养生的重要性。下面介绍一套全身按摩法。此按摩法通常从开始按摩到最后结束，从整体中分出若干节来进行。既可分用，也可合用。操作顺序由下而上，即从足趾到头部。老年人则可从上到下。

具体方法如下：

(1) 搓手。用两手掌用力相对搓动，由慢而快，到搓热手心。摩擦能调和手上血液，使经络畅通，十指灵敏。

(2) 梳头。十指微屈，以指尖接触头皮，从额前到枕后，从颞颥到头顶进行“梳头”20 次左右。

(3) 揉按太阳穴。用两手食指指端分别压在双侧太阳穴上旋转运动，按时针方向顺、逆各 10 次左右。

(4) 揉胸脯。用两手掌按在两乳上方，旋转揉动，顺、逆时针各 10 次左右。

(5) 抓肩肌。用手掌与手指配合抓、捏、提左右肩肌，边抓边扭肩，各进行 10 次左右。

(6) 豁胸廓。两手微张五指，分别置于胸壁上，手指端沿肋间隙从内向外滑动，各重复 10 次左右。

(7) 揉腹。以一手五指张开指端向下，从胃脘部起经脐右揉到下腹部，然后向右、向上、向左、向下，沿大肠走向擦揉。可以牵拉腹内脏器，使肠胃蠕动加大，促进胃液、胆汁、胰腺和小肠液的分泌，增加消化吸收作用。

(8) 搓腰。用手按紧腰部，用力向下搓到尾间部，左右手一上一下，两侧同时搓 20 次左右。

(9) 擦大腿。两手抱紧一大腿部，用力下擦到膝盖，然后擦回大腿根，往来 20 次左右。

(10) 揉小腿。以两手掌夹紧一侧小腿腿肚，旋转揉动，左右各 20 次左右。腿是担负人上体重负的骨干，是足三阳经和足三阴经的必经要路，浴腿可使膝关节灵活，腿肌增强，防止肌肉萎缩，有助于减少各种腿疾。

(11) 旋揉两膝。两手掌心各紧按两膝，先一起向左旋揉 10 次，再同时向右旋揉 10 次。膝关节处多横纹肌和软性韧带组织，恶温怕冷，经常揉膝，可促进皮肤血液循环，增高膝部温度，驱逐风寒，从而增加膝部功能，有助防止膝关节炎等难治之症。

(12) 按摩脚心。两手摩热搓涌泉穴，快速用手搓至脚心发热，先左后右分别进行。

依上各法进行全身按摩可去风邪，活血通脉，解除腰背病。如果能够长期坚持，就可坐收强身健体之功效。

打通气血，让“斑”顺水流走

在生活中，我们发现，很多老年人脸上、手上都长满了老年斑，其实这就是气血瘀滞的结果。元代名医朱丹溪说过："气血冲和，万病不生。"人身上的气血达到一种平衡、和谐、通畅、有序的冲和平衡状态，就能保持精力充沛，身心舒畅，体魄强健，益寿延年；反之，气血瘀滞就会生病。

在中医学上，"气"是个非常重要的概念，因为它被视为人体的生长发育、脏腑运转、体内物质运输、传递和排泄的基本推动能源。气不畅，主要表现为四种情况：

"气滞"——气的运动不畅，最典型的症状就是胀痛，如月经引起的小腹胀痛等。

"气郁"——气结聚在内，不能通行周身，从而造成人体脏腑的运转、物质的运输和排泄都会出现一定程度的障碍，如女性胸闷憋气、冬天经常会感到手脚冰冷等。

"气逆"——体内气上升太过、下降不及给人体造成的疾病。上升作用过强就会头部过度充血，出现头昏脑涨、面红目赤等；下降作用过弱则会饮食传递失常，如恶心、呕吐等。

"气陷"——与"气逆"相反，上升不足或下降太过。上升不足则会导致头部缺血缺氧或脏腑不能固定在原来的位置，出现崩漏、头晕、健忘、眼前发黑等；下降太过则会导致食物的传递过快或代谢物的过度排出，从而出现腹泻、小便频数等症。

讲完"气"，我们接下来讲一讲"血"。

血对人体最重要的作用就是滋养，它携带的营养成分和氧气是人体各组织器官进行生命活动的物质基础。它是将气的效能传递到全身各脏器的最好载体，所以中医上又称"血为气之母"，认为"血能载气"。

如果血亏损或者运行失常，就会导致各种不适，比如失眠、健忘、烦躁、惊悸、面色无华、月经紊乱等，长此以往必将导致更严重的疾病。

从这个角度来说，斑的产生就是气血津液不流通，未能畅行全身而郁积在上半身所致，发于脸面为色斑，发于体内则形成囊肿、炎症。

根据这一原理，关于老年斑的防治，我们可以用蜂蜜生姜水进行调理。生姜具有发汗解表、温中止呕、温肺止咳、解毒等功效，其辛温发散的作用可促进气血的运行；蜂蜜具有补中润燥、缓急解毒的作用，通过其补益作用可促进人体气血的化生，维持气血的正常运行，二者"互补互利"。

因此，中老年人可服用此水。具体做法是：取新鲜生姜片 10 ~ 15 克，用 200 ~ 300 毫升开水浸泡 5 ~ 10 分钟，待水温冷却至 60℃以下时，加入 10 ~ 15 克蜂蜜搅匀饮用。需要注意的是，加入蜂蜜时，水温不可过高；有牙龈肿痛、口腔溃疡、便秘等上火症状的朋友，不宜过多饮用。

对于黄褐斑的朋友，可常进行脸部推拿。将双手搓热后擦面，从脸部正中→下颌→唇→鼻子→额头，然后双手分开各自摩挲左右脸颊，直到脸部发红微热。这种推拿能够疏通气血，可以在一天中的任何时候做，不过清晨做效果最佳。另外，平时用红枣、薏仁米、山药煮成粥，早餐或晚餐食用均可，对补充体内气血、调理经络大有好处。

排除血内毒素的健康秘诀

从科学角度，人体血红细胞的衰老变异一般都要先于其他组织细胞的衰老病变。人的组织器官发生衰老病变，往往都伴随着血红细胞的衰老变异。而血红细胞的衰老变异又是造成相关循环障碍最直接最根本的原因。所以，从某种程度来讲，万病之源始于血。

人体正常的血液是清洁的，但环境污染的毒物，食物中残留的农药和激素，肉、蛋等酸性食物产生的酸毒，以及人体新陈代谢中不断产生的废物，都可进入血液中形成血液垃圾，使血液污浊，并最终造成血瘀体质。

污浊的血液不仅损害我们姣美的容颜，其蓄积体内还会产生异味使人臭秽不堪，甚至损伤组织器官，形成多种慢性病，如糖尿病、冠心病及高血压。更严重的是，毒素还能破坏人体免疫功能，使人体正常细胞突变，导致癌症的发生。可见，想要健康长寿，净血就显得非常重要了。

你也许想象不到，前面我们提到的蔬果汁，就是净化血液的首选。你肯定要问哪种蔬果汁效果显著？应该怎么做呢？那么，向大家介绍一种胡萝卜综合蔬果汁。

材料：胡萝卜 1 根，番茄 1 个，芹菜 2 根，柠檬 1 个。

做法：胡萝卜与柠檬去皮，与其他材料一起榨汁饮用。

胡萝卜汁内含有大量的胡萝卜素，这种物质在人体内会转化成维生素 E，进而清除人体自由基，并阻碍其生成，提高机体免疫能力，预防肿瘤、血栓、动脉粥样硬化及抗衰老等功能。番茄性甘、酸、微寒，能生津止渴，健胃消食，凉血平肝，清热解毒，净化血液。两者与芹菜、柠檬合制成汁，可降低胆固醇，净化血液。因此，建议大家常喝这种蔬果汁。

导引，让气血畅行无阻

我国古代中医学家一般认为，导引是一种肢体、筋骨、关节的活动，能够引导体内气机趋向平和，活动肢体使其柔软，最终使人“骨正筋柔，气血以流”。尤其是对于血瘀体质的人，具有很好的保健效果。

“导引”是一项以肢体运动为主、配合呼吸吐纳的养生方式，源于上古的舞蹈动作。春秋战国时期，出现了“熊经”“鸟伸”等术势。例如，《庄子·刻意篇》里记载：“吹响呼吸，吐故纳新，熊经鸟伸，为寿而已矣。此道引之士，养形之人，彭祖寿考者之所好也。”马王堆三号汉墓出土《导引图》的 40 多种姿势，便是先秦导引术的总结。早期的导引实际上包括了气功和按摩，隋唐以后，气功、按摩逐渐从导引中分离出来。导引作为一种独具特色的养生方法，历代皆有发展，代表流派如周代王子乔始创的赤松子导引法、唐代高僧鉴真所创的鉴真吐纳术、宋代高僧广渡始创的广渡导引术和清代曹廷栋创设的老人导引法等。

导引属于中国传统的养生运动，它不同于现在的某些以展示人体极限能力为目的的竞技体育项目。竞技必须竭尽全力，因而在运动中难免会受到损伤。因此，竞技体育与养生锻炼并不相同。中国传统的养生原则，讲究“闲心”(精神要悠闲)、“劳形”(形体要运动)。

导引正是为“闲心”“劳形”而设。就“劳形”而言，又必须“常欲小劳，但莫大疲”，也就是说要轻微运动，不要精疲力竭。在这一点上，导引锻炼与印度瑜伽等锻炼方法有一定的相似之处，两者都是通过缓慢平静的动作，使身体各部分的肌肉、关节得到充分锻炼。高明的瑜伽师，其肢体柔软如婴儿，这完全符合中国古代老子的养生思想，“人之生也柔弱，其死也坚强，万物草木之生也柔弱，其死也枯槁”。可见，柔软意味着生命力旺盛，僵硬意味着机体趋向老化。人体衰老的先兆之一就是关节僵直、活动欠佳，甚至步履蹒跚、老态龙钟。因此，中国的导引、印度的瑜伽，都是为柔筋软体而设，并不追求肌肉发达，力量强大。

至于“骨正”，是为了纠正人们日常生活中形成的躯体“不正”现象。人体就好比一栋房屋，骨骼就是这栋房屋的梁柱，而脊柱就相当于房屋的大梁。人们在日常生活中，常因各自的生活习惯，或外力的因素而产生一些特殊动作。久而久之，人体骨骼就会出现歪斜而导致某些疾病的发生，导引则是最好的矫正骨骼的运动方法。导引的正骨作用，是通过自我舒缓的动作实现的，不需要强大外力的参与。许多民间喜闻乐见的体育活动，如八段锦、易筋经等，都属于导引的范畴。

这些锻炼方法的共同特点是动作和缓自如，可以最大限度地活动筋骨、肌肉、关节而不易造成损伤；可以促使血液循环平稳和缓(而非处于兴奋状态)、组织器官大量吸收氧气，却不会使心脏跳动剧烈，血压突然升高，新陈代谢突然加快。因此，导引是老幼皆宜的运动良方，只要按一定的方法和缓地运动肢体关节，使全身气血流畅，就能够达到导引的效果。

第九节

气郁体质：行气解郁，疏肝利胆

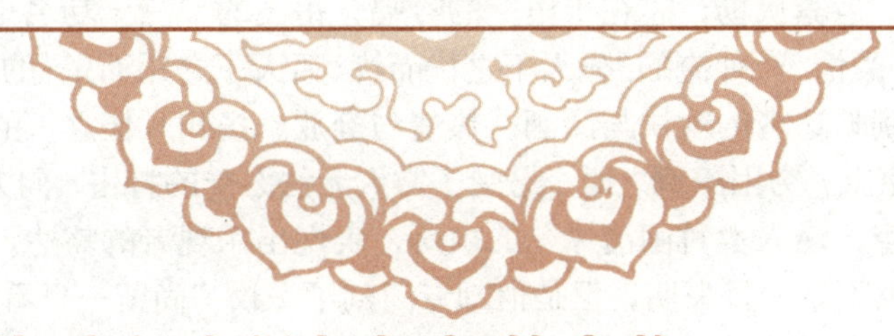

气郁体质多吃行气解郁的食物

气郁体质者会经常莫名其妙地叹气，较容易失眠，气郁者大多大便干燥。气郁者性格内向，一般分为两种：一种是内向的同时，情绪平稳，话不多，所谓的“钝感力”，让人感觉比较温和迟钝；一种是内向话少，但是心里什么都清楚，而且非常敏感，斤斤计较。

气郁体质的女性月经前会有比较明显的乳房胀痛和少腹胀痛。有的月经前特别明显，不小心碰到那里的皮肤都感觉疼。

气郁体质经常出现在工作压力比较大的白领阶层、行政工作人员、管理人员中。有的也可能跟幼年生活经历有关，比如说父母离异、寄人篱下等。气郁体质者易患抑郁症、失眠、偏头痛、月经不调等。

气郁的人应多吃一些行气解郁的食物，如佛手、橙子、柑皮、香橼、荞麦、韭菜、大蒜、高粱、豌豆等，以及一些活气的食物，如桃仁、油菜、黑大豆等，醋也可多吃一些，山楂粥、花生粥也颇为相宜。忌食辛辣、咖啡、浓茶等刺激品，少食肥甘厚味的食物。

食疗方

甘麦大枣粥

材料：准备小麦 50 克，大枣 10 枚，甘草 15 克。

做法：先煎甘草，去渣，后入小麦及大枣，煮粥。

用法：空腹服用。

畅达情志为气郁体质者的养生准则

对于气郁体质来说，最重要的莫过于畅达情志了。清代医学家吴尚先曾经说过："七情之病，看花解闷，听曲消愁，有胜于服药者也。"近代养生家丁福禄也曾说："欢笑能补脑髓，活筋络，舒血气，消食滞，胜于服食药耳，每日须得片刻闲暇，逢场作戏，口资笑乐，而益身体也。"由此可见，要想身体健康，保持乐观健康的心态很重要，药和营养品只起到外因作用，乐观健康的心态才是健康的内因。

那么，我们如何才能做到乐观呢？自古以来许许多多的仁人志士、文人墨客给我们做出了榜样。

曹操的"老骥伏枥，志在千里"的吟唱，岳飞的"三十功名尘与土，八千里路云和月"的豪情，范仲淹的"先天下之忧而忧，后天下之乐而乐"的忧国忧民思想，让我们感受到旷达者的欢快与潇洒、热情与豪放。扬州八怪之一的郑板桥在削官为民，两手空空，穷困潦倒之时，忍受了常人无法忍受的打击，向人们展示了"宦海归来两袖空，逢人卖竹画清风"的坦荡，表现出乐观者的豁达。同是扬州八怪之一的汪士慎不幸一目失明，但是他却专门刻了一枚"尚留一目看梅花"的闲章，以极大的热情去对待生活。

心理学家指出，以下六种方法可以帮助气郁体质者保持乐观的心态：

(1) 豁达法。人有很多烦恼，心胸狭窄是主要原因之一。为了减少不必要的烦恼，一个人应该心胸宽阔，豁达大度，遇到事情不要斤斤计较。平时要开朗、合群、坦诚，这样就可以大大减少不必要的烦恼了。

(2) 松弛法。具体做法是被人激怒以后或感到烦恼时，应该迅速离开现场，进行深呼吸，并配合肌肉的松弛训练，甚至还可以进行放松训练，采用以意导气的方法，这样就可以逐渐进入佳境，使全身放松，摒除内心的私心杂念。

(3) 制怒法。要有效地制止怒气是不容易的。就一般情况而言，克制怒气爆发主要依靠高度的理智。比如在心中默默背诵传统名言"忍得一日之气，解得百日之忧""将相和，万事休""君子动口不动手"，等等。万一克制不住怒气，就应该迅速离开现场，在亲人或朋友面前发泄一番。倾诉愤愤不平的怒气之后，自己应该尽快地平静下来。

(4) 平心法。一个人应该尽量做到"恬淡虚无""清心寡欲"，不要被名利、金钱、权势、色情等困扰，要看清身外之物，还要培养广泛的兴趣爱好，陶冶情操，充实和丰富自己的精神世界。应该经常参加一些有益于身心健康的社交活动和文体活动，广交朋友，促膝谈心，交流情感，也可以根据个人的兴趣和爱好来培养生活乐趣。每个人都应该做到劳逸结合，在工作和学习之余，常到公园游玩或到郊外散步，欣赏一下乡野风光，体验一下大自然的美景。

(5) 心闲法。有一句话这样说，"眼底无私天自高"，一个人只要有闲心、闲意、闲情等，就可以消除身心疲劳，克服心理障碍，保持健康的心态。

(6) 健忘法。忘记烦恼，可以轻松地面临再次的考验；忘记忧愁，可以尽情地享受生活所赋予的种种乐趣；忘记痛苦，可以摆脱纠缠，体味人生中的五彩缤纷。忘记他人对你的伤害，忘记朋友对你的背叛，忘记你曾被欺骗的愤怒、被羞辱的耻辱，你就会觉得自己已变得豁达宽容，活得精彩。

改善气郁体质的 14 项规则

气郁体质的人，一般都会表现出不同的抑郁状态，如果症状轻微的话，可以尝试自己来进行改变。以下将介绍 14 项规则，认真遵守，气郁症状便会逐渐消失。

(1) 遵守生活秩序，从稳定规律的生活中领会生活情趣。按时就餐，均衡饮食，避免吸烟、饮酒及滥用药物，有规律地安排户外运动，与人约会准时到达，保证 8 小时睡眠。

(2) 注意自己的外在形象，保持居室整齐。

(3) 即使心事重重，沉重低落，也试图积极地工作，让自己阳光起来。

(4) 不必强压怒气，对人对事宽容大度，少生闷气。

(5) 不断学习，主动吸收新知识，尽可能接受和适应新的环境。

(6) 树立挑战意识，学会主动解决矛盾，并相信自己会成功。

(7)遇事不慌，即使你心情烦闷，仍要特别注意自己的言行，让自己合乎生活情理。

(8) 对别人抛弃冷漠和疏远的态度，积极地调动自己的热情。

(9) 通过运动、冥想、瑜伽、按摩松弛身心。开阔视野，拓宽自己的兴趣范围。

(10) 俗话说：“人比人，气死人。”不要将自己的生活与他人进行比较，尤其是各方面都强于你的人，做最好的自己就行了。

(11) 用心记录美好的事情，锁定温馨、快乐的时刻。

(12) 失败没有什么好掩饰的，那只能说明你暂时尚未成功。

(13) 尝试以前没有做过的事，开辟新的生活空间。

(14) 与精力旺盛又充满希望的人交往。

远离抑郁，学会自己找乐

清初医家陈士铎重视七情致病，他认为郁生诸疾，这里的“郁”指抑郁。一般来说，气郁体质很容易产生抑郁情绪，而反过来心情抑郁对身体也是有很大的影响的。心情不好，就中医来说，就是“气滞”，则会引起气行不畅，气不行则血不行，气血不行，则会出现“气滞血瘀”“气血亏虚”等症状，这些症状出现后就会引起身体各脏器功能紊乱，身体的各种疾病也就产生了。

抑郁对身心健康不利，要长寿就要远离抑郁，学会快乐，下面的方法值得借鉴：

(1) 读书找乐。古人说：“至乐莫如读书。”通过读书来获得快乐，这是古今中外很有效的好方法。读书是一种特殊的心灵交流，是在跟圣人交谈。只要能够细心品尝，就一定能回味无穷。

(2) 助人为乐。做一件好事，就建了一座桥梁；“救人一命，胜造七级浮屠”。希望工程在向你招手：救助一个失学儿童，你就是在为国家分忧……只要真诚付出，就会快乐绵绵。

(3) 运动添乐。无论是工地上的体力劳动者，还是办公室里的脑力劳动者，都应该积极参加体育锻炼。在运动之中，虽然大汗淋漓，却格外酣畅。

(4) 交友融乐。与你的朋友分享你的快乐和痛苦，这样痛苦就只剩一半，快乐会成为两倍。没有朋友，你是孤独的，有了友谊，你就会快乐。

气郁与阳痿的恶性循环

生活在现代社会中的人们，每天要面对各种压力。在不安、焦虑中生活，是现代人的特征，而神经衰弱可说是现代病的一种。精神性阳痿就是典型性例子。

精神性阳痿有以下一些特点：夫妇感情冷淡、焦虑、恐惧、紧张，对性生活信心不足，精神萎靡、性交干扰及过度疲劳等。患精神性阳痿者，城市人数远比农村中要多，三四十岁的人更易患此病，但是现在连二十几岁的青年人也有很多患精神性阳痿的。人类为何会患精神性阳痿？

这是因为，在生活中的各种压力之下，造成人们气郁、气滞，于是在进行性生活过程中，血液便无法聚集起来，从而造成阳痿。与此同时，男人在阳痿之后，更易产生失败感，反过来更抑郁，久而久之便形成气郁体质。先是因郁致痿，然后又因痿致郁，对于男人来说，这的确是一个恶性循环。

那么，怎样才能消除这种恶性循环呢？首先，要除去焦躁，使身体气血畅通无阻，使身体和精神都舒畅。一般来说，指压肩外腧和手三里就可奏效。

肩外腧位于背部第一胸椎和第二胸椎突起中间向左右各 4 指处。指压此处对体内血液流畅、肩膀僵硬、耳鸣非常有效。指压要领是保持深吸气状态，用手刀劈。在劈的同时，由口、鼻吐气，如此重复 20 次。

手三里位于手肘弯曲处向前 3 指。指压此处除对精神镇定有效之外，对齿痛、喉肿也很有效。要领同前，重复 10 次。

另外，指压上述两穴时，最好先将手搓热，以便收到治疗精神性阳痿的效果。

除此之外，再向大家推荐几则治疗阳痿的古方，希望能对大家有所帮助：

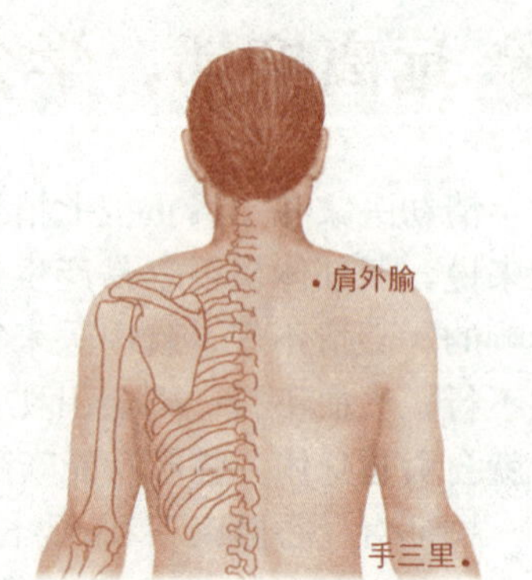

肩外腧穴、手三里穴的位置

(1) 赞育丹。熟地黄 250 克，肉苁蓉、巴戟天、淫羊藿、杜仲各 120 克，蛇床子 60 克，韭菜子 120 克，当归 180 克，仙茅 120 克，附子 60 克，白术 250 克，枸杞子 180 克，山茱萸 120 克，肉桂 60 克。上药研成细末，炼蜜为丸，如梧桐子大。每次 10 克，温开水送下，一日 2 次。治疗房事过度，命门火衰，肾精不足，阳痿早泄，面色苍白，精神萎靡，头晕耳鸣，腰膝酸软，畏寒怕冷，舌淡苔薄白，脉沉细，亦治阳虚精少所致的不育。

(2) 秃鸡丸。肉苁蓉、五味子、菟丝子、远志各 3 份，蛇床子 4 份。上药捣筛为散，或做蜜丸，如梧桐子大。散剂，每次 1 克，空腹温酒调下，每日 2 ~ 3 次；丸剂，每次 5 丸，每日 2 次。这味药可以补肾助阳，固精安神。治疗肾衰精亏，心神失养所致的阳痿不起，性欲低下，心悸怔忡，失眠多梦，舌淡脉细。

(3) 二地鳖甲煎。熟地、生地、菟丝子、茯苓、枸杞子、金樱子各 10 克，鳖甲（先煎）、牡蛎（先煎）各 20 克，丹皮、丹参、天花粉、川断、桑寄生各 10 克。水煎。每日 1 剂，分 2 次服用。这味古方可以滋阴降火，治疗阴虚火旺所致的阳痿。症见阳物能举，但临事即软，腰膝酸软，心悸出汗，精神紧张，口渴喜饮，溲黄便干，舌红苔少，脉细数。

顺利度过更年期气郁综合征

对于女性更年期综合征，我们都不陌生，然而很多人并没有意识到，所谓的更年期综合征恰恰就是气郁体质造成的。

女性性腺卵巢，大约 35 岁即开始生理性退化，使雌激素的分泌逐渐减少，这一时期医学称作围绝经期。在随后时期，女性开始进入更年期，并出现更年期综合征，主要表现是妇女因卵巢功能逐渐衰退或丧失，以致雌激素水平下降所引起的以自主神经功能紊乱代谢障碍为主的一系列症候群，如易激动、易流泪、焦虑、消沉、抑郁、多疑、失眠、记忆力减退、注意力不集中等，而这些正是气滞、气郁的结果。

花开花谢自有期，新陈代谢是不以人的意志为转移的客观规律，更年期是人生中的一站，宛如列车的一次转弯，发生点颠簸、不够平衡是不足为怪的，没有必要害怕更年期出现的种种变化。只要在心理上做好充分的准备，就能顺利地度过更年期，迎接人生的第二个春天。

要注意乐观开朗、情绪疏导、动静结合。同时，对更年期的生理与心理异常反应，要及时就医，求得答案，在医生指导下进行调整。否则，郁郁寡欢，疑心重重，可能会削弱机体的抵抗力，影响身心健康。对于更年期的人，家人的关怀和理解非常重要。做儿女的，不妨用自己的青春气息感染父母的情绪，帮助缓解其心中的抑郁情绪。在某件小事上遇到矛盾，或是老人唠叨的时候，千万别顶嘴，不妨让着点，或者避开矛盾的锋芒，说点高兴的事情转移一下他（她）的注意力。

另外，值得注意的是，更年期综合征并不是所有更年期人们所共有的，而仅是在一部分人身上出现。对于这些人最重要的就是要正确认识更年期所出现的这些情绪变化和心理问题。更年期的某些情志、生理与心理的失调是暂时性的、功能性的，因此不要惊恐不安。精神乐观、情绪稳定是顺利度过更年期最重要的心理条件。心理决定生理，当你的心理健康了，发生疾病的机会也就少了。

第十节

特禀体质：益气固表，养血消风

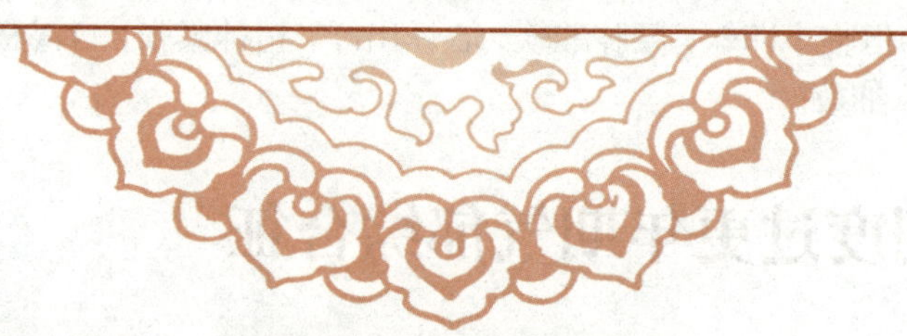

过敏体质，健康的危险信号

人类几十万年已经形成的和环境相容的基因组成已经面临着生存环境骤变的巨大挑战。在近50年中，人类面临的各类疾病——癌症、心血管疾病、呼吸道疾病、消化道疾病……都呈现出异常的增长。现在变态反应，即过敏——这个能够发生在人体各个器官、累及到人体各种组织的疾病已经越来越频繁地出现在我们面前。

现代中医体质学把过敏作为一种独立的体质（即特禀体质），足见其对人类健康的影响有多么严重。那么，过敏能让人体有什么样的症状呢？根据每个人不同的调节状况，过敏原内源性和外源性的不同，过敏能够导致不同的病症。

(1) 过敏性鼻炎常年或者季节性发作，一连几十个喷嚏，鼻黏膜分泌物不断、鼻塞，不仅严重影响工作、学习、休息，还有可能发生癌变。

(2) 过敏性哮喘。

(3) 荨麻疹和湿疹也是让人觉得痛苦的一类疾病，能让人无法正常地工作、休息。

(4) 食物性过敏原能让人的肠道长期受过敏原刺激，改变肠道黏膜组织结构，使人体处于长期的免疫负担下，极易导致人体各种慢性疾病的发生。

(5) 过敏性紫癜也是近年常见病，多见于儿童、妇女。

(6) 牛皮癣也是和变态反应关联十分紧密的疾病。

除此之外，小儿多动症、部分癫痫病人、长期偏头痛、各种慢性肠道疾病、各种慢性口腔疾病都和过敏有着直接的关系！对内源性过敏原，常能够导致人体的自身免疫性疾病，也就是风湿病，包括系统性红斑狼疮、皮肌炎、多发性肌炎、强直性脊椎炎、干燥综合征等疾病。现在常见的变态反应疾病有50多种了。

如果你本身是过敏体质，那么就必须知道一些有关过敏的常识。当然，最主要的还是要认识什么是致敏原。从医学上来讲，可以引起过敏反应的物质就叫致敏原。常见的致敏原主要有食物、化学物质或是环境中的某些成分等。

(1) 食物。任何食物都可能是诱因，但最常见的是：牛奶、鱼、虾、肉、蛋、豆子和干果，因为这类食物中含有丰富的蛋白质。

(2) 化学物质。服用了青霉素、阿司匹林、巴比妥、抗抑郁药、疫苗等药物，或食用了被药物污染的肉类，可引起过敏症状。此外，由于食品加工业的发展，大量食品中含有添加剂、保鲜剂、食物色素、抗氧化剂，这些也是不容忽视的致敏原。

(3) 环境成分。空气中的花粉、柳絮、尘螨或农田中的农药挥发物可被吸入鼻腔，引起强烈的刺激、流涕、咳喘等症状。

(4) 皮肤接触物。某些内衣纤维材料、有刺激性的化妆品、各种射线，包括过强的阳光中的紫外线照射。

虽然过敏的症状变幻莫测，来去无常，但许多有过敏症的人都有类似的经历：休假、旅游时心情轻松愉快，经常发作的过敏就会放你一马，即使偶尔来拜访一下，症状也很轻微，而且很快就会好转。但如果赶上考试、出差、工作忙碌，过敏症就缠上你了，会十分严重而且迟迟不愈。人的情绪变化与免疫系统有着非常密切的联系，因而也会对过敏症状有影响。所以，当过敏症发作的时候，还是好好休息一下，让自己情绪放松，早点痊愈。

皮肤过敏者的注意事项

过敏体质最常见的莫过于皮肤过敏。从医学角度讲，皮肤过敏主要是指当皮肤受到各种刺激，如不良反应的化妆品、化学制剂、花粉、某些食品、污染的空气，等等，导致皮肤出现红肿、发痒、脱皮及过敏性皮炎等异常现象。对皮肤过敏的人来说，就要在生活中加强注意，尽量避开致敏原。因此，应当做到以下几点：

(1) 要远离过敏原。因为过敏症状会永远存在，不可能根治，只能随时小心防范，避免接触有可能导致过敏的过敏原。

(2) 要清楚了解你所使用的护肤品和它们的用法。避免使用疗效强、过于活性和可能对皮肤产生刺激的物质。过度、不当地使用强效清洁用品会破坏皮肤表层天然的保护组织；过于活性、能使血液循环加速的化妆品也会刺激皮肤造成伤害。洗脸不要用药皂等皂性洗剂，因界面活性剂是分解角质的高手，要极力避免。最好使用乳剂，或非皂性的肥皂，可以调节酸碱度，适应肌肤。磨砂膏、去角质剂等产品更应该敬而远之。采用简单的洁肤、爽肤、润肤程序。

(3) 平时应多用温水清洗皮肤。在春季花粉飞扬的地区，要尽量减少外出，避免引起花粉皮炎。可于早晚使用润肤霜，以保持皮肤的滋润，防止皮肤干燥、脱屑。

(4) 强化肌肤的抵抗力也是有效的基本对策。例如，睡眠充足、饮食充足均衡、情绪和谐、减少皮肤的刺激等。轻微的过敏只要处置得当，很快便会恢复，严重时则要迅速就医。

(5) 不要擅自用药。未经皮肤科医生诊断，不要自行到药店购买副肾皮质激素软膏使用，这是伤害皮肤的做法。因为它对抑制炎症虽然有效，但长时间使用会产生副作用而危及健康。

(6) 在饮食上，要多食新鲜的水果、蔬菜，饮食要均衡，最好包括大量含丰富维生素 C 的生果蔬菜和任何含维生素 B 的食物。饮用大量清水，除了各种好处外，它更能在体内滋润皮肤。平时自制一些营养面膜，如黄瓜汁面膜、丝瓜汁面膜、鸡蛋清蜂蜜面膜等，以逐步改善皮肤状况，获得皮肤的健美。

(7) 随身衣物要冲洗干净，残余在衣物、毛巾中的洗洁精会刺激皮肤。

(8) 睡眠具有美容的功效，每天 8 小时的充足睡眠，是任何护肤品都不能代替的。

(9) 运动能增进的血液循环，增强皮肤抵抗力，使身体进入最佳状态。

特禀体质者慎用寒性食物

《本草纲目》里说，寒性食物有助于清火、解毒，可用来辅助治疗火热病症。所以面红目赤、狂躁妄动、神昏谵语、颈项强直、口舌糜烂、牙龈肿痛、口干渴、喜冷饮、小便短赤、大便燥结、舌红苔黄燥、脉数等实火病症，都可以选用一些寒性食物，有助于清火祛病，但脾胃虚弱的人不宜多食寒性食物。此外，还有一类人群也不适合寒性食物，那就是过敏性体质的人。一位过敏性鼻炎患者一次多吃了一些猕猴桃，结果早上一起床就不停地打喷嚏、流鼻水，浑身不适，鼻炎又犯了。而让他犯病的原因，就是多吃了一些猕猴桃。

《本草纲目》记载猕猴桃性味甘酸而寒，是典型的寒性食物。某位中医曾经做过一个寒性食物对过敏性体质人的影响的研究。通过观察 197 名患者，发现吃太多凉寒性食物的人，体内过敏免疫球蛋白数值都会比较高，鼻炎状况也相对比较严重。由此说明，过敏性体质要慎用寒性食物。

《本草纲目》中常见的寒性食物有苦瓜、番茄、荸荠、菱肉、百合、藕、竹笋、鱼腥草、马齿苋、蕨菜、荠菜、香椿、莼菜、黑鱼、鲤鱼、河蟹、泥螺、海带、紫菜、田螺、河蚌、蛤蜊、桑葚、甘蔗、梨、西瓜、柿子、香蕉等。如果你是过敏性鼻炎患者，或者属于过敏性体质，经常产生一些过敏性反应，就一定要少吃或者忌吃这些寒性食物。

这类人群想改善体质可以多吃鸡等温补类食物，水果方面要吃些龙眼、荔枝等，对本身过敏性鼻炎的患者有滋补功效。

出外踏青要防花粉过敏

每到春暖花开时节，人们都喜欢到郊外踏青，但是这个时候，有些人会出现一些不适，如打喷嚏、头痛、流眼泪、胸闷、哮喘等，这是一种过敏体质常见的症状——花粉症，也叫花粉过敏。所以，当外出去郊外踏青、赏花、沐浴春天温暖的阳光时，千万要警惕花粉、尘埃等过敏原，以免给自己带来不必要的痛苦和不适。

如果出现没有原因的干咳、胸闷，继而出现典型的喘鸣，持续时间数分钟到数小时，随后可咳出少许痰液，哮喘迅速缓解，和正常人一样，就很可能是患了花粉性哮喘。

花粉性哮喘与吸入外界的某些过敏原（包括各种风媒花粉、尘埃、螨类）有关，特点是发病有明显的季节性，尤以春季多见。如果不加以正确有效地避免和预防，轻者可导致哮喘病的复发，重者可危及生命。

对于花粉性哮喘，大家要给予足够的重视，去医院接受正规治疗，以防延误治疗时机。

虽然春季性皮炎产生的原因很多，但最主要的是花粉过敏。春季，许多植物开花后，花粉弥漫在空气中，黏附在人体上，与皮肤接触后会产生变态反应。

易在春季发生过敏的人，一定要注意皮肤保护，以减少过敏性皮炎的产生，特别是因花粉引起过敏者，应尽量减少外出，更不要到树木花草多的公园或野外；遇干热或大风天气，可关闭门窗，必须开窗时应换纱窗，以阻挡或减少花粉进入；外出要尽量避免风吹日晒，防止紫外线的过度照射，以防破坏皮肤的脂质保护层。产生过敏现象后，千万不要依赖激素类药物治疗，以免形成激素依赖性皮炎，造成更大的痛苦。

春季产生的过敏症状特别严重者应该在医生的指导下进行药物治疗，也可自配一些简单易行的抗过敏敷剂，如将剥了皮的香蕉与息斯敏捣烂后混合搅匀，在面部做半小时的面膜，就可达到抗过敏的效果。

特禀体质补充维生素要慎重

每个人的体质都是不一样的，一些人服用维生素后会出现过敏症状。研究发现，B族维生素、维生素E和维生素C易成为引发维生素过敏的罪魁祸首。

(1)B族维生素导致过敏。B族维生素是中国居民普遍缺乏的维生素之一，大概有30%的人都不同程度地缺乏B族维生素。在补充B族维生素后，一些人会出现过敏反应，尤其是那些有过药物性过敏经历的人，在服用B族维生素2～3天后，面部及全身皮肤出现弥漫性红色斑样丘疹，局部皮肤会出现瘙痒、发红、轻度肿胀，口唇肿胀、灼热，口腔周围出现红斑等情况，就是B族维生素导致过敏的表现。所以，当你真的需要B族维生素时，千万不要自己盲目购买和服用复合B族维生素，还是先征求医生的意见。

(2)维生素E导致过敏。维生素E可以内服，还可以外用，比如，许多女孩子就把它直接涂抹在脸部，或者加入面膜中，对皮肤大有好处。但不是所有人都能“享受”维生素E的美容待遇，而是以皮肤红肿、出现白色的小粉粒等“丑容”

行为来回报维生素E。如果你要用维生素E美容，最好先把其涂抹在胳膊上，试一试自己是否有过敏反应，然后再使用到脸上。

(3) 维生素C导致过敏。在维生素家族中，维生素C是抗过敏效果最好的。但是有人会出现维生素C过敏的症状，比如皮疹、扰乱正常呼吸等。在使用维生素之前，许多人都不知道自己是过敏体质。当过敏产生之后，立即停用维生素是摆脱过敏的最好办法。为了避免维生素过敏反应，还是尽量采取从食物中摄取维生素的方式。在服用维生素之前，最好去医院检查一下自己是否属于过敏体质，才能避免在补充维生素时出现不良反应。

如何让过敏性鼻炎不“过敏”

每到秋、冬季节，因为天气逐渐转冷，气温开始下降，所以过敏性鼻炎的发生率也大幅上升，那么，我们该怎样应对令人心烦的鼻炎呢？

西医认为，过敏性鼻炎主要包括鼻痒、打喷嚏、流清涕、鼻塞四种常见症状，对它们通常是采取药物治疗的方法；而在中医理论中，是没有过敏性鼻炎这一说法的，中医认为它其实只是身体在排除寒气时所产生的症状。

当寒气入侵人体时，只要这个人的血气能量足够，他就有力量排除寒气，于是就会出现打喷嚏、鼻塞等症状，但这时我们却通常采用药物治疗来将身体这种排寒气的能力压制下去，虽然症状没有了，但是那些寒气还是存在身体里，身体只有等待血气能量更高时，再发起新一波的排除攻势，但是，多数时候患者又用药将之压了下去，就这么周而复始地进行着，很可能反反复复多次所对付的都是同一个寒气。如果这种反复的频率很高，间隔的时间也很短，就成了过敏性鼻炎。

所以，我们在治疗过敏性鼻炎时，首先要使血气能量快速提升。在血气能量提升至足够驱除寒气的水平时，人体自然会开始进行这项工作。这时候最重要的是不应该再使用抗过敏的药或感冒药，单纯地将症状消除，将寒气仍留在身体里，而应该让人体集中能量将寒气排出体外。对于病发时打喷嚏、流鼻涕等不舒服的症状，只有耐心地忍受，让寒气顺利地排出体外，过不了多久，过敏性鼻炎就会得到治愈。

哮喘，特禀体质最常见的症状

哮喘是一种常见的呼吸道疾病，被世界医学界公认为四大顽症之一，被列为十大死亡原因之最。据估计，目前，全世界有1.5亿～2亿人罹患哮喘病，而且这个数字还在继续增加，每年死于哮喘病的人达18万。我国有2500多万人患有此病。它是严重危害人们身心健康、减弱劳动能力的一种疾病，而且难以得到根治。1998年12月11日已经被命名为第一个世界哮喘日，借此引起公众对哮喘病的重视。

哮喘是一种慢性支气管疾病，患者的气管因为发炎而肿胀，呼吸管道变得狭窄，因而导致呼吸困难。它可以分为外源性及内源性两类，其中外源性哮喘常见于特禀体质，是患者对致敏原产生过敏的反应，致敏原包括尘埃、花粉、动物毛发、衣物纤维，等等，不过并不是每一个哮喘患者对上述各类致敏原都会产生同样敏感的反应，所以患者应该认清对自己有影响的致敏原。外源性哮喘病患者以儿童及青少年占大多数。除致敏原外，情绪激动或者剧烈运动都可能引起哮喘发作。

一般来说，对于哮喘的防治，要注意以下三点：

(1) 要避免接触过敏原，并要严禁吃刺激性强和过冷过热的食物，如烟、酒、茶、葱、蒜、辣椒及过甜或过咸的食物。

(2) 防寒保暖。冬季天气多变、温差大，最容易引起感冒、上呼吸道感染而诱发哮喘。美国科学家不久前进行的一项试验表明，人体在寒冷中自身调节体温的能力有赖于每日从饮食中所摄取的铁的多少。因此，要加强人体抗寒能力，可多吃一些含铁丰富的食物和蔬菜，如瘦肉、鱼、家禽、豆类、叶类蔬菜。吃肉时最好同时饮用橘汁，以增强人体对铁的吸收。此外，还要注意锻炼，要用冷水洗脸或擦身以增强抗寒力。

(3) 在哮喘症缓解期，用扶正固本法治疗，有防止复发的作用，一般以补肾纳气、健脾化痰为主，如服用蛤蚧定喘丸等药物。

除此之外，再向大家推荐几款哮喘食疗方：

(1) 刀豆子焙焦研粉，每次 6 克，用甜酒送服，每日 2 次。

(2) 无花果捣汁半杯，温开水冲服。

(3) 小冬瓜 1 个，冰糖 90 克，瓜剖开（不去瓤），填入冰糖合好，蒸熟服，连用 7 天。

(4) 茶鸡蛋 1 个，煮熟，饭前服，每天 1 ～ 2 次。

(5) 鳖蛋数个，用酒煮服。

(6) 柿饼和鸡血煮熟常服。

(7) 鲤鱼 1 条，纸裹煨熟，去刺，研末，同糯米煮粥吃。用于治虚喘。

(8) 豆浆 180 毫升，煮开后加 0.6 克味精及盐少许调味，晨起服，经常服用。具有补虚润燥、清肺化痰的功效。适用于久病体虚、咳嗽痰多者。

(9) 核桃仁 50 克，杏仁（炒）25 克。捣碎，每次服 5 ～ 10 克，姜水送下。

(10) 苹果 1 个，挖一个小洞，巴豆 1 个去皮，装在苹果内，用锅蒸熟，将巴豆取出，吃苹果，每次 1 个。

孩子哮喘的预防与治疗

孩子哮喘有先天和后天之分，对于先天性哮喘，父母一定要做好平时的预防工作，不要等到发病时才急急忙忙去治疗。

一般来说，孩子先天性哮喘的预防理应注意以下几点：

(1) 饮食上要掌握“六不过”原则。即进食不宜过咸、过甜、过腻，不过激（如冷、热、辛、辣、酒、浓茶等），不过敏（如海鲜、牛奶、鱼虾等，父母应视孩子身体情况而定），不宜过饱。

(2) 提高孩子的免疫力。先天性哮喘的孩子体质比较差，气血两虚，父母应通过后天的努力，让孩子做一些运动以改善体质，提高免疫力。比如多给孩子吃补气血的食物，经常给孩子按摩，多做做呼吸操，多让孩子游泳等。

(3) 要注意环境卫生。多给孩子的居室通风，不带孩子去人多的地方。

孩子后天性哮喘，又分风寒、风热型哮喘两种。孩子哮喘时，如果手不冷，舌苔不白，但面色发红，小便发黄，那就是风热型哮喘。父母就要让孩子多喝淡盐水，帮孩子搓脚心 50 下，将虚火引下去，还要记得不要让孩子多吃容易上火的食物，这样哮喘很快就会好了。

不过现在的孩子多表现为舌苔发白，痰液较稀、白黏，兼有鼻塞流涕等风寒型哮喘。风寒型哮喘多是因为孩子感冒、咳嗽时没有得到及时治疗，或者受凉，体内寒湿较重。如果父母能及时治愈孩子的咳嗽，避免孩子受凉，那么哮喘是不会发作的。对于风寒型哮喘，父母可选择食疗的方法解决。

(1) 米醋适量，鸡蛋 2 个。鸡蛋煮熟去壳，放入米醋中浸泡。食蛋，每次 1 个，每日 2 次。

(2) 核桃肉 1 枚，白果仁 10 克（炒去壳），生姜 3 片，水煎服。

(3) 生姜汁适量，南杏仁 15 克，核桃肉 30 克，捣烂加蜂蜜适量，炖服。

(4) 白果仁 10 克（炒去壳），冰糖 5 克，共捣碎，开水冲泡，每日 1 ~ 2 次。

另外，还有些孩子是过敏性哮喘，这也与孩子气、血、肾三虚有关，父母应给孩子加强营养，多让孩子喝温开水，同时避免让孩子接触过敏原。

第四章

因天之序，顺时养生

——《黄帝内经》十二时辰养生法

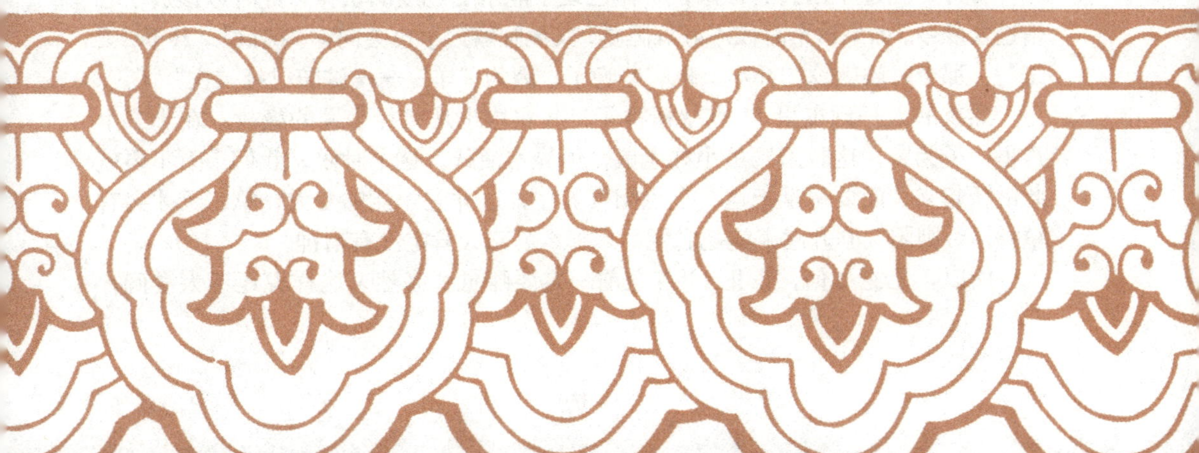

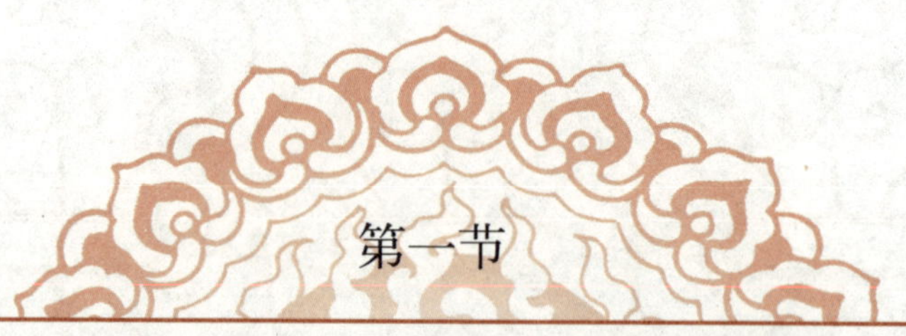

第一节

子时：养护胆经

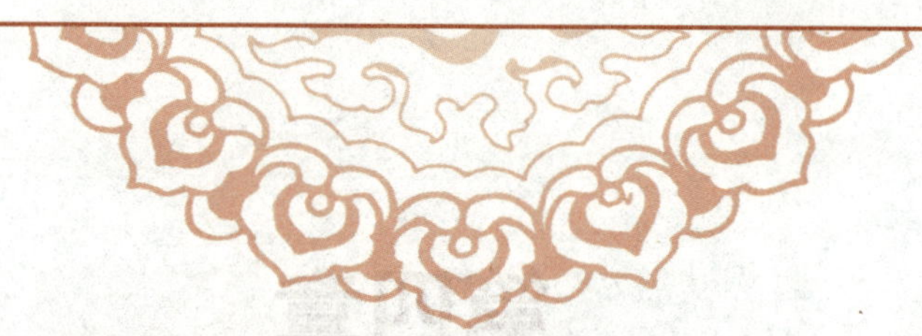

子时，睡觉养藏最应天时

熬夜的人都知道，即使晚上八九点钟的时候很困，但一过 11 点就清醒了，所以现在很多人都是 11 点以后开始工作，其实这是非常不好的习惯，因为这样做最伤胆了。

中医认为，子时是和一年里冬至日那天相对应的。一般来说，冬至的前一天是阴气最盛、阳气初升的时刻，因此一些老中医主张在这一天里喝羊肉汤来养阳。羊肉是助生发的东西，能够帮助阳气回升。相对应地，子时就是一天中阴气最盛、阳气初升的时刻，所以这时候养阳也是非常关键的，而此时最好的养阳方法就是睡觉。

睡眠对于养阳气来讲至关重要，《黄帝内经》里有一句话："凡十一藏皆取决于胆。""藏"即"脏"，其他脏器都取决于胆，取决于胆气的生发，如果胆气能生发起来，人身体就会很好，所以人一定要让胆气生发起来并把它养好。

另外，经过了白天的忙碌，身体已经不能承受过度的负荷，此时应该放松心情进入梦乡。如果这个时候不好好睡觉，其他脏腑迟早也会向你"抗议"，甚至"罢工"，那个时候就算"补牢"也有些晚了，因为"羊"——脏腑已经"亡"了。

熬夜的人一到夜里 11 点就精神了，其实这也是胆经生发的缘故。在十二生肖里，子为鼠，这时阳气虽小如老鼠，但异常活跃。这个时候，我们千万不要就此活跃起来，而要尽量把这一点点阳气养住，这样它才能够变大，第二天才会有精神，否则阳气刚升起来就把它耗尽，那么第二天肯定没有精神。

所以，无论如何，夜里 11 点之前一定要睡觉。当然，这样说还不太准确，应该是得在夜里 11 点的时候进入相对沉睡的状态。如果你入睡非常容易，倒下 3 分钟就能睡着，那么不妨在 22：55 上床；而如果你需要半个小时才能睡着，那么就得在 22：30 上床了。有的人觉得夜里工作质量是最高的，知道了上面的道理，你还会用人体最宝贵的东西——健康来换工作吗？如果你曾经有熬夜的习惯，而知道其中的危害之后想要改正，不妨根据自己的情况定一个固定时间，每天一到这个时间就上床，慢慢就会把这个坏毛病调整过来。

挠头其实是刺激胆经做决断

生活中，我们经常会看到这样一个现象：有事情想不清楚，或者不知道该怎么回答别人的问题，决断力不够的时候，经常会做“挠头”的动作。

那么，为什么人在决断力不够的时候会习惯性挠头呢？其实，这和胆经有关。

中医认为，胆具有决断功能，胆气充实，则行事果断，脏腑气血功能发挥正常；反之，胆气不足的时候，人就会挠头。我们知道，胆经的循行路线是从人的外眼角开始，沿着头部两侧，顺着人体的侧面向下，一直到达脚的第五趾和第四趾。而人挠头的地方正是胆经经过的地方，挠头就是刺激胆经而帮助决断。

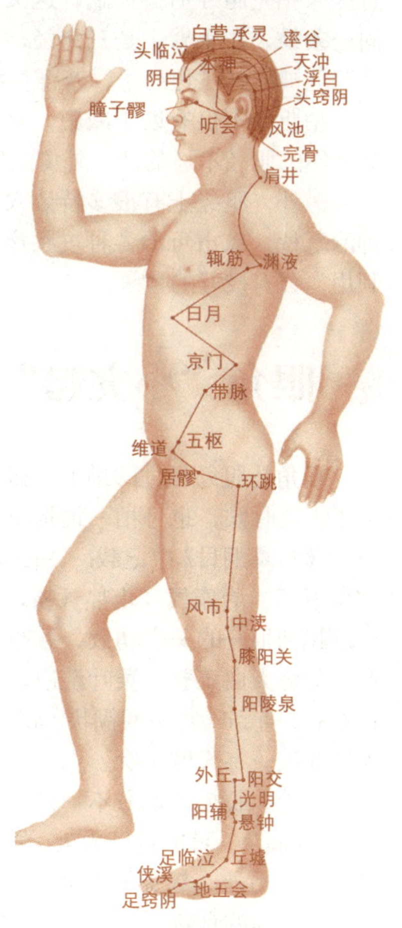

胆经

另外，我们在疲劳的时候，喜欢手臂高举，这是在拉伸胆经以振奋阳气的一个动作。我们打一个哈欠以后，人就显得精神一些，这也是胆气生发起来的象。

不过，值得注意的是，孩子有时候也会经常挠头，这就要区别对待了。一般情况下，可能是胆经不通。和成人一样，孩子有事情想不清楚、决断力不够的时候，也经常会做挠头的动作。孩子挠的地方正好是胆经经过的地方，这也是孩子在刺激胆经而帮助决断。如果孩子经常挠头，家长想要改掉孩子这个毛病，帮他拍一拍胆经就可以了。

另外，孩子挠头还可能是缺钙，如果孩子爱挠头，同时伴有囟门闭合迟，出牙迟，不听话，爱哭闹，不易入睡，出汗多，肌肉松软无力等症状时，就说明孩子缺钙，父母要及时给孩子补钙，光拍胆经是不够的。

拍胆经，充分保证营养吸收

有些人经常会感到口苦、偏头痛、坐骨神经痛等，其实你只要仔细观察一下，就会发现出现症状的地方都是胆经经过的地方。

《黄帝内经》有“凡十一藏皆取决于胆”之说，“藏”同“脏”，也就是说人体的五脏六腑十一个脏器都取决于胆气的生发，胆气生发起来，人体状态才会很好。所以要想更好地让它发挥作用，就要利用好胆经。胆经顺畅了，人体才能吸收更多更好的营养。

让胆气生发起来的方法就是拍胆经。胆经的当令时间在子时，也就是夜里的11点到凌晨1点这段时间。所以，在这个时候刺激胆经是最佳时间，当然早睡的人可以提前一些。

胆经在人体的侧面，拍的时候从臀部开始一直往下就可以了，每天拍够300下。有些人拍完胆经后会失眠，这又是为什么呢？胆经和三焦经都是少阳经，其实是同一条经，在手臂上是三焦经，在腿上就是胆经，拍完胆经头痛失眠的人，通常是邪气被赶到三焦经了，若再拍拍三焦经，问题就解决了。

拍胆经不仅有助于减肥，对身体也特别好。在拍的过程中要注意一个问题，如果你的胆经不通的话，外侧会出现瘀青，但只要接着拍，瘀青就会消失。

另外，胆经上有很多特效穴位：阳陵泉治两肋疼痛，光明穴可治老花眼，悬钟治落枕，风市可治各种皮肤痒疹，胆经上的穴位都气感明显而强烈，如能善加利用，会有极好的效果。

眼角“小突起”，从胆经上找原因

眼角是胆经经过的地方，眼睛周围出现“小突起”，可能是胆经排毒排到这里了。这时候，也可拍一拍胆经。

《本草纲目》中记载：“白菜亦名菘，甘温无毒。通利肠胃、除胸中烦、解酒渴、消食下气、治瘴气、止热气咳，冬汁尤佳，和中，利大小便。”经常食用大白菜可以起到很好的美容功效。另外，用大白菜做面膜，还可以祛痘。制作方法如下：取下新鲜大白菜整片菜叶洗净。甩干水后放在菜板上摊平，用酒瓶轻轻碾压10分钟左右，直到叶片呈网糊状。将网糊状的菜叶贴在脸上，每10分钟更换1张叶片，连换3张。每天做1次。

另外，长痘的地方不一样，引起原因也不同，修护方法也就有所区别。

(1) 额头。可能是压力大，脾气差，造成心火和血液循环有问题。应早睡早起，多喝水。另外，额头长痘也可能是肝脏里积累了过多的毒素所致，必须减少食用含糖分过高的食物。

(2) 鼻头。可能是胃火过盛，消化系统异常。应少吃冰冷食物。

(3) 右边脸颊。可能是肺功能失常。注意保养呼吸道，尽量不要吃杧果、芋头、海鲜等易导致过敏的食物。

(4) 左边脸颊。可能是肝功能不顺畅，有热毒。注意作息正常，保持心情愉快，该吹冷空气就吹，不要让身体处在闷热的环境中。

(5) 唇周边。便秘导致体内毒素累积，或是使用含氟过量的牙膏。应多吃高纤维的蔬菜水果，调整饮食习惯。

(6) 太阳穴。太阳穴附近出现小粉刺，显示你的饮食中有过多的加工食品，造成胆囊阻塞，需要赶紧进行体内大扫除。

(7) 鼻子两侧。鼻子两侧出现黑头、粉刺、轻微干燥脱皮现象，表示血液循环不良，可以适度进行按摩，加强这部分皮肤的血液循环。

坐骨神经痛，就找胆经帮帮忙

坐骨神经痛是常见病。坐骨神经痛患者往往表现为右腿疼痛，从大腿外侧到脚部，疼得厉害的时候一秒钟都坐不下去。坐骨神经痛是由经络不通造成的。大腿外侧只有胆经一条经络，所以，可以说，胆经络不通是造成坐骨神经痛的原因。那么，坐骨神经痛患者该如何缓解和调养呢？

当胆经发生疼痛时，按摩肺经的尺泽穴会感觉非常痛，找准穴位后，停留在穴位一分钟可以立即止住疼痛。为减少发病概率，平时可以经常按摩尺泽穴。每日睡前用热毛巾或布包的热盐热敷腰部或臀部，温度不可太高，以舒适为宜。

坐骨神经痛是身体排除寒气时的症状之一。当肺排除寒气时，会使胆的功能受阻，当胆经受阻的情形严重时，就造成了胆经疼痛，也就是坐骨神经痛。由于疼痛是由肺热引起的，因此，按摩肺经可以疏解肺热，肺热消除了，胆经立即就不痛了。

如果疼痛发生于季节变化时，由于春季肝的生发或夏季心火的旺盛，都会因为脏腑平衡的原因，造成肺热的症状，因此，保健时春天需先祛除肝热，夏天则先祛除心火，再祛除肝热，如果还不能祛除疼痛时，再按摩肺经卸除肺热。秋天则直接按摩肺经，多数都能缓解疼痛。冬天肝气会由于肾气下降而相对上升，因此，必须先按摩肾经，再按摩肝经和肺经。由于肺和胆的问题通常都不是短时间形成的，当发生胆经疼痛症状时，问题必定已经相当严重了，因此，不可能在短期内完全祛除疾病，必须先培养血气，血气能力达到相当充足的水平，人体才有能力逐渐祛除肺中的寒气。寒气祛除了，胆功能才能逐渐恢复。

此外，还要注意以下事项：工作时坐硬板凳，休息时睡硬板床。要劳逸结合，生活有规律，适当参加各种体育活动。

运动后要注意保护腰部和右腿，内衣湿后要及时换洗，防止潮湿的衣服在身上被焐干。出汗后也不宜立即洗澡，待落汗后再洗，以防受凉、受风。

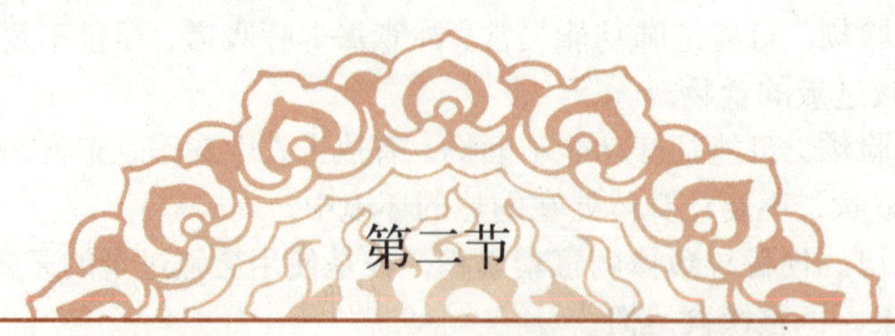

第二节

丑时：养护肝经

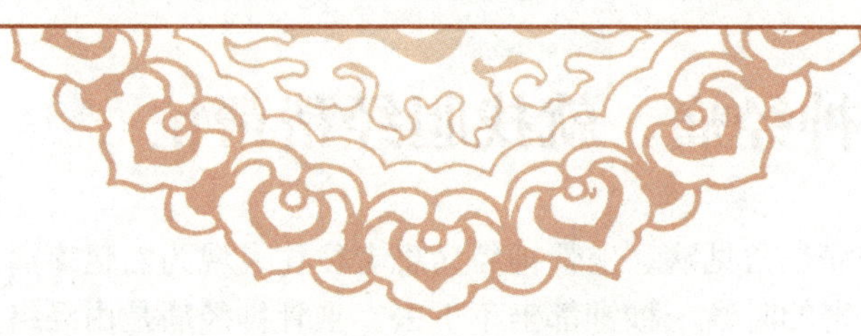

丑时睡眠，提高肝净化血液效率

凌晨 1 点到 3 点是肝经值班时间，这个时段是肝脏修复的最佳时间，我们的思维和行动都要靠肝血的支持，废旧的血液需要淘汰，新鲜血液需要产生，这种代谢通常在肝脏气血最旺的丑时完成，而且这个时候人体的阴气下降，阳气上升，所以我们一定要配合肝经的工作，好好地休息，让自己进入深度睡眠状态，只有这样才能够使肝气畅通，让人体气机生发起来。另外，虚火旺盛的人在这个时候熟睡，还能够起到降虚火的作用。

在十二生肖中，丑对应的是牛，牛是一种很有力量、很有韧性的动物，我们开玩笑时就经常说一个人“很牛气”，但牛也很温和谦虚，这就是丑时的特征。这个时段体内的阳气比子时更加壮大，但并不会一味地生发上去，此时当令的肝经有主藏血的功能，能起到收敛的作用。这也是中国文化的精妙所在，所谓一物降一物，有生发就要有收敛，有生长就要有收藏，不会出现过犹不及的情况。同样的道理，人在丑时也一定要休息好，最好处于熟睡状态，这样才能好好养肝血。

虽然睡觉养肝是再简单不过的事，但是对于很多经常应酬的人来说，这个时候可能正在兴头上，一笔生意就要谈成了，精神正处于很兴奋的状态，根本不可能睡觉，这就使得肝脏不得不继续输出能量来支持人的思维和行动，导致新陈代谢无法完成，这是非常伤肝的。所以丑时不睡觉的人通常面色黄灰，神情倦怠并且急躁。现在有很多得乙肝、脂肪肝的人，就是因为在丑时不注意养肝造成的。

因此，无论如何，我们一定要在丑时进入深度睡眠，否则就会影响肝净化血液的功能。

疏通肝经，让失眠不再成为困扰

肝经出现问题，人体表现出来的症状通常是：腹泻、呕吐、咽干、面色晦暗等。《黄帝内经》认为肝是将军之官，是主谋略的。一个人的聪明才智能否充分发挥，全看肝气足不足。而让肝气充足畅通，就要配合肝经的工作。

有些人经常失眠，这可能就是肝经出问题了。中医里讲心主神、肝主魂，到晚上的时候这个神和魂都该回去的，但是神回去了魂没有回去，这就叫"魂不守神"，解决办法就是按摩肝经，让魂回去。

肝经起于大脚趾内侧的指甲缘，向上到脚踝，然后沿着腿的内侧向上，在肾经和脾经中间，绕过生殖器，最后到达肋骨边缘止。顺着肝经按摩，就能养肝气，解决失眠问题。

也许你会说，大半夜按摩，岂不是更睡不着了，怎么办呢？如果你经常有失眠的情况，那么建议你在 19 ~ 21 点的时候按摩心包经，因为心包经和肝经属于同一条经，所以在 19 ~ 21 点时按摩心包经也能起到刺激肝经的作用。

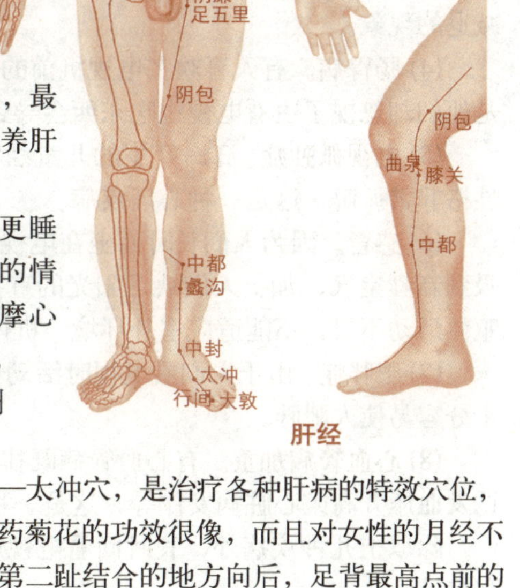

肝经

另外，在肝经上有个很重要的穴位——太冲穴，是治疗各种肝病的特效穴位，能够降血压、平肝清热、清利头目，和中药菊花的功效很像，而且对女性的月经不调也很有效，它的位置在脚背上大脚趾和第二趾结合的地方向后，足背最高点前的凹陷处。那些平时容易发火着急、脾气比较暴躁的人要重视这个穴位，每天坚持用手指按摩太冲穴 2 分钟，要产生那种明显的酸胀感，用不了一个月就能感觉到体质有明显改善。

失眠的人，除了可以按摩心包经外，还可以在每晚临睡前刺激这个太冲穴，只需几分钟，人就会感到心平气和了，自然也就能安然入睡了。

久视伤肝血，关掉电视打开健康

在《黄帝内经》中有"五劳"：久视伤血，久卧伤气，久坐伤肉，久立伤骨，久行伤筋。其中，"久视伤血"是指"肝开窍于目"而"肝受血而能视"。在日常生活中，电视作为一种大众化的传播媒体，已深入千家万户，适量掌握信息可以使人开阔眼界、增长知识，但过于沉湎电视会给你的健康带来麻烦。很多人由于白天工作，便有晚上看电视的习惯，甚至到了夜里一两点都不睡觉，事实上，这是非常伤肝血的，久而久之，各种疾病就会找上门了。

经专家调查，经常长时间看电视的人容易得以下病症：

(1) 电视斑疹。当人们打开电视时，由于内部电子流对荧光屏不断轰击，从而导致荧光屏表面产生大量的静电荷。静电荷对空气中的灰尘具有明显的吸附作用，灰尘中大量的微生物和变态粒子如果黏附在人的面部皮肤上，不能及时清除，极有可能使面部长出难看的黑色斑疹，医学称之为电视斑疹。

(2) 电视兴奋症。这类症状首先多见于老年人，他们经常会因为电视节目中的情节而产生联想，引起过度悲哀或兴奋，最终导致失眠，影响身心健康。

(3) 电视眼病。有的人会因为长时间看着闪烁的电视机荧光屏而引起眼球充血和流泪。如果连续看四五个小时的电视连续剧，可能会出现神经疲劳、视力暂时减退的现象。

(4) 肠胃病。有人喜欢在电视机前的茶几上放几份可口的食品，边吃边看，可是他们却忽视了边看电视边吃东西会导致消化道功能紊乱。

(5) 电视孤独症。3 ~ 7 岁的儿童经常看电视，一般不愿意与他人沟通交流，性格非常孤僻，这是一种心理疾病。

(6) 感冒。因为人们长时间坐在电视机前，户外活动的时间相对减少，难以呼吸到新鲜空气，加上人们缺乏阳光的直接照射，从而造成了人体血液运行不畅，躯体活动不灵，不能适应室外环境，机体免疫力下降，稍不注意就会患上感冒。

(7) 肥胖症。由于人们看电视时活动相对减少，体内消耗减少，皮下脂肪堆积，十分容易使人肥胖。

(8) 心血管病加重。有心血管病既往史的人，观看了刺激性较强的节目后，可诱发血压升高或心脏病发作等，这是一种常见现象。

除以上几种疾病外，长时间看电视还容易导致电视腿、尾骨病、颈椎病、糖尿病等。

为什么会有这样的结果呢？这正是我们前面所说的“久视伤血”所造成的。事实上，不仅是看电视，看书、看报纸也一样，如果人们习惯于长时间地全神贯注地看书读报，而且也不配合适当的休息与身体活动，或没有得到睡眠等因素的调节，久而久之，可导致血虚证等。精、气、神全力贯注的“视”，本身也是一种艰苦的劳动。在日常学习、工作和生活中，由于久视而缺乏活动常会出现面白无华或萎黄或自觉头晕眼花等血虚证，实是“久视伤血”之理也。

那么，我们应该如何应对呢？当然就是要“适视养血”了。如果我们适当地看些有益的书籍、画报、电视及山水风景等，可以使自己的精神愉快，心情舒畅，脾胃健运，食欲旺盛，血液生化也就充盛。这就是“适视养血”的道理。对于电视迷来说，看电视必须有节制，不能长时间地看电视，尤其看电视不能超过 24 点。

持续看电视 1 小时，需要让眼睛休息、看远处 10 分钟左右。每天看电视时间累计不宜超过 4 小时。

丑时春入户，养好肝血春不困

春天气候转暖，是外出踏青的好时节，但是在现实生活中，却有许多人会无精打采、困倦疲乏、昏昏欲睡，这就是人们常说的“春困”。形成“春困”的原因不是由于睡眠不够，而是体内循环发生季节性差异所致。

春季气候转暖后，体表毛细血管舒展，末梢血供增多，器官组织负荷加重，因此大脑供血相应减少，脑组织供氧不足，从而就会出现困倦、疲乏、嗜睡等现象。容易“春困”的人，还常会出现脸色潮红、失眠多梦、好激动、掉发、五心烦热、舌红、少津、脉细数等“阴虚”现象。

因此，养肝滋阴是对付“春困”的有效办法。平时不要过度劳累，应保证睡眠，早卧早起。犯困时，可适当做头部按摩缓解症状。同时，要多做深呼吸和能增加肺活量的有氧运动，多晒晒太阳，多和大自然接触。

春季应调节情绪，使肝气顺达，气血调畅，不使肝阳上亢。可适当服用西洋参或麦冬等养阴保健品调理。并适量进食滋阴的食品，少吃羊肉等温性食物，不吃辛辣、煎炸烤食品、狗肉、酒类、火锅等热性食物。

食疗方

1. 山芡实煲笋壳鱼

材料：淮山、芡实各 50 克，笋壳鱼 1 斤，生姜 3 片。

做法：笋壳鱼文火煎至微黄，加水及淮山、芡实大火煲滚后慢火继续煲 1 小时。

功效：有健脾益气去湿之功效。

2. 芡实煲老鸭

材料：芡实 100 ~ 120 克，老鸭 1 只。

做法：老鸭宰净，芡实放鸭腹内加水大火煲滚后慢火继续煲 2 小时，加少许盐服食。

功效：可滋阴养胃，健脾利水。

3. 眉豆芡实煲鸡脚

材料：眉豆 80 克，芡实 60 克，鸡脚 4 对，冬菇 8 个，瘦肉 100 克，生姜 3 片。

做法：配料洗净，冬菇去蒂；鸡脚洗净，对切开；瘦肉洗净，一起与生姜放进瓦煲内，大火煲滚后，改慢火煲约 2 小时。

功效：具有健脾化湿，强筋健骨的效用。

4. 陈皮白术猪肚汤

材料：每次可选用陈皮 6 克，白术 30 克，鲜猪肚半个或 1 个，砂仁 6 克，生姜 5 片。

做法：先将猪肚去除肥油，放入开水中去除腥味，并刮去白膜。配料洗净，然后全部放入瓦煲内，煲滚后用慢火煲 2 小时即可。

功效：可健脾开胃，促进食欲。

女人以肝为本，养好肝远离妇科病

不知道女性朋友们有没有这种经历，突然无缘无故地脸色发黄，心情郁闷，看谁都不顺眼，总想找碴儿吵架，结果最倒霉的就是老公了，常常被没头没脑地“打骂”一顿，弄得他莫名其妙。

其实这也没法子，谁不知道女人是以肝为天的。在五脏中，肝主藏血，主疏泄，性喜条达。它的功用就在于保持全身气机的流畅，调节人体精、气、神、血、水的正常运转。一代名医朱丹溪在《丹溪心法》中说，若肝之疏泄失职，气机不调，血行不畅，血液瘀滞于面部，则面色青，或出现黄褐斑。肝血不足，面部皮肤缺少血液滋养，则面色无华，暗淡无光，两目干涩，视物不清。如果长期处于肝郁状态，还会引起乳腺增生等乳腺疾病，朱丹溪明确描述乳腺增生病就是忧愁郁闷、朝夕积累、脾气消阻、肝气横逆所造成的。

所以，女人一定要养护好自己的肝，这样才能让自己时刻保持美丽的面容，优雅的姿态，健康的身心，也可以让自己的爱人少受一点耳朵和皮肉之苦。

在这里为大家介绍一款“银杞菊花粥”，它可以养肝、补血、明目、润肤。其做法为：银耳、菊花 10 克，糯米 60 克。同放锅内，加水适量煮粥，粥熟后调入适量蜂蜜服食。

另外，还有养肝护肝五项基本法则，需要经常“肝郁”的你牢记：

(1) 多饮水少饮酒。人体容易因空气干燥而缺水，多喝水可补充体液，增进血液循环，促进新陈代谢。多喝还有利于消化吸收和排除废物，减少代谢产物和毒素对肝脏的损害。而少量饮酒有利于通经、活血化瘀和肝脏阳气之生发。但不能贪杯过量，因为肝脏代谢酒精的能力是有限的，多饮必伤肝。

(2) 服饰宽松。宽松衣带，披散头发，形体得以舒展，气血不致瘀积。肝气血顺畅，身体必然强健。

(3) 心情舒畅。由于肝喜疏恶郁，故生气发怒易导致肝脏气血瘀滞不畅而成疾。首先要学会制怒，尽力做到心平气和、乐观开朗，使肝火熄灭，肝气正常生发、顺调。

(4) 饮食平衡。食物中的蛋白质、碳水化合物、脂肪、维生素、矿物质等要保持相应的比例；同时保持五味不偏；尽量少吃辛辣食品，多吃新鲜蔬菜、水果；不暴饮暴食或饥饱不均。

(5) 适量运动。做适量的运动，如散步、踏青、打球、打太极拳等，既能使人体气血通畅，促进吐故纳新，强身健体，又可怡情养肝，达到护肝保健的目的。

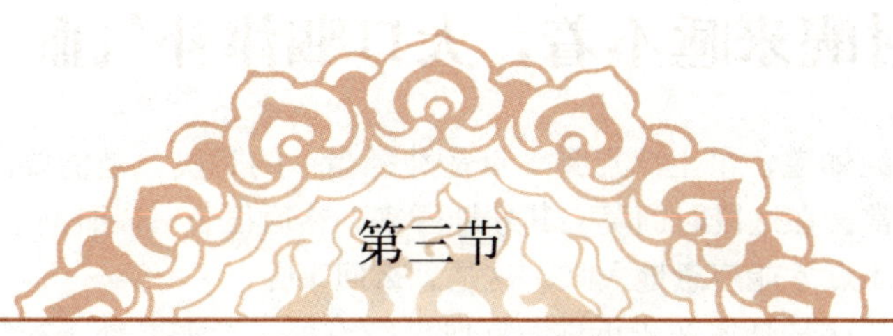

第三节

寅时：养护肺经

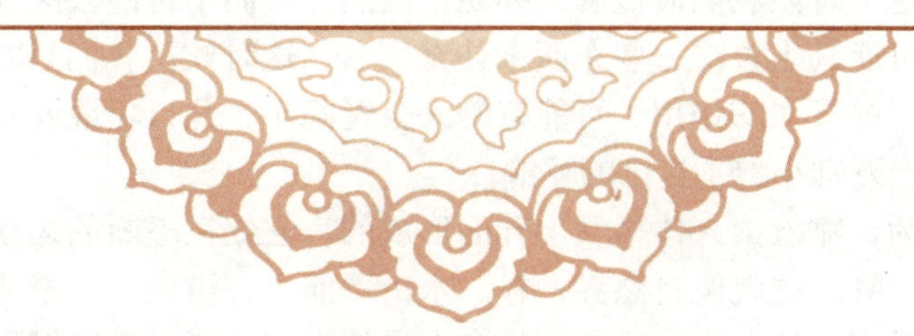

寅时肺经当令，分配全身气血

凌晨 3 点到 5 点，也就是我们所说的寅时，这时候肝经已经“下班”了，轮到肺经当令了。在中医当中，肺经是非常重要的，人体各脏腑的盛衰情况，必然在肺经上有所反映。另外，我们身体的经脉是从肺经开始的，正月也是从寅时开始的，这就告诉我们一天真正的开始是寅时。我们知道，人体的气机都是顺应自然的，所以寅时也正是阳气的开端，是人从静变为动的一个转化的过程，此时需要深度的睡眠。

《黄帝内经》中说：“肺者，相傅之官，治节出焉。”也就是说，肺相当于一个王朝的宰相，一人之下，万人之上。宰相的职责是什么？负责了解百官、协调百官，事无巨细都要管。肺是人体内的宰相，它必须了解五脏六腑的情况，所以《黄帝内经》中有“肺朝百脉”，就是说全身各部的血脉都直接或间接地汇聚于肺，然后敷布全身。那么，肺是在什么时候开始对全身进行气血分配的呢？当然就是在肺经当令的寅时。这个时候，如没有一个深度的睡眠，就会干扰肺对身体气血的输布。

我们知道，人在深度睡眠的时候，身体的各个器官是比较平衡的，这样一来，气血就会比较均衡地分布全身，维持人体这一天正常的气血运营。而如果在这个时候，人体的某个器官异常活跃，比如大脑比较活跃，那么肺就只好多分配一些气血给大脑，那么第二天人就会感到四肢乏力，非常疲惫，这就是由于气血虚弱造成的。长此以往，就有可能造成重大疾患。

总之，凌晨 3 点到 5 点，应该是人睡得最沉的时候，即使迫不得已要熬夜，也不要超过这个时间。

寅时醒来睡不着，大口咽津补气血

我们已经知道，早上 3 点到 5 点是肺经当令的时段，是需要深度睡眠的，但总有些人经常会在这段时间莫名其妙地醒来，然后很长一段时间翻来覆去睡不着，一直要过了 5 点才能疲惫地入眠。这是怎么回事呢?

事实上，这是身体在告诉你，气血已经不足了，需要补一补气血了。因为在寅时的时候，肺经正在布输气血，如果气血不足的话，就会影响到某些器官气血的正常流通。而身体是有自愈功能的，为了使这个器官不至于因气血不足而受到损伤，只好让你清醒过来了。

那么，这个时候我们应该怎么办呢？当然，我们不可能去医院找医生补一补气血，也不可能马上去吃一些东西来补充气血。这时候，我们只要大口地咽几口唾液就能起到补气血的作用。可能有的人会疑问了，几口唾液就有这么大的功效吗？我们可千万别小瞧了自己的唾液。

中医认为，唾液由人体精气上升而形成的，它处在不断的运动变化之中——溢、聚、散、降。这就像自然界一样，水由下而上，溢成气，聚成雾，散为云，降为雨露，滋润大地万物。唾液也像自然界的雨露一样，升降循环，滋润着人的五脏六腑。其实中医认为唾和液是两个不同的东西。《黄帝内经》中说："脾为涎，肾为唾。"脾液为涎，就是我们平时说的口水、哈喇子，肾液为唾。肾是先天之本，脾是后天之本，而唾液就来源于人的这两个根本。

《本草纲目》水部转录了其他医书对唾液的功能之说："《瑞应图》说：常饮醴泉，令人长寿。《东观记》说：常饮醴泉，可除痼疾'久病'。"这也就是古人的养生方法中的"咽津"一法，诸养生学家称其有"令人躯体光泽，津润力壮，有颜色"的作用，并有诗赞曰："津液频生在舌端，寻常嗽咽入丹田。于中畅美无凝滞，百日功灵可驻颜。"可见古时的养生学家对"咽津"多么推崇。

所以，当我们早早地就醒来睡不着的时候，不妨就咽几口唾液，这方法非常有效。另外，我们在平时也不要随地乱吐口水，这与现代文明格格不入，还是养生之大忌。正确的做法是经常咽咽口水，这不仅可以治病，还可以延年益寿。

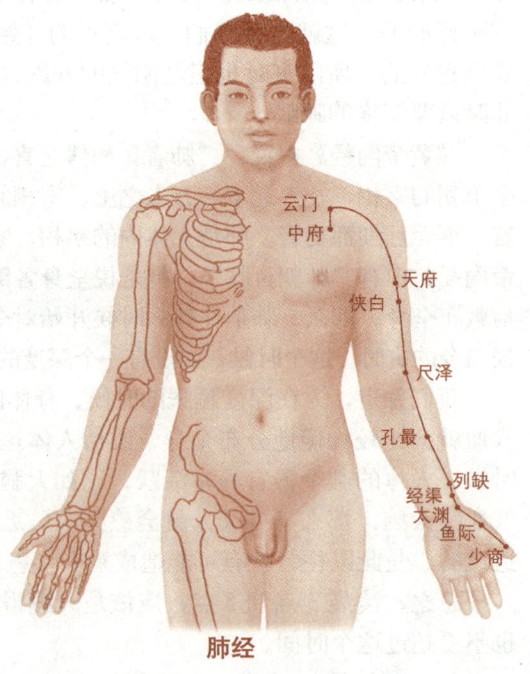

肺经

寅时猛然惊醒，警惕肺部问题

一些人在凌晨3点到5点这段时间里会被惊醒，而且，醒来之后还会发现自己已经汗流浃背了，这时候可能就是肺部出问题了。我们知道，如果晚上燥热出汗，白天畏寒怕冷，根源就是肺气不足，无力助心火以驱散风寒，所以寅时肺气盛才能发汗解表，所以，这段时间除了惊醒，还会流汗。如果你几乎每天都是如此，那么可能症状已经相当严重了，建议你去医院检查一下。如果情况并不是非常严重，那么你可以采用以下方法先进行自我调理：

1. 以食养肺

《本草纲目》中记载：甘蔗、秋梨、百合、蜂蜜、萝卜、黑芝麻、豆浆、豆腐、核桃、松子等食物，都有滋养润肺的功能，因此可以通过食疗来养肺。口鼻皮肤干燥的朋友，秋季可以多吃上述食物，也可以根据喜好做成药膳食用。《本草纲目》中提出了这样的方子："烦闷咳嗽，用新百合四两，加蜜蒸软，时时含一片吞津。"此方润肺止咳，润肠通便。另外，《本草纲目》记载：百合也可以消"肺脏热"，温润补肺。

食疗方

1. 百合蜂蜜汤
材料：新鲜百合50克，蜂蜜30克。
做法：将百合泡洗干净，与蜂蜜一起煎汤，每日服用一次。
2. 百合小米粥
材料：百合5克，小米100克。
做法：煮粥食用，一日一次。

2. 以药养肺

《本草纲目》记载南沙参、北沙参、麦冬、五味子、冬虫夏草、燕窝等，都有养肺的功能，可以在医生指导下选用。肺阴虚者，在秋冬季节用中药膏方进补，也是不错的选择。

3. 以气养肺

肺主气，司呼吸。清气和浊气在肺内进行交换，吸入气体的质量对肺的功能有很大影响。要想使你的肺保持清洁，首先要戒烟，并避免二手烟的危害，不要在空气污浊的地方长期逗留。闻到有异常气味时，要迅速用手绢或纸巾把鼻子保护起来。有条件的，可以经常到草木茂盛、空气新鲜的地方，做做运动，做做深呼吸，并通过着意的深长呼气，将体内的浊气排出。定期到森林、草原、海边散散步、吹吹风，更有利于肺的调养。

4. 以水养肺

肺是一个开放的系统，从鼻腔到气管再到肺，构成了气的通路。肺部的水分可以随着气的排出而散失，特别是秋冬干燥的空气，更容易带走水分，造成肺黏膜和呼吸道的损伤。这就是中医所说的，燥邪容易伤肺。因此，及时补充水分，是肺保养的重要措施。

一般而言，一个健康的成人，每天至少要喝 1500 毫升的水，而在秋天，喝水 2000 毫升以上才能保证肺和呼吸道的润滑。因此，建议大家每天最好在清晨和晚上临睡之前各饮 200 毫升水，白天两餐之间再各饮水 800 毫升左右。

除了以上养肺方法，我们平常保持愉快、积极的心情也对肺有好处。因为肺主悲，悲伤忧愁的情绪容易损伤肺，肺病的人也容易悲伤忧愁。另外适当运动，可以增进肺的功能。大家可以根据自身条件，选择合适的运动，如慢跑、爬山、踢毽、跳绳、练功、舞剑等。

老年人早起，不是健康之道

俗话说："早睡早起，精神百倍。"因此，很多人认为，早一点起床，对身体是有好处的。尤其是老年人，经常有早起的习惯。然而，事实上这个习惯却正好不适合于老年人。

从医学角度考虑，老年人睡眠时间应比一般中年人要长一些，随年龄的增长而有所增加，60 ~ 70 岁的老年人，平均每天应睡 8 小时左右；70 ~ 90 岁的老人，每天应睡 9 小时左右；90 岁以上的老人，每天应睡 10 ~ 12 小时为好。当然，并不是说睡眠时间越长越好，但如果睡不够时辰，对健康是非常不利的。

在日常生活中，很多老年人一般都是早上四五点钟就起床，这时候还是寅时，是肺经布输血气的时间。而老年人在这个时间段醒来的原因就是气血不足。如果这个时候醒来小便的话，代表老人比较虚；如果这个时候醒来，同时大汗淋漓的话，就要警惕了，可能因为气血不足导致心脏病的发生。这也是为什么凌晨三四点钟心脏病人容易死亡的原因。

对于健康的人而言，寅时应该处于深睡状态，即通过深度睡眠来完成生命由静而动的转化。可是，身体虚弱的人或老人这时会失眠或醒来，这是因为身体各部位对血的需求量增加，相应地，脑子得到的血减少了，用中医的话说，就是只有"宣发"而没有"肃降"，生命自然就会有危险。

另外，给大家提个醒儿，一般老人心脏功能不太好的话，不提倡早锻炼。有心脏病的病人一定要晚点起床，同时要慢慢地起床，而且不主张早上锻炼。晚上是一片阴霾之气，可以活动一下，而早晨是阳气生发的时候，就顺其生发好了。比如《黄帝内经》里讲春天的时候你要散步，但是要慢慢地散步，要让生发之机慢慢起来，不要一下子就起来。第一要缓缓地生发，第二要精神放松。

按摩肺经，补足肺气眠自安

补肺气最好的方法莫过于按摩肺经。肺经是人体非常重要的一条经脉，它起始于胃部，向下落于大肠，然后沿着胃上口，穿过膈肌，属于肺脏。再从肺系横出腋下，沿着上臂内侧下行，走在手少阴、手厥阴经之前，下向肘中，沿前臂内侧桡骨边缘进入寸口，上向大鱼际部，沿边际，出大指末端。

肺经上分布着三个很重要的穴位，分别是尺泽穴、孔最穴和太渊穴。

尺泽穴位于肘横纹上肱二头肌肌腱桡侧的凹陷处，是最好的补肾穴。通过降肺气而补肾，最适合上实下虚的人，高血压患者多是这种体质，另外按压尺泽穴对于肺经引起的咳嗽、气喘、咯血、潮热、胸部胀满等很有效。

孔最穴在前臂掌面桡侧（大拇指方向），在尺泽穴与太渊穴（腕部动脉搏动处）连线上，腕横纹上七寸（手腕至肘共十二寸，按比例取穴）。孔最穴对风寒感冒引起的咳嗽和扁桃体炎效果不错，还能治疗痔疮。

有人总觉得气不够用，有吸不上气的感觉，这个时候就可以点揉太渊穴（仰掌、腕横纹之桡侧凹陷处）。此穴为肺经原穴，补气效果尤佳。

肺经在寅时当令，也就是凌晨 3 点到 5 点。这个时候，是按摩肺经的最佳时间。但这个时候应该是人睡得最沉的时候，怎么办呢？在同名经上找，也就是足太阴脾经（上午 9 ～ 11 点当令）。也就是说在上午 9 ～ 11 点脾经旺时进行按摩，也能取得同样的效果。

寒气最易伤肺，寅时一定要关空调

在夏天的时候，因为天气炎热，所以许多人都喜欢将空调或电扇开到最大、光着膀子、什么也不盖就睡觉。虽然一时凉快了，但我们的身体却受不住了。第二天一醒来，总是感觉浑身乏力，骨节酸痛。这是什么原因呢？其实就是肺受了寒。

我们知道，肺是人体最娇贵的脏器，因此又被称为“娇脏”。而在凌晨 3 点多的时候，肺经开始值班，开始输布身体的气血，而此时已经到了后半夜，寒邪下注，室内暑湿上蒸，二者相交在一起，这时寒气就很容易从呼吸系统进入肺部，进而侵入人体，导致人体经脉阻滞、气血不通，出现腹部疼痛、呕吐、不思饮食、腹泻等症状。

另外，在我们的鼻腔、口腔黏膜周围，存在着各种各样的细菌，它们之所以不能危害我们的身体，是因为身体具有一定的抵抗力，而当我们的肺部受凉的时候，就会耗费气血来抵抗，从而导致身体的整体抵抗力下降，这时，这些病菌就会长驱直入，危害身体，引发感冒、发烧甚至更严重的疾病。

因此，我们一定要在寅时保护好自己的肺经，使之不受到寒气侵袭。这就要求我们在睡觉前一定要关好门窗，如果用空调或电扇，一定调好时间，确定它在凌晨 3 点之前关掉。

第四节

卯时：养护大肠经

晨起排便是对大肠经最好的照顾

大肠经值班是在卯时，也就是早晨5点到7点之间。为什么这个时候正是排便的时间呢？因为一般5点到7点，天就亮了，也就是天门开了，与天门相对应的是地门，即人的肛门也要开，所以就需要排便；另一方面，这个时候，人体的气血走向这时也到达大肠，身体经过一夜的代谢，也已将废物输送到大肠，这时如果不把废物排出体外，又会重新代谢吸收，所以，在这个时候起床排便是最好的。已经养成习惯的人自然不成问题，没有养成习惯的人也可以在这段时间到厕所蹲一会儿，促进便意，长期坚持，肯定会对身体有好处。

现在很多人讲排毒，最重要的就是清除宿便，宿便是由于长期便秘积累起来的毒素。现在便秘的人特别多，那么便秘的原因是什么呢？这就要涉及大肠经，大肠经有一个很重要的功能，就是生“津”，这个津就是一种向外渗透的力量。之所以发生便秘，就是津的力量过于强大，把大肠中的液都渗透出去了，而里面的宿便就变得干硬，形成便秘；相反，如果津的力量很弱，液积存得过多，就会腹泻。现代人经常发生便秘，就是津占了上风，而津的力量为什么那么大呢？这就要说到肺与大肠的关系。

中医里说“肺与大肠相表里”，意思就是肺主内，大肠主外，它们通过大肠经相互联系、相互影响。生活中，人们有时候会咽喉肿痛，同时大便不通畅、便秘，一般我们总会说这是“上火了”，但是究竟是上什么火、上火的原因是什么，却很少有人说得清。其实，这是大肠之火通过经络传到与肺相连的咽喉引起的。治这种病，首先要通便，大便通畅了，咽喉肿痛也就不治而愈了。

从阴阳平衡上来看，卯时阴阳之力达到平衡，呈阴消阳长的趋势。阴主静、阳主动，阳一生发，人就会从睡梦中醒来。但这个时候要注意兴助阳气，起床后在嘴里含一片生姜就是一个很好的方法。因为，姜性辛温，可辅助、滋生阳气。而且生姜含在嘴中又能生津，早晨起床后吞津益于养生。

清晨不宜过性生活

一个人对性的需要，就像对饮食的需要一样，是自然的、本能的需要。人类的两性关系，是“人和人之间直接的、自然的、必然的关系”，如果没有性欲望，没有男女两性之间的性来往，就不会有人类历史。性行为欲望，深深地扎根在每一个发育正常的男女体内，并构成日常思想感情中的一个重要部分；性行为欲望，全面地渗透在人们的渴望、憧憬、恐惧或挫折之中。正常、适度地满足人的性欲望，是确保个人身心健康的重要条件。

一般来说，性生活的时间最好在夜晚入睡之前，一旦完成了性交活动便可安然入睡，这样能使体力得到恢复。可有的人喜欢在清晨过性生活，这就弊多利少了。

俗话说：“男人头上三把刀，早酒晚茶黎明色。”其中，“黎明色”就是指在黎明起床前过性生活。我们知道，在性生活过程中，全身许多脏器和组织都处于紧张的工作状态，神经系统高度兴奋。性生活结束后，需要一个养息和调整过程。清晨醒来，不但宁静的室内外环境被打破了，还要筹划当天的事务，此时要行房事，性生活的质量未必理想，而且对身体也是有害的。特别是在寒冷的季节，由于性交后机体御寒能力较差，起床后很容易招致病邪。当然，有些中老年人为了提高性欲，把性生活安排在星期天的清晨，就是另一码事了。

虽然男人在黎明时都会出现一次性欲高潮，但千万不能纵情，要加以节制。在一天之中，以晚上10点左右过性生活为最佳，因为这时是性激素分泌的高潮时期，男性比女性更明显。此时交合不仅快感强，而且于身体无损，因为性交后可以得到充分的休息，夜半为阴。夜半后为阴衰，早旦阴尽，这时交合肾阴损伤最大。

由此可见，清晨是不宜过性生活的。一般说来，爱的浪漫是在昏昏烛光下，是在淡淡芳香中，而早晨的时间是属于孩子们和夫妇干家务的。

好好按摩大肠经

大肠经起于食指末端的商阳穴，沿食指桡侧，通过合谷、曲池等穴，向上会于督脉的大椎穴，然后进入缺盆，联络肺脏，通过横膈，入属于大肠。

大肠经为多气多血之经，阳气最盛，用刮痧和刺络的方法，最能驱除体内热毒，如果平时进行敲打，就可以清洁血液通道，预防青春痘。还能对荨麻疹、神经性皮炎、日光性皮炎、牛皮癣、丹毒等有缓解作用。

在五行里，肺与大肠同属于金，肺属阴在内，大肠为阳在外，二者是表里关系，我们知道肺是负责运化空气的，大肠负责传导糟粕，因此，大肠经的邪气容易进入肺经，当然肺经的邪气也可以表现在大肠经上。

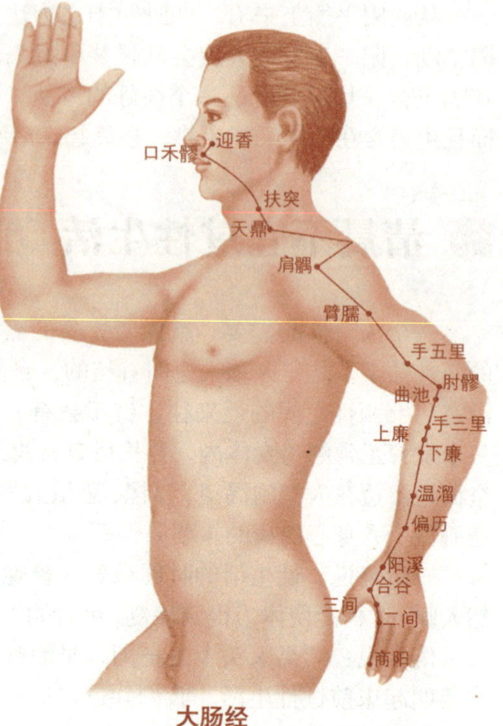

大肠经

大肠经出现问题，有的人会出现雀斑、酒糟鼻，有的人会腹泻、腹胀、便秘。如果这时候没有采取措施阻止外邪的进攻，外邪就会长驱直入进入人体的内部——肺经，这时就会出现较为严重的肺病。所以我们出现雀斑、酒糟鼻等问题时，要知道按摩大肠经以“治未病”，及时击退疾病的入侵。

那么什么时候按摩大肠经最好呢？大肠经当令的时间是 5 ～ 7 点，这时候按摩最好。大肠经很好找，你只要把左手自然下垂，用右手敲左臂，一敲就是大肠经。敲时有酸胀的感觉。

大肠经上最主要的穴位是手三里穴、迎香穴和曲池穴。

手三里穴对缓解上肢疲劳、酸痛特别有效。手三里在前臂背面桡侧，在阳溪与曲池连线上，肘横纹下 2 寸处。

迎香穴可以说是治疗鼻塞的特效穴位。遇到感冒引起的鼻塞、流涕，或者过敏性鼻炎时，按摩两侧的迎香穴一两分钟，症状就可以立刻缓解。此穴位在鼻翼外缘，就是挨着鼻孔旁边的地方。

按摩曲池穴通治各种皮肤病，还能降血压，泻热，如果你心情烦躁，感觉心里憋着火时就可以把大拇指按在曲池穴上，做前后拨动，这时会感觉酸胀或者有点疼，不一会儿，心绪就会安宁，火气也能降下来。曲池穴在屈肘关节时，肘横纹外侧端。

合谷穴是大肠经最好的献礼

合谷穴是大肠经的原穴，俗称“虎口”。在手背，第 1、2 掌骨间，第 2 掌骨桡侧的中点处。中医认为，合谷穴是调节人体生命活动的原动力。坚持按揉刺激合谷穴，可以获得自然治愈疾病的功效，可疏风止痛，通络开窍。

合谷穴经气旺盛，对治疗牙龈肿痛、头痛及咽喉类、扁桃体炎引起的咽喉肿痛等效果很好。此外，现在很多女性都有痛经的毛病，也可试试揉按合谷穴，同时还可以加按三阴交穴等。

另外，合谷穴有宣通气血，促使阳气生发而奏扶正祛邪的功效，可以提高人体免疫力，治疗和预防感冒等外感病。孕妇和婴儿感冒了不能吃药，就可按摩合谷穴缓解症状。用右手的拇指按摩左手合谷穴，左手拇指按摩右手合谷穴，每次按100下，每天按摩三次，很快就会有效果。另外，妈妈感冒了，怕传染给小孩，也可以按摩小孩的合谷穴，以增强他的抵抗力。如果是着凉受寒或者受风了，还可以加上翳风和风池、风府等穴位。

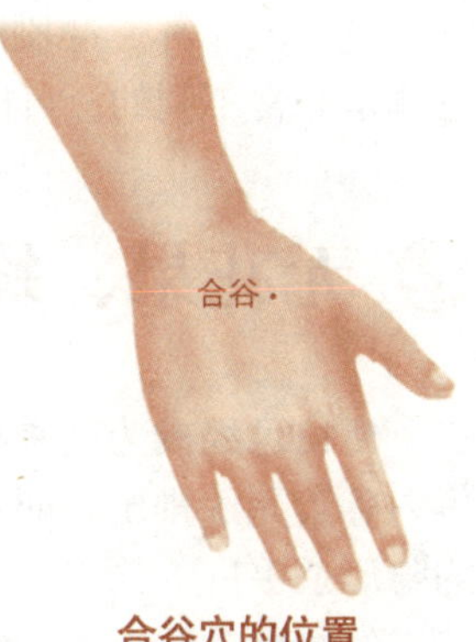

合谷穴的位置

在按摩时，力量可以大些，没有副作用和危险，以感到酸胀且能够忍受为度。然而，体质较差的病人，不宜给予较强的刺激。

起床第一杯水可不能乱喝

健康的机体必须保持水分的平衡，人在一天中应该饮用7～8杯水。“一日之计在于晨”，清晨起床的第一杯水尤其显得重要。也许你已习惯了早上起床后喝一杯水，但你是否审视过，这一杯水到底该怎么喝？

(1) 喝什么。新鲜的白开水是最佳选择。白开水是天然状态的水经过多层净化处理后煮沸而来，水中的微生物已经在高温中被杀死，而开水中的钙、镁元素对身体健康是很有益的。有研究表明，钙、镁等元素的硬水有预防心血管疾病的作用。早上起来的第一杯水最好不要喝果汁、可乐、汽水、咖啡、牛奶等饮料。汽水和可乐等碳酸饮料中大都含有柠檬酸，在代谢中会加速钙的排泄，降低血液中钙的含量，长期饮用会导致缺钙。而另一些饮料有利尿作用，清晨饮用非但不能有效补充机体缺少的水分，还会增加机体对水的需求，反而造成体内缺水。

(2) 什么温度最适宜。有的人喜欢早上起床以后喝冰箱里的冰水，觉得这样最提神。其实，早上喝这样的水是不适宜的，因为此时胃肠都已排空，过冷或过烫的水都会刺激到肠胃，引起肠胃不适。晨起喝水，喝与室温相同的开水最佳，天冷时可喝温开水，以尽量减少对胃肠的刺激。研究发现，煮沸后冷却至20℃～25℃的白开水，具有特异的生物活性，它比较容易透过细胞膜，并能促进新陈代谢，增强人体的免疫功能。凡是习惯喝温、凉开水的人，体内脱氧酶的活性较高，新陈代谢状态好，肌肉组织中的乳酸积累减少，不易感到疲劳。在头天晚上晾开水时一定要加盖，因为开水在空气中暴露太久会失去活性。

(3) 喝多少。一个健康的人每天至少要喝7～8杯水（约2.5升），运动量大或天气炎热时，饮水量就要相应增多。清晨起床时是新的一天身体补充水分的关键时刻，此时喝300毫升水最佳。

(4) 怎么喝。清晨喝水必须是空腹喝，也就是在吃早餐之前喝水，否则就收不到促进血液循环、冲刷肠胃等效果。最好小口小口地喝水，因为饮水速度过快对身体是非常不利的，可能引起血压降低和脑水肿，导致头痛、恶心、呕吐。

无花果、蜂蜜治便秘

便秘已经成为越来越多的人的“小毛病”，虽然小，却让人烦恼。它不仅使体内毒素无法排出，而且使得肌肤颜色灰暗，出现色斑、痘痘等，是健康、美丽的隐形杀手！

便秘可以发生在人生的任何一个年龄段，它与我们的饮食不均衡、运动不足、压力过大、生活不规律等有着密不可分的关系。

人体的肠壁并不是光滑的，而是有褶皱的，我们每天所吃食物的残渣就会一点一点地积存在这些褶皱里，如果食物残渣在大肠中移动过慢，使便体变得又干又硬，增加了排便的困难，就形成了便秘。

一旦便秘，粪便堆积在肠道中，会产生相当多的毒素，这些毒素通过血液循环到达人体的各个部位，导致面色晦暗无光、皮肤粗糙、毛孔粗大、痤疮、腹胀腹痛、口臭、痛经、月经不调、肥胖、心情烦躁等症状，更严重的还会导致结肠癌。

无花果、蕨菜、红薯、蜂蜜等都可以促进排便。《本草纲目》中说：“无花果开胃、止泻痢，治五痔、咽喉痛。”“蜂蜜清热、补中、解毒、润燥、止痛。”

便秘确实给人们带来了很大的痛苦，但只要我们注意生活习惯，一样可以避免。例如，不要久坐，不要吃过咸的食物，经常运动，多喝水，多吃蔬菜和水果等。

避开清晨“魔鬼时间”，谨防猝死

我国早有闻鸡起舞的习惯，在晨曦朦胧的清晨，湖边、公园、林荫道上到处都是晨练的人们。但从医学、保健学的角度看，清晨并不是锻炼身体的最佳时间。其主要原因是，一方面，夜间植物吸收氧气，释放二氧化碳，清晨阳光初露，植物的光合作用刚刚开始，空气中的氧气相对较少，二氧化碳的浓度较高。在大中城市里，清晨大气活动相对静止，各种废气不易消散，是一天中空气污染较严重的时刻。

另一方面，从人体的生理变化规律来看，人经过一夜的睡眠，体内的水分随着呼吸道、皮肤和便溺等丢失，机体的水分入不敷出，使全身组织器官以至细胞都处于相对的失水状态。当机体水合状态不良时，由于循环血量减少，血液黏稠度增加，轻者会影响全身血液循环的速度，不能满足机体在运动时对肌肉组织的供血供氧，因而运动时易出现心率加快、心慌气短、体温升高等现象，严重时，特别是在身体有疾患的情况下，突然由静止状态转为激烈运动状态易诱发血栓及心肌梗死。如每天的 6 ~ 11 点是冠心病患者一天中最危险的时段，这段时间也被人们称为“魔鬼时间”。因此，我们在每天运动过程中，一定要警惕这些“魔鬼时间”。

那么一天中运动的最佳时间是什么时候呢？是傍晚。因为一天内，人体血小板的含量有一定的变化规律，下午和傍晚的血小板量比早晨低20%左右，血液黏稠度降低6%，早晨易造成血液循环不畅和心脏病发作的危险，而下午以后这个危险的发生率则降低很多。傍晚时分，人体已经经过了大半天的活动，对运动的反应最好，吸氧量最大。另外，心脏跳动和血压的调节以17～18点最为平衡，机体嗅觉、触觉、视觉也在17～19点最敏感。

不过，说运动的最佳时间在傍晚，不是说大家只能在傍晚活动。运动是人性化的活动，融合了人的生理、心理、习惯等多方面的因素，而这些都会对身体活动的效果产生影响，我们上面所说的一天中的最佳运动时间是指对一般生理因素而言的。

每个人的性情、作息习惯及工作性质有别，不能要求人人都能在这个时间锻炼。运动的关键是能形成习惯，如果能根据自己的心理和作息规律，选择一天中固定的时间进行运动，并形成运动的习惯，持之以恒，都会对身体有益。如果条件许可，形成在傍晚锻炼的习惯，将是最佳的选择。

清晨开窗等于引毒进屋

很多人习惯于早晚开窗通风，其实，在这种时间开窗会适得其反。

专家说，清晨不宜开窗的原因是，天没亮之前，空气中的氧气并不多，因为晚上树木产生的二氧化碳排放到空气中，只有经太阳的光合作用后才能变成氧气。其次，清晨是空气污染的高峰期，此时空气中的有害气体聚集在离地面较近的大气层，当太阳升起、温度升高后，有害气体才会慢慢散去。

天黑前后，随着气温的降低，灰尘及各种有害气体又开始向地面沉积，也不适宜开窗换气。

开窗换气的最佳时间是9～10点和15～16点，因为这两段时间气温升高，逆流层现象已消失，沉积在大气底层的有害气体已散去。

清晨起床，“先醒心后醒眼”

老年人易得脑出血、心脏病，往往发生在早上，仔细调查发现，清晨醒来起得过猛，是最重要的诱因。如何避免呢？

先醒心后醒眼！即早上醒来的时候不要急着睁眼起床，先闭眼躺上一两分钟，待心完全醒来后再起床。为什么呢？早上，人是醒了，但心还处于混沌状态，还没有完全清醒过来，这时你猛然间起床就会诱发脑出血、心脏病等病症。

明朝养生学家冷谦在《修龄要旨》中说：“平明睡觉，先醒心，后醒眼，两手搓热，熨眼数遍，以睛左旋、右转各九遍，闭住少顷，忽大睁开，却除风火。”早上醒来的时候，不要急着睁开眼睛，先养养神醒醒心，把双手对搓搓热后用手心捂住眼睛，如此多做几遍，然后转眼，左右各九遍，这时候再把眼睛突然睁开。

此外，对于心脑血管病的高发人群——老年人，还要注意做到三个“半小时”，即早上起来运动半小时，打打太极拳，散散步，或者进行其他运动，要因人而异，运动适量；中午睡半小时，符合人体生物钟的需要，下午上班精力充沛，老年人更是需要补充睡眠，因为晚上老人睡得早，早上起得早，中午非常需要休息；18～19点慢步行走半小时，可使老年人晚上睡得香，降低心肌梗死、高血压发病率。

清晨叩齿三百下，虚火再不致牙疼

俗话说“牙疼不是病，疼起来真要命”，牙疼主要是由风热侵袭、胃炎上蒸、虚火上炎等多种原因造成的。前面我们说过，邪气之所以致病，是因为正气不能制服它。人的口腔是人体吐纳的主要通道，属于正气比较薄弱的环节，故而火邪常常会在大口腔肆虐。因此，我们的日常保健千万不能忽略了口腔。

古人认为齿健则身健，身健则长寿。唐代名医孙思邈主张“清晨叩齿三百下”。明代百岁寿星冷谦在谈长寿秘诀时，也强调“齿宜常叩”。可见，叩齿对牙齿保健确实能起到很大的促进作用，经常叩齿可增强牙齿的坚固，使牙齿不易松动和脱落，加强咀嚼力，促进消化功能。

叩齿要先静心聚神，轻微闭口，然后上下牙齿相互轻轻叩击数十次，所有的牙都要接触，用力不可过大，防止咬舌。

具体做法是：晨起先叩臼（后）齿36下，次叩门（前）齿36下，再错牙叩犬齿各36下，最后用舌舔齿周3～5圈。早、中、晚各叩齿一次，多做更佳。早晨叩齿最重要，因为人经过一夜休息，牙齿会有些松动，此时叩齿，既巩固牙龈和牙周组织，又兴奋了牙神经、血管和牙髓细胞，对牙齿健康大有好处。

即使我们一直在做着保健工作，人老了也免不了要掉牙。这是为什么呢？中医认为肾主骨，牙齿是肾精的外现，也是骨头的表象，一个人牙齿好不好和肾精是否充足有关。随着年龄的增长，人的肾精越来越少，超过一定的限度后，牙齿就会慢慢脱落。所以，平时我们一定要注意节情控欲，戒除不良生活方式，以防阴精暗耗。

介绍了牙齿的日常保健方法，我们再回到开头提到的牙疼问题上。叩齿虽然功效不错，但只能作为日常保健和预防措施，一旦火邪已经导致牙疼，那还是远水救不了近火。那该怎么办呢？这里就教大家一个快速简单的治疗牙疼的方法：取10克花椒，加入适量的水，约煮5分钟，加入1两左右的白酒，完全凉后，将花椒过滤掉，再把白酒花椒水倒入洁净玻璃瓶中备用。牙痛时，用洁净棉签蘸此水后放入牙疼的部位咬住，很快就能止疼。

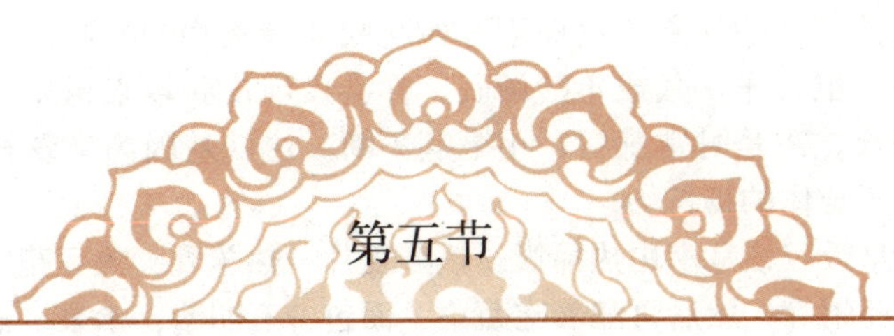

第五节

辰时：养护胃经

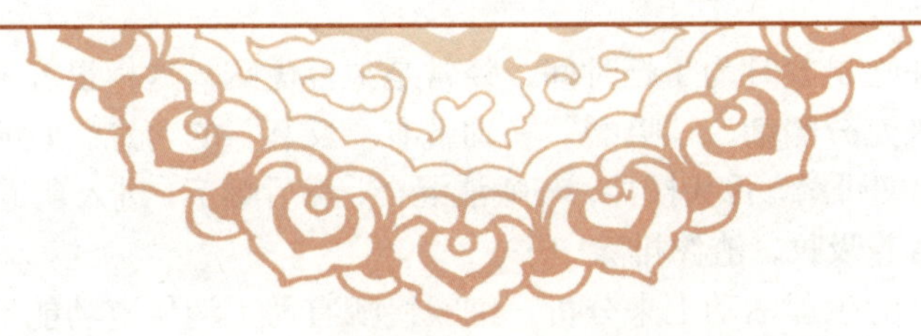

胃经当令，怎么吃都不会胖的时刻

胃经在辰时当令，就是早晨的7点到9点之间，一般这段时间大家都非常忙碌，赶着去上学、上班，但是不管怎么忙，早饭都一定要吃好，而且最好是在这段时间吃。因为这个时候，太阳一般都升起来了，天地之间的阳气占了主导地位，人的体内也是一样，处于阳盛阴衰之时，所以，这个时候人就应该适当地补充一些阴气，食物属阴，也就是说应该吃早饭。

很多人以为不吃早饭就可以减肥，其实这是非常错误的观念。此时吃早饭即使吃得再多也不会胖，因为上午是阳气最足的时候，也是人体阳气最旺盛的时候，食物很容易被消化。胃经以后是脾经当令，脾可以通过运化将食物变成精血，输送给人体五脏。如果不吃早饭，9点以后，脾就是在空运化，它没有东西可以输送给五脏，这时人体会有不适现象产生，比较明显的表现就是头晕。所以，早饭一定要吃，而且要吃好。中医说脾胃是“后天之本”，也是这个道理。因为人生下来活下去靠的就是食物，而脾胃就是负责食物的消化吸收，脾胃不好，人体运转就会出问题。

另外，早餐应该吃“热食”。一些人贪图凉爽，尤其是夏天，早餐喝蔬果汁代替热乎乎的豆浆、稀粥，这样的做法短时间内也许不觉得对身体有什么影响，但长此以往会伤害胃气。

从中医角度看，吃早餐时是不宜先喝蔬果汁、冰咖啡、冰果汁、冰红茶、绿豆沙、冰牛奶的。早餐应该吃“热食”，才能保护胃气。因为早晨身体各个系统器官还未走出睡眠状态，这时候你吃喝冰冷的食物，会使体内各个系统出现挛缩、血流不畅的现象。也许刚开始吃喝冰冷食物的时候，不会觉得胃肠有什么不舒服，但日子一久或年龄渐长，你会发现皮肤越来越差，喉咙老是隐隐有痰、不清爽，或是时常感冒，小毛病不断。这就是因为早餐长期吃冷食伤了胃气，降低了身体的抵抗力。

因此，早饭应该是享用热稀饭、热燕麦片、热羊乳、热豆花、热豆浆、热芝麻糊、热山药粥等，然后再配着吃蔬菜、面包、三明治、水果、点心等。牛奶容易生痰，导致过敏，不适合气管、肠胃、皮肤差的人及潮湿气候地区的人饮用。

吃早餐，细嚼慢咽好处多

很多人在吃早餐时为了赶时间，经常是狼吞虎咽，这样很容易引起胃病，因为食物不能被充分嚼细。“咀嚼”一词就有“反复”的含意。它的生理学意义就在于：牙齿细细研磨，舌头搅拌，与唾液混合，然后咽下，进入食道，送到胃肠中，继续消化，营养吸收，渣滓排除……

从全身性的生理活动上来分析，细嚼慢咽有助于消化道功能活动的协调，对健康有益。

吃饭的时候，在反复细嚼的过程中，由于条件反射，胃、肠、胰、胆便开始转入活动状态；待食物咽下后胃、肠、胰胆的分泌或蠕动便可以进入到活跃状态，使消化过程顺利进行，不至于产生嗳气、吐酸水、胆汁逆流等病理反射。这就像游泳运动员在岸上先做准备活动一样重要。

总之，细嚼慢咽是个好习惯，人人都应养成。

细嚼慢咽的好处有以下几个方面：

(1) 增进视力。日本口腔学者的一项研究发现，中小学生喜硬食者视力较好，而视力差的人牙齿的咬合力量较正常人低。牙齿是口腔肌肉活动的感受器，当我们吃较硬的食物时，颌面部的肌肉收缩力加强，通过牙齿传入中枢的冲动信号随之增强，中枢神经系统对随意动作的调控能力也有所加强。所以，喜硬食者，其视力、体质等状况都比较好。

(2) 美容。咀嚼可促进面部肌肉细胞的新陈代谢。医学专家发现，每天若能咀嚼 15 ~ 20 分钟口香糖，将有助于美容。咀嚼 2 个月以上，能使颜面皱纹减少，面色逐渐红润。但是，有的人长期养成单侧咀嚼的习惯，久而久之就会出现对侧面颊部废用性萎缩。从外观上看，咀嚼侧较丰满，废用侧较瘦瘪，从而失去了对称美。

(3) 牙齿美观清洁。咀嚼是颌骨的运动，在一定程度上可以促进颌骨发育。古代人咀嚼运动强度大，因而颌骨发育较好，牙病也较少。现代人由于缺少适度的咀嚼，颌骨逐渐退化，从而在牙的生长过程中，常会出现“无地容身”现象——排列拥挤。

(4) 增强食欲。在一定程度上，食欲要靠味觉对食物的感受来增强。如果长期缺少有力的咀嚼运动，舌和牙齿得不到应有的刺激，就会导致唾液分泌不足，不能很好地溶解食物中所含的味觉物质。这样，不仅失去了品尝佳肴的“口福”，还会使食欲逐渐衰退。

(5) 远离胃病。咀嚼与消化关系密切，食物通过咀嚼与唾液充分混合，得到初步消化。在食团未接触胃酸以前，咀嚼引起的唾液消化作用可在胃内持续约 30 分钟。但是，有些人吃饭习惯于狼吞虎咽，或常吃精、细、软的食物，没有进行充分咀嚼，致使唾液分泌不足，增加胃的负担，久而久之，易患胃病。

早上起来没食欲，小方法就能搞定

现在，有越来越多的人因压力过大和不良的生活习惯，健康过早亮起了“红灯”，但他们总以忙为由很少运动。久坐而缺乏全身运动，会使胃肠蠕动减弱，消化液分泌减少，日久就会出现食欲不振、消化不良及脘腹饱胀等症状。尤其是早上，加上忙着上班，更是没心思吃饭了。

所谓的“食欲”，是一种想要进食的生理需求。一旦这种需求低落，甚至消失，即称为食欲不振。简单地说，就是没有想吃东西的欲望。而“人是铁，饭是钢”，吃不下饭是不行的。那么，怎样才能提高食欲呢？

下面，就为大家介绍几种简单有效的增强食欲的小方法：

(1) 鲤鱼 250 克，豆豉 6 克，胡椒 1 克，生姜 2 片，陈皮 6 克，煎汤服。

(2) 将 1 条猪舌洗净，切片，煮熟后调味服。

(3) 精羊肉 500 克，粳米 60 克。将羊肉切片，煮粥，调味服。

(4) 甲鱼 250 克，枸杞子 10 克，熟地 10 克，炖汤服。

(5) 米醋 1 小杯，每次饭前用水冲服。

(6) 生姜汁 30 克，蜜糖 90 克，生地黄汁 250 毫升。以文火煎如稀汤，每服一汤匙，热粥送服，亦可以酒送服。每日 3 次。

(7) 鲜山楂 100 克去核切碎，番茄 80 克去皮，苹果 80 克去皮芯切碎，芹菜 60 克、香菜 25 克洗净切碎。五味果蔬同入搅拌机搅成浆汁，去渣取汁入容器，加柠檬汁 15 毫升及蜂蜜 10 克搅匀。当饮料，随意服食，当日吃完。

(8) 指压第 6、7 胸椎，能使食欲中枢产生显著的功效，能使食欲不振渐渐治愈。第 6 胸椎右侧、第 7 胸椎左侧是穴道所在，指压时一面吐气一面强压 6 秒钟后将手收回，恢复自然呼吸，如此重复 30 次。值得注意的是，这种穴道指压法必须在餐前一小时进行，而且餐前尽量少吃甜味剂、白砂糖这些会降低食欲之物。

另外，时常保持情绪稳定也能防止食欲不振，有烦恼事情的话，最好将它忘却，可以多活动或干自己感兴趣的事。将心理的不安去除后，食欲就能随之产生。

胃经：祛痘、保健一个都不少

胃经是人体经络中分支最多的一条，共有两条主线和四条分支，主要分布在头面、胸部、腹部和腿外侧靠前的部分。

很多人脸上爱长痘痘，这其实就是胃寒的象。例如，现在很多人都爱喝冷饮，不管冬天夏天都爱喝，这就容易造成胃寒，而当身体遭遇到外界来的寒气，出于自保身体就会用自身散发的热来抵御寒气，这种热是燥火，燥火不停地往外攻，皮肤就成为它的出口。所以说，痤疮就是体内的燥火，根源在于胃，治疗时从胃经入手就可以了。经常情绪不好的人也容易长痘痘，这也是由于胃寒造成的。

但是也有很多人，情绪经常不好，也经常喝冷饮，但是很少长痤疮，这怎么解释呢？其实，不长痤疮不一定是好事，并不是说他没有胃寒，而是他已经没有胃火攻出来了。那么他的胃寒怎么疏解呢？虽然不在脸上，但是胃经会一直向下走，经过乳中（乳房的正中线），假如胃寒的是个女孩子，她就很可能会发生痛经、月经不调，并且在经期前后乳房胀痛和大腿根酸痛，这就是胃经不调的象。因为胃经经过乳房和大腿根，她的经血下不来，这些地方就会不通则痛。

胃经上分布着人体保健的第一大穴——足三里。足三里穴位于外膝眼下四指，用自己的掌心盖住自己的膝盖骨，五指朝下，中指尽处的凹陷处便是此穴。刺激足三里可以使肠胃蠕动有力而有规律，并能提高多种消化酶的活力，增进食欲，帮助消化，还可以改善心脏功能，调节心率，增加红细胞、白细胞、血色素和血糖量，在内分泌系统方面，对肾上腺皮质系统有双向良性调节作用，并能提高抵御疾病的能力。

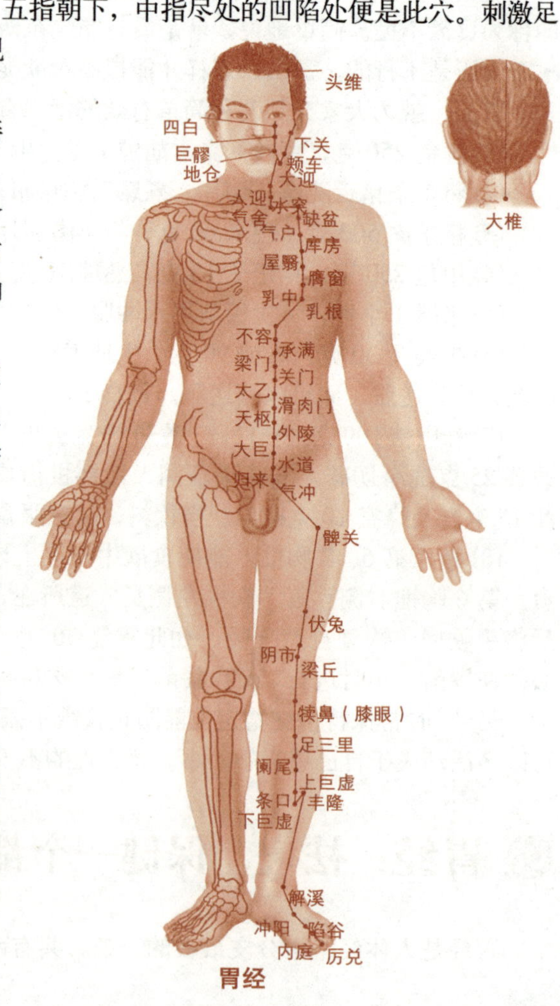

胃经

另外，胃经上还有一个很重要的穴位是天枢穴，位于肚脐左右两侧各向两旁大约2寸处。按摩天枢穴，对便秘、消化不良、脐周疼痛、恶心呕吐有很好的作用，还有就是拉肚子，如果按压天枢穴会有很好的疗效，力量应该稍大一些。

按摩胃经及其上的穴位，主要目的就是调节肠胃功能，所以饭后一个小时左右就可以开始按揉了。另外，早上7～9点是胃经当令的时间，这个时候人一定要吃早饭，以提升胃气，保证身体所需的能量。

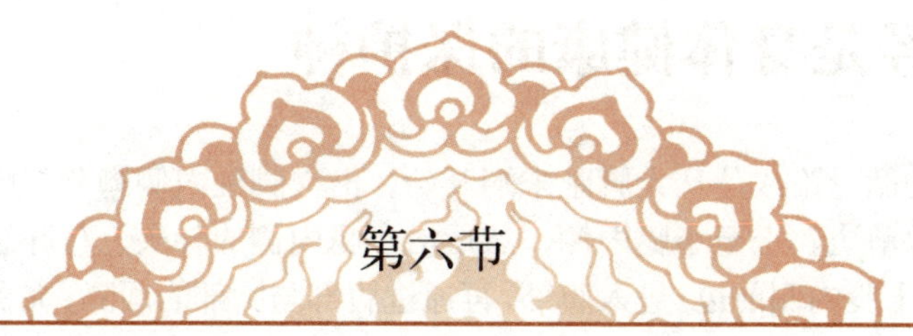

第六节

巳时：养护脾经

脾经当令，消化食物的关键时刻

上午 9 点到 11 点，这个时候是脾经当令。脾主运化，指早上吃的饭在这个时候开始运化。如果把胃比作一口锅，吃了饭要消化，那就靠火，把脾胃里的东西一点点消化掉。那么脾是什么呢？脾的右边是一个“卑”，就像古代的一个烧火的丫头，在旁边加点柴，扇点风，食物就会补充到人的身体里。

比如有的人得了糖尿病，就是脾脏不好，因为胰岛素和脾都是相关的。还有重症肌无力的问题，不要小瞧它，到了老年的时候，每个人都有一些这样的症状，都有点肌无力。有些人年轻的时候是大三角眼，老了就是小三角眼了，这就是脾虚弱的现象。

前面说到吃早餐不会发胖，这也和脾主运化有关，如果人体脾的运化功能好，就可以顺利地消化和吸收。“巳”在月份对应四月，阳气已出，阴气已藏，山川万物一片葱茏，这是一个利于吸收营养和生血的时刻。

脾主一身的肌肉，很多思虑过度的人也特别瘦，所以古代人讲心宽体胖，人心特别宽的话，就特别放松，浑身长的都是肉，因此不要思虑过度。现在小孩子老被逼着学习，不让他活动，就变成虚胖，有的小孩身体越来越差，这也和脾有关。

人体自身的脾需要运动，而我们的肌肉也需要运动。在属相里，巳和蛇相对应，蛇在古代就是大蚯蚓，它有钻土的能力，它能够把土地疏松，所以脾就是具有这种功能的。脾经当令时，适合理家或读书，如果不需要上班，那么到户外去晒晒太阳也是不错的选择。

脾经是身体健康的保护神

脾经的循行路线是从大脚趾末端开始，沿大脚趾内侧脚背与脚掌的分界线，向上沿内踝前边，上至小腿内侧，然后沿小腿内侧的骨头，与肝经相交，在肝经之前循行，上股内侧前边，进入腹部，再通过腹部与胸部的间隔，夹食管旁，连舌根，散布舌下。

脾经不通时，人体会表现为下列症状：身体的大脚趾内侧、脚内缘、小腿、膝盖或者大腿内侧、腹股沟等经络线路会出现冷、酸、胀、麻、疼痛等不适感；或者全身乏力，疼痛、胃痛、腹胀、大便稀、心胸烦闷、心窝下急痛等。

以上症状都可以从脾经去治，最好在脾经当令的时候按摩脾经上的几个重点穴位：太白、三阴交、阴陵泉、血海等。上午9点到11点正处于人体阳气的上升期，这时疏通脾经可以很好地平衡阴阳。在日常饮食上也要注意多吃清淡的食物，不暴饮暴食，以减轻脾经的负担。

此外，思伤脾，所谓“衣带渐宽终不悔，为伊消得人憔悴”，思虑过度就会扰乱脾的正常工作，使其方寸大乱，反映到身体上就是食欲不振、无精打采、胸闷气短。所以，一定要做到思虑有节，这样脾的功能才会正常。

太白穴是脾经的原穴，按揉或者艾灸此穴，对脾虚症状，如全身乏力、食欲不佳、腹胀、大便稀等脏腑病有很好的作用，也可以补后天之本，增强体质。太白穴在脚的内侧面，大脚趾骨节后下方凹陷处，脚背脚底交界的地方。

三阴交，又名女三里，只要是妇科病，如痛经、月经不调、更年期综合征、脚底肿胀、手脚冰冷等，刺激这个穴位都能有效，所以有人称它为妇科病的万灵丹。月经开始前5～6天，每天花一分钟刺激本穴，远比生理痛再刺激有效。三阴交在脚内踝尖上三寸，就是从内踝向上量四指，胫骨（小腿内侧骨）后缘凹陷处，用手按时比其他部位敏感，有点胀疼的感觉。

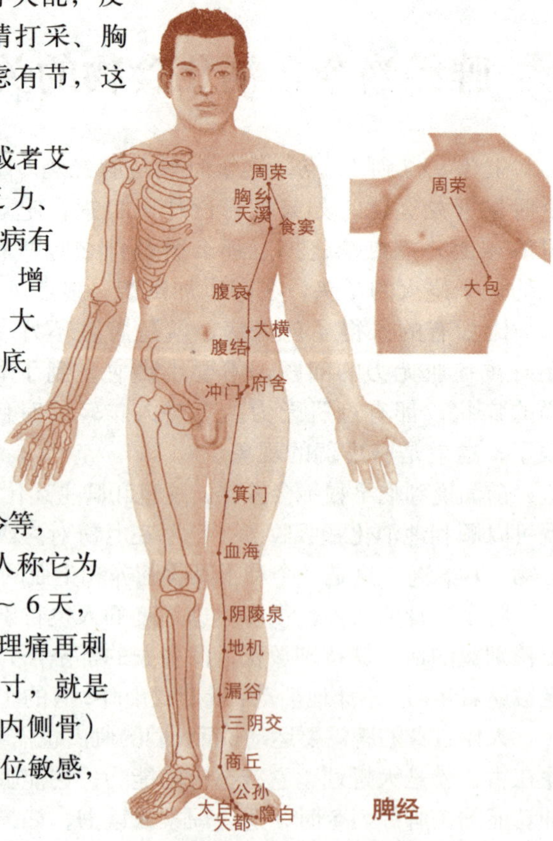

脾经

口水太多，可能是脾经出了问题

在中医名著《黄帝内经》中有这样的记载："五脏化液，心为汗，肺为涕，肝为泪，脾为涎，肾为唾。"也就是说，如果一个人出汗异常可以从心脏上找毛病，鼻涕多了要看肺是不是出现了问题，眼泪不正常要从肝上找根源，口水和唾沫多了就要从脾肾上找原因。

在生活中，很多小孩子特别爱流口水，如果年龄很小那也算是正常现象，但是假如已经七八岁了还在流口水，就说明孩子脾虚，因为脾是主肉的。因为脾虚，所以嘴角不紧，不能抑制口水外流，这时家长就要抓紧时间给孩子补脾了。

孩子口水多了不行，那么口水少了是不是就健康了呢？答案是否定的。如果孩子的嘴里总是干干的，就说明孩子的津液不足，这是内燥的表现。这时家长应该让孩子多喝水，多吃酸味的食物和水果，苹果、梨子、葡萄等都是不错的选择，只要水分多就可以了。

如果孩子的唾液特别多、很黏稠，而且口中还伴着苦味，则说明是脾热，这时父母一定不要让孩子吃辛辣的食物，牛羊肉也要尽量少吃，但可以让孩子吃一些清脾热的药物，如栀子、连翘等。

脾还有统血的作用，就是统摄、约束血液行于脉内而不外逸。但是如果脾气虚弱，失去了约束血的力量，就会出现一些出血病症，如皮肤紫癜、产后出血不止、呕血、便血、尿血等。治疗脾虚引发的出血症状重点在于补脾气，中成药"归脾丸"就是治疗这类出血症的有效药物。

当然，也并不是说，所有喜欢流口水的人都是脾虚，我们还得根据实际情况辨证施治。除了脾虚之外，以下情况也可能引发口水不止的症状：

(1) 口腔卫生不良。口腔里的温度和湿度最适合细菌的繁殖。牙缝和牙面上的食物残渣或糖类物质的积存，容易发生龋齿、牙周病。口腔内的炎症会促进唾液分泌，如口腔被细菌感染，疼痛明显，容易流口水，就需要局部用药促进溃疡愈合。睡觉时流口水，有咸味，枕巾呈淡黄色，很可能是由于卫生不良，积存食物残渣，天长日久牙石较多，引起牙龈发炎，乃至牙龈少量出血所致。

(2) 神经调节障碍。有些全身性疾病也可能引起睡觉时流口水。唾液分泌的调节完全是神经反射性的，所谓"望梅止渴"，便是日常生活中条件反射性唾液分泌的一个例子。所以神经调节发生障碍，也可产生睡觉时流口水的情况。一些神经官能症或其他可能引起自主神经错乱的全身疾病患者，睡觉时可能出现副交感神经异常兴奋的情况，会使大脑发出错误信号，引起唾液分泌增加。

(3) 药物因素。服用某些抗癫痫类药物的副作用之一，就是流口水。因此，在选择药物时需引起注意。

巳时不起床，会降低免疫力

有些人天生是有惰性的，如果时间充裕，很喜欢睡一个懒觉，尤其是在周末的时候，往往一睡就是一上午，一睁眼已经中午 12 点了。然而，事实上睡懒觉是一种极不健康的习惯，尤其是过了 9 点以后还没起床，可能就会降低人体免疫力了。

中医学认为，睡懒觉使大脑皮层抑制时间过长，天长日久，可引起一定程度人为的大脑功能障碍，导致理解力和记忆力减退，还会使免疫功能下降，扰乱机体的生物节律，使人懒散，产生惰性，同时对肌肉、关节和泌尿系统也不利。另外，血液循环不畅，全身的营养输送不及时，还会影响新陈代谢。由于夜间关闭门窗睡觉，早晨室内空气混浊，恋床很容易造成感冒、咳嗽等呼吸系统疾病的发生。

处于发育期的青少年睡眠充足，有益于脏器的发育及身心健康。然而经常赖床迟起，非但不会增添精神，而且常常会造成以下六种“并发症”：

(1) 肥胖。贪睡又摄入多量的肉食和甜食，加上不爱运动，三管齐下，能量的储备大于消耗，以脂肪的形式堆积于皮下，增加了心脏负担和患病的机会。

(2) 手淫。青少年的手淫，往往发生在早晨似醒非醒的蒙胧状态，醒后赖床不起，最容易产生手淫欲望，影响正常学习和生活。

(3) 破坏生物钟效应。如果平时生活较有规律，逢节假日却睡懒觉，就会扰乱体内生物钟的时序，使激素水平出现异常波动，节假日后夜间睡不着，白天心绪不宁，疲倦，打哈欠等。

(4) 影响胃肠道消化功能。一般来说，晨 7 时左右胃肠按照机体的“饥饿”信息开始活动起来，准备接纳和消化新的食物，可是赖床者因为舒适睡意湮没了食欲，不愿起床进餐。长此以往，胃肠经常发生饥饿性蠕动，容易发生胃炎等病症。

(5) 肌张力低下。早晨时肌肉和骨关节通常变得较为松缓。如果醒后立即起床活动，一方面可使肌组织张力增高，以适应日间的活动；另一方面，通过活动，肌肉的血液供应增加，将夜间堆积在肌肉中的代谢物排出。这样有利于肌肉纤维增粗、变韧。只顾赖床的人，因肌组织错过了活动良机，动与静不平衡，起床后时常会感到腿软、腰骶不适、肢体无力、动作反应迟缓。

(6) 对呼吸道的“毒害”。卧室的空气在早晨最污浊，含有大量细菌、霉变和发酵颗粒、二氧化碳水汽和灰尘等物。那些闭窗贪睡的人因此经常会有感冒、咳嗽、咽喉痒及头昏脑涨等，记忆力和听力可能会下降。

人们常把“心脏停止跳动”“停止了呼吸”和生命的终结联系在一起，可见心肺健康对人体之重要。但增强心肺之道是锻炼，尤其是跑，而不是睡。从小关在笼子里从未奔跑过的兔子，心脏功能低下，在回到广阔田野时突然地急剧奔跑跳跃，竟能导致心脏破裂而丧命。统计表明，善跑的野生动物比家养动物的心脏重 3 倍以上。经常进行晨跑锻炼的学生比一般爱睡懒觉不常锻炼的学生肺活量明显增大。这说明，晨跑远比睡懒觉对健康有益。

有人说：睡懒觉“长肉”总是事实吧。那也不见得。靠多睡觉长的不是“肉”，而是“膘”，也就是说，体重的增加主要不是由于肌肉的结实粗壮，而是由于体内多余脂肪的堆积。体内脂肪堆积得多绝不是健壮的标志，而恰是影响健康导致疾病的一个因素。科学研究表明：体内增加一磅脂肪，就要增多一英里长的毛细血管，而加重心脏的负担；体内脂肪过多，也增加了日后患冠心病、血管硬化的机会，而影响健康和长寿。据有人调查，百岁以上老人没有一个是肥胖的。

办公室里，这些“小动作”要常做

巳时无疑是工作效率最高的时刻，但也要注意劳逸结合，紧张的工作之余一定要放松一下。尤其是在办公室里工作的人，如果长时间待在办公室内，就容易引起头昏、失眠、记忆力减退、高血压、冠心病、便秘等，因此加强健身十分必要。下面就介绍几个强健体魄的“小动作”。

(1) 脸部运动。将嘴巴最大限度地一张一合，带动脸上全部肌肉以至头皮，进行有节奏的运动。每次张合持续 50 次，约 1 分钟，脸部运动可以加速血液循环，延缓局部各组织器官的“老化”，使头脑清醒。

(2) 揉腹。用右手按顺时针方向绕脐揉腹 36 周，再向逆时针方向绕脐揉腹 36 周，对防止便秘、消化不良等症状有较好效果。

(3) 撮谷道，即提肛运动。像忍大便一样，将肛门向上提，然后放松，反复进行。站、坐、行时均可进行。每次做提肛运动 50 次左右，持续 5 ~ 10 分钟即可。提肛运动可以促进局部血液循环，预防痔疮等肛周疾病。

(4) 躯干运动。左右侧身弯腰，扭动肩、背部，并用拳轻捶后腰各 20 次左右，可缓解腰背佝偻、腰肌劳损等病症。

(5) 眼部运动。双眼远眺窗外，眼睛用力向下眨，可舒缓眼睛晶状体的疲劳。

(6) 转颈。脖子左左、右右、前前、后后，先顺时针转动，再逆时针转动，可放松颈部神经。

(7) 弹脑袋。双手捂住耳朵，手指弹脑袋 10 ~ 20 次，可促进大脑血液循环。

(8) 扯耳朵。右手绕过后脑勺，往下扯动左耳垂；随后，左手绕过后脑勺，往下扯动右耳垂，每次做 10 ~ 20 次。

(9) 压抓、揉肩周。肩周的最疼点，可采用压、抓、揉等手法，缓解疼痛。

(10) 搓脸。双手相互搓热后，搓脸，使脸部发热，可起到活血的效果。

(11) 拉伸运动。臂举过头，扶住墙壁向下压，可拉伸、牵引劳累的肌肉。

(12) 腹式深呼吸。平时我们采用的是胸部呼吸，可以采用腹部深呼吸，一舒一张。

第七节

午时：养护心经

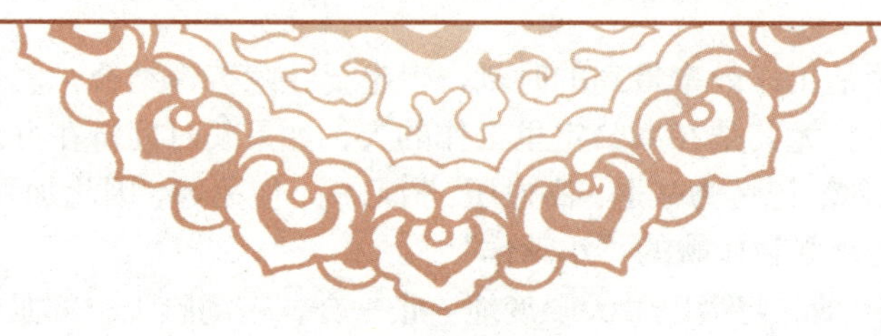

午时吃好午餐，就能多活十年

午时，到了吃午餐的时间了，吃什么好呢？困惑之中，我们通常都是随便解决，其实午餐是很重要的，有着“承上启下”的作用，既要补偿早餐后至午餐前约 4 ～ 5 个小时的能量消耗，又要为下午 3 ～ 4 个小时的工作和学习做好必要的营养储备。如果午餐不吃饱吃好，人往往在 15 ～ 17 点钟的时候出现明显的低血糖反应，表现为头晕、嗜睡，甚至心慌、出虚汗等，严重的还会导致昏迷。所以，对于我们来说，午餐绝对是养生的关键点，午餐的选择也大有学问。

1. 健康为先

吃午餐时可以有意识地选择食物的种类，尽量保持营养均衡。

(1) 选择不同种类、不同颜色的蔬菜。

(2) 食物应以新鲜为主，因为新鲜食物的营养价值最高。

(3) 多进食全麦食品，避免吸收过高多饱和脂肪。

(4) 应尽量少食盐。

如果长时间坚持上述健康的饮食方式，不仅患疾病的概率降低，还有可能比预期寿命延长 15 年。

2. 午餐的“三不主义”

(1) 辣椒不过量。现在最火的菜系要数川菜和湘菜了，麻辣鲜香，怎么吃怎么有味，很受大家的青睐。不过，辣椒有好的一面也有坏的一面，好的一面是辣椒中含有充足的维生素 C，含有丰富的纤维，热量较低，而且辣椒中还含有人体容易吸收的胡萝卜素，对视力有好处，而且适量食用辣椒能开胃，有利于消化吸收。但辣椒不能过量，太辣的食品会对口腔和食道造成刺激，吃得太多，还容易令食道发热，破坏味蕾细胞，导致味觉丧失。

(2) 食物不单一。中午如果仅仅吃一碗牛肉面，对蛋白质、脂肪、碳水化合物等三大营养素的摄入量是不够的，尤其是一些矿物质、维生素等营养素更易缺乏。再说，由于面食会很快被身体吸收利用，饱得快也饿得快，很容易产生饥饿感，对于下午下班晚，或者下午工作强度大的人来说，它们所能提供的热量是绝对不够的。所以，中午最好是主食、蔬菜、肉类、水果都吃一点，这样才能保证营养的均衡和体力的充足。

(3) 吃饭不过快、过饱。吃工作餐求速度快也不是一件好事，这不利于机体对食物营养的消化吸收，还会影响胃肠道的“加工”负担。如果吃饭求速度，还将减缓胃肠道对食物营养的消化吸收过程，从而影响下午脑力或体力工作能力的正常发挥。一般来说，午餐的用餐时间不宜少于 20 分钟。

3. 理想的六种午餐食物

(1) 抗衰老、抗癌食品——西蓝花。西蓝花富含抗氧化物维生素 C 及胡萝卜素。科学研究证明十字花科的蔬菜是最好的抗衰老和抗癌食物。

(2) 最佳的蛋白来源——鱼肉。鱼肉可提供大量的优质蛋白，并且消化吸收率极高，是优质蛋白的最佳选择。同时，鱼肉中的胆固醇含量很低，在摄入优质蛋白时不会带入更多的胆固醇。

(3) 降脂食品——洋葱。洋葱可清血，有助于降低胆固醇。

(4) 抗氧化食品——豆腐。豆腐是良好的蛋白质来源。豆类食品含有一种被称为异黄酮的化学物质，是一种有效的抗氧化剂。请记住，“氧化”意味着“衰老”。

(5) 保持活力食物——圆白菜。圆白菜也是十字花科的蔬菜，维生素 C 含量很丰富，同时纤维能促进肠胃蠕动，让消化系统保持年轻活力。

(6) 养颜食物——新鲜果蔬。新鲜果蔬中含有丰富的胡萝卜素、维生素 C 和维生素 E。胡萝卜素是抗衰老的最佳元素，能保持人体组织或器官外层组织的健康，而维生素 C 和维生素 E 则可延缓细胞因氧化所产生的老化。此外，这些富含纤维的新鲜蔬果还能保持直肠健康，帮助排毒。

下班了，吃一顿丰盛的午餐来犒劳自己劳累了一上午的身体吧。记住，午餐不仅要美味还要健康啊，这样才能保证下午工作所需的营养，不要对自己的胃吝啬。

饭前先喝汤，胜过良药方

人们常说“饭前先喝汤，胜过良药方”，这话是有道理的。因为，从口腔、咽喉、食道到胃，犹如一条通道，是食物的必经之路。尤其是午饭，作为一天当中最重要的一餐，吃饭前先喝几口汤，等于给这段消化道加点“润滑剂”，使食物能顺利下咽，防止干硬食物刺激消化道黏膜。

若饭前不喝汤，则饭后会因胃液的大量分泌使体液丧失过多而产生口渴感，这时才喝水，反而会冲淡胃液，影响食物的消化和吸收。

但是这饭前要喝的是什么样的汤呢？中医强调，要喝肉汤。这里的肉汤可以是鸡汤、牛筋汤、排骨汤、肉皮汤、羊蹄汤、牛肉汤、鱼汤等。不同的汤可以起到不同的抗病防疾效果。

鸡汤抗感冒：鸡汤，特别是母鸡汤中的特殊养分，可加快咽喉部及支气管膜的血液循环，增强黏液分泌，及时清除呼吸道病毒，缓解咳嗽、咽干、喉痛等症状。煲制鸡汤时，可以放一些海带、香菇等。

排骨汤抗衰老：排骨汤中的特殊养分及胶原蛋白可促进微循环。50 ～ 59 岁是人体微循环由盛到衰的转折期，骨骼老化速度快，多喝骨头汤可收到药物难以达到的功效。

鱼汤防哮喘：鱼汤中含有一种特殊的脂肪酸，它具有抗炎作用，可以治疗呼吸道炎症，预防哮喘发作，对儿童哮喘病最为有效。

所以，饭前喝汤是日常养生的一个重要细节。但这并不是说喝得越多越好，要因人而异，一般中晚餐前以半碗汤为宜，而早餐前可适当多些，因经过一夜睡眠后，人体水分损失较多。进汤时间以饭前 20 分钟左右为好，吃饭时也可缓慢少量进汤。总之，进汤以胃部舒适为度，饭前饭后切忌“狂饮”。

最后，我们再讲一下应该如何熬制营养而又鲜美的肉汤。

(1) 熬汤用陈年瓦罐效果最佳。熬汤时，瓦罐能均衡而持久地把外界热能传递给里面的原料，而相对平衡的环境温度，又有利于水分子与食物的相互渗透，这种相互渗透的时间维持得越长，鲜香成分溢出得越多，熬出的汤就越鲜醇，原料就越酥烂。

(2) 火候要适当。熬汤的要诀是：旺火烧沸，小火慢煨。这样才能把原料内的蛋白质浸出物等鲜香物质尽可能地溶解出来，使熬出的汤更加鲜醇味美。只有文火才能使营养物质溶出得更多，而且汤色清澈，味道浓醇。

(3) 配水要合理。水温的变化，用量的多少，对汤的营养和风味有着直接的影响。用水量一般是熬汤的主要食品重量的 3 倍，而且要使食品与冷水共同受热。熬汤不宜用热水，如果一开始就往锅里倒热水或者开水，肉的表面突然受到高温刺激，外层蛋白质就会马上凝固，使里层蛋白质不能充分溶解到汤里。此外，如果熬汤的中途往锅里加凉水，蛋白质也不能充分溶解到汤里，汤的味道就不够鲜美，而且汤色也不够清澈。

(4) 熬汤时不宜先放盐。因为盐具有渗透作用，会使原料中的水分排出、蛋白质凝固，鲜味不足。

(5) 熬制时间不要过长。长时间加热能破坏煲类菜肴中的维生素；加热 1 ～ 1.5 小时，即可获得比较理想的营养峰值，此时的能耗和营养价值比例较佳。

午时阴长阳消，午睡一刻值千金

11点到13点，这个时候是心经值班。一上午的运化全是阳气，午时则开始阴生。因此，午时是天地气机的转换点，人体也要注重这种天地之气的转换点。对于普通人来说，睡午觉非常重要，因为天地之气在这个时间段转换，我们不应干扰天地之气，而应好好休息，以不变应万变。

明朝太医刘纯说：“饭后小憩，以养精神。”午睡对消除疲劳、增进健康非常有益，是一项自我保健措施。尤其在夏天，日长夜短，晚上往往又很闷热，使人难以入睡，以致睡眠时间不足，白天工作常常会感到头昏脑涨，精神不振，容易疲劳，午睡能起到调节作用。

午睡虽然可以帮助人们补充睡眠，使身体得到充分的休息，增强体力、消除疲劳、提高午后的工作效率，但午睡也需要讲究科学的方法，否则可能会适得其反。

第一，午饭后不可立即睡觉。刚吃完饭就午睡，可能引起食物反流，使胃液刺激食道，轻则会让人感到不舒服，严重的则可能产生反流性食管炎。因此，午饭后最好休息20分钟左右再睡。

第二，睡前不要吃太油腻的东西，也不要吃得过饱，因为油腻会增加血液的黏稠度，加重冠状动脉病变；过饱则会加重胃消化负担。

第三，午睡时间不宜过长。午睡实际的睡眠时间达到十几分钟就够了；习惯睡较长时间的，也不要超过一个小时。因为睡多了以后，人会进入深度睡眠状态，大脑中枢神经会加深抑制，体内代谢过程逐渐减慢，醒来后就会感到更加困倦。

第四，午睡最好到床上休息，理想的午睡是平卧，平卧能保证更多的血液流到消化器官和大脑，供应充足氧气和养料，有利于大脑功能恢复和帮助消化吸收。不少人习惯坐着或趴在桌上午睡，这样会压迫身体，影响血液循环和神经传导，轻则不能使身体得到调剂、休息，严重的可能导致颈椎病和腰椎间盘突出，现在越来越多二三十岁的年轻人，因为睡眠习惯不佳而导致这方面的疾病。专家建议，应该养成在需要休息时上床睡觉的习惯。对于实在没有条件又需要午睡的白领，至少也应该在沙发上采取卧姿休息。

此外，午睡之后，要慢慢起来，适当活动，可以用冷水洗个脸，唤醒身体，使其恢复到正常的生理状态。午睡之后要喝果汁，这是补充维生素的时候。这就是专家说的：“小憩之后喝果汁，以滋血脉。”不要图省事买果汁喝，要自己动手压榨水果。最安全的好喝的水果汁，是梨和苹果等量压榨而成。

午睡是非常重要的，我们提倡午睡，但对于那些没有午睡习惯的人，顺其自然是最好的方式。午睡是一种需求和享受，享受午睡可以充分休息和放松心情，但午睡并非必需。对于没有这种需求的人，强迫自己午睡，反而可能扰乱生物钟，导致疲劳和困倦。

养护心经，生死攸关

心经起始于心中，出属于心脏周围血管等组织（心系），向下通过横膈，与小肠相联络。它的一条分支从心系分出，上行于食道旁边，连于眼球的周围组织（目系）；另一条支脉，从心系直上肺脏，然后向下斜出于腋窝下面，沿上臂内侧后边，行于手太阴肺经和手厥阴心包经的后面，下行于肘的内后方，沿前臂内侧后边，到达腕关节尺侧豌豆骨突起处，入手掌靠近小指的一侧，沿小指的内侧到指甲内侧末端。明清年间名医陈士铎认为心经有热则咽干，心经有邪则肋痛、手臂痛、掌中热痛，心脉痹阻则心痛，心经与心紧密相连，养护心经是生死攸关的大事。

《黄帝内经》中说，当心经异常时，反映到人体的外部症状包括：心胸烦闷、疼痛、咽干、口渴、眼睛发黄、胁痛、手臂一面靠小指侧那条线疼痛或麻木、手心热等。经常在 11 点到 13 点之间敲心经就可以缓解这些症状，还可以放松上臂肌肉，疏通经络。另外，点揉和弹拨心经上的重点穴位，还可以改善颈椎病压迫神经导致的上肢麻木等，还有治疗失眠的功效。

神门穴是心经上的重要穴位之一，是心经之气出入的门户，可以补充心脏的原动力，因此它就成为保养心脏系统的重要穴位。经常刺激这个穴位，可以防治胸痛、便秘、焦躁、心悸、失眠、食欲不振等多种疾病。

神门穴的位置在手腕的横线上，弯曲小拇指，牵动手腕上的肌腱，肌腱靠里就是神门穴的位置。

因为这个穴位用手指刺激不明显，所以在按摩时应用指关节按揉或按压，早晚各一次，每次按摩 2 ~ 3 分钟，长期坚持下去就可以补心气、养心血，气血足了，神志自然就清醒了。

另外，早晚按揉两侧神门穴 2 ~ 3 分钟，然后再按揉两侧心腧穴 2 ~ 3 分钟，只要长期坚持下去，就能让女性朋友在经期有个好心情，轻松愉快地度过经期。

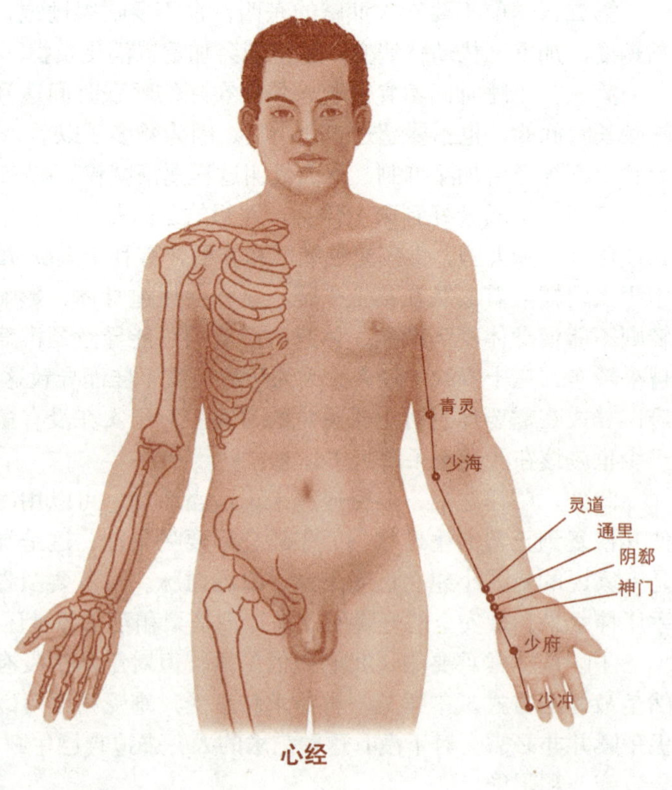

心经

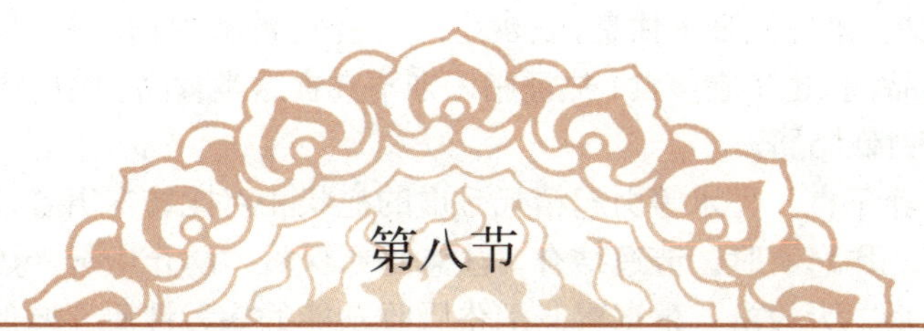

第八节

未时：养护小肠经

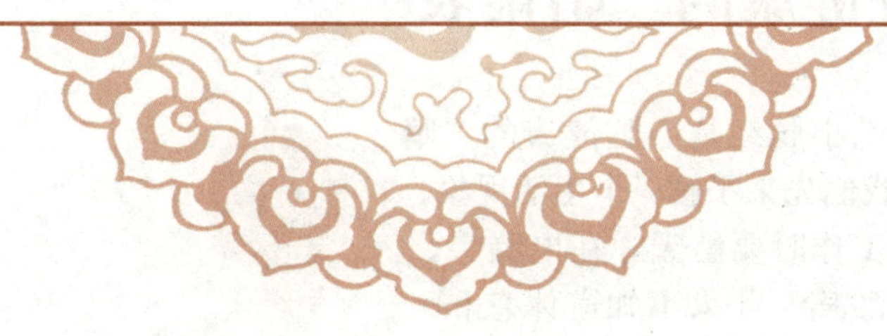

未时不是“未事”，小肠不是小事

13 点到 15 点，是小肠当令。在前一个时辰，要把午饭吃好，但是如果吸收不好的话，就会在人体形成垃圾，这就是小肠的问题了。

小肠是食物消化吸收的主要场所，盘曲于腹腔内，上连胃幽门，下接盲肠，全长 3 ~ 5 米，分为十二指肠、空肠和回肠三部分。

十二指肠位于腹腔的后上部，全长 25 厘米。它的上部（又称球部）连接胃幽门，是溃疡的好发部位。肝脏分泌的胆汁和胰腺分泌的胰液，通过胆总管和胰腺管在十二指肠上的开口，排泄到十二指肠内以消化食物。

空肠连接十二指肠，占小肠全长的 2/5，位于腹腔的左上部。回肠位于右下腹，占小肠全长的 3/5。空肠和回肠之间没有明显的分界线。

中医理论认为，小肠的主要生理功能是受盛、化物和辨别清浊。小肠与心相为表里。受盛即接受或以器盛物的意思。化物，有变化、消化、化生的意思。小肠接受由胃初步消化的食物，并对其作进一步消化，将水谷化为精微。《素问》说：“小肠者，受盛之官，化物出焉。”小肠这一功能异常，可导致消化吸收障碍，表现为腹胀、腹泻、便溏等。

生活中，由于多种原因，可引起小肠消化功能与吸收功能分别或同时减损，以致肠腔内一种或多种营养物质不能顺利透过肠黏膜转运进入组织而从粪便中过量排泄，引起营养缺乏的一系列症状群，被称为小肠吸收不良。它分原发性和继发性两类，临床表现以慢性腹泻、消瘦、乏力、腹胀、胃炎、贫血为特征。粪质稀薄油腻多脂者，称为脂肪泻。

在重度腹泻时，应卧床休息，勿食生冷、硬滑、油腻食物。寒证腹泻不忌姜、椒、蒜等辛辣食品，但也不宜多食，热证脂泻则不宜食这类食品。饮食宜少渣，易消化，高热量高蛋白低脂肪。

对于营养不良、失水等引起精气亏虚的症状相对比较突出者，要合理地安排工作和学习，作息有时。劳逸结合，注意防寒保暖。防止中暑受热；适当进行体育锻炼、气功、太极拳；根据胃肠消化吸收功能的病种性质，增加饮食营养，改善全身情况。食物以松软可口、易消化为宜，瘦肉、鲜鱼、猪肝、豆制品及炖至极烂的猪肚、蒸蛋花，均可食用。

心脏健康的“晴雨表”

为什么说小肠经是心脏健康的“晴雨表”呢？我们先来了解一个生活现象，现在很多人工作时要整天守在电脑旁，经常会肩膀酸痛，如果不知道休息和保养，发展下去，就是后背痛，接下来是脖子不能转动、手发麻。通常医院会将这些症状诊断为颈椎病，其实，这大多数是心脏供血不足，造成小肠气血虚弱导致的。有人可能会奇怪：心脏供血不足，怎么会影响小肠呢？这是因为心与小肠相表里，这种表里关系是通过经络通道联系起来的。心脏有问题，小肠就会有征兆。比如西医所说的颈椎病，开始只是肩膀酸，这就是告诉你：这里的气血已经不足了；然后是酸痛，酸痛是因为血少，进而流动缓慢而瘀滞，不通则痛。后来发展到僵硬疼痛也是由于血少，血流缓慢，再加上长期固定姿势，血液就停滞在那里；如果心脏持续供血不足，那么停滞的血液就会在原地形成瘀血，没有新鲜血液的供应，肌肉、筋膜就会变得僵硬，而且极易遭受风寒的侵袭。所以，睡觉时哪怕是一点点风也会落枕。

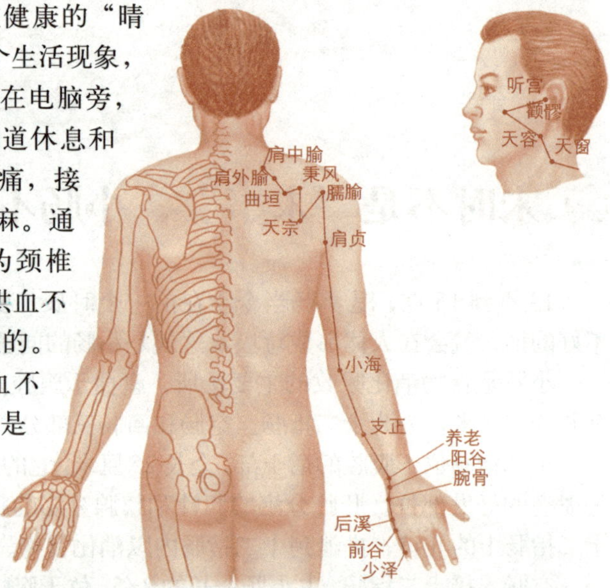

小肠经

想知道自己的心脏供血是否充足，有一个简单的方法：在我们胳膊肘的略下方有一根“麻筋”，小的时候打闹玩耍经常会碰到它，总会过电般一麻到手指头。这条“麻筋”就是小肠经的线路。你可以用拳头打一下这条“麻筋”，看看能不能麻到小手指去。如果一麻到底，证明你的心脏供血能力还是不错的；如果只痛不麻，那你的心脏已经存在供血不足的情况了。另外还有一个更简单的测试法，只要行个军礼，看看上臂靠近腋下的肌肉会不会很松弛，松弛就是此处气血供应不足了。这里正是小肠经，而小肠经是靠心经供应气血的。

另外，有的人脾气很急，总是心烦气躁，好争执，这在中医看来就是心火亢盛。心里的火气太大，无处宣泄，就拿小肠经“撒气”了。结果小肠经就会肿胀、硬痛，然后牵连到耳朵、喉咙、脖子、肩膀、肘、臂、腕、小手指，造成这些地方或疼痛或麻木。

所以，我们说小肠经是心脏健康的“晴雨表”，一定要多加关注。通过小肠经，我们可以预测心脏的功能状况，还能够用调节小肠经的方法来治疗心脏方面的疾患。

善待小肠经，心脏没毛病

在中医里，心脏为君主之官，是没有什么过错的，于是总有人要代君受过。如果你是一个臣子，你就要明白，有事的时候就要担当，要代君受过。一到下午两点多就脸红、心跳的人应该去看一下心脏，但是不要去找西医而要去找中医，因为西医和中医诊病的观点是不同的，西医在很大程度上是靠数据和指标说话，他们相信仪器超过相信自己。而中医非常在乎病人的个人感觉，他有可能在给你把脉的时候，从脉象上看出癌症的现象，可是西医就看不出来。如果下午两三点出现脸红心跳的问题，实际上是心脏在示警了，因为脸红就是一个心火外散的现象。

刚刚出生的婴儿，皮肤基本上是黄里偏红的那种，因为小孩的光是被细毛含在里面的，所以小孩不会出现红光满面。老人是因为脸上那一层细毛退掉了，没有东西含着他，所以才出现了光。所以，千万别以为红光满面是什么好事。尤其是出现了红色桃花状，就好像化妆了一样，这是很危险的。特别是在眉毛的正中间，如出现红如灯花状的相是非常不好的。因此 13 点到 15 点的时候，若出现了这些症状，要往心脏那里想。

未时对应的生肖是羊。“羊”字下面加“大”字就是“美”，在中国传统文化里，美的概念首先是要满足口腹之欲，因此未时是主滋味的，这个时间有助于吸收和消化。

从养生来讲，此时最好能午睡一觉，为食物在身体里的吸收和消化提供良好的环境保证。当然，如果实在睡不着或没有条件，也可以选择练气功、邀友弈棋、看看报纸，或者做点家务。

在饭桌上寻找小肠通畅的奥秘

我们吃下的食物在口腔和食道内实际上是不被吸收的。而胃对食物的吸收也是很少的，小肠才是吸收的主要部位，而大肠则主要吸收水分和盐类。它接受由小肠泌别清浊后剩下的食物残渣，再吸收残余的水液，形成粪便，传送至大肠末端，经肛门而排出体外。

现代人总是受着小肠不通畅的苦，粪便积存在肠道内，毒素排不出体外就会回流，伤害我们的身体。而想要畅便，首先要从饮食做起，因为“只有吃得好，才能拉得好”。《本草纲目》中记载了大量可以顺畅肠道的食物，这些食物我们都可以在普通的日常饮食中找到。

(1) 黄绿色蔬菜。菠菜、胡萝卜、南瓜、甘蓝、青椒等富含维生素 C、β－胡萝卜素、维生素 E 的黄绿色蔬菜堪称人体健康的宝库。黄绿色蔬菜富含抗氧化维生素，这是阻止促进老化的活性氧的主力。其中含有的水溶性膳食纤维，融于水中，可防止大便硬结。而且对肠道的刺激小，还有清洁作用，尤其适合那些痉挛性便秘患者。

(2) 海藻类。海带、裙带菜、褐藻等海藻类富含多种维生素和矿物质。其中水溶性纤维藻胶和甘露醇不仅可以缓解便秘，还可以降低胆固醇和血糖。

(3) 糙米杂粮。五谷杂粮中的纤维是白米的 3 ～ 4 倍，薏仁等也含有丰富的纤维。糙米中的纤维在肠道内可以包裹住糖分、脂肪，防止被血液过多吸收，使其随着大便直接排泄出去。吃糙米时最好细嚼慢咽，如果觉得难以下咽，那就和糯米或者白米一起做。

(4) 大蒜。大蒜不仅能够有效预防癌症，还能帮助人们消除疲劳，预防感冒，治疗失眠和各种成人病。另外，大蒜能增加肠道内双歧杆菌的数量，大蒜辣素还可以促进肠道蠕动，每天吃一点大蒜，对身体非常有好处。但是吃多了会导致腹泻，所以一般来说，每天吃一瓣就可以了。

(5) 西洋李子和芦荟。西洋李子的水溶性纤维是苹果的 5 倍，能够治愈腹泻，尤其适合便秘和腹泻交替出现的痉挛性便秘。此外，西洋李子中还富含能够帮助肠道蠕动的钙和镁。一般来说，西洋李子的浓缩果汁可以直接喝，如果是干果，一天吃一两个，就足以帮助润肠通便了，吃多了反而会导致腹泻。芦荟是广为人知的治疗便秘的佳品。剥开芦荟的叶子，里面黏糊糊的东西就是膳食纤维的一种，这种物质可以帮助排便，但是吃多了的话也会导致腹泻。

(6) 牛蒡、莲藕、红薯等根茎植物。莲藕中的膳食纤维含量尤其丰富，是润肠通便的首选食品。牛蒡的营养中 42% 为膳食纤维，是便秘患者的珍宝，其中的菊粉成分还有利尿、清洁肠道的功能，可以帮助排泄诱发癌症的不良、有害物质，是预防大肠癌的首选食品。红薯的膳食纤维含量也非常丰富，生吃熟吃都可以。生红薯的白色汁液对治疗便秘有奇效，此外，其中的抗氧化维生素和丰富的矿物质，可以调节血压，预防成人病和癌症。

久坐后肩背酸痛，敲敲小肠经

长期坐在办公桌或电脑前的上班族们肯定都有过这样的体会：只要坐的时间一长，颈肩部就会发紧、发酸、疼痛，后背肌肉僵硬、酸痛，站起来活动活动，敲敲疼痛的地方就会好一些。但这只是暂时的，过一会儿疼痛照旧。

这就是患上了所谓的“颈肩综合征”。主要是由于长期伏案工作，肌肉关节软组织得不到锻炼，而且经常一个姿势保持很久，造成部分肌肉长期紧张，得不到应有的休息，而另外一些肌肉又长期休息，得不到锻炼，本来的相互协调变得不协调而造成的。长此下去，不但会耽误工作，还会使身体素质直线下降，所以每个奋战在电脑前的上班族们一定要予以重视，不能无视这些小毛病，否则这些小毛病会酿成“大祸”。

那么怎么治愈颈肩综合征呢？在这里，告诉你一个安全、有效、省时、省钱的妙招，那就是敲小肠经（又称肩经），它在手臂阳面靠近小指的那条线，再配合一点不需要任何工具的肌肉锻炼，你会发现那些不爽的感觉会马上消失。

首先，沿着手三阳经按揉、推捋和拿捏。因为手三阳经的走向是从手到头，循行的路线经过颈肩部，所以循经按揉拿捏可以很好地疏通这些经的经气，放松沿行的肌肉等软组织，消除肌肉的僵硬感。其次，可以点揉穴位：曲池有通经活络的作用；然后就是肩井，按压肩井可以很好地缓解颈肩部的肌肉紧张；还有天宗，点揉天宗能够放松整个肩胛部的紧张感和疲劳感。如果方便的话，最好两个人再相互推一下背部，基本上是沿着足太阳膀胱经的循行路线由一侧从上往下推，然后从对侧从下向上按摩，力量可以由轻到重。注意从上往下推时力量可以加重，从下往上按摩时力量一般不需太大。这样反复操作 5 分钟左右，就能感觉到整个背部有一种温热感直透到皮下，肌肉紧张造成的酸痛感觉很快就消失了。

但是，还有一点我们要牢记，就是在进行了经络按摩后，一定要努力使自己一天中都能保持挺胸的姿势，以保持肩部的通畅感。在工作的间隙要站起来活动活动，这样既可以缓解颈肩的压力，又可使腹部的气流通畅，对预防胃肠疾病是很有好处的。

第九节

申时：养护膀胱经

学习、工作效率不高就找膀胱经

在中医里，膀胱经号称太阳，是很重要的经脉，它从足后跟沿着后小腿、后脊柱正中间的两旁，一直上到脑部，是一条大的经脉。

申时（15 ~ 17 点）为膀胱经当令的时段。因为膀胱经经过脑部，而此时膀胱经又很活跃，这使得气血很容易上输到脑部，所以这个时候不论是学习还是工作，效率都是很高的。古语就说“朝而授业，夕而习复”，就是说在这个时候温习早晨学过的功课，效果会很好。如果这个时候出现记忆力减退、后脑疼等现象，就是膀胱经出了问题，因为下面的阳气上不来，上面的气血又不够用，脑力自然达不到。也有人会在这个时候小腿疼、犯困，这也是膀胱经的毛病，是阳虚的象，很严重。

《黄帝内经》中说：膀胱经有问题人会发热，即使穿着厚衣服也会觉得冷，流鼻涕、头痛、项背坚硬疼痛，腰好像要折断一样疼痛，膝盖不能弯曲，小腿肚疼，股关节不灵活，癫痫、痔疮都会发作，膀胱经经过的部位都会疼痛，足小趾也不能随意运动。缓解这些症状就要经常在申时刺激膀胱经，但是膀胱经大部分在背部，所以自己刺激时，应找一个类似擀面杖的东西放在背部，然后上下滚动，这样可以有效刺激相关穴位，还能放松整个背部肌肉。也可以在脊柱两旁进行走罐，对感冒、失眠、背部酸痛的疗效很好。在头部，循着膀胱经的循行路线用手模仿梳头动作进行刺激，能够很好地缓解头昏脑涨。

另外，膀胱经是人体最大的排毒通道，无时不在传输邪毒，而其他诸如：大肠排便、毛孔发汗、脚气排湿毒、气管排痰浊，以及涕泪、痘疹、呕秽等虽也是排毒的途径，但都是局部分段而行最后也要并归膀胱经。所以，要想驱除体内之毒，膀胱经必须畅通无阻。

膀胱经上有几个穴位很好用。例如，睛明穴能治打嗝，打嗝时可以用双手拇指加大力气点按穴位，使其有强烈的酸胀感，能起到很好的抑制作用。睛明穴位于内眼角稍靠上的凹陷处。还有承山穴主要用来治疗痔疮和缓解肌肉疲劳及腰痛等，对便秘也有一定的效果，尤其对治疗登山或长时间运动之后引起的小腿酸困、抽筋效果很好。这个穴位位于小腿的后方正中线上，当提脚尖时就能看到或摸到小腿后方肌肉的交角凹陷处。

排毒，先让膀胱经畅通无阻

毒素进入人体内，如不能及时排出去，就等于给身体埋下了健康隐患。现在的人们也认识到了毒素的危害，所以，正在利用一切办法进行排毒，如吃各种各样的保健品，去洗肠，甚至洗血，听起来就很恐怖，可以说为了排毒，可谓是“八仙过海，各显神通”。

其实，在我们每个人的身体内部，就有一套属于自己的排毒系统，只要把它利用好了，毒素也就能够顺利排出去了。在这套排毒系统中，足太阳膀胱经的作用最为明显。

膀胱经是人体经脉中最长的一条，起于内眼角的睛明穴，止于足小趾尖的至阴穴，交于足少阳肾经，循行经过头、颈、背部、腿足部，左右对称，每侧67个穴位，是十四经中穴位最多的一条经，共有一条主线，三条分支。

正因为如此，膀胱经也就成了人体最大的排毒通道，它无时无刻不在传输邪毒。我们不妨打个比喻，膀胱经就好比一个城市形形色色的排污管道，集合各个企业、民宅的污水，最后汇集去膀胱排出。所以，要想驱除体内之毒，膀胱经必须畅通无阻。

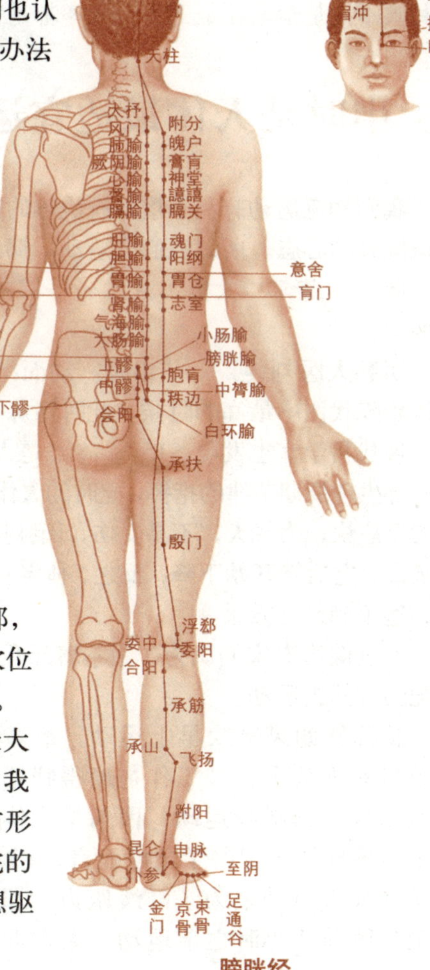

膀胱经

在臀下殷门穴至委中穴这段膀胱经至关重要。因为此处是查看体内瘀积毒素程度的重要途径，有两条膀胱经通路在此经过，此处聚毒最多。若聚毒难散，体内必生瘀积肿物；若此处常通，则癌症不生，恶疾难成。所以此处实安身立命之所，不可不知。而委中穴是膀胱经上的要穴，此穴可泄而不可补，可针而不可灸，为什么呢？因为这个穴位是泄毒的出口。所以它通常成为刺血的首选。

那有什么简单易行的方法可以帮助打通这段经络呢？

可以采用从上到下的按摩法来疏通这段经络。按摩时穴位有痛感效果好，通常是越接近足部时痛感越小，所以要反复按摩这条经络。当用指甲轻掐小脚趾外侧的至阴穴痛如针刺时，膀胱经就算是打通了。然后经常按摩，让这条经常保持通畅。

刺激膀胱经的最佳时间应该是 15 ~ 17 点，这时是膀胱经当令，膀胱经的气血最旺的时候，这时如果能按摩一下，把气血疏通了，对人体是很有保健作用的。尤其膀胱经还是一条可以走到脑部的经脉，所以气血很容易上输到脑部，因而这个时候不论是学习还是工作，效率都是很高的。

申时是人体最适宜运动的黄金时间

我们知道运动有利于增强有机体的适应能力，调节人体紧张情绪，陶冶情操，保持健康的心态。所以我们要运动，那么该怎么运动呢？

散步、游泳、太极、武术……都是很好的运动项目，但什么是最好的运动时间呢？

明朝太医刘纯说：“申时。动而汗出。喊叫为乐。”每天 16 点的时候，是人体新陈代谢率最高的时候，此时锻炼身体不容易受伤。

现代科学家也发现，15 ~ 18 点是人体生理周期最适宜运动的黄金时间，因为受脑部生理周期节律的指挥，此时的人体体温处于最高点，肌肉最暖和且最有弹性，人的反应快，力气大，不易受伤，而脉搏跳动与血压则最低。一般人 14 ~ 16 点体温最高，之后就开始下降；反之，体温在早晨起床前 3 小时之内是最低的。如果运动，达不到最好效果。

不过健康专家们认为，用不着斤斤计较体温的差别，更重要的是抓紧自己能调配的时间去运动。

晨练族如果喜欢早上运动，最好继续坚持下去，而不是改成下班后，因为很显然你是个会被工作拖磨得找不到时间运动的人。你需要注意，运动前应做足伸展与暖身运动，因为早上体温还在低点，易受伤且不利心脏血管；下午锻炼族从生理科学角度而言，无疑时机最佳，身体反应最好，肌肉最柔软；放松族如果运动是为了舒缓压力，那么任何时间做舒缓运动都适宜；夜猫族尽量在睡前 3 小时之前运动。太靠近睡觉时间运动，可能对心脏不利，也可能因兴奋反而不易入睡。

现在有人愿意练气功、练武术、练健美都很好。但不管你采取什么方式锻炼身体，必须全身出汗，必须大声喊叫，只有这样才能让清气上升，浊气下降，才能强身健体。

下午茶将健康进行到底

下午茶是英国 17 世纪的产物，绵延至今，正逐渐变成现代人休闲、享受慢生活的一种习惯。中国和英国都是世界上以饮茶而闻名的国家，但在喝什么茶及怎么喝上，二者却有着很大的区别。英式下午茶通常在 16 ～ 17 点钟进行，并且要搭配一定的甜点。营养学家告诉我们，这对人体健康是非常有益的。

(1) 喝下午茶可以及时补充人体能量。大半天高效率的工作，身体或精神开始有些疲惫，一顿营养均衡的下午茶不仅能赶走下午的瞌睡虫，还有助于恢复体力。此外，下午茶还可以增强记忆力和应变力。有喝下午茶习惯的人在记忆力和应变力上，比其他人的平均分值高出 15% ～ 20%。

(2) 放松身心，享受闲适时光。下午茶是由于下午的轻微饥饿或工作的压力而形成的一种在 15 ～ 17 点之间的用餐习惯，所以，当工作压力紧张的时候，不妨喝点下午茶，让自己放松下来。在高楼之上或是隔着玻璃幕墙，一边就着西式糕点喝茶，一边看着午后街头的匆匆脚步，或是悄然独坐，或是一二好友闲谈，这就颇得源自遥远的维多利亚时代的下午茶的真义。

(3) 常喝下午茶可避免骨质疏松。下午茶中，“茶”对于人体健康的作用也不可忽视。红茶品性温和、香味醇厚，茶叶中含有丰富的黄酮类物质，可减少妇女患骨质疏松症的危险；经常用红茶漱口或直接饮用有预防流感的作用；红茶富含微量元素钾，冲泡后，70% 的钾可溶于茶水内，可增强心脏血液循环，并能减少钙在体内的消耗。每天喝 5 杯红茶的人，脑中风的发病危险比不喝红茶的人低 69%。此外，红茶中的茶黄素在预防皮肤癌方面比绿茶效果更好。红茶中所含有的鞣酸还具有很强的抗衰老功能。

(4) 好的下午茶还是女士优美曲线的保证。英国一份营养调查结果显示，长期享用下午茶的女人更苗条，因为她们保持了少吃多餐的饮食习惯。喝下午茶和单纯的吃零食是不同的。零食的热量会储存到体内，而下午茶同其他正餐一样，相当一部分热量用来供肌体消耗。它还可以帮助人们保持精力直到黄昏，进而使得晚餐比较清淡，养成最完美的饮食习惯。

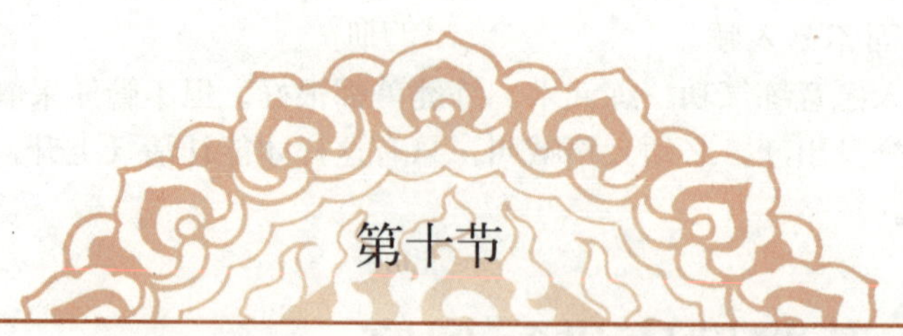

第十节

酉时：养护肾经

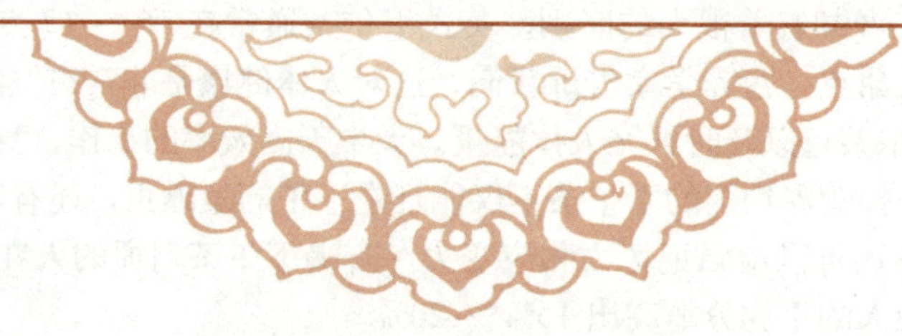

肾经当令，保住肾精至关重要

“酉”在月份对应八月。如果说卯时代表一天或一年的开门，那么酉时则代表一天或一年的关门。人体同自然天地一样，从这一时刻起开始进入秋冬的收敛收藏时机，此时身体所表现出来的病变则是肾的收藏功能出现了问题，而酉时发低热则是肾气大伤，尤其是青春期或新婚后的男子要注意这一点。

酉时是肾经当令。肾主藏精，因此中国人对肾最为关注。那什么是精呢？打个比方，精就像“钱”，什么都可以买，什么都可以变现。人体细胞组织哪里出现问题，精就会变成它或帮助它。精是人体中最具有创造力的一股原始力量，它是支持人体生命活动一种最基本的物质。

从另外一个角度讲，元气藏于肾。元气是我们天生带来的，也就是所谓“人活一口气”。所以大家到一定年龄阶段都讲究补肾，而身体自有一套系统，经脉要是不通畅的话，吃多少补品都没用，不是想补就能补进去的，一定要看自己的消化吸收能力。

肾精足的一个表现就是志向。比如，老人精不足志向就不高远，小孩子精足志向就高远。所以人要做大事，首先就是要保住自己的肾。

酉时适宜吃晚餐，晚餐宜少，可饮一小杯酒，但不可醉。用热水洗脚，可以降火、活血、除湿。晚餐后漱口，涤去饮食之毒气残物，对牙齿有好处。

吃过了饭最好在适当的时候活动一下，而不是立即睡觉或者一动不动地看电视。俗话说“饭后百步走，能活九十九”，但这个“走”是有讲究的，否则起不到养生的作用。

饭后的胃正处于充盈状态，需要足够的血液才能保证消化，如果饭后立即活动，血液就会分散一部分，用于满足其他部位的需要，胃肠得到的血液就会减少，不利于消化。因此，饭后最好休息半小时再走动。

特别要注意的是，冬季室内外温差较大，在外进餐后不宜立即出去，否则容易引起风寒头痛，还会增加心脏的供血负担。因此，饭后应坐下来休息一下，20 ～ 30 分钟以后再开始活动。

除此之外，饭后不要立即饮水。许多人在喝酒之后会马上喝几杯水或茶，以为可以稀释酒精的浓度，其实这对身体危害更大。因此，最好饭后半小时再饮水。

利用好肾经，激发身体潜能

肾经的具体循行路线是：由足小趾开始，经足心、内踝、下肢内侧后面、腹部，止于胸部。

肾经出现问题的时候，人体一般会表现出如下症状：口干、舌热、咽喉肿痛、心烦、易受惊吓；另外还有心胸痛，腰脊、下肢无力或肌肉萎缩麻木，脚底热、痛等症状。

针对这些问题，有两个方法可以解决。一种方法是沿着肾经的循行路线进行刺激，因为肾经连着很多脏腑器官，通过刺激肾经就可以疏通很多经络的不平之气，还能调节安抚相联络的内脏器官。另一种方法则是刺激分布在肾经循行路线上的重点穴位，如太溪穴、涌泉穴。

太溪穴在内踝高点与跟腱之间的凹陷中，如果感觉腰膝酸软、头晕眼花，按按太溪穴，当时就会见效，比吃补肾的药还管用，太溪穴几乎对各种咽炎都有效，尤其是那种常觉得咽喉干燥、肿痛，属于中医上讲的肾阴不足原因引起的咽症。

涌泉穴对于治疗口腔溃疡、高血压、心绞痛、白发、过敏性鼻炎、糖尿病、皮肤粗糙等都有很好的疗效。涌泉穴的正确位置是在足底：正坐或者仰卧，翘足，在足底部，当足趾向下卷时足前部的凹陷处，约相当

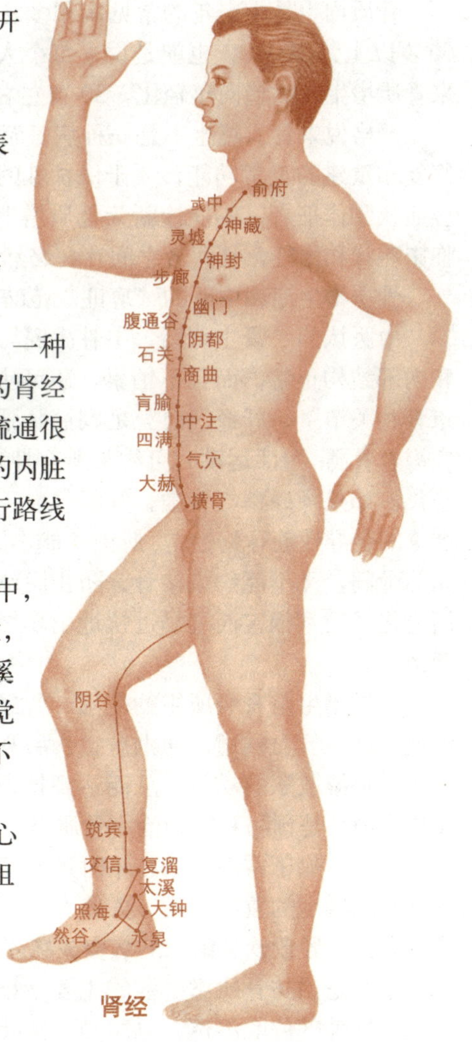

肾经

于足底 2、3 趾趾缝纹头端与足跟连线的前 1/3 与后 2/3 的交界处。

另外，肾经是在酉时（17 ~ 19 点）当令，如果需要服中药的话，这个时候服用，效果比较好。如果家里有人经常在这个时候发低烧，很可能就是肾气大伤引起的，一定要多加注意。这种情况多发生在青春期的男孩子和新婚夫妇身上。青春期的男孩子情窦初开，手淫的次数可能会比较多，新婚夫妇性生活往往不加节制，这两者都会过多地损耗肾精，伤了元气。

总之，为了我们一生的幸福，一定要利用好肾经，这样肾精充足，肾就会变得强大，整个人充满了力量，所有的问题也就迎刃而解了。

骨质增生，敲敲肾经就能缓解

骨质增生是中老年的常见病和多发病，40 岁以上的中老年人发病率为 50%，60 岁以上为 100%，也就是说，每个人进入老年阶段都将罹患此病。而且，近年来骨质增生发病趋向年轻化，30 岁左右的青年患有骨质增生的已为数不少。

严格说来骨质增生不是一种病，而是一种生理现象，是人体自身代偿、再生、修复和重建的正常功能，属于保护性的生理反应。单纯有骨质增生而临床上无相应症状和体征者，不能诊断为骨质增生症。只有在骨质增生的同时，又有相应的临床症状和体征，且两者之间存在必然的因果关系，才可诊断为骨质增生症。

骨质增生症属中医的“痹证”范畴，亦称“骨痹”。

中医认为“肾主藏精，主骨生髓”，若肾经精气充足则身体强健，骨骼外形和内部结构正常，而且不怕累，还可防止小磕小碰的外伤。而“肝主藏血，主筋束骨利关节”，肝经气血充足则筋脉强劲有力，休息松弛时可保护所有骨骼，充实滋养骨髓；生活运动时可约束所有骨骼，避免关节过度活动屈伸，防止关节错位、脱位。如果肾经精气亏虚，肝经气血不足，就会造成骨髓发育不良甚至异常，更严重的会导致筋脉韧性差、肌肉不能丰满健硕。没有了营养源泉，既无力保护骨质、充养骨髓，又不能约束诸骨，防止脱位，久之关节在反复的活动过程中，便会渐渐老化并受到损害而过早过快地出现增生病变，所以防治骨质增生就要常敲肝肾两经。

骨质增生是肾经所主的范围，肾经起点在足底。中医认为热则行，冷则凝，温通经络，气血畅通，通则愈也。敲肾经及热水泡脚就可以产生温通经络、行气活血、祛湿散寒的功效，从而达到补虚泻实，促进阴阳平衡的作用。所以敲肾经及热水泡足是预防和辅助治疗骨质增生的好方法。

另外，除了常敲经络，平时还要注意避免长期剧烈运动。因为，外伤是造成人体组织增生的重要因素。人体有了外伤，其外伤部位的软骨组织同样会受到伤害并有可能导致软骨组织的病变或坏死，致使骨端裸露而增生。

走路是预防骨质增生症的主要举措，走路可以加强关节腔内压力，有利于关节液向软骨部位的渗透，以减轻、延缓关节软骨组织的退行性病变，以达到预防骨质增生症的目的。但应避免做以两条腿为主的下蹲运动，对于老年人膝关节来说摩擦力太大，易于使骨刺形成，骨刺刺激关节囊，很容易引起关节肿胀。

还要注重日常饮食，平衡人体营养的需要。专家认为，阴阳平衡、气血流畅是人体进行正常生理性新陈代谢的基础。人体正气虚弱，经络不畅，势必导致气血凝涩而成病变。

此外还要预防寒凉，《黄帝内经·痹论篇》说："风寒湿三气杂至合而为痹也……以冬遇此者为骨痹。"所以美丽"冻"人是不可取的，还是把健康放在第一位为好。

晚餐吃得和穷人一样

民间有句俗语说："早饭吃饱，午饭吃好，晚饭吃少。"这是很有道理的，对身体也是很有好处的。不过，因为工作和生活节奏的原因，现在很多人却倒了过来，变成"早饭吃得少，午饭吃不好，晚饭酒菜饱"，其实这对人的健康是很不利的。所以我们说"要吃穷人一样的晚餐"，就是吃得简单一点，不要大鱼大肉的，熬点粥，做点清淡的蔬菜，吃到七八分饱就可以了，这样不仅身体舒服，也不容易发胖。

健康晚餐的几条原则：

(1)18 点左右吃晚餐最合适。人的排钙高峰期通常在进餐后 4 ~ 5 小时，若晚餐过晚，当排钙高峰期到来时，人已上床入睡，尿液便潴留在输尿管、膀胱、尿道等尿路中，不能及时排出体外，致使尿中钙不断增加，容易沉积下来形成小晶体，久而久之，就会逐渐扩大形成结石。所以，18 点左右进食晚餐较合适。

(2) 晚餐吃素可防癌。晚餐一定要偏素，以富含碳水化合物的食物为主，含蛋白质、脂肪类食物则越少越好。由于大多数家庭晚餐准备时间充裕，所以晚上都吃得比较丰富，其实这样对健康不利。晚餐若脂肪吃得太多，可使血脂升高。而偏素的碳水化合物可在人体内生成更多的血清素，发挥镇静安神作用，对失眠者尤为有益。

(3) 晚餐避甜防肥胖。晚餐和晚餐后都不宜经常吃甜食。国外科学家曾以白糖摄入进行研究发现，虽然摄取白糖的量相同，但若摄取的时间不同，也会产生不同的结果。这是因为肝脏、脂肪组织与肌肉等的白糖代谢活性在一天 24 小时不同的阶段中会有不同的改变。摄取白糖后立即运动，就可抑制血液中中性脂肪浓度升高，而摄取白糖后立刻休息，结果则相反，久而久之会令人发胖。

(4) 晚餐适量睡得香。与早餐、中餐相比，晚餐宜少吃。如果晚间无其他活动，或进食时间较晚，而晚餐吃得过多，就可引起胆固醇升高，刺激肝脏制造更多的低密度与极低密度脂蛋白，诱发动脉硬化；长期晚餐过饱，反复刺激胰岛素大量分泌，往往造成胰岛素 β 细胞提前衰竭，从而埋下糖尿病的祸根；晚餐过饱还会使胃鼓胀，对周围器官造成压迫，胃、肠、肝、胆、胰等器官在餐后的紧张工作会传送信息给大脑，引起大脑活跃，并扩散到大脑皮层其他部位，诱发失眠。

肾阳虚者练练护肾功

中医认为，适宜的运动能改善体质，强壮筋骨，活跃思维，有利于营养物质的消化和吸收，从而使肾气得到巩固。因此，保护肾气就要适当地运动。以下专为肾虚患者介绍几种运动：

(1) 缩肛功。平卧或直立，全身放松，自然呼吸。呼气时，做排便时的缩肛动作，吸气时放松，反复进行30次左右。早晚均可进行。本功能提高盆腔周围的血液循环，促进性器官的康复，对防治肾气不足引起的阳痿早泄、女性性欲低下有较好的功效。

(2) 强肾操。两足平行，足距同肩宽，目视前端。两臂自然下垂，两掌贴于裤缝，手指自然张开。脚跟提起，连续呼吸9次不落地。再吸气，慢慢曲膝下蹲，两手背逐渐转前，虎口对脚踝。手接近地面时，稍用力抓成拳（有抓物之意），吸足气。憋气，身体逐渐起立，两手下垂，逐渐握紧。呼气，身体立正，两臂外拧，拳心向前，两肘从两侧挤压软肋，同时身体和脚跟部用力上提，并提肛，呼吸。以上程序可连续做多次。

(3) 刺激脚心。中医认为，脚心的涌泉穴是浊气下降的地方。经常按摩涌泉穴，可益精补肾。按摩脚心对大脑皮层能够产生良性刺激，调节中枢神经的兴奋与抑制过程，对治疗神经衰弱有良好的作用。方法是：两手掌对搓，搓热，以左手擦右脚心，以右手擦左脚心。每日早晚各1次，每次搓300下。

(4) 自我按摩腰部。两手掌对搓至手心热后，分别放至腰部，手掌分别上下按摩腰部，至有热感为止。早晚各一次，每次约200下。这些运动可以健运命门，补肾纳气。

酉时吃枸杞，男人最好的补养

枸杞，性味甘、平。归肝、肾经。功能滋阴补血，补肝益肾，养血，益精明目，润肺。主治肝肾阴虚及精血不足所致的眩晕、眼目昏花、视力下降、耳鸣、遗精、腰膝酸软等，善治消渴症。具有补虚、明目、降糖、延年益寿之功效，对糖尿病体虚、目涩者有效。尤其是酉时吃，可以说是对男人最好的补养。

枸杞子的营养十分丰富，每100克中含有蛋白质4克、脂肪0.8克、糖类19.3克、钙55毫克、磷86毫克、胡萝卜素8.6毫克，以及各种维生素。

需要注意的是，最适合吃枸杞子的是体质虚弱、抵抗力差的人。枸杞子温热身体的效果相当强，正在感冒发烧、身体有炎症、腹泻的人最好别吃。此外，使用枸杞不能过量，一般来说，健康的成人每天吃20克左右的枸杞子比较合适；如果想起到治疗的效果，每天可以吃30克左右。

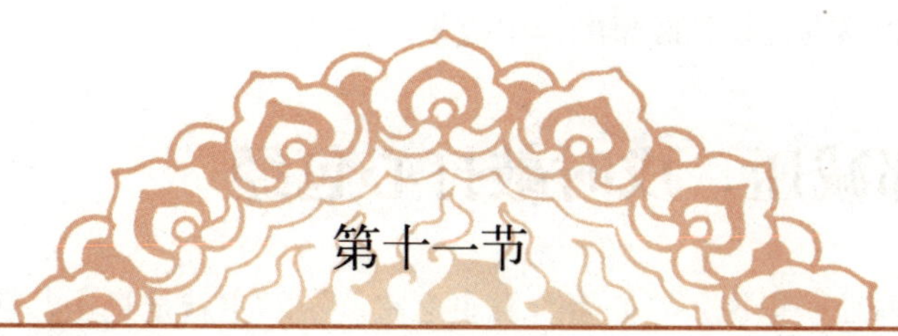

第十一节

戌时：养护心包经

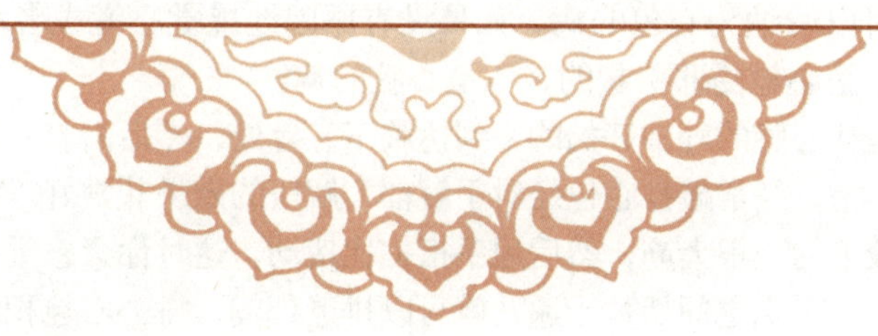

戌时少看电视

19 ~ 21 点是心包经当令。什么是心包呢？心包是心脏外膜组织，主要是保护心肌正常工作。中医认为在戌时人体的阴气正盛，阳气将尽，而心包经上的膻中穴又主喜乐，通常人们会在这时进行晚间的娱乐活动。

从养生角度来看，这个时候正是睡前准备阶段，我们可以做一些轻微的活动，然后安眠。至于那些令人兴奋的狂欢活动或应酬活动，以及让人兴奋不已的电视节目，都应尽量避免。

另外，吃完晚饭之后，有的人喜欢舒舒服服地躺在床上看看书读读报，虽然在这个时候静养是正确的，但躺着看书读报却不利于健康。

经常躺在床上看书阅报的人，容易造成近视眼和不同程度的神经衰弱。躺在床上看书阅报的人，一般是侧卧。这样，两只眼睛都是斜视，而两只眼睛和书本的距离又不一样，容易感到疲劳。躺着看书阅报，书报距离眼睛较近，长期这样看书报，容易形成近视，而且两只眼睛近视的度数也不同。人躺在床上看书阅报结束后入睡，会使神经活动发生紊乱，久而久之，就会引起失眠、睡不熟等一系列神经衰弱的症状。

当然，躺着看电视也会影响健康。人躺着的时候，大脑的血液供应远不如坐着或站着的时候充足。人躺着时，眼睛无论仰视或侧视，都与电视机屏幕的角度有所偏斜，使眼睛的晶体调节过度，容易导致近视，并容易导致思维和记忆力减退，引起失眠、神经衰弱和腰酸背痛等不良后果。

总之，戌时是我们工作一天之后放松的时间，我们必须选择正确的娱乐方式与方法，才能够真正起到健康的养生效果。

解郁减压，戌时敲打心包经

《黄帝内经》里说："心者，君主之官。"君主就是皇上，我们知道古时候皇上是九五之尊，是受不得半点委屈的。那么，这就需要一个东西"代君受过"，而这个东西就是心包。

从名称可以看出，心包与心是有一定关联的，其实中医所说的心包就是心外面的一层薄膜，当外邪侵入时，心包就要挡在心的前面首当其冲。所以，很多心脏的毛病都可以归纳为心包的病。如果没有原因地感觉心慌或者心似乎要跳出胸膛，这就肯定是心包受邪引起的，不是心脏的病。

心包经是从心脏的外围开始的，到达腋下三寸处，然后沿着手臂阴面中间的一条线，止于中指。经常敲打心包经对于解郁、解压的效果非常好。拨动心包经时，先找到自己腋下的一根大筋，然后用手指掐住拨动，这时你会感觉小指和无名指发麻。每天 19 ～ 21 点之间拨数十遍，就可以排遣郁闷，排去心包积液，对身体是非常有好处的。

人过了 35 岁以后，敲心包经更是必要。因为长时间的饮食不合理，不健康的生活习惯，使得血液中的胆固醇与脂肪含量增高，而血液中胆固醇太多时，会逐渐粘黏在血管壁上，造成血管狭窄，弹性变差，继而导致血液流动不畅，诱发心肌梗死及脑中风等严重并发症。敲击心包经就可以使血液流动加快，使附着在血管壁上的胆固醇剥落，排出体外。

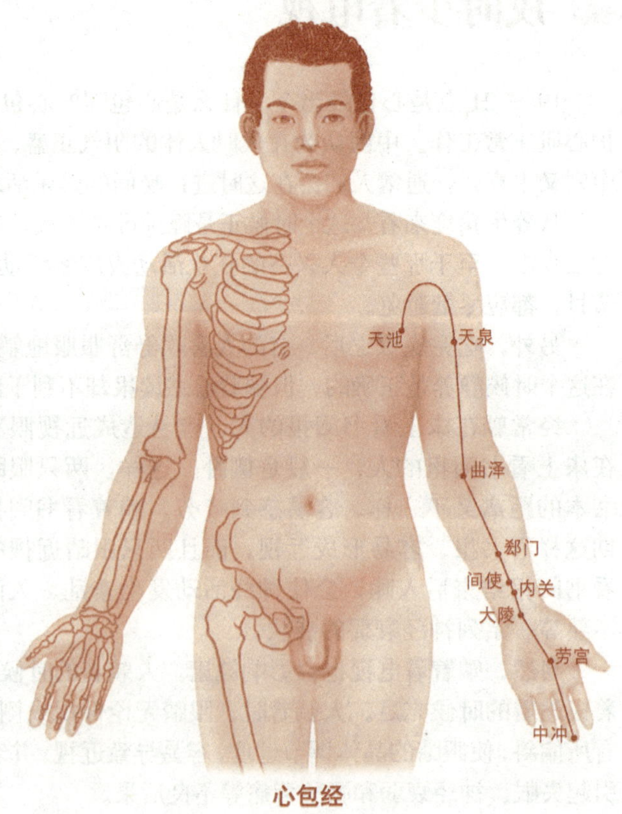

心包经

心包经上有一个很重要的穴位——劳宫穴。这个穴位很好找，把手自然握拳，你的中指所停留的那个地方就是。劳宫穴是人体气机最敏感的穴位，通过劳宫穴补养心脏的速度非常快。如果在一些场合觉得紧张，手心出汗、心跳加快、呼吸困难，这时你不妨按按左手的劳宫穴，它可以帮你找回从容自信。

心包经就是沿着我们胳膊前臂一直从中指出去的，所以心脏病就会伴有手指发麻的毛病，如果连小指都发麻那就是很严重了，因为小指的外围就是心经，小指发麻表明这已经不是心包的病，而是心脏的病。当心脏出现刺痛的时候就是心脏病已经发展得很严重了。因此，很多老人都很注重锻炼手指的灵活度，只要手指灵活，就表明气血还能流到身体的各个部位，五脏就基本没问题。

心包经上的内关穴有“宁心安神、理气止痛、和胃降逆”的作用。如果你心率失常，可以在工作之余每天花两分钟左右的时间按揉，力量不要太大，有酸胀感即可。经常按揉内关穴可以增加心脏的无氧代谢，增强其功能。

敲心包经快速治疗心脏病

心脏病的快速治愈法就是敲心包经，不花一分钱就能使患者的心脏自动恢复正常。我们前文已经说过心包经是代心受邪，就是说心脏本身的疾病由心包经来负责。所以说敲心包经可以预防和治疗一切心脏方面的毛病，尤其是对于治疗心包积水有奇效。

敲心包经可以去掉心包的积水，同样道理，敲肺经可以去掉肺的积水，治疗肺气肿；敲肝经可以去掉肝脏的积水，治疗肝腹水。用敲经络的方法清除脏腑的积水，效果非常明显。

敲经络是通过疏通人体各脏腑的通道来治疗，没有任何副作用，不会损害肝肾，既是保健，又是养生，同时又是治疗，一举多得。

所以说，我们自己的身体就具备了各种药方，不用去医院，不用找医生，我们的人体就是仙药田，我们自己就是最好的药师佛。

戌时养生操

上班族虽然很需要运动，但忙了一天，回家也披星戴月了，户外运动根本不现实，去健身房更没精力。那么，就向大家推荐一些在家里就可轻松进行的养生操，对脊骨及全身的养护大有裨益。

(1) 躺在床上，双手抱住右腿，将右膝盖往胸部方向靠近，头往右膝盖靠近，停 5 秒，换另一侧，重复 10 次。

(2) 躺在床上，双手抱住双腿，将膝盖往胸部方向靠近，头往膝盖靠近，停 5 秒，重复 5 次。

(3) 盘坐，身体前倾，上臂往前伸展，直到感觉拉到背部的肌肉，停 5 秒，要恢复坐姿前，可先将手肘放在膝盖上，再慢慢将身体撑起，重复 5 次。

(4) 坐姿，两腿弯曲抱在胸前，下巴弯向胸部，再缓缓向后躺，前后滚动，放松，重复 5 次。

(5) 四肢跪在地板或床上，往胸部收紧下巴，使背部弓起，停 5 秒，放松，重复 10 次。

戌时双手合十养生

双手合十是一种养生方法。一位美国医学院教授就曾指出，人在双手十指相贴、掌心相对时，可以放松身心，最大限度地使人进入一种全身心彻底松弛的状态，使人达到一种忘我的境界。如果一个人每天戌时能利用 30 分钟至 1 小时做这个简单的动作，久而久之就会对身体大有裨益。

从中医的角度来说，双手合十其实就是在收敛心包经。通常我们在紧张、害怕、生气或者刚做完剧烈运动的时候，心跳会加快，这个时候很多人就会很自然地去拍胸脯，其实这就是在拍膻中穴。膻中穴是心包经上的重要穴位，位于两个乳头连线的中间点，正中心的心窝处。因为心脏上的毛病多反映在心包经上，所以，拍打心包经上的膻中穴就可以缓解心跳加快带来的不适。另外，双手合十，同大臂带动小臂和手腕的惯性拍膻中穴，并伴随下蹲动作，坚持每天早晚各一次，每次 3 ~ 5 分钟，对感冒、哮喘、气短、心悸等肺经、心脏疾病都有很好的预防和治疗效果。

另外，双手合十有四种方式：

(1) 坚实合掌——将两手手指伸直并拢，两掌贴合。它可以产生庄严肃然的奇妙效应。

(2) 虚心合掌——将坚实合掌的掌心虚空。它可以使人瞬间变得心平气和，杂念全无。

(3) 华（花）合掌——将坚实合掌的中指与食指做“V”形，状如莲花蓓蕾。它可以使人忘掉忧愁和痛苦，逐渐变得开朗愉悦起来。

(4) 刚合掌——将两掌并拢，手指插合，拇指交叉。它可以使人增强自信心，抑制住傲气和愤怒。

以上四种合十姿势中，坚实合掌是最基本的，也是最常见的。从养生的角度来说，适当选择自己的合十姿势，对健康非常有利。

戌时打坐，以静制动的养生功

大道至简，《黄帝内经》里一个简简单单的养生方式就是打坐，也可以称为静坐。《黄帝内经》中讲“恬淡虚无，真气从之；精神内守，病安从来”。如何“真气从之”，怎么就能够“病安从来”？静坐！

打坐和瑜伽都强调静，以静制动。《黄帝内经》中说："呼吸精气，独立守神。"这里的神气内收，即是静功的结果。打坐可以安定思虑，保持健康，是修养身心的一种重要方法。很多佛家高僧都把打坐当成每日的必修课，并在打坐中领悟佛法，修养身心。现代科学研究已证实，打坐可以增强肺功能，提高心肌功能，调整神经系统功能，协调整体机能，并对多种疾病均有良好的防治作用，比如神经官能症、头痛、失眠、高血压和冠心病等。此外，静坐能有效地排除心理障碍，治疗现代极易多发的心身性疾病。静坐尤其适合脑力劳动者，能够缓解他们因用脑过度而造成的神经衰弱、心悸、健忘、少寐、头昏、乏力等症状。

对于现代人来说，沉重的生活压力，激烈的职场竞争，让现代社会的人们都像一个个上紧了发条的钟，每天从早到晚不停地运转，一直处于紧张状态，如果长期如此，必然会损伤机体，对身心健康非常不利。因此，我们在一天中要安排一定时间松弛一下，因为有张有弛才是真正的生活之道，更是养生之道。而打坐就是松弛身体、调整五脏六腑机能的有效办法。通过打坐，能够使人体阴阳平衡，经络疏通，气血顺畅，从而达到益寿延年之目的。

打坐养生，要注意以下几点：

(1) 端正坐姿。端坐于椅子上、床上或沙发上，面朝前、眼微闭、唇略合、牙不咬、舌抵上腭；前胸不张，后背微圆，两肩下垂，两手放于下腹部，两拇指按于肚脐上，手掌交叠捂于脐下；上腹内凹，臀部后凸；两膝不并（相距 10 厘米），脚位分离，全身放松，去掉杂念（初学盘坐的人往往心静不下来，慢慢就会习惯的），似守非守下丹田（肚脐眼下方），慢慢进入忘我、无为状态，步入空虚境界。这时候你会感觉没有压力，没有烦恼，全身非常轻松舒适。

(2) 选择清幽的环境。选择无噪声干扰，无秽浊杂物，而且空气清新流通的清静场所。在打坐期间也要少人打扰。

(3) 选择最佳时间。打坐的最佳时间是在睡前，时间以半小时为宜。不过工作繁重的上班族可以不拘泥于此，上班间隙，感到身心疲惫，也可以默坐养神。

(4) 坐后调试。打坐结束后，打坐者可将两手搓热，按摩面颊、双眼以活动气血。此时会顿感神清气爽，身体轻盈。

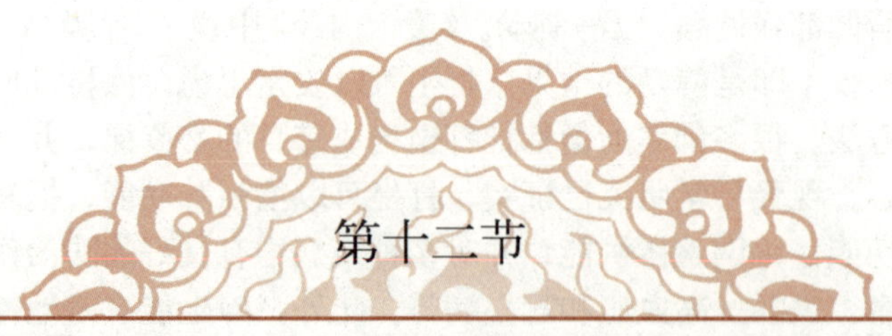

第十二节

亥时：养护三焦经

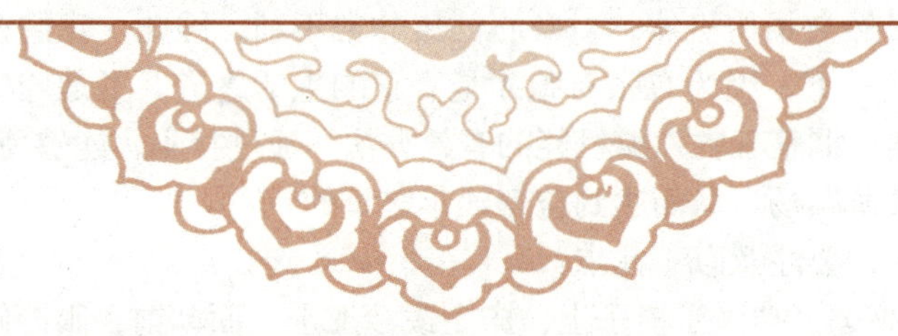

三焦经当令，性爱的黄金时刻

21点到23点（亥时），这段时间是三焦经在我们体内当令。什么是“三焦”呢？“焦”字的意思是用小火烤小鸟，因此，三焦无论是指人体上中下，还是里中外，都是指生命处于一团温暖的气息中，中国人形容它为氤氲。中医把这氤氲交融的状态归属于少阳，故而“亥”这个字就像一男子搂抱一怀孕女子。《说文解字》的第一个字是“一”，最后一个字就是“亥”，如果说“一”在古代文化中代表先天的混沌，那么“亥”字则表示又回到初始的混沌状态，生命的轮回重又开始。人类的生命与生活，也会沿着其本来的秩序运动和发展，结束的时刻也是重新开始的时刻。这个时刻人们应该安眠，让身体得到休息和休整，并从这种彻底的休整中孕育新的生机。也就是说，三焦通百脉，人进入睡眠状态，百脉休养生息。

亥时是阴阳和合的时段，这个时候是性爱的黄金时刻，其实也就是通过男女的交合配合身体完成阴阳和合的这个过程，达到“三交通泰”。中医一直都是讲究保精色忌，房事不能过度，但是身体健康的情况下，和谐的性爱会令人身心欢愉，激发生机，只有益处没有害处。不过人的身体在非常健康的状态下，神清气爽、全身通泰，性事反而没有太大的吸引力了，反而是经常有性欲的人，身体比较虚弱。这与我们现代流行的观点是不同的，现在我们经常看到有宣传补肾的药品都是明示暗示，使用了该药品会让你重振雄风之类的，这是一种误导，只是把人们的注意力转移到性爱的欢愉上了，岂不知这样对身体的伤害更大。大家要注意，千万不要为了那一时的快乐，无节制地透支身体，离疾病越来越近。

西医认为性爱的最佳时间是在22：30，我们传统的中医认为最好是在22：00，西医没有给出明确的理由，中医的理由是为了达到阴阳和合，但为什么比西医认为的要早半个小时呢？这是因为下一个时辰就是胆经当令，应该是熟睡养阳的时候，如果22：30进行性爱，很可能到胆经当令的时候人体还处于兴奋状态，会睡不着，而22：00进行性爱，到下一个时辰开始的时候，人体就已经处于熟睡状态了，可以养住阳气。中医不是孤立地看问题，不是头痛医头、脚痛医脚，而是认为天地、阴阳、万物之间都是相互联系的整体，需要互相配合，才能和谐，所以人什么时候该睡觉，什么时候该吃饭，什么时候过性生活都是有讲究的，不能随着性子乱来，否则就会伤害身体。

三焦：人体健康的财务总管

华佗说“三焦者，总领五脏、六腑、荣卫、经络、内外左右上下之气也，三焦通，则内外左右上下皆通也，其于周身灌体，和内调外、荣左养右、导上宣下，莫大于此者……三焦之气和则内外和，逆则内外逆”，虽然文字古奥，但对三焦的这段阐述倒是通俗易懂。

三焦就是装载全部脏腑的大容器，也就是整个人的体腔。古人将三焦分为三部分：上焦、中焦、下焦。上焦是指横膈以上的部位，包括胸、头部、上肢和心肺两脏，是以心肺之气的“开发”和“宣化”，将气、血、津液和水谷精微等“若雾露之溉”布散于全身为其主要生理特点，故称“上焦如雾”。中焦是指横膈以下、脐以上的上腹部，是以脾胃的运化水谷，化生精微，“泌糟粕，蒸津液”为其主要生理特点，故称“中焦如沤”。下焦是脐以下的部位和有关脏器，如小肠、大肠、肾和膀胱等，其主要生理特点是传化糟粕和尿液，故称“下焦如渎”。

三焦就像是一场婚礼的司仪，一台晚会的导演，一个协会的秘书长，一个工程的总指挥。它使得各个脏腑间能够相互合作，步调一致，同心同德地为身体服务。对于它的具体形状，现代有的医家把它等同于淋巴系统、内分泌系统，以及组织间隙、微循环等，但都不

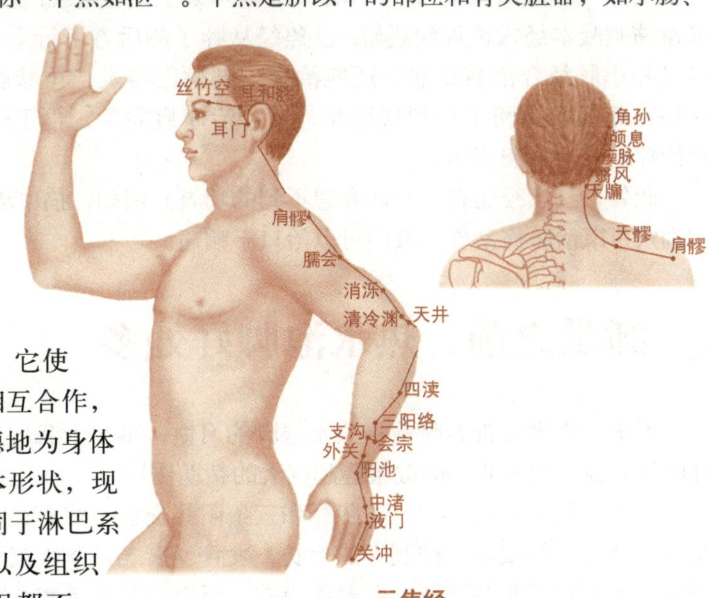

三焦经

能涵盖三焦实际的功用。按中医经典《黄帝内经》的解释，三焦是调动运化人体元气的器官。这时它更像是一个财务总管，负责合理分配使用全身的气血和能量。简而言之，三焦有两大主要功用——通调水道和运化水谷。

利用三焦经，打开健康之门

三焦经是手少阳三焦经的简称，主要分布在上肢外侧中间、肩部和侧头部。循行路线是：从无名指末端开始，沿上肢外侧中线上行至肩，在第 7 颈椎处交会，向前进入缺盆，络于心包，通过膈肌。其支脉从胸上行，出于缺盆，上走颈外侧，从耳下绕到耳后，经耳上角，然后屈耳向下到面颊，直达眼眶下部。另一支脉，从耳后入耳中，出走耳前，与前脉交叉于面部，到达眼外角。

三焦经在治疗疾病上屡建奇功：

有一位中年妇女，因与丈夫吵架后突然右耳轰鸣不止、昼夜不休，无法入睡，于是求助一位老中医。老中医本欲在太冲穴施针以泻肝火，但此穴用手掐毫无痛觉，老中医判断其肝火已上巅顶，针“太冲”已鞭长莫及。便用三棱针在头顶“百会”附近连刺三下，中年妇女顿觉头目清爽，但耳鸣依旧。于是老中医沿三焦经从“角孙”至“翳风”到“天牖”一路刮痧，出紫痧多而厚，刮至“天牖”时，耳鸣骤然停止。

三焦经的终点叫丝竹空，就是我们的眼外角，鱼尾纹就长在这个地方，很多女士还爱在这个地方长斑，所以经常刺激三焦经就可以减少鱼尾纹和防止长斑。三焦经绕着耳朵转了大半圈，所以耳朵上的疾患如耳聋、耳鸣、耳痛等都可通过刺激本经穴位得到缓解；三焦经从脖子侧后方下行至肩膀小肠经的前面，可以和小肠经合治肩膀痛，还能治疗颈部淋巴结炎、甲状腺肿等发生在颈部的疾病；此经顺肩膀下行到臂后侧，又可治疗肩周炎，再下行通过肘臂、腕，还可治疗网球肘和腱鞘炎。

此外，三焦经还有一些你意想不到的功效。例如，掐中渚穴可以治小腿抽筋，支沟穴可以治胁痛岔气，液门可以治口干咽痛。

睡觉之前，热水泡脚好处多

很多长寿老人都有睡前用热水泡脚的习惯，事实上我们每个人都应该学习这样的好习惯，它对我们的健康能起巨大的帮助作用。

中医学认为，人体的三条阴经和三条阳经交会于双脚，其中足少阴肾经位于足底，肾是人的根本，控制人的生长、发育、衰老，双脚离心脏远，血液供应少而慢，加上脚部脂肪层薄，保温能力差，所以脚最易受寒。双脚寒冷会反射性地引起上呼吸道功能异常，降低人体抵抗力。这时候病菌就会乘虚而入，使人患感冒、支气管炎等疾病。

热水洗脚时，不断用手按压脚心的涌泉穴，脚上经脉一通，能促进气血运行和新陈代谢，加快下肢的血液循环，消除下肢的沉重感和全身的疲劳，既能促进睡眠，又可以祛病强身。

热水泡脚还能达到防病治病的效果。

(1) 头痛的人双脚在 40℃左右的热水中泡 15 ～ 20 分钟，头痛会明显缓解。这是因为热水使双脚血管扩张，促进血液的全身流动。血液从头部流向脚部，可相对减少脑充血，从而缓解头痛。

(2) 用热水洗脚能减轻感冒发烧引起的头痛。

(3) 用热水洗脚时，不断用手按压脚心的涌泉穴和大脚趾后方足背偏外侧的太冲穴，有助于降低血压。

(4) 长期坚持热水泡脚，可以预防风湿病、脾胃病、失眠、头痛、感冒等疾病，还能促进截瘫、脑外伤、中风、腰椎间盘突出症、肾病、糖尿病等病的康复。

(5) 在冬天，用热水洗脚，能加速双脚与身体其他部位间的血液交换，对冻疮有一定的预防作用。

(6) 失眠症和足部静脉曲张患者每晚用热水洗脚，能减轻症状，易于入睡。

当然，这里说的热水，也不能太烫，应根据季节的不同控制水温：冬季以不超过 45℃为宜，夏季则可控制在 50℃左右。

值得注意的是，儿童不宜常用热水洗脚。这是因为，常用热水给小儿洗脚或烫脚，易引起足底的韧带变得松弛，不利于足弓的形成和维持，容易形成扁平足。不要经常用过热的水给儿童洗脚，更不能用热水长时间泡脚。

伴随冥想，一起进入梦乡

冥想已经被使用数千年了，尤其在精神发展方面。如果运用得当，冥想是我们抵抗压力、忧郁、烦恼及否定的心理和情感状态的最有帮助的心理学技能之一。在睡觉之前进行冥想，不仅可以缓解压力，与此同时也是一个促进睡眠的好方法，我们可以在冥想中进入梦乡。

冥想是一种停止左脑活动、让右脑单独活动的思维方式。冥想的内容以图像和情景为主，能收到愉悦的感受。这是释放压力最好的方法。

冥想可以控制血压，疏通血液循环，减轻病痛，缓解肌肉的紧张，减少激素的分泌。所以，只要运用了基本的冥想技巧，身体定会比以前更健康。

冥想除了具有心理—生物学意义外，还具有启迪人心、探寻自我的重要意义，达到了佛教所追求的境界“存而不有”。

要想进入良好的冥想境界，需要做到以下几点：

(1) 让右脑自由发挥。不要做逻辑推理和得失计算之类的思维活动，只让右脑不断幻化出愉快的情景和美好的图像内容。这不仅能缓解疲惫情绪，还能有很多意想不到的灵感涌现，从而给左脑的思考打下一个坚实的基础。

例如，可以听一段自己喜欢的音乐，享受阳光的沐浴，领略大海的宽广，欣赏湖光山色，洗热水澡的时候愉快地哼着曲子……这些都可以让右脑自由发挥，从而进入冥想状态。

(2) 从记忆库中删除垃圾信息。用了一天的脑子之后，你要做的是清点一下左脑的记忆库，把一些垃圾信息从脑中删除，如乏味的电影片段还萦绕在大脑，别人对自己不利的话语还回响在耳边，等等。

清除垃圾信息与思维尘埃的方法很简单，只要全身放松，想象思维的尘埃像流星一样渐渐降落并消失，然后感觉大脑越来越空明、越来越舒畅。这样的冥想方式还可以起到治疗失眠、提高睡眠质量的作用。

(3) 清除封堵穴道的“大脑垃圾”。左脑计算时间太长，必然会引起脑后多处穴位的封堵。科学家认为穴道封堵是体内乳酸分泌的结果。抽象思维的结果就是乳酸对脑后穴位的封堵，我们可以把这种乳酸称为“大脑垃圾”。

因此，在冥想之前，利用缓慢柔和的运动或按摩手法，先行打通那些被封堵的穴位，特别是打通脑后感觉很酸的穴位。等这些穴位的酸痛情况减轻后再去冥想，会取得更好的效果。

(4) 排除思维的干扰。思维的干扰有外界干扰和自我干扰，外界干扰主要是指图像干扰和声音干扰，而自我干扰则主要指图像干扰。

在一天思考几件事情时，你可以在思考完第一件事情后，想办法把它忘掉，然后去思考第二件事情。

掌握了这些基本知识，你就可以冥想了。

(1) 仰卧在床上，手脚舒适地伸展放平，闭上眼睛，做 1 分钟缓慢的深呼吸，幻想自己身处一个远离世俗的世外桃源。

(2) 幻想前面是绿色的山头与辽阔的草原，清风徐徐吹来，令人有说不出来的舒畅感觉。进而放慢呼吸节奏，会感到像飘浮于半空之中，身轻如燕。

(3) 幻想仰卧在一个水清沙白的海滩上，沙细而柔软，浑身暖洋洋的，耳边响起一阵阵美妙的涛声，烦恼全然忘记，只让蓝天碧海洗涤身心，闭上眼睛安然躺在大自然的怀抱中。

(4) 如果觉得有一股怨气积聚在胸中，就从心里幻想那正是一切烦恼储存的仓库。然后深深地吸一口气，再长长地呼出，紧接着是几次呼气。不断重复这个动作，使假设的愁闷也随着呼出的空气而消散殆尽。

(5) 幻想眼前正是日落西山的景象，在心中响起一阵悦耳的笛子吹奏声，心思被带至遥远的地方，呼吸变得又长又慢，好像慢慢地往谷底下沉，从而进入梦乡。

第五章

一年之中如何养生

——《黄帝内经》四季健康顺养法则

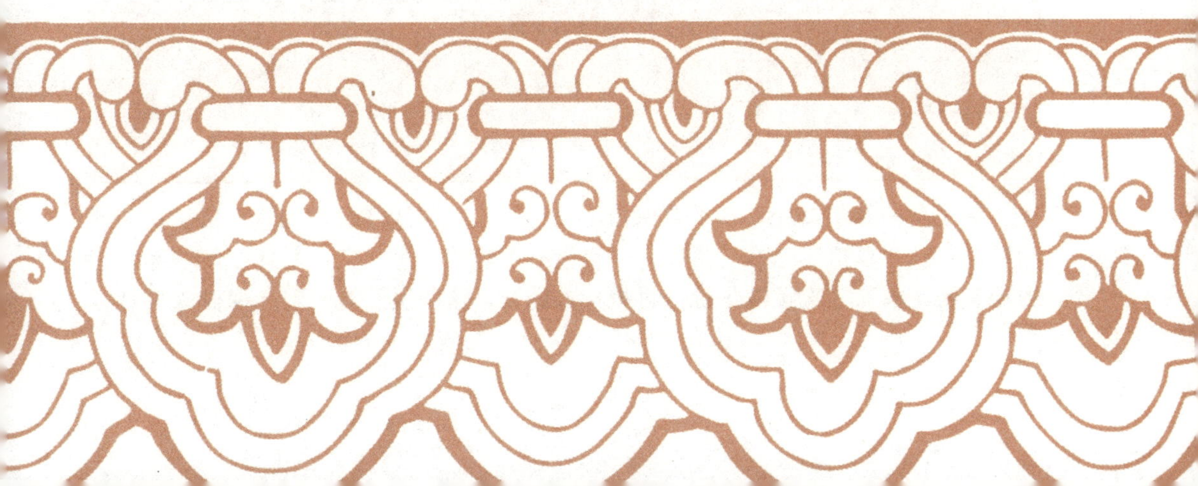

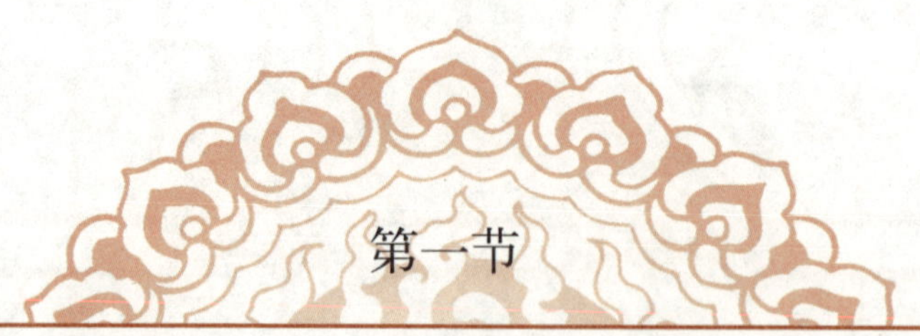

第一节

春季养“生”，身体与万物一起复苏

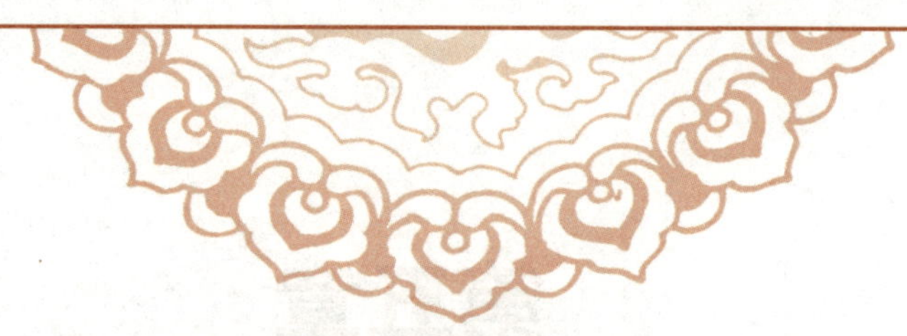

春天让阳气轰轰烈烈地生发

俗话说“一年之计在于春”。春季天气转暖，自然界的阳气开始生发，同时，人体内的阳气也开始生发。因此，春天养生应注意保护阳气。

在精神上，暴怒和忧郁都会伤身，因此要保持心胸开阔、乐观向上、心境恬静的好心态。在饮食上，最好多吃些扶助阳气的食物，比如面粉、红枣、花生等辛温类食物，新鲜蔬菜，如春笋、菠菜等可以补充维生素。酸性食物要少吃，油腻、生冷、黏硬食物最好不吃。体质过敏，易患花粉过敏、荨麻疹、皮肤病者，应禁食如羊肉、蟹之类易过敏的食品。所以，虽然羊肉可以补阳气，但是容易过敏的人还是要少吃为妙。那么用什么来补阳气呢？韭菜其实就是这个季节最好的选择。

《本草纲目》中记载，韭菜辛、温、无毒，有健胃、温暖作用。常常用于补肾阳虚、精关不固等。经常食用韭菜粥可助阳缓下、补中通络。适合背寒气虚、腰膝酸冷者食用。用韭菜熬粥，既暖脾胃，又可助阳。

食疗方

韭菜粥

材料：新鲜韭菜、小米。

做法：先煮熟小米粥，然后将适量韭菜切碎投入，稍煮片刻便可食用。

除了食补养阳以外，春季要保持阳气生发，就要注意时刻保暖。俗话说“春捂秋冻”。“春捂”怎么“捂”，一直没有明确的概念，“二月休把棉衣撇，三月还有梨花雪”“吃了端午粽，再把棉衣送”，这些说法对于养生保健来说是远远不够的。

首先要把握时机。医疗气象学家发现，许多疾病的发病高峰与冷空气到来和降温持续的时间密切相关。比如感冒、消化不良，在冷空气到来之前便捷足先登。而青光眼、心肌梗死、中风等，在冷空气过境时也会骤然增加。因此，捂的最佳时机，应该在气象台预报的冷空气到来之前 24 ~ 48 小时。注意这样一个温度临界点——15℃。研究表明，对多数老年人或体弱多病而需要春捂者来说，15℃可以视为捂与不捂的临界温度。也就是说，当气温持续在 15℃以上且相对稳定时，则春捂可以结束了。

另外需要小心温差，当日夜温差大于 8℃时，春捂就是必不可少的。春天的气温，前一天还是春风和煦，春暖花开，刹那间则可能寒流涌动，让你回味冬日的肃杀。面对“孩儿脸”似的春天，你得随天气变化而加减衣服。何时加衣呢？现在认为，日夜温差大于 8℃是该捂的信号。

而捂着的衣衫，随着气温回升总要减下来。而减得太快，就可能出现“一向单衫耐得冻，乍脱棉衣冻成病”的情况。因为你没捂到位。怎样才算到位？医学家发现，气温回冷需要加衣御寒，即使此后气温回升了，也得再捂 7 天左右。减得过快有可能冻出病来。所以春捂 7 ~ 14 天比较合适。

四种方法，清火排毒

春天的气候干燥，风多雨少，要保持新陈代谢的平衡和稳定对于人体来讲很难，从而容易导致生理机能失调而致使人体“总管家”——大脑指挥失灵，引起“上火”症候。具体表现为咽喉干燥疼痛、眼睛红赤干涩、鼻腔热烘火辣、嘴唇干裂、食欲不振、大便干燥、小便发黄等。

那么，怎样做才能防止春天上火，为自己的身体清火排毒呢？中医认为可以通过以下方法把身体中的毒素排出体外。

(1) 多喝水。水是最好的排毒载体。不要以为每天喝 8 杯水是件苦差，其实也可以喝果汁、汤水之类，但是不能全喝这些饮料而不喝水。千万别等到口渴才去喝水，在工作间隙，喝杯水休息一下，提提神，接下去也就更有精神做工作，有助于提高工作效率。

(2) 改变饮食习惯。以天然食品取代精加工食物，新鲜水果是强力净化食物，菠萝、木瓜、猕猴桃、梨都是不错的选择。如果平时多吃富含纤维的食物，比如糙米、蔬菜、水果等，都能增加肠道蠕动，减少便秘的发生。多吃蔬菜、水果，忌吃辛辣食物，多饮水或喝清热饮料，促进体内“致热物质”从尿、汗中排泄，从而清火排毒。

(3) 定期去除角质。肌肤表面的老化角质会阻碍毛孔代谢毒素，定期去除角质，可帮助肌肤的代谢机能维持正常运作。

(4) 蒸桑拿。每周进行一次蒸汽浴或桑拿也能帮助加快新陈代谢，排毒养颜。蒸桑拿时要注意饮水。浴前喝一杯水可帮助加速排毒，浴后喝一杯水补充水分，同时排出剩下的毒素。

七种“解药”，解除春困的烦恼

俗话说：春困秋乏夏打盹。睡意绵绵的状态影响了正常的工作和生活，采取何种相应措施，才能解春困之烦恼呢？以下几种“解药”可消春困之烦恼：

(1) 视觉刺激。尽量使自己工作和生活的地方明亮清爽，还可增添些艳丽和富有生机的饰物，以刺激视觉神经。休闲时去郊游踏青，生气勃勃的大自然会通过你的视觉加快机体调节，以适应春季气温上升的气候。

(2) 运动刺激。春日环境优美，一派生机。此时应多去室外活动，进行一些适合自己的体育锻炼，可使人体呼吸代谢功能增大，加快机体对需氧量较高要求的调适，春困便会自动解除。

(3) 听觉刺激。人们在独自一人时最易困倦，因此春天要多交际，可与朋友一起谈天说地，会有很好的解困效果。经常听些曲调优美明快，有刺激振奋人心作用的音乐或歌曲，或多听一些相声、笑话，都会使人听觉兴奋而缓解困意。

(4) 嗅觉刺激。春困时可以通过使用风油精、清凉油、香水、花露水闻其气味而刺激神经减轻困意。最好能种养些有芳香味又可提神的时令花草，并使工作间隙增加点劳作也可压制春困倦意。合适时还可在室内使用空气清新剂或负离子发生器，它们都有助于提神醒脑。

(5) 味觉刺激。春天适时多吃一些酸、甜、苦、辣的食物或调味品，日常多吃一些蔬菜、水果及豆制品，能刺激人体神经，增加食欲，并及时补充人体新陈代谢趋旺所需的能量。另外，春茶味正香，多喝些清淡的香茶也能减轻春困，还可帮助消化，增加微量营养物质，促进身体健康。

(6) 温度刺激。春暖乍寒，可适时洗冷水浴，提高人体神经系统的兴奋性，增强物质代谢和各器官系统的活动，特别是它可通过刺激全身皮肤血管的急剧收缩使血液循环加快，增加体温调节机能，并减少患感冒和其他并发症的概率。

(7) 补阳刺激。春季人体阳气生发，气血趋向体表，形成阳盛于外而虚于内的生理特征。此时可摄食适当的养阳之品如羊肉、黑枣等，使阳虚体质得以纠正，恢复人体阴阳的动态平衡，与自然界四时阴阳协调，人体精力充沛便不会再春困。

春天“泡森林浴”可祛病抗邪

森林中树木散发出来的芳香空气，具有杀菌作用。春天“泡森林浴”，能培养人体的正气，达到祛病抗邪的目的。那么，怎样“泡森林浴”呢？

（1）散步。当我们在森林步行时，各个关节会自动替自己“加油”，使各机能发挥它的功能，对身体的四肢及五脏六腑等都会自动协调，有韵律地活动着，尤其可以促进细胞的新陈代谢作用。

（2）做体操。在森林中行走、做体操，可以舒展筋骨和肌肉，减缓骨骼的老化过程，从而使人长寿。

（3）推拉运动。用手抓住树木的某个部位，全身随手臂的屈伸做来回运动，可用于治疗腰痛，还能使头、肩、背部得到舒展，消除疲劳。

（4）腹式呼吸。深吸一口气，在 15 ～ 20 秒内将气缓慢全部呼出；用鼻呼吸 10 ～ 20 秒；暂停呼吸 5 秒钟左右。将上述三个动作连续做 10 ～ 15 次，可以调和五脏六腑。

（5）仰天长啸。在森林中放开喉咙，昂首挺胸，仰望天空，尽情地有节律地发出吼声或呼叫声，每间隔半分钟至一分钟吼叫一声，连续 10 ～ 20 声为一次，每日一次，顿时就会精神振作、轻松愉快、心平气和、胃口大开。

（6）日光浴。森林中由于枯叶的作用，阳光疏密适中，人体能适当地受到紫外线照射且不会灼伤皮肤，从而增强人的体质。

（7）闭目养神。在森林中闭目养神，忘掉周围一切，在幽静的环境中，使大脑极度放松，可调节人的自律神经系统，对治疗神经衰弱、失眠症等，极为有效。

多吃水果可以帮您远离春季病

在春天多吃些水果，可以吸收一些营养素，能够有效增强人体抵抗力，从而让您远离春季病。

（1）有心脏病史的人应该多吃葡萄柚。胆固醇过高严重影响心血管健康，尤其有心脏病史者，更要注意控制体内胆固醇指标。葡萄柚是医学界公认的最具食疗功效的水果，其瓣膜所含天然果胶能降低体内胆固醇，预防多种心血管疾病。

（2）长期吸烟者应多吃葡萄。因为长期吸烟的肺部积聚大量毒素，功能受损。葡萄中所含有效成分能提高细胞新陈代谢率，帮助肺部细胞排毒。另外，葡萄还具有祛痰作用，并能缓解因吸烟引起的呼吸道发炎、痒痛等不适症状。

（3）肌肉拉伤后要多吃菠萝。因为肌肉拉伤后，组织发炎、血液循环不畅，受伤部位红肿热痛，而菠萝所含的菠萝蛋白酶成分具有消炎作用，可促进组织修复，还能加快新陈代谢、改善血液循环、快速消肿，是此时身体最需要的水果。

（4）预防皱纹请吃杧果。皱纹的出现是因为皮肤胶原蛋白弹性不足。杧果是预防皱纹的最佳水果，因为含有丰富的 β－胡萝卜素和独一无二的酶，能激发肌肤细胞活力，促进废弃物排出，有助于保持胶原蛋白弹性，有效延缓皱纹出现。

（5）樱桃可缓解供氧不足。人容易疲劳在多数情况下与血液中铁含量减少，供氧不足及血液循环不畅有关。吃樱桃能补充铁质，其中含量丰富的维生素 C 还能促进身体吸收铁质，防止铁质流失，并改善血液循环，帮助抵抗疲劳。

中老年人春季遵循“四不”原则

中医认为，立春后人体内阳气开始升发，如能利用春季，借阳气上升、人体新陈代谢旺盛之机，采用科学的养生方法，对全年的健身防病都十分有利。下面是中老年人春季养生“四不”原则。

(1) 不“酸”。春天饮食应“省酸增甘”，因春天本来肝阳上亢，若再吃酸性食物，易导致肝气过于旺盛，而肝旺容易损伤脾胃，所以，春季饮食忌“酸”。酸性食物有羊肉、鹌鹑、炒花生、炒瓜子、海鱼、虾、螃蟹等。宜食用甘温补脾之品，可多吃山药、春笋、菠菜、大枣、韭菜等。

(2) 不“静”。春天自然界阳气开始升发，人体应该借助这一自然特点，重点养阳，养阳的关键在“动”，切忌“静”。老年人应该积极到室外锻炼，春季空气中负氧离子较多，能增强大脑皮层的工作效率和心肺功能，防止动脉硬化。但是老人春练不要太早，防止因早晨气温低、雾气重而患伤风感冒或哮喘病、慢性支气管炎，应在太阳升起后外出锻炼。另外，春练不能空腹，老年人早晨血流相对缓慢，体温偏低，在锻炼前应喝些热汤饮。同时运动要舒缓，老年人晨起后肌肉松弛、关节韧带僵硬，锻炼前应先轻柔地活动躯体关节，防止因骤然锻炼而诱发意外。

(3) 不“怒”。春季是肝阳亢盛之时，情绪易急躁，要做到心胸开阔、身心和谐。心情舒畅有助于养肝，因为心情抑郁会导致肝气郁滞，影响肝的疏泄功能，也使功能紊乱，免疫力下降，容易引发精神病、肝病、心脑血管疾病等。

(4) 不“妄”。老年人阳气相对不足，而春天是养阳的大好时机，如情欲妄动而房事较频，会耗气伤精，进一步损伤阳气，因此老年人在春天应适当节欲。

春天哪些旧病容易复发

春季是气温、气压、气流、湿度等气象要素最为变化无常的季节。因此常引起许多疾病的复发。

风心病主要由风湿热反复发作侵犯心脏引起。常因寒冷、潮湿、过度劳累及上呼吸道感染后复发或加重。

关节炎病人对气象的变化甚为敏感，尤其是早春。因此，患者应重视关节及脚部保暖。如果受寒，应及时用热水泡脚，以增加关节血液循环。

春季，是感冒引起肾炎的多发季节，对肾炎患者来说，感冒不仅引起发热、流涕、鼻塞、咳嗽、咽痛等上呼吸道炎症，而且极易导致肾炎复发。

精神病在 3 ~ 4 月是发病的高峰，故民间素有“菜花黄，痴子忙”的说法，即使是老病人也极易复发。

有人感到鼻、眼奇痒难忍，喷嚏连续不断，流涕、流泪不止，有的人还会出现头痛、胸闷、哮喘等症状，这是接触某种花粉后引起的过敏反应，又称“花粉症”。

皮炎主要表现为脱屑、瘙痒、干痛等症状，有的表现为红斑、丘疹和鳞屑等。还有些患者表现为雀斑增多或褐斑加重。因该症多发生在桃花盛开的季节，故也叫“桃花癣”。

哮喘病病人对天气的变化适应性差，抵抗力弱，极易引起复发或使病情加重。

冬末春初养生避开五大“陷阱”

虽然春天给人的感觉是温暖的，但实际并非如此，为了抵御料峭的春寒，人们通常会采取一定的防御和保护措施，比如春天出门戴口罩、喝白酒御寒等，殊不知，这些单凭经验和感觉的做法经常会让你掉进养生的“陷阱”。

陷阱一：有的人认为，只要出门戴上口罩，就可以防止冷空气，从而预防感冒。鼻黏膜里有丰富的血管，血液循环旺盛，当冷空气经鼻腔吸入肺部时，一般已接近体温。人体的耐寒能力应通过锻炼来增强，若完全依赖戴口罩防冷，会使机体变得娇气，不能适应寒冷的天气，正邪相争于表，从而也会感冒。通过适度的体育锻炼可以提高人体的耐寒能力。

陷阱二：有的人因脸部被寒风吹得麻木，便用热水来洗脸，以迅速使面部恢复常温。冬天人的面部在冷空气刺激下，汗腺、毛细血管呈收缩状态，当遇上热水时会迅速扩张，这样容易使面部产生皱纹。建议用比体温稍低的温水洗脸，使气血运行慢慢恢复正常。

陷阱三：饮酒御寒。饮酒御寒，酒气上攻，浑身发热，这是酒精促使人体散发原有热能的结果。但发散太过，卫阳不足，容易导致酒后寒。

陷阱四：手脚冰凉用炉子烤。手脚冰凉时用炉子烤，通过热力的作用，能使局部气血流畅，腠理开疏，从而能达到活血祛风的作用。但是当手脚冰凉的时候马上用炉子烘烤，会造成血瘀。当经脉不流通、阳气不畅达时，就容易形成冻疮。所以，冰凉的手脚只能先轻轻揉搓，待皮肤表面变红时，再移到取暖器旁或放入热水中取暖，使其慢慢恢复到正常温度。

陷阱五：皮肤发痒，用手使劲抓或用热水烫。中医认为“热微则痒”，痒是皮肤的自觉症状。冬天皮肤容易干燥和瘙痒，这是因为风邪克于肌表，引起皮肉间气血不和，郁而生微热所致，或者是由于血虚风燥阻于皮肤，内生虚热而发。浑身发痒时，用手使劲抓或用热水烫，不仅容易损伤皮肤，而且这样做也不可能起到根本的止痒作用。正确防治皮肤瘙痒的措施是多饮水，多吃新鲜蔬菜、水果，少吃酸辣等刺激性的食物，同时要经常用温水洗澡，保持皮肤清洁。

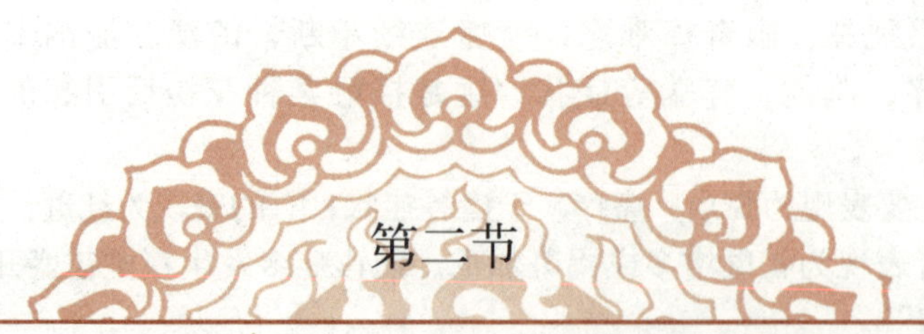

第二节

夏季养“长”，当使阳气宣泄通畅

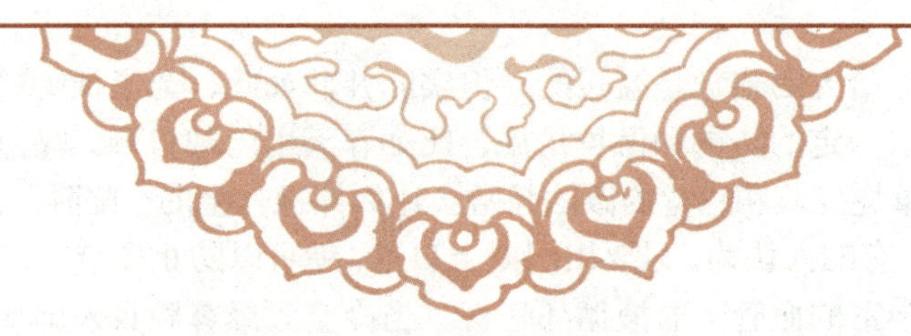

让阳气和大自然一同“疯长”

夏季气温逐渐升高，并且达到一年中的最高峰，而且夏季雨量丰沛，大多数植物都在此季“疯狂生长”，人体的阳气在这个时候也较为旺盛，因此夏季养生要注意顺应阳气的生长。

因天气炎热，人往往比较烦躁，要避免天气给自己带来的负面影响，就要把酷暑高温拒之门外。

在夏天，人容易心火过旺，因此饮食应清淡，尽量少吃油腻食物；在流汗后，不仅要补充水分，还应补充盐分；夏季易中毒，所以要注意饮食卫生，并且不要食用变质食物。

夏季天气炎热，要注意劳逸结合，应尽量避免在烈日或持续高温下工作，注意午休，晚睡早起。睡觉时不要贪凉，最好不开电扇，不露天睡眠。

中暑是夏季的常见病，人们可以用多吃防暑食物、保证睡眠等方法来避暑。另外，还要注意预防支气管哮喘、腹泻、肺气肿、慢性支气管炎等疾病。

运动要避过高温时间，清晨和黄昏是最好的锻炼时间。运动时间不宜过长，强度不宜过大，散步、太极拳是夏季的理想运动。在运动后，不要饮用大量的凉开水，也不要用冷水冲澡。

此外，在夏季要抓住治冬病的好时机。许多冬季常发生的疾病或因体质阳虚而发生的病症，可通过在夏天增强人体抵抗力，减少发病概率。冬病夏治是抓住了夏季阳气最盛、冬季阴盛阳衰的特点。久咳、哮喘、痹症、泄泻等疾病用冬病夏治的方法治疗效果较好，常用的方法有针灸和进补。

清淡是炎夏养生的第一法宝

夏天的太阳那么大，拿什么来对抗它的炎热呢？下面将介绍清淡养生法：

(1) 头脑宜清净。盛夏烈日高温蒸灼，令人感到困倦、烦躁和闷热不安，使头脑清静、神气平和是养生之首。古医经《养生篇》中记载，夏日宜“静养勿躁”，节嗜欲、定心气，切忌脾气火暴、一蹦三跳、情绪激越而伤神害脏腑。

(2) 饮食宜清淡。炎夏暑热，少食高脂厚味、辛辣上火之物，饮食清淡可起到清热、祛暑、敛汗、补液等作用，还有助于增进食欲。新鲜蔬菜瓜果，如西红柿、黄瓜、苦瓜、冬瓜、丝瓜、西瓜之类清淡宜人，既能保证营养，又可预防中暑；菊花清茶、酸梅汤和绿豆汁、莲子粥、荷叶粥、皮蛋粥等亦可清暑热，生津开胃。

(3) 游乐宜清幽。炎夏不宜远途跋涉，最好是就近寻幽。清晨，曙光初露，凉风习习，到溪流、园林散步，做气功、保健操等，可使人心旷神怡，精神清爽；傍晚，散步徜徉在江滨湖畔，亦会令人心静如水，烦闷、暑热顿消；晚上，在人少、清凉之室，听听音乐、看看电视，或邀三朋四友，品茗聊侃，亦惬意舒心。适当过过现代城市的夜生活，去夜总会、歌舞厅、卡拉OK，潇洒一回，对丰富生活内容大有好处，但不宜常往，特别是老人更应慎之，否则亦会伤神害身，乐极而生悲。

(4) 居室宜清凉。早晚室内气温低，应将门窗打开，通风换气。中午室外气温高于室内，宜将门窗紧闭，拉好窗帘。阴凉的环境，会使人心静神安。

夏天一碗绿豆汤，巧避暑邪赛仙方

在酷热难耐的夏天，人们都知道喝绿豆汤以清热解毒。民间广为流传“夏天一碗绿豆汤，解毒去暑赛仙方”这一健康谚语。中国人很早就认识到绿豆粥清热解毒之功效。唐朝医家说绿豆：“补益元气，和调五味，安精神，行十二经脉，去浮风，益气力，润皮肉，可长食之。”

而《本草纲目》是这样记载绿豆的：用绿豆煮食，可消肿下气、清热解毒、消暑解渴、调和五脏、安精神、补元气。绿豆性味甘寒，入心，胃经，具有清热解毒、消暑利尿之功效。所以是夏季补心安神、清热解毒的佳品。

服食绿豆，最好的方法当然是用绿豆熬汤。制绿豆汤时，有时会因煮的时间过久，而使汤色发红发浑，失去了应有的特色风味。这里列举五种熬制绿豆的方法，简单轻松就能熬出美味又解暑的绿豆汤。

方法一：将绿豆洗净，控干水分倒入锅中，加入开水，开水的用量以没过绿豆2厘米为好，煮开后改用中火。当水分要煮干时（注意防止粘锅），加入大量的开水，盖上锅盖，继续煮20分钟，绿豆已酥烂，汤色碧绿。

方法二：将绿豆洗净，用沸水浸泡20分钟，捞出后放到锅里，再加入足量的凉水，旺火煮40分钟。

方法三：将绿豆洗净，放入保温瓶中，倒入开水盖好。等绿豆粒已涨大变软，再下锅煮，就很容易在较短的时间内将绿豆煮烂。

方法四：将挑好的绿豆洗净晾干，在铁锅中干炒10分钟左右，然后再煮，绿豆很快就可煮烂。

方法五：将绿豆洗净，用沸水浸泡10分钟。待冷却后，将绿豆放入冰箱的冷冻室内，冷冻4个小时，取出再煮。

长夏湿邪最猖狂，全面防御别松懈

中医称夏末秋初为长夏时期，其气候特点是多湿，所以《理虚元鉴》特别告诫说："长夏防湿。"这个季节多雨潮湿，水汽上升，空气中湿度最大，加之或因外伤雾露，或因汗出粘衣，或因涉水淋雨，或因居处潮湿，以致感受湿邪而发病者最多。现代科学研究证实，当热环境中空气相对湿度较大时，有碍于机体蒸发散热，而高温条件下蒸发是人体的主要散热形式。空气中大量水分使机体难以通过水分蒸发而保持产热和散热的平衡，出现体温调节障碍，常常表现出胸闷、心悸、精神萎靡、全身乏力。长夏防湿，主要应做到以下几点：

(1) 居住环境，避免潮湿。《黄帝内经》提出："伤于湿者，下先受之。"意思是湿邪伤人，最容易伤人下部。这是因为湿的形成往往与地的湿气上蒸有关，故其伤人也多从下部开始，如常见的下肢溃疡、湿性脚气、妇女带下、下肢关节疼痛等，往往都与湿邪有关。因此，在长夏季节，居室一定要避免潮湿，尽可能做到空气流通，清爽、干燥。

(2) 饮食清淡，易于消化。祖国医学认为，湿为阴邪，易伤阳气。因为人体后天之本——脾喜燥而恶湿，所以，长夏季节湿邪最易伤脾，一旦脾阳为湿邪所遏，则可导致脾气不能正常运化而气机不畅，可见脘腹胀满、食欲不振、大便稀溏、四肢不温、口甜苔腻脉濡等症。若影响到脾气升降失司，还能出现水液滞留，常见水肿形成、目下呈卧蚕状，也可见到下肢肿胀。因此，长夏季节最好少吃油腻食物，多吃清淡易于消化的食物，如元代著名养生家丘处机所说："温暖，不令大饱，时时进之……其于肥腻当戒。"这里还指出，饮食也不应过凉，因为寒凉饮食最能伤脾的阳气，造成脾阳不足。此外，由于消化功能减弱，一定要把好"病从口入"这一关，不吃腐烂变质食物，不喝生水，生吃瓜果蔬菜一定要洗净，应多食清热利湿的食物，使体内湿热之邪从小便排出。常用清热利湿食物以绿豆粥、荷叶粥、红小豆粥最为理想。

(3) 避免外感湿邪。由于长夏阴雨连绵，人们极易感受外来湿邪的侵袭，出现倦怠、身重、嗜睡等症，严重者还能伤及脾阳，造成呕吐腹泻、脘腹冷痛、大便稀薄。因此，长夏一定要避免湿邪侵袭，做到外出带伞、及时避雨。若涉水淋雨，回家后要立即服用姜糖水。有头重、身热不扬等症状者，可服藿香正气水等。此外，由于天气闷热，阴雨连绵，空气潮湿，衣物极易发霉，人也会感到不适。穿着发霉的衣物，容易感冒或诱发关节疼痛，因此，衣服要经常晒一晒。

总之，根据祖国医学“春夏养阳”的原则，长夏防湿的关键在于保养人体的阳气。只有阳气充足，湿邪才不易侵犯。

夏季不忘补水和维生素

夏季天气炎热，应注意补充水分和维生素，这样才能使胃口更好，身体更健康。下面介绍夏季补水和维生素的具体方法：

(1) 补水要在饭前。在饭前 1 小时，喝 1 杯水，除了可以解除肠胃脱水的现象，还能促进肠胃蠕动及胃的排空，促进食欲。

(2) 补充维生素 B_1。夏天喝大量的水和冷饮，因为流汗多，容易把 B 族维生素冲出体外，导致食欲不振，因此 B 族维生素中的维生素 B_1 是将食物中的碳水化合物转换成葡萄糖的“媒人”，葡萄糖提供脑部与神经系统运作所需的能量；少了它，虽然照常吃饭，体内的能量却不足，就会表现无精打采。维生素 B_1 最丰富的来源是所有谷类，如小麦胚芽、黄豆、糙米等，肉类以猪肉含量最丰富。

(3) 补充维生素 B2。维生素 B2 负责转化热能，它可以帮助身体将蛋白质、碳水化合物、脂肪释放出能量。在活动量大的夏天更需维生素 B2，因为美国康乃尔大学一项研究发现，人体对维生素 B2 的需求量是随着活动量而增加的，维生素 B_2 的最佳食物来源是牛奶、乳酪等乳制品及绿色蔬菜如花椰菜、菠菜等。

(4) 补充维生素 B3。维生素 B3 和维生素 B1、维生素 B2 一起负责碳水化合物新陈代谢并提供能量，缺乏维生素 B3 会引起焦虑、不安、易怒，所以夏天常常觉得烦躁。富含维生素 B_3 的食物有青花鱼、鸡肉、牛奶等。

(5) 补充维生素 C。暑热也会给人一种压力，而维生素 C 具有抗压的作用，在夏天自制苦瓜汁、芹菜汁、菠萝汁等各种果汁，既可补充水分，也可以补充丰富的维生素 C。

正确用膳，预防三种夏季病

感冒、腹泻、中暑是夏季常见的三种高发病。中医把夏季的感冒称为热伤风，多由阳气外泄引起。由于夏季人们出汗较多，消耗较大，容易使人体阳气外泄，而且天热了很多人吃饭不规律，造成抵抗力下降，易患感冒。所以夏季人们应多补充营养，多吃一些祛湿防感冒的食品，如绿豆粥。

对于腹泻，中医认为，夏季是阳气最盛的季节，天气炎热很多人都不想吃东西，营养容易缺乏，而且夏天人体出汗多，能量消耗较大，这时如果能量补充不足，加上不少人在夏天有贪凉的习惯，就容易导致腹泻的发生。每天吃饭时可以吃一两瓣蒜，因为大蒜对于预防急性肠道传染病是非常有效的。

中暑最常见的是突然头冒冷汗、头晕、恶心甚至呕吐，或者突然体力不支等症状。

下面向大家推荐两道夏季防病菜肴：

(1) 苦瓜瘦肉汤。夏季吃苦瓜有清热祛暑，提高免疫力的功能，从而可以达到清心火、补肾、预防感冒的目的，而且苦瓜还有明目解毒的作用。

(2) 香菇干贝豆腐。香菇中所含不饱和脂肪酸很高，还含有大量的可转变为维生素 D 的麦角甾醇和菌甾醇，对于增强免疫力和预防感冒有良好效果。香菇可预防血管硬化，降低血压。另外，糖尿病病人多吃香菇也能起到一定的食疗作用。

姜汤是对付空调病的有力武器

用什么办法来对付夏季的“空调病”呢？令人意想不到的是，最简便有效的东西竟然是我们厨房里常用的生姜。研究表明，适量喝姜汤不仅能预防“空调病”，而且对吹空调受凉引起的一些症状也有很好的缓解作用。针对吹空调引发的症状，我们来看看姜汤是如何对付它们的。

很多人晚上睡觉喜欢开着空调，空调的凉气再加上凉席，真可谓凉快！可是早晨起床胃部和腹部开始疼痛，伴有大便溏泻的症状，原来是昨天晚上着了凉。这个时候喝一些姜汤，能驱散脾胃中的寒气，效果非常好。而对一些平常脾胃虚寒的人，可以喝点姜枣汤（即姜和大枣熬的汤），有暖胃养胃的作用。因为生姜侧重是补暖，大枣侧重是补益，二者搭配服用可以和胃降逆止呕，对治疗由寒凉引起的胃病非常有效。

空调房里待久了，四肢关节和腰部最容易受风寒的侵袭，导致酸痛，这个时候，可以煮一些浓浓的热姜汤，用毛巾浸水热敷患处。如果症状严重，可以先内服一些姜汤，同时外用热姜汤洗手或者泡脚，这样能达到散风祛寒、舒筋活血的作用，最大限度地缓解疼痛。

长时间吹空调加之室内外温差过大，很容易引起风寒感冒。主要体现在恶寒、头痛、发热、鼻塞、流涕、咳嗽等症状，这个时候喝上一碗姜汤，你会发现感冒症状好了许多。

如果想预防“空调病”，可以在上班之前带一些生姜丝，用生姜丝泡水喝，这样就不用担心“空调病”的侵袭了。喜欢喝茶的朋友可以再配一些绿茶，这样不仅口味好，对身体也更有益处。

如果想缓解“空调病”，姜汤不可过淡也不宜太浓，一天喝一碗就可以起到作用。可以在姜汤中加适量的红糖，因为红糖有补中缓肝、活血化瘀、调经等作用。

夏日凉茶新喝法

夏天偏热多湿的气候容易使人上火，而凉茶是去暑败火最直接有效的方法。下面介绍的几款凉茶中，总有一款适合你。

(1) 西瓜皮凉茶：可将外皮绿色的那一层利用起来，洗净后切碎去渣取汁，再加入少量白糖搅拌均匀，有去暑利尿解毒之功。

(2) 陈皮茶：将干橘子皮 10 克洗净，撕成小块，放入茶杯中，用开水冲入，盖上杯盖焖 10 分钟左右，然后去渣，放入少量白糖。稍凉后，放入冰箱中冰镇一下更好。

(3) 薄荷凉茶：取薄荷叶、甘草各 6 克放入锅内，加 2500 克水，煮沸 5 分钟后，放入白糖搅匀，常饮能提神醒脑。

(4) 橘子茶：将橘子肉和茶叶用开水冲泡，可制成橘子茶，它可防癌、抗癌和预防心血管疾病，如果将经过消毒处理的新鲜橘子皮与白糖一同冲喝，还能起到理气消胀、生津润喉、清热止咳的作用。

(5) 桑菊茶：将桑叶、白菊花各 10 克，甘草 3 克放入锅中稍煮，然后去渣叶，加入少量白糖即成，可散热清肺润喉，清肝明目，对风热感冒也有一定疗效。

(6) 荷叶凉茶：将半张荷叶撕成碎块，与中药滑石、白术各 10 克，甘草 6 克，放入水中，共煮 20 分钟左右，去渣取汁，放入少量白糖搅匀，冷却后饮用，可防暑降温。

(7) 淡盐凉茶：开水 500 毫升冲泡绿茶 5 克，食盐 2 克，晾凉待饮，能止渴解热除烦，治头晕恶心。

(8) 果汁红茶：锅中加水 750 毫升，加热至沸倒入红茶 40 克，微沸 5 分钟，离火去茶叶，晾凉后放入冰箱。饮用时在杯中倒入红茶 40 毫升，放少许柠檬汁、橘汁、白砂糖，再加冰水 150 毫升，滴入少许白兰地酒，放橘子一瓣，碎冰少许。既可去火，又很爽口。

防暑降温粥伴你清凉度夏

在炎热的夏季，人的胃肠功能因受暑热刺激，其功能会相对减弱，容易发生头重倦怠、胸脘郁闷、食欲不振等不适，甚至引起中暑，伤害健康。

为保证胃肠正常工作，就要在饮食上对机体起到滋养补益的作用，增强人体抵抗力，有效地抗御暑热的侵袭，避免发生中暑。下面的防暑降温粥能帮你清凉度夏。

(1) 银花粥。银花性味甘寒、气味清香。用银花 30 克水煎后取浓汁约 150 毫升，再用粳米 50 克，加水 300 毫升煮成稀粥，分早、晚两次温服，可预防治疗中暑。风热患者、头痛目赤、咽喉肿痛、高血压、冠心病患者最宜食用。

(2) 绿豆粥。绿豆味甘性寒，具有清热解毒、止渴消暑、利尿润肤的功效。粳米与绿豆共煮，其祛暑消烦、生津止渴及解毒效果更好。

(3) 薄荷粥。先取新鲜薄荷 30 克，或干薄荷 15 克，煎汤取汁备用。再取 100 克大米煮成粥，待粥将熟时加入薄荷汤及适量冰糖，煮沸一会儿即可。此粥具有清热解暑、疏风散热、清利咽喉的功效。薄荷叶性味辛凉，气味清香，很是可口。

(4) 荷叶粥。取新鲜荷叶一片，洗净切碎，放入纱布袋中水煎，取浓汁 150 毫升，加入粳米 100 克，冰糖适量，加水 500 毫升，煮成稀粥，每天早、晚食一次。荷叶气香微涩，有清热解暑、消烦止渴、降低血压和减肥等功效，与粳米、冰糖煮粥香甜爽口，是极好的清热解暑良药。

(5) 莲子粥。莲子有清心除烦、健脾止泻的作用。用莲子粳米同煮成莲子粥，对夏热心烦不眠有治疗作用。

(6) 藿香粥。藿香 15 克（鲜品加倍），加水 180 毫升，煎煮 2 ～ 3 分钟，过滤去渣；粳米 50 克淘净熬粥，将熟时加入藿香汁再煮 2 ～ 3 分钟即可，每日温食 3 次。藿香味辛性温，是夏令常用药，对中暑高热、消化不良、感冒胸闷、吐泻等有理想的防治作用。

夏季灭“火”不可一概而论

夏季天气炎热，人爱上火，有人认为上火就应该吃清火药，所以一家老少，不管谁上火都用同一个办法，殊不知，不同的人上火原因是不同的，不可一概而论。对症下药才能除病。

(1) 孩子易发肺火。夏天，有些孩子动不动就发热，只要着一点凉，体温立刻就会升高，令妈妈们苦恼不已。中医认为，小儿发热多是由于肺卫感受外邪所致。小儿之所以反复受到外邪的侵犯，主要是由于肺卫正气不足，阴阳失于平衡。针对这种“火大”的孩子，应及时给予中药对症治疗，如孩子属肺热郁闭可给予通宣理肺丸、麻杏石甘汤，阴虚肺热可给予养阴清肺口服液或者金果饮，湿热泻给予葛根芩连汤等，同时，应多给孩子饮水，多吃蔬果，少吃巧克力、肉类等高热量食品。

(2) 老年人易发肾阴虚火。夏天阳气旺盛，容易导致老年人肾阴亏虚，从而出现腰膝酸软，心烦，心悸汗出，失眠，入睡困难，同时兼有手足心发热，阳痿，早泄，盗汗，口渴，咽干或口舌糜烂，舌质红，或仅舌尖红，少苔，脉细数。应对症给予滋阴降火中药，如知柏地黄丸等，饮食上应少吃刺激性及不好消化的食物，如糯米、面团等，多吃清淡滋补阴液之品，如龟板胶、六味地黄口服液等，多食富含 B 族维生素、维生素 C 及富含铁等的食物，如动物肝、蛋黄、西红柿、胡萝卜、红薯、橘子等。

(3) 妇女易发心火。妇女在夏天情绪极不稳定，特别是更年期的妇女，如突受情绪刺激，则会烦躁不安，久久不能入睡。这主要是由于心肾阴阳失调而导致心火亢盛，从而出现失眠多梦，胸中烦热，心悸怔忡，面赤口苦，口舌生疮，潮热盗汗，腰膝酸软，小便短赤疼痛，舌尖红，脉数。应给予中药对症滋阴降火，如枣仁安神丸、二至丸等。多吃酸枣、红枣、百合或者干净的动物胎盘等，可养心肾。

夏季睡眠不要盲目追求凉快

夏季的炎热让有些人想出了一些睡眠措施，比如在室外露宿、吹穿堂风等，事实上，这些都非常不利于身体健康。因此，在夏天，不能盲目追求凉快。

(1) 夏天睡觉不要袒胸裸腹。尽管夏日天气炎热，在晚上睡觉时仍应穿着背心或薄衬衫，腹部、胸口盖条被单，以避免受寒、着凉而引起腹痛、腹泻。老年人、小孩更应盖好被子。

(2) 不宜在室外露宿。即使在夏季气温很高的夜晚，也不能因贪图凉快，在廊檐、室外露宿，以防蚊叮虫咬或因露水沾身而发生皮肤感染或头昏脑涨、四肢乏力。

(3) 不要睡地板。有些人只因图一时凉爽，在水泥地或潮湿的地面上铺席而卧。这样很容易因湿气、邪寒袭身，而导致风湿性关节炎、腰酸腿痛或眼睑浮肿等病症。

(4) 千万别吹穿堂风。夏季，通道口、廊前虽然风凉，但是“坐卧当风”。在这样的地方睡觉，虽然凉爽，但很容易受凉、腹痛、感冒。

(5) 要远离塑料凉席。夏季的夜晚，有的人图凉快，睡在塑料凉席上。这是很不科学的。由于塑料制品的透气性差，不能吸汗，水分滞留，不易蒸发。不但影响睡眠，而且危害健康。

(6) 午觉不可“偷工减料”。夏季日长夜短，气温高，人体新陈代谢旺盛，消耗也大，容易感觉疲劳。而夏季午睡可使大脑和身体各系统都得到放松，也是预防中暑的措施之一。

预防疾病，端午节洗“草药浴”

按照民间习俗，人们要在端午节举行一些保健活动以预防疾病。“草药浴”就是这种习俗的内容之一。端午传统的“草药浴”除了用香草外，还可用鲜艾草、菖蒲、银花藤、野菊花、麻柳叶、九节风、荨麻、柳树枝、野薄荷、桑叶等煎水沐浴。

香草具有芳香开窍、温气血、散寒湿、消毒、防腐之功效。

艾叶浴对毛囊炎、湿疹有一定疗效。

菖蒲叶及根芳香化湿可治恶疮疥癣。水浸剂对皮肤真菌有抑制作用。外用能改善局部血液循环，对消除老年斑、汗斑有一定作用。

新鲜的桑叶性味苦、甘、寒，具有疏风清热、清肝明目等功能，用它煮水洗澡，可使皮肤变细嫩。

薄荷挥发油有发汗、解热及兴奋中枢的作用，外感风热、咽喉肿痛的病人洗浴特别有用，还能麻痹神经末梢，可消炎、止痛、止痒，并有清凉之感。夏季常用此沐浴，可防治湿疹、痱子等皮肤病。

野菊花有散风、清热、解毒、明目、醒脑的作用。

黄菊花清热解暑、美容肌肤，最宜脑力劳动者洗浴。

银花藤有清热解毒、通经络的作用，沐浴后，凉爽舒畅，可败毒除燥，治痱效果最理想。

用桉树叶、麻柳叶、九节风、柳叶、荨麻等草药沐浴，具有祛风除湿、活血消肿、杀虫止痛、止痒嫩肤等功效。

草药浴不但可消除疲劳、清洁皮肤、增强皮肤的血液循环，还可预防和治疗痱子、各种皮肤瘙痒、汗斑、狐臭、老年斑、皮炎等皮肤病，并且具有润滑、增白、增香等作用。如用草药汤来洗头，可消除头皮屑；用来浴面，可清除暗疮，防止“青春痘”的滋生。

夏天酷热，要运动更要健康

酷热的夏日，人们在运动后为了“舒服”各有高招，但有些做法却是过激的，会对身体造成损害。因此，只有合理运动，才能保证健康。

(1) 运动时皮肤不宜过露。赤膊或露背只能在皮肤温度高于环境温度时，才能通过增加皮肤的辐射、传导散热起到降温的作用。而酷暑之日，最高气温一般都接近或超过 37℃，皮肤不但不能散热，反而会从外界环境中吸收热量，因而夏季赤膊或露背会感觉更热。而且，在太阳下露背进行活动，强烈的紫外线直接照射在皮肤上，还会引起皮肤疾病。

(2) 运动后不宜过快降温。运动后大汗淋漓，急忙到风扇前揭开衣服猛吹，或在过冷的空调下直吹，以及拧开水龙头，让冷水直冲身体，这种“快速降温”的方法常常会快活一时，然后难受几天。因为运动后毛孔处于扩大状态，经过突然的冷刺激，毛孔迅速缩小。这对身体极其不利，容易受寒邪的侵扰，甚至引起各种疾病。

(3) 运动中喝水不宜过猛。如果喝水过猛，会引起胃部肌肉痉挛、腹痛等症状，应该在剧烈运动后间隔几分钟再适当补充水分。

(4) 运动后不宜补充纯水。因为纯水中几乎不含人体出汗排出的盐分及矿物质等。人在高温下进行剧烈运动时，身体大量出汗，造成机体里水分和盐类丢失。若大量饮水而没有及时补充盐分，血液中的氯化钠浓度就会降低，肌肉兴奋性增高，易引起肌肉痉挛和疼痛。因此在训练前，应补充足够的水分和盐分；在运动时注意全身各肌肉群交替进行活动，避免仅运动局部肢体，使局部肢体负荷过重。

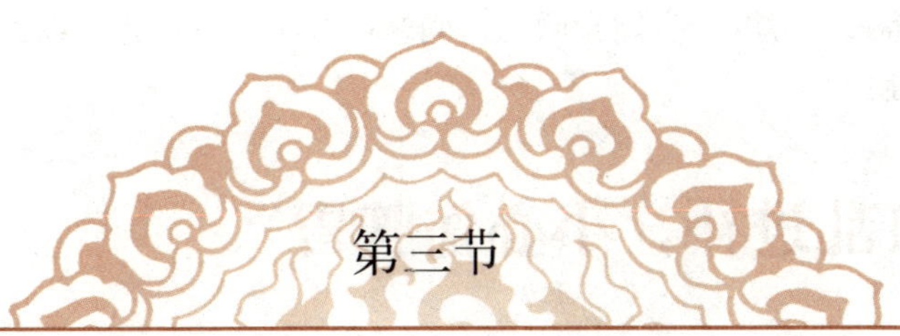

第三节

秋季养"收"，处处收敛不外泄

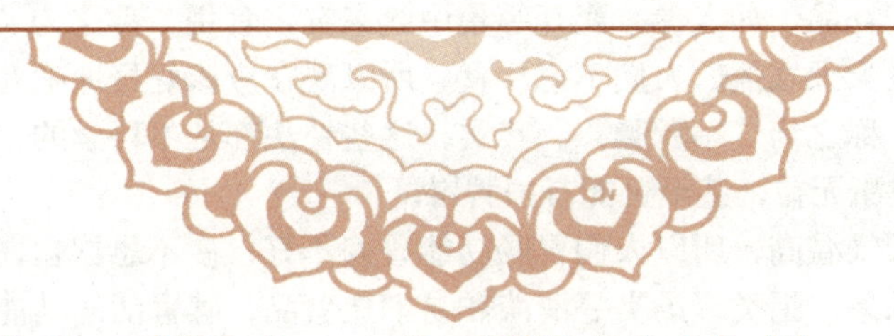

"秋冻"要适当，千万别冻坏身体

老百姓常说"春捂秋冻"，意思是说春天棉衣要晚脱一段时间，以免受凉生病；秋天则相反，厚衣服要晚些穿，多经受寒冷的刺激，从而增强机体抵抗力。不过，不同的人群、人体的不同部位，都应区别对待，一味地秋冻就会把身体冻坏。

首先，要因人而异：年轻人血气方刚，对外界寒冷的适应及抵御能力都比较强，可以冻一冻；而老年人大多肾阳衰微，禁不起太冷的刺激；还有一部分慢性病患者，如心血管和哮喘病人，他们对寒凉的刺激更加敏感，稍不注意就会引起疾病发作。因此，这些人不仅不能"秋冻"，还应采取一些保暖措施。

其次，对身体的不同部位要区别对待：有 4 个部位一定要注意保暖。第一个是腹部，上腹受凉容易引起胃部不适，甚至疼痛，特别是有胃病史的人更要加以注意；下腹受凉对女性伤害大，容易诱发痛经和月经不调等，经期妇女尤其要加以重视。有些女孩爱穿露肚皮的时装，我们建议秋冬季节最好不穿。第二个是脚部，脚是人体各部位中离心脏最远的地方，血液流经的路程最长，而脚部又汇集了全身的经脉，所以人们常说"脚冷，则冷全身"。全身若受寒，机体抵抗力就会下降，病邪就有可能乘虚而入。第三个是颈部，这个部位受凉，向下容易引起肺部症状的感冒；向上则会导致颈部血管收缩，不利于脑部供血。第四个是肩部，肩关节及其周围组织相对比较脆弱，容易受伤。

最后，要领悟"秋冻"内涵。对于"秋冻"的理解，不应只局限于未寒不忙添衣，还应从广义上去理解，诸如运动锻炼，也要讲求耐寒锻炼，增强机体适应寒冷气候的能力。不同年龄可选择不同的锻炼项目。无论何种活动，都应注意一个"冻"

字，切勿搞得大汗淋漓，当周身微热，尚未出汗，即可停止，以保证阴精的内敛，不使阳气外耗。

秋日乱进补，小心伤脾胃

经过炎热的夏天，机体的耗损非常大，所以当凉爽的秋天来临的时候，人们都会利用各种方法来调补身体，但是我们在进补时一定要讲究科学，以免适得其反。

有的人认为，补就是吃补药、补品，所以这类人不管自己的身体是什么情况，就把许多补药补品，如人参、鹿茸等集中起来突击食用，称之为“大补”；有的人则认为，夏天天气热，人们不思饮食，所以现在应该好好地吃几顿，把夏天的损失补回来，称之为“贴秋膘”。其实，这些补法都是不科学的，不但浪费财力物力，还对健康无益，甚至可能有损脾胃。

因为夏天气温高，所以人们胃肠功能普遍不好，多不思饮食，因此，日常中吃的大多是瓜果、粥类、汤类等清淡和易消化食品，脾胃活动功能亦减弱，秋凉后如果马上吃进大量猪、牛、羊、鸡等炖品，或其他一些难以消化的补品，就会加重脾胃的负担，甚至损害其正常消化功能。这就好像跑步一样，我们必须先经过慢跑后才能逐渐加快，如果一下吃进大量难以消化的补品，胃肠势必马上加紧工作，才能赶上这突然的需要，势必会造成胃肠功能紊乱，无法消化，营养物质不但不能被人体所吸收利用，甚至还会引起疾病。

天干物燥，秋季补水不能少

在秋天，人们经常出现皮肤干涩、鼻燥、唇干、头痛、咽干、大便干结等秋燥症状。中医认为，在夏季出汗过多，体液损耗较大，身体各组织都会感觉水分不足，从而导致“秋燥”。预防秋燥，补水当然不可少！

(1) 少言补气。中医认为“形寒饮冷则伤肺”，所以要忌寒凉之饮。“少言”是为了保护肺气，当人每天不停地说话时会伤气，其中最易伤害肺气和心气。补气的方法：西洋参 10 克、麦冬 10 克，泡水，代茶饮，每天 1 次。

(2) 皮肤保湿。秋天对应人体的肺脏，而肺脏的功能是主管人体皮肤，所以皮肤的好坏与人体肺脏相关。食物以多吃百合为最佳，这是因为百合有润肺止咳、清心安神、补中益气的功能。秋天多风少雨，气候干燥，皮肤更需要保养，多食百合有滋补养颜护肤的作用。但百合因其甘寒质润，凡风寒咳嗽、大便溏泄、脾胃虚弱者忌用。

(3) 秋燥补水。秋天多吃梨和香蕉，梨肉香甜可口，肥嫩多汁，有清热解毒、润肺生津、止咳化痰等功效，生食、榨汁、炖煮或熬膏，对肺热咳嗽、麻疹及老年咳嗽、支气管炎等症有较好的治疗效果。若与荸荠、蜂蜜、甘蔗等榨汁同服，效果更佳。但梨是寒性水果，对于寒性体质，脾胃虚弱的人应少吃。香蕉有润肠通便、润肺止咳、清热解毒、助消化和健脑的作用。但胃酸过多者不宜吃香蕉，胃痛、消化不良、腹泻者也应少吃。

多喝蜂蜜少吃姜

干燥是秋天最主要的气候特点，空气中缺少水分，人体同样缺少水分。为了适应秋天这种干燥的特点，我们就必须经常给自己的身体“补液”，以缓解干燥气候对于人体的伤害。多喝水是对付“秋燥”的一种必要手段。但对付秋燥不能只喝白开水，最佳饮食良方是：“朝盐水，晚蜜汤。”换言之，喝白开水，水易流失，若在白开水中加入少许食盐，就能有效减少水分流失。白天喝点盐水，晚上则喝点蜜水，这既是补充人体水分的好方法，也是秋季养生、抗拒衰老的饮食良方，同时还可以防止因秋燥而引起的便秘，真是一举三得。

蜂蜜所含的营养成分特别丰富，主要成分是葡萄糖和果糖，两者的含量达70%，此外，还含有蛋白质、氨基酸、维生素等。蜂蜜具有强健体魄、提高智力、增加血红蛋白、改善心肌等作用，久服可延年益寿。蜂蜜对神经衰弱、高血压、冠状动脉硬化、肺病等，均有疗效。在秋天经常服用蜂蜜，不仅有利于这些疾病的康复，还可以防止秋燥对于人体的伤害，起到润肺、养肺的作用，从而使人健康长寿。

秋燥时节，还要不吃或少吃辛辣烧烤之类的食品，这些食品包括辣椒、花椒、桂皮、生姜、葱及酒等，特别是生姜。这些食品属于热性，又在烹饪中失去不少水分，食后容易上火，加重秋燥对我们人体的危害。当然，将少量的葱、姜、辣椒作为调味品，问题并不大，但不要常吃、多吃。比如生姜，它含挥发油，可加速血液循环；同时含有姜辣素，具有刺激胃液分泌、兴奋肠道、促使消化的功能；生姜还含有姜酚，可减少胆结石的发生。所以它既有利亦有弊，不可多吃。尤其是在秋天最好少吃，因为秋天气候干燥，燥气伤肺，再吃辛辣的生姜，更容易伤害肺部，加剧人体失水、干燥。古代医书有记载：“一年之内，秋不食姜；一日之内，夜不食姜。”

当秋天来临之际，我们最好“晨饮淡盐水，晚喝蜂蜜水，拒食生姜”，如此便可安然度过“多事之秋”。

秋季按摩巧养生，养出舒畅好心情

进入秋季以后，天气逐渐凉爽干燥，这样的气候虽然会使人有秋高气爽的舒适感，但干燥也会对人体产生一定的危害。在家进行简单的自我按摩，能有效防止“秋燥”对人的侵害。

(1) 压揉承浆。承浆穴在下唇凹陷处，以食指用力压揉，口腔内会涌出津液。糖尿病患者用力压揉此处 10 余次，口渴感即可消失，在不缺水的情况下，可不必反复饮水。这种津液不仅可以预防秋燥，而且含有延缓衰老的腮腺素，可使老人面色红润。

(2) 按摩鼻部，以开肺窍。中医认为，肺开窍于鼻。不少人鼻黏膜对冷空气异常敏感，秋天冷风一吹，就会伤风感冒，经久难愈。所以在初秋的时候，我们就应坚持用冷水洗脸，并按摩鼻部，有助于养肺。方法为：①摩鼻：将两手拇指外侧相互摩擦，有热感后，用手指在鼻梁、鼻翼两侧上下按摩 50 次，可增强鼻的抗寒力，亦可治伤风、鼻塞等。②浴鼻：每日早、晚将鼻浸于冷水中，闭气不息，换气后再浸入；也可以用毛巾浸冷水后敷于鼻上，坚持至寒冬。

(3) 揉腹排便。秋季气候干燥，大便也会干结难排，有许多人甚至数日一解或用药物来维持大便通畅，结果造成习惯性便秘。按摩是一种简单易行的通便方法，这种方法可在晚上睡觉前或清晨起床前进行。具体操作方法是：身体仰卧，先将两手掌心摩擦至热，然后两手叠放在右下腹部，按顺时针方向按摩，共按摩 30 圈。

(4) 咀嚼鼓漱。晨起或睡前，做上下腭运动。然后闭嘴，舌抵上腭，鼓漱 100 次，使津液满口，徐徐咽下。咀嚼时，胃肠血流量增加，可抵御秋季凉气对胃肠的损伤。

秋季，别让“五更泻”缠上你

进入秋季，天气逐渐转凉，因季节转换和昼夜温差带来的疾病逐渐增多，在这个时节中老年人尤其要预防“五更泻”的发生。

“五更泻”是指发生在黎明时分的腹泻。其主要症状是黎明的时候，肚脐周围发生疼痛，肠鸣即泻，泻后则安。中医认为这种慢性腹泻多是肾阳虚的一种表现，所以有“肾泻”之称。

“五更泻”多发于中老年人，主要是肾阳虚衰，命门之火不能温煦脾土，即不能帮助脾胃消化吸收，运化失常就会出现腹泻。五更时分正当阴气最盛、阳气未复之际，在这种特定环境下，虚者愈虚，因而形成了“五更泻”。若夜晚盖不好肚腹，使之受寒凉所袭，更易发生。

要预防“五更泻”的发生，平时应注意以下几个方面：

(1) 注意保暖。由于老年人自身调节功能下降，在季节变换时要当心着凉，注意腹部及下肢的保暖。

(2) 饮食要规律。饮食以清淡、易消化、少油腻为原则，避免因无规律饮食而致肠道功能紊乱。

(3) 讲究饮食卫生。不吃生冷不洁之物，避免诱发或加重腹泻。

(4) 要保持良好的心理状态。心胸宽广，情绪乐观，性格开朗，遇事豁达。平常要注意加强锻炼，如散步、慢跑、打太极拳等，以增强体质。

秋季滋阴润燥，麦冬、百合少不了

由于夏天出汗过多，体液损耗较大，身体各组织都会感觉缺水，人在秋季就容易出现口干舌燥、便秘、皮肤干燥等病症，也就是我们常说的“秋燥”。

《本草纲目》里说，麦冬可以养阴生津、润肺清心，适用于肺燥干咳、津伤口渴、心烦失眠、内热消渴及肠燥便秘等。而百合入肺经，补肺阴，清肺热，润肺燥而止，对“肺脏热，烦闷咳嗽”有效。所以，要防止秋燥，用麦冬和百合最适宜。

至于如何用麦冬和百合来滋阴润燥，还有一些小窍门。

秋季需要护气，尤其是肺气和心气，如平时应尽量少说话。不过，那样也只能减少气的消耗，而真正需要的是补气，而补气佳品非西洋参麦冬茶莫属。

材料：西洋参 10 克，麦冬 10 克。

做法：泡水，代茶饮，每天 1 次。

秋天多风少雨，气候干燥，皮肤更需要保养，多食百合有滋补、养颜、护肤的作用。但百合因甘寒质润，凡风寒咳嗽、大便稀溏、脾胃虚弱者忌用。关于具体吃法，《本草纲目》中记载了蜜蒸百合这样一个润肺的方子。

材料：百合 200 克，蜂蜜适量。

做法：用新百合加蜜蒸软，时时含 1 片吞津。

除此之外，预防秋燥，补水同样必不可少。秋季天气干燥，要多吃滋阴润燥的食物，如梨、糯米、蜂蜜等；常吃些酸性食物，如山楂、秋梨膏、柚子等，具有收敛、补肺的功能。尽量不要吃辛辣食物。

再有，秋季人体内的阳气顺应自然界的变化，开始收敛，故不宜添加过多的衣服。然而，深秋时候天气变冷，应加衣以预防感冒。此时，运动也是一个不错的方法，如打羽毛球、爬山、慢跑、散步、打篮球、登山等。还有一个非常简便的方法：晨起闭目，采取坐姿，叩齿 36 次；舌在口中搅拌，口中液满后，分 3 次咽下；在意念的作用下把津液送到丹田，进行腹式呼吸，用鼻吸气，舌舔上腭，用口呼气，连续做 10 次。

秋季干燥，要防止静电伤身

在气候干燥的秋季，我们常常会碰到这种现象：晚上脱衣服睡觉时，黑暗中常听到噼啪的声响，而且伴有蓝光；见面握手时，手指刚一接触到对方，会突然感到指尖针刺般疼痛，令人大惊失色；早上起来梳头时，头发会经常“飘”起来，越理越乱；拉门把手、开水龙头时都会“触电”，时常发出“啪、啪”的声响……这就是人体的静电对外放电的结果。

人体活动时，皮肤与衣服之间、衣服与衣服之间互相摩擦，便会产生静电。随着家用电器增多，以及冬天人们多穿化纤衣服，家用电器所产生的静电荷会被人体吸收并积存起来，加之居室内墙壁和地板多属绝缘体，空气干燥，因此更容易受到静电干扰。

由于老年人的皮肤相对于年轻人干燥，以及老年人心血管系统的老化、抗干扰能力减弱等因素，因此老年人更容易受静电的影响。心血管系统本来就有各种病变的老年人，静电更易使病情加重或诱发室性早搏等心律失常。过高的静电还常常使人焦躁不安、头痛、胸闷、呼吸困难、咳嗽等。

为了防止静电的发生，室内要保持一定的湿度，要勤拖地、勤洒水或用加湿器加湿；要勤洗澡、勤换衣服，以消除人体表面积聚的静电荷。发现头发无法梳理时，将梳子浸入水中片刻，等静电消除之后，便可以将头发梳理服帖了。脱衣服之后，可用手轻轻摸一下墙壁，摸门把手或水龙头之前也要用手摸一下墙，将体内静电“放”出去，这样静电就不会伤你了。对于老年人，应选择柔软、光滑的棉纺织或丝织内衣、内裤，而且尽量不穿化纤类衣物。

秋季调养“老肺病”的饮食要点

(1) 慢性支气管炎。应保证足够的营养。属于热证、实证者，忌食高脂肪和过于甘甜的食物，可常吃些瘦肉、鱼、鸡及豆制品。还应多吃些富含维生素的食物，如萝卜、山药、白菜及苹果、梨、橘子等。日常吃参苓粥可以增强呼吸系统的防御功能。严禁饮酒及吃刺激性的辛辣食物。

(2) 支气管哮喘。要保证足够的热量。发作时应以清淡易消化的软食为主，缓解期要注意营养，可食用黄芪炖鸽肉等，起到健脾补肾、增强体质、调节人体免疫功能的作用。平时多吃富含维生素 A、维生素 C、维生素 E 及富钙食物，维生素 A 有润肺、保护气管上皮细胞的功能，如蛋黄、胡萝卜、杏、南瓜等；钙能增强气管抗过敏能力，如豆制品、芝麻、红枣、芹菜叶、柚子、柑橘等。

(3) 肺气肿。应注意补充蛋白质类食品。肺气肿病人因血液偏酸性，应增加食用含碱性的食物，多吃富含 B 族维生素、维生素 C 的蔬菜和水果，避免吃容易引起过敏的食物，如鱼、虾、蛋等。急性发作期，应少吃脂肪，禁饮酒和浓茶，忌食辛辣之品。有水肿的病人要予以低盐饮食，每顿不宜吃得过饱，因过饱会增加心脏的负担。病情缓解期，饮食应多样化，可增添些含蛋白质高的食物及新鲜蔬菜、水果。

(4) 肺心病。宜食用低盐、高维生素、中度蛋白质、适量碳水化合物的饮食。少食多餐，适当吃些柑橘类水果，以补钾排钠。饮食不宜太精细，要掺杂一些粗粮，吃些富含嫩纤维的蔬菜和水果，既有助于消化，又可以预防便秘，以免因便秘诱发心力衰竭。饮水一次不宜过多，以防因血容量突然增加，加重心脏负担。

秋季可用当归把冻疮拒之门外

虽然冻疮常常发生在冬季，但其防治应从秋末开始，以当归为主的汤药最为有效。

中医认为，冻疮虽然病在皮肤上，其实多为体内阳气不足，外寒侵袭，阳气不伸，寒凝血瘀而致。因此，在治疗上常采用温经散寒、活血化瘀、消肿止痛的方法。

方药以当归为主，可选择“当归四逆汤”。制作方法：当归 15 克，桂枝 12 克，赤芍 10 克，细辛 6 克，通草 6 克，甘草 6 克，大枣 8 枚，煎服。本方可使阳气通，寒气散，气血通畅，对治疗冻疮非常有效。

除内服中药外，还可外用“红灵酒”。制作方法：当归 60 克，红花 30 克，川椒 30 克，肉桂 60 克，细辛 15 克，干姜 30 克，樟脑 15 克，用 95% 酒精 1000 毫升浸泡 7 天后外搽患处。或用鲜红辣椒 3 ～ 5 个放入 75% 酒精或高度白酒 250 克内，浸泡 7 天制作的辣椒酊，都有较好疗效。新发冻疮未溃破者，还可用麝香止痛膏贴患处，也可用红花油、活络油等外搽。若冻疮瘙痒，不能用手抓搔，以免抓破感染。

在食疗方面，也以当归为主，可多食牛羊肉、生姜、胡椒、肉桂等热性食物，常服“当归生姜羊肉汤”对预防和治疗冻疮有较好疗效。制作方法：当归 30 克，生姜 20 克，羊肉 500 克，加水适量煎煮，亦可适当加些盐、调料等。久服补血活血，温阳益气，强身健体。中药酒：生姜、当归、红花、川芎各 10 克，同浸于 500 毫升白酒中，一周后即可服用，每次饮酒 10 毫升，每日 2 次。

另外，入冬以后，要注意全身及手足保暖和干燥，衣服鞋袜宜宽松干燥。一旦发生冻疮，应当先用温水浸泡，不要立即烘烤或用热水烫洗，否则容易导致局部溃烂；伏案工作者，久坐后要适当起身活动，以促进气血流通。

白露身不露，寒露脚不露

秋季是从夏季向冬季的过渡季节，气温凉热交替，气温逐渐下降，不要经常赤膊露身，以防凉气侵入体内。“白露身不露，寒露脚不露”，这是一条很好的养身之道。要随着天气转凉逐渐增添衣服，但添衣不能太多太快。

俗话说“春捂秋冻”，秋天适度经受些寒冷，有利于提高皮肤和鼻黏膜的耐寒力，对安度冬季有益。秋天的早晚凉意甚浓，要多穿些衣服。秋季是腹泻多发季节，应特别注意腹部保暖。

秋季神经兴奋，食欲骤增，要防止过食，要少吃辣味和生冷食物，多吃酸性和热软食物，以利于消化。不吃霉变和不洁食物，避免感染肠道传染病。中秋之后天气干燥，易出现口渴、咽干、唇燥、皮肤干涩等“秋燥病”，应多吃水果，常喝开水、绿豆汤、豆浆、牛奶等，以满足肌体的需要，提高抗病能力。

深秋体内精气开始封藏，年老体弱之人可对症选择补品。

在秋季宜早睡早起，保证睡眠充足，注意劳逸结合，防止房劳伤肾。初秋白天气温高，电扇不宜久吹；深秋寒气袭人，既要防止受寒感冒，又要经常打开门窗，保持室内空气新鲜。在条件许可的情况下，居室及其周围可种植一些绿叶花卉，让环境充满生机，又可净化空气，促进身体健康。

秋天虽没有春天那样春光明媚、生机勃勃，但是秋高气爽、遍地金黄，另有一番动人景象。到公园、湖滨、郊野进行适当的体育锻炼可增强体质。秋游也是一种很好的活动形式，既可调节精神，又可强身健体。

为什么“饥餐渴饮”不适合秋季养生

渴了饮水，饿了吃饭，似乎天经地义。但是不能用它来指导秋季养生，这是因为秋燥，即使不渴也要喝水。因为秋季的主气为燥，它又可分为温燥和凉燥。深秋季节凉燥尤重，此时天气已转凉，近于冬寒之凉气。燥的结果是耗伤阴津，导致皮肤干燥和体液丢失。

正常人体除三餐外，每天需要另外补充1500毫升的水。天热出汗多时，饮水还要增加。“不渴也喝水”对中老年人来说尤为重要。如果中老年人能坚持每天主动喝进适量的水，对改善血液循环、防治心血管疾病都有利。

秋凉不能不吃早餐。有些人贪图清晨的凉爽，早上起床晚，又要赶着上班，早餐不是不吃就是吃不好。长时间不吃早餐，除了会引起胃肠不适外，还会导致肥胖、胆石症、甲状腺机能障碍，甚至还会影响到一天的心绪。

养生要防“伤春悲秋”。深秋天气渐凉，人们的胃口普遍变好，但也会有一部分人由于季节性情感障碍的缘故，变得“悲秋”，而后者又与饮食互为因果，即营养不良或饮食不当可以诱发季节性情感障碍。季节性情感障碍又会影响到人的脾胃功能，产生厌食或食欲亢进。从养生的角度上讲，入秋后应当抓住秋凉的好时机，科学地摄食，不能由着自己的胃口，饥一餐饱一顿。三餐更要定时、定量，营养搭配得当。

总之，秋季养生要有积极的心态，科学地调配自己的饮食，这样才能增强体质，预防各种疾病。

初秋时节应怎样防中风

初秋是老年人心脑血管疾病发病率大幅上升的时节，特别是患有高血压、动脉硬化的中老年人，初秋一定要当心脑中风。专家认为，在日常生活中采取下列措施，可有效预防或减少脑中风的发生。

(1) 早晚喝杯救命水。脑中风的发生与老年人血液黏稠度增高有关。人们经过一夜睡眠、出汗和排尿后，人体水分减少，血液黏稠度会升高。所以夜晚入睡前及早晨起床后，应喝下约200毫升白开水，可以降低血液黏稠度，起到预防中风的作用。

(2) 每天吃2根香蕉。研究发现，每天吃1～2根香蕉，可使中风发病率减少40%。香蕉中含有丰富的钾盐，钾对于增强心脏的正常舒缩功能具有重要作用，还可抗动脉硬化，保护心血管。此外，香蕉中还含有降血压、润肠通便的物质。

(3) 保持大便畅通。老年性便秘不仅会延长排便时间，还会因排便用力导致心脏负担加重和血压升高，甚至诱发脑中风。为保持大便通畅，应常吃红薯、菠菜、竹笋、芹菜、大白菜等富含粗纤维的食物，促进肠道蠕动，同时应养成定时排便的良好习惯。必要时可服用一些如润肠丸、果导片等药物。

(4) 早晚散步。散步是老年人最安全的有氧代谢运动，长期坚持可使血压下降、血糖降低，起到预防心脑血管疾病的作用。每次30～40分钟，距离为1.5公里。可以进行做操、打太极拳等运动量不大的体育锻炼。但不宜进行剧烈活动。

另外，在初秋季节，要注意随时增减衣服，夜间防止受凉。阴天下雨少外出，并应勤观测血压。

秋季洗手不宜过勤，水温不宜过热

生活中，手部不仅要从事繁杂的工作，还经常曝露在日光下，每天频繁清洗，或是经常使用含消毒杀菌成分的香皂，都会对我们的手部造成损伤。如果洗手不当，最容易造成损害的是手掌心，这个部位角质层厚，皮脂腺稀少，稍不注意就会粗糙、干裂，甚至脱皮；手背皮肤柔软、细嫩，比脸颊的皮肤还薄，也极易老化、松弛。

因此，在秋季，我们一定要掌握正确的洗手方法：第一，避免频繁洗手，在清洗衣物时，不要让双手长时间浸泡在水中。第二，洗手时水温不宜过热，否则会破坏手部表面的皮脂膜，促使角质层更加干燥甚至皲裂，最佳水温应该在20℃～25℃。第三，洗手时应选用无刺激性的中性洗手液，最好含有维生素B_5、维生素E或羊毛脂、芦荟等滋润型护肤成分，尽量不使用肥皂等碱性较强的清洁用品。第四，手洗干净后，不能任其自然风干，因为在干燥的空气中，手部皮肤内的水分，会伴随未擦干的水分一起蒸发掉。

正确方法是洗手完毕，用干净、柔软的毛巾擦手，在皮肤未干时，涂抹具有保湿功能的护手霜，以及时锁住皮肤内的水分。

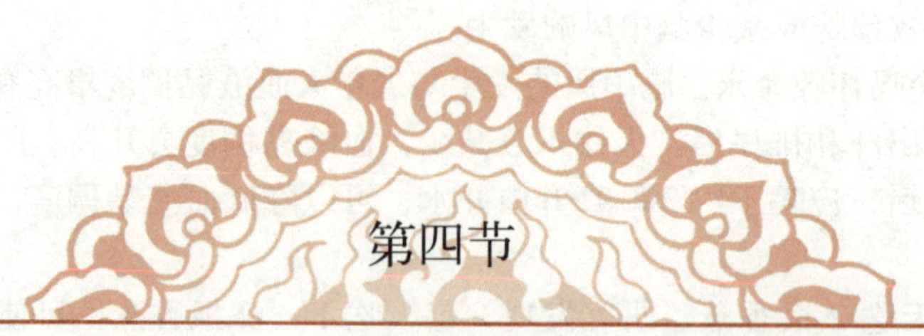

第四节

冬季养“藏”，正是补养身体的好时节

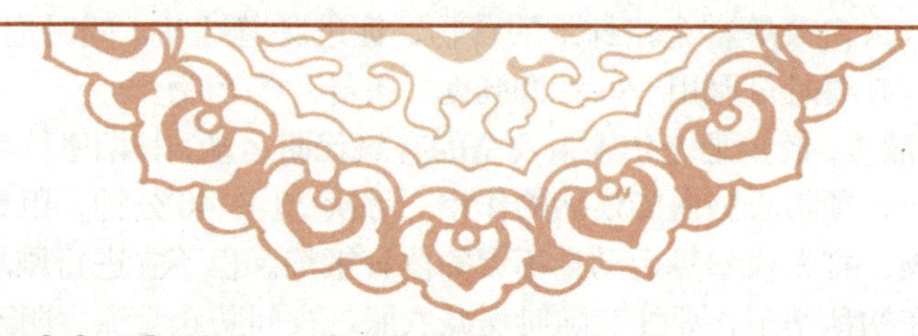

冬季要和太阳一起起床

传统养生学强调，人体要“顺应自然”，即人生于天地之间，其生命活动要与大自然的变化相一致，并根据四季气候变化改变日常的生活规律。

《黄帝内经》中说“冬三月，此谓闭藏”“早卧晚起，必待日光”。也就是说，从自然界万物生长规律来看，冬季是一年中的闭藏季节，人体新陈代谢相对缓慢，阴精阳气均处于藏伏之中，机体表现为“内动外静”的状态，此时应注意保存阳气，养精蓄锐。尤其是老年人一般气血虚衰，冬季的起居更应早睡晚起，避寒就暖，绝不提倡“闻鸡起舞”，而应该和太阳一起起床。

在冬季，老年人可根据自己的体质、爱好，安排一些安静闲逸的活动，如养鸟、养鱼、养花，或练习书法、绘画、棋艺等。如果进行室外锻炼，运动量应由小到大，逐渐增加，以感到身体热量外泄微汗为宜。恰当的运动会让人感到全身轻松舒畅，精力旺盛，体力和脑力功能增强，食欲、睡眠良好。

冬季喝御寒粥可预防疾病

冬季是各种疾病的多发季节，因此，保健就显得至关重要，喝粥是既方便又有营养的选择。下面介绍几种可防病御寒的保健粥：

(1) 腊八粥。取粳米和各种豆类、干果、坚果同煮。豆类中含有很多优质植物蛋白，干果则浓缩了鲜果中的营养物质，坚果含有丰富的蛋白质、维生素 E 和多种微量元素，可提高人体免疫力、延缓衰老。

(2) 鸡肉皮蛋粥。鸡肉 200 克，皮蛋 2 个，粳米 200 ~ 300 克，姜、葱、盐等调味品适量。先将鸡肉切成小块，加水煲成浓汁，用浓汁与粳米同煮。待粥将熟时加入切好的皮蛋和煲好的鸡肉，加适量的调味品。它有补益气血、滋养五脏、开胃生津的作用，适用于气血亏损的人。

(3) 羊肉粥。选精羊肉 200 克，切片，粳米或糯米 200 克左右，姜、葱、盐适量，同煮成羊肉粥，早晚均可食用。此粥可益气养肾、暖脾护胃。

(4) 决明子粥。炒决明子 10 克（中药店有售），大米 60 克，冰糖少量。先将决明子加水煎煮取汁适量，然后用其汁和大米同煮，成粥后加入冰糖即可。该粥清肝、明目、通便，对于目赤红肿、高血压、高血脂、习惯性便秘等症有显著效果。

(5) 桂圆粟米粥。桂圆肉 15 克，粟米 100 ~ 200 克。将桂圆肉洗净与粟米同煮。先用大火煮开，再用文火熬成粥。桂圆肉性味甘温，能补益心脾，养血安神。适合中老年人食用。

(6) 山药栗子粥。山药 15 ~ 30 克，栗子 50 克，大枣数枚，粳米 100 克。栗子去壳后，与山药、大枣、粳米同煮成粥。山药性味甘平，能补脾胃、益肺肾，尤其适用于脾肾气虚者。但一次不宜多食，否则容易导致消化不良。

冬季进补也应讲原则

俗话说“今年冬令进补，明年三春打虎”，这是在强调冬季进补对健康的益处，而传统中医也认为冬季进补有助于体内阳气的生发，能为下一年开春直至全年的身体健康打下基础，但是冬季进补也是要讲原则的，如果胡乱进补，不但不能强身健体，还会损害健康。

(1) 不要随意服用，无须滥补。一个人如果身体很好，对寒冷有良好的适应能力，在冬季就不要刻意进补，过多进补不但对健康无益，反而会产生一系列副作用。如服用过多的人参，会出现烦躁、激动、失眠等“人参滥用综合征”。

(2) 平素胃肠虚弱的人，在进补时应特别注意。药物入胃全靠胃肠的消化吸收，只有胃肠功能正常，才能发挥补药的应有作用。对于这类病人，可先服用些党参、白术、茯苓、陈皮之类调理胃肠的药物，使胃肠功能正常，再由少至多地进服补药，这样机体才能较好地消化吸收。

(3) 在感冒或其患有其他急性病期间，应停服补品。尤其是有些体质虚弱的人，应该等急性病治愈后再继续进补，否则会使病症迁延难愈。

(4) 在滋补的同时，应坚持参加适当的体育运动。这样可以促进新陈代谢，加快全身血液循环，增强胃肠道对滋补品的消化吸收，使补药中的有效成分能够被机体很好地吸收。

用便宜的药，达到贵重药的进补效果

人们在选择补品的时候往往存在一个误区，那就是越贵重越好，其实不然，因为补品的价值和价格根本就不成比例。俗话说：“药症相符，大黄亦补；药不对症，参茸亦毒。”因此，药无贵贱，对症即行。

对于一般无病而体弱者，冬补还是以“食补”为主，兼有慢性病者，则需食补加药补。有许多食品，为“药食两兼”物品，因此食补和药补并无严格区别，关键在于合理调配，对症施补。下面介绍的这些药并不贵重，但只要合理搭配，对症进补，就能起到“贵重药”的效果。

(1) 补气类。具有补益脾胃、益气强身的作用，适用于脾胃虚损、气短乏力者，如小米、糯米、莲心、山药、扁豆、鸡肉、大枣、鹌鹑、鲫鱼等。

(2) 补血类。具有补益气血、调节心肝之效，如龙眼、枸杞、葡萄、牛羊肝、带鱼等。

(3) 补阴类。具有滋阴润肺、补脾胃和益气之效。适于阴虚火旺、体弱内热者，如黑豆、百合、芝麻、豆腐、梨、甘蔗、兔肉、蜂蜜等。

(4) 补阳类。具有补肾填髓、壮阳强身之效，如核桃肉、羊肉、薏仁、韭菜、虾类等。

冬季洗澡从脚开始有益健康

在夏天时，许多朋友洗澡都是把水龙头打开，从头往下淋，但是在天寒地冻的冬天，如果依然这么做的话，那就对健康不利了。

冬季的低温使人体皮肤的血管处于收缩状态，而冬季洗澡水的温度又相对较高，温热的水突然从头而至，会让人体调节系统“措手不及”，引起头部及全身皮肤血管骤然扩张，大量血液集中到皮肤表面，导致心、脑等重要脏器急剧缺血，头晕、胸闷等种种不适也会随之找上门来。对素有心脑血管疾病的朋友来说更要防止意外发生。

冬天洗澡的正确做法是，洗澡前先用热水冲冲脚，待脚部暖和后再慢慢往身体上淋水，让身体有一个逐渐适应的过程。除了洗澡的“顺序”外，水温也不能太高，以37℃～40℃为宜；时间上，冬季淋浴最好不超过10分钟，盆浴不超过15分钟；洗澡前先喝一杯温开水。

另外，酒后千万不要立即洗澡。因为洗澡时，人体内储备的葡萄糖会因体力活动和血液循环加快而被大量消耗掉，而酒精会抑制肝脏的正常生理功能，使其不能将储存的肝糖原转化为葡萄糖，并及时补充到血液中去，从而造成血糖含量大幅度下降，严重者甚至引起休克。因此，洗澡时间最好选择在酒后2小时左右。

冬季寒冷，老年人应防关节炎

关节炎一般多发生在50岁以上的中、老年人。其特征为关节软骨变性和骨质增生，常发病于某一关节，尤其是负重大、易于劳损的大关节。

老年性关节炎发病缓慢，虽多发病于某一关节，但也有膝、腰、髋关节同时患病的可能。症状为关节酸痛和关节动作僵硬感，尤其休息后开始活动时最为明显，而适当活动后僵硬感便可减轻或消失，但天气变冷或着凉、受潮湿、持物过多、劳累时均可使关节酸痛症状加重。加重时关节活动时常可听到摩擦音，关节局部有轻度压痛，但常无肿胀。

患有骨关节炎的老年人，应特别注意天气变化，因冬季气候寒冷可使关节疼痛症状加重，使活动困难。此时应避免关节的过分活动或持重物以免造成关节劳累再损伤。急性发作期剧烈疼痛时应限制活动，适量运动或卧床休息，局部热敷、按摩、理疗均可减轻症状，再加上通络片、活络片（丸）等药物治疗，一般会取得较满意的效果。

寒冬潜阳理气，就找大白菜

大白菜是冬季上市最主要的蔬菜种类，有“菜中之王”的美称。由于大白菜营养丰富，味道清鲜适口，做法多种，又耐贮藏，所以是人们常年食用的蔬菜。

但是，为什么冬天是人们吃大白菜最多的时候呢？因为冬季天气寒冷，人体的阳气处于潜藏的状态，需要食用一些具有滋阴潜阳理气功效的食物，于是大白菜就成了这个季节的宠儿。

千万别小看价格低廉的大白菜，其营养价值很高。它含蛋白质、脂肪、膳食纤维、水分、钾、钠、钙、镁、铁、锰、锌、铜、磷、硒、胡萝卜素、维生素等多种营养成分，对人体有很好的保健作用。由于其所含热量低，还是肥胖病及糖尿病患者很好的辅助食品；含有的微量元素钼，能阻断亚硝胺等致癌物质在人体内的生成，是很好的防癌佳品。

中医认为，大白菜味甘，性平，有养胃利水、解热除烦之功效，可用于治疗感冒、发烧口渴、支气管炎、咳嗽、食积、便秘、小便不利、冻疮、溃疡出血、酒毒、热疮等症。例如，《本草纲目》中说大白菜“甘温无毒，利肠胃”等。

同时，大白菜还是一款美容佳蔬，其丰富的维生素E是脂质抗氧化剂，能够抑制过氧化脂质的形成。皮肤出现色素沉着、老年斑的生成，就是由于过氧化脂质增多造成的。所以，常吃大白菜，能防止过氧化脂质引起的皮肤色素沉着，抗皮肤衰老，减缓老年斑的出现。

不过，需要注意的是，白菜在凉拌和炖菜时最好与萝卜分开，不要混杂在一起，那样可能会产生一些相互破坏营养成分的不利影响。患有慢性胃炎和溃疡病的人，应少吃大白菜。

北方地区的居民还经常把大白菜腌制成酸菜。专家提醒，经常吃酸菜对健康不利，特别是大白菜在腌制9天时，是亚硝酸盐含量最高的时候，因此腌制白菜至少要15天以后再食用，以免造成亚硝酸盐中毒。也有些人喜欢吃炖白菜，实际上各种蔬菜都是急火快炒较有营养，炖的过程中各种营养素，尤其是维生素C的含量会损失较多。

食疗方

海米白菜汤

材料：白菜心250克，海米30克，高汤500克，火腿6克，水发冬菇两朵，精盐3克，味精2克，鸡油6克。

做法：将白菜心切成长条，用沸水稍烫，捞出控净水，海米用温水泡片刻，火腿切成长条片，把冬菇摘洗净，挤干水后，切成两半；汤勺内加高汤、火腿、冬菇、海米、白菜条、精盐烧开，撇去浮沫，待白菜烂时加味精，淋上鸡油即成。

冬季保暖重点部位：头部、背部、脚部

冬季气候寒冷，机体新陈代谢相对缓慢，体温调节能力与耐寒能力下降，人体易受寒发病，尤其是老年人与体质虚弱者。因此，要想平安地度过寒冬，必须重视保暖，而头部、背部、脚部则是保暖的重点。

中医认为，“头是诸阳之会”。体内阳气最容易从头部散发掉，所以，冬季如不重视头部保暖，很容易引发感冒、头痛、鼻炎、牙痛、三叉神经痛等，甚至引发严重的脑血管疾病。

冬季里如背部保暖不好，则风寒极易从背部经络上的诸穴位侵入人体，损伤阳气，使阴阳平衡受到破坏，人体免疫力下降，诱发多种疾病或使原有病情加重及旧病复发。

俗话说“寒从脚起”。现代医学认为，双脚远离心脏，血液供应不足，长时间下垂，血液循环不畅，皮下脂肪层薄，保温能力弱，容易发冷。脚部一旦受凉，便通过神经的反射作用，引起上呼吸道黏膜的血管收缩，血流量减少，抗病能力下降，以致隐藏在鼻咽部的病毒、细菌乘机大量繁殖，引发人体感冒或使气管炎、哮喘、关节炎、痛经、腰腿痛等旧病复发。

因此，冬季要特别注意头部、背部、脚部的保暖。

热水泡脚，不妨加点中药

“热水泡脚，加点中药”，好处众人皆知，但除了去外面专程做足疗，很少有人在家里自制足疗液。其实方法很简单，就是根据自己的情况，在洗脚水里加

点中药。

在这里推荐几种简单易做的足疗液，当归、桃仁、苏木、川椒、泽兰叶制成足疗液，能让你的脚上皮肤变得柔嫩美丽。脚上皮肤干燥的人，可以试试用桃仁、杏仁、冬瓜仁、薏仁熬制的药水兑入热水里洗脚。脚累脚疼者，可以用透骨草、伸筋草、苏木、当归、川椒熬制的药水。

冬天里，人容易脚冷，特别是女性，经常整夜都睡不热乎。可以在洗脚时，在水中放干姜或樟脑，樟脑会很快在热水中融化，泡后脚会发热，对改善脚凉很有效。

这些材料在中药房很容易买到，而且便宜，熬制时先用大火煮开，然后小火煮 5 ～ 10 分钟，取汁即可。这些药水不用每次现熬现用，可以一次多熬制一些，用容器装好，每天洗脚时兑在水中即可。

另外，如果在泡脚的热水里加入鹅卵石，泡脚的同时用鹅卵石磨脚，则能起到类似于针灸的效果，可治疗长期失眠。

热水泡脚，如同用艾条“温灸”脚上的穴位，而在泡脚盆里加入鹅卵石，高低不平的石头表面可以刺激脚底的穴位（涌泉、然谷、太溪等）或脚底反应区，起到类似足底按摩和针刺穴位的作用，从而促进人体脉络贯通，达到交通心肾、疏肝理气、健脾益气、宁心安神的功效，更好地改善睡眠。

泡脚用的鹅卵石并没有什么特别的要求，选择圆滑、大小相近的为佳。泡脚用的水应该保持在 45℃左右，水深至少要高过踝关节，脚在鹅卵石上均衡地踩踏，浸泡 20 ～ 30 分钟。有心脑血管病和糖尿病的患者用热水泡脚时，要特别注意水温和时间的控制，以免出现头晕、头痛、乏力、心慌等情况。

此外，使用鹅卵石揉搓双脚时要注意力度和水温，要避免擦破或烫伤皮肤。脚部有损伤（包括关节胀痛、拉伤、扭伤等）、炎症还未痊愈的人，不宜进行鹅卵石热水泡脚。

冬季养生有诀窍，中医按摩真奇妙

(1) 搓鼻法。将两手拇指外侧相互摩擦，有热感后，用拇指外侧沿鼻梁、鼻翼两侧上下按摩 30 次，然后按摩鼻翼两侧的迎香穴（位于鼻唇沟内，横平鼻翼外缘中点）15 ～ 20 次。每天摩鼻 1 ～ 2 遍，可增强鼻的耐寒能力，亦可治伤风、鼻塞不通。

(2) 摩颈法。上身端直，坐立均可，仰头，颈部伸直，用手沿咽喉部向下按摩，直至胸部。双手交替按摩 20 次为 1 遍，可连续做 2 ～ 3 遍。注意，按摩时拇指与其他四指张开，虎口对着咽喉部，自颏下向下按搓，可适当用力。这种方法可利咽喉，止咳化痰。

(3) 按摩大椎法。两手搓热后轮流搓大椎（第七颈椎棘突下），冬季可每天早起后搓大椎，较冷时出门前也要搓热大椎，对防治感冒方便又有效。

(4) 捶背端坐法。腰背自然直立，双目微闭，放松，两手握拳，反捶脊背中央及两侧，各捶 3 ～ 5 遍。捶背时要屏气不息。同时，叩齿 3 ～ 10 次，并缓缓吞咽津液数次。捶背时要从下向上，再从上到下，沿背捶打，这种方法可以畅胸中之气，通脊背经脉，预防感冒。同时，有健肺养肺之功效。

冬季喝汤固元气，祛除邪气

皇帝中的高寿者的确不多，但是清朝乾隆皇帝却一生身体健康。这是因为乾隆皇帝十分注重冬季喝汤进补，在这一点上，我们要向他看齐。

为什么乾隆要在冬季喝汤进补呢？这是他深谙养生之道的结果。冬季寒风凛冽，万物蛰伏，大自然中阳气潜藏，阴气旺盛，因此冬季养生要从养阴藏阳着手。潜藏阳气，养护阴精。所以要注意补肾。

乾隆爱喝汤，御厨将各种药材按比例配比后研磨，同牛肚一起放入锅内析出养分，共煮六个时辰熬制成汤，传说此汤可以延缓衰老、滋阴壮阳。现在多用牛肚、牛骨，放入当归、党参、枸杞等中药炖煮两三个小时。

用《本草纲目》中的知识来分析一下这道汤品，牛肉“安中益气，养脾胃”，当归、党参可以补充气血，枸杞是滋肝益肾的佳品。这样慢炖出来的汤，肉或是骨头，包括放的当归、党参这些中药，不管是药效成分还是营养成分都溶解在汤里，容易吸收，尤其是对脾胃功能不好的老年人。冬天气候干燥，汤既有营养还能补水。此外，热乎乎的汤还是御寒佳品。

除了喝汤进补以外，乾隆喝酒很有节制，他总是根据不同季节适量地喝补酒。在众多的补酒中，乾隆皇帝最喜欢的一种补酒是松龄太平春酒，每到立冬进补，乾隆就常饮这种酒。

酒有活血御寒的作用，加入药材后，药溶解在酒里起到滋补作用。另外，药酒是药不是酒，如果把中药放进酒里再喝这就是药，是一种中成药制剂，所以要根据自己的体质，对症喝酒，并且控制酒量。乾隆的长寿还在于他用药饵补养。清宫药养之品首重人参。人参可以大补元气、补脾益肺、生津止渴和益智安神。乾隆进补人参每天不超过 3 克，从 50 岁以后不断地吃，方法是人参切成片放在嘴里含着，这样不仅进药均匀，还能促进消化液的分泌，帮助消化。

以上是乾隆皇帝的养生良方，现在的生活水平提高了，普通百姓像皇帝一样养生也不是什么难事了。我们在自己家中的厨房就可以做出古时皇帝才能享受的美味汤品。

此外，冬季养生还要注意这些问题：因为冬季排汗较少，因此不宜吃太咸的食物，多吃新鲜蔬菜和水果可有效补充维生素；热量较高的食物往往是滋阴潜阳的佳品，比如羊肉、龟、鳖等。人们在冬季应保持充足的睡眠，最好早睡晚起。

冬季由于气温较低，所以人易出现脾胃虚寒、腹泻、腹部疼痛等病症，因此要适当做好保暖工作：要添加衣服但不宜过厚，要升高室内温度但不宜过高，否则出门时易感冒。此外，腮腺炎、麻疹、流感等疾病在这个季节易高发，对付它们的好办法就是注意锻炼身体，提高抗病能力。当然，也可在医生的指导下服用中药来预防疾病，如可用板蓝根来预防流感。

第六章

五脏和谐，人体长青

——《黄帝内经》藏象养生智慧

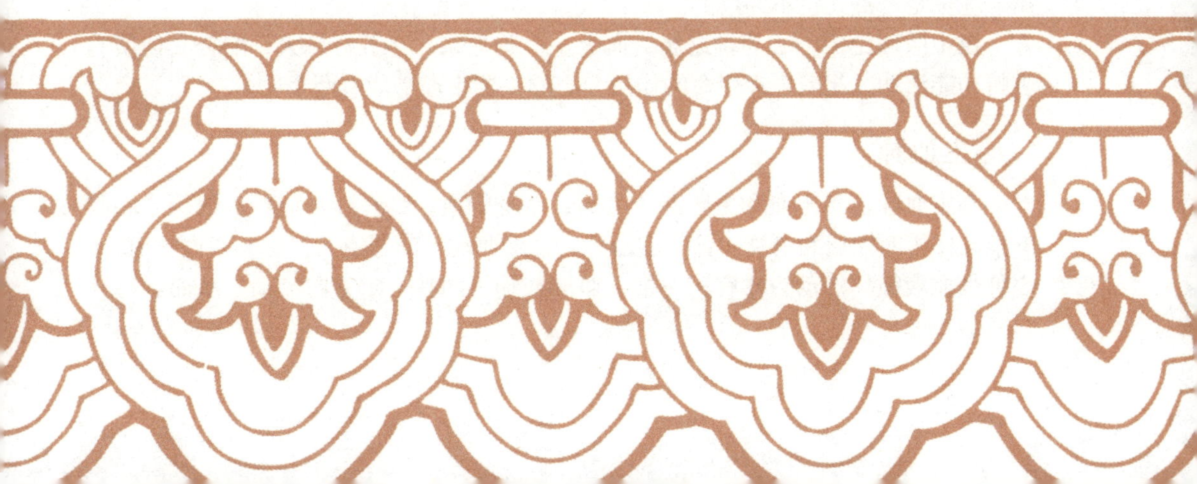

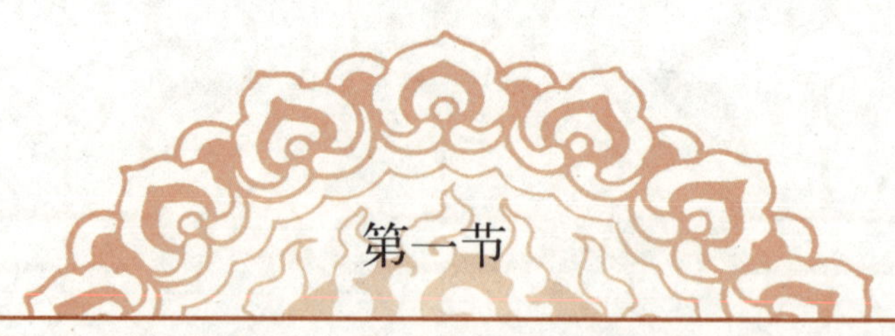

第一节

心为君主之官

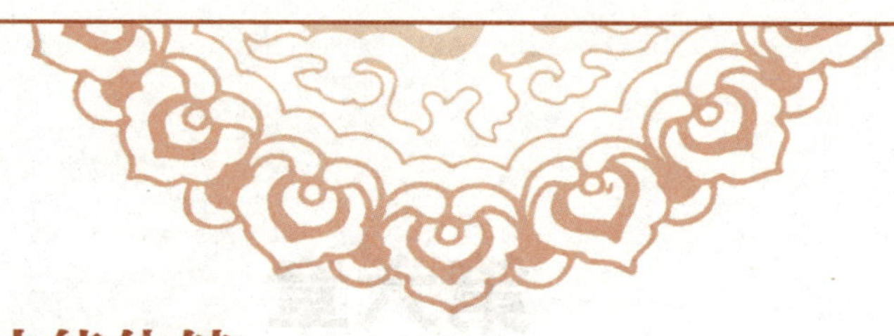

君安才能体健

《黄帝内经》把人体的五脏六腑命名为十二官，其中，心为君主之官。它这样描述心：“心者，君主之官。神明出焉。故主明则下安，主不明则十二官危。”君主，是古代国家元首的称谓，有统率、高于一切的意思，是一个国家的最高统治者，是全体国民的主宰者。把心称为君主，就是肯定了心在五脏六腑中的重要性，心是脏腑中最重要的器官。

“神明”指精神、思维、意识活动及这些活动所反映的聪明智慧，它们都是由心所主持的。心主神明的功能正常，则精神健旺，神志清楚；反之，则神志异常，出现惊悸、健忘、失眠、癫狂等症候，也可引起其他脏腑的功能紊乱。另外，心主神明还说明，心是人的生命活动的主宰，统率各个脏器，使之相互协调，共同完成各种复杂的生理活动，以维持人的生命活动，如果心发生病变，则其他脏腑的生理活动也会出现紊乱而产生各种疾病。因此，以君主之官比喻心的重要作用与地位是一点儿也不为过的。

在中医理论中，心为神之居、血之主、脉之宗，在五行属火，配合其他所有脏腑功能活动，起着主宰生命的作用。心的主要生理功能有两个：

1. 心主血脉

心主血脉包括主血和主脉两个方面：全身的血，都在脉中运行，依赖于心脏的推动作用而输送到全身。脉，即血脉，是气血流行的通道，又称为“血之府”。心脏是血液循环的动力器官，它推动血液在脉管内按一定方向流动，从而运行周身，维持各脏腑组织器官的正常生理活动。中医学把心脏的正常搏动、推动血液循环的这一动力和物质，称之为心气。另外，心与血脉相连，心脏所主之血，称之为心血，心血除参与血液循环、营养各脏腑组织器官之外，又为神志活动提供物质能量，同时贯注到心脏本身的脉管，维持心脏的功能活动。因此，心气旺盛、心血充盈、脉道通利，心主血脉的功能才能正常，血液才能在脉管内正常运行。

2. 心主神志

心对于人体，如同君主在国中处于主宰地位；九窍各有不同的功能，正如百官各有自己的职责一样。如果心能保持正常，九窍等各器官也就能有条不紊地发挥其作用；如果心里充满着各种嗜欲杂念，眼睛就看不见颜色，耳朵就听不见声音。所以说心要是违背了（清静寡欲的）基本规律，各个器官也就会失去各自应有的作用。

另外，在生活中，人们常用“心腹之患”形容问题的严重性，却不明白为什么古人要将心与腹部联系起来。所谓“心”，即指心脏，对应手少阴心经，属里；“腹”就是指小肠，为腑，对应手太阳小肠经，属表。“心腹之患”就是说，互为表里的小肠经与心经，它们都是一个整体，谁出现了问题都是很严重的。

正是因为心脏对人体健康起决定性的作用，我们平常要加强对心脏的养护，还要多注意自身的变化，以便尽早发现心脏疾病，中医认为“心开窍于舌”“舌为心之苗”，也就是说心与舌的关系密切，心脏的情况可以从舌的色泽及形体表现出来。心的功能正常，舌红润柔软，运动灵活，味觉灵敏，语言流利；心脏气血不足，则舌质淡白，舌体胖嫩；心有瘀血，则舌质暗紫色，重者有瘀斑；心火上炎，则舌尖红或生疮。所以，心的养生保健方法要以保证心脏主血脉和主神志的功能正常为主要原则。

暴饮暴食最容易引发心脏病

不良饮食习惯会对健康造成损害是众所周知的事情，但当与朋友聚会时，大量的美食放在你的面前，你能把住自己的嘴吗？这时你也许会想，偶尔暴食一顿应该不会给身体带来什么不好的影响吧，于是，就开始大快朵颐。

如果大喜加上暴饮暴食，那就要注意了，因为心脏可能会受不了你的这种行为，从而提出“抗议”。

太高兴会让人心气涣散，又吃了这么多东西，会怎么样呢？这就会出现中医里“子盗母气”的状况了。

所谓“子盗母气”，是用五行相生的母子关系来说明五脏之间的病理关系。子在这里是指脾胃，母指心，就是说脾胃气不足而借调心之气来消化食物。

如果一个人本来就有心脏病，太高兴心气已经涣散了，然后这个时候又要暴饮暴食，脾胃的负担超负荷了，只好“借用”心气来消化这些食物，心气必然亏虚，因此心脏病患者（特别是老年人）在这个时候往往会突然发生心脏病，这就是乐极生悲了。

所以，不管是在平时，还是在节庆假日里，都要在饮食上有所节制，要把好自己的嘴，千万不要让美食成为生命的威胁。除此之外，日常在餐桌上，还应注意两多、三少：

(1) 杂粮、粗粮应适当多吃。杂粮、粗粮营养齐全和B族维生素丰富，纤维素有益于心脏，杂粮、粗粮比精米精面含量多，所以，这类食物应多吃。

(2) 新鲜蔬菜、大豆制品应多吃。由于维生素C、纤维素、优质蛋白、维生素E等对心血管均有很好的保护作用，所以每顿吃新鲜蔬菜，每天不离豆制品应成为习惯。

(3) 高脂肪、高胆固醇食品少吃点。脂肪和胆固醇摄入过多，可引起高血脂和动脉硬化，应少吃，尤其是肥胖者、高血压者、血脂偏高者、糖尿病患者及老年人，更应少吃。

(4) 酒要少喝。少量饮酒特别是少饮些果酒，有益于心脏。但大量饮酒会伤害心脏，尤其是烈性酒，应不喝。

(5) 盐要少吃。盐摄入量多可引起血压增高和加重心脏负担，应少吃，把菜做得淡一些是少吃盐的好办法。

用透明的食物来补养心脏

那些看起来透明的食物，都是补养心脏的佳品。透明的食物非常常见，比如夏天吃的凉粉，小吃摊上一般都有，现吃现拌，味道不错。凉粉的品种很多，比如绿豆凉粉、蚕豆凉粉、地瓜凉粉等，既可凉拌，又可清炒，是夏日养心不可缺少的美味佳肴。

藕粉和何首乌粉也是不错的补心食物，可取适量的藕粉放在碗里，加少许水调和，然后用开水冲开即可。藕粉可以作为日常的调养制品，既便宜又方便，特别是在家有老人、孩子或者病人的情况下，藕粉更应常备常食。

另外，还可以用藕粉做成各种食物，比如甜点，也算得上餐桌上的一道风景。

透明的食品还有西米，可经常煮食，常见的消夏美食就有椰汁西米。

荷叶不仅袪火，还是养心佳品

中医认为，荷叶味苦，性平，归肝、脾、胃经，有清热解暑、生发清阳、凉血止血的功用，鲜品、干品均可入药，常用于治疗暑热烦渴、暑湿泄泻、脾虚泄泻，以及血热引起的各种出血症。而荷叶的袪火功能更让它成为当之无愧的养心佳品。

荷叶入馔可制作出时令佳肴，如取鲜嫩碧绿的荷叶，用开水略烫后，用来包鸡、包肉，蒸后食用，清香可口，可增食欲。

荷叶常用来制作夏季解暑饮料，比如荷叶粥，取新鲜荷叶一张，洗净煎汤，再用荷叶汤与大米或绿豆共同煮成稀粥，可加少许冰糖，碧绿馨香、清爽可口、解暑生津。荷叶粥对暑热、头昏脑涨、胸闷烦渴、小便短赤等症有效。

荷叶具有降血压、降血脂、减肥的功效，因此，高血压、高血脂、肥胖症患者，除了经常喝点荷叶粥外，还可以每日单用荷叶 9 克或鲜荷叶 30 克左右，煎汤代茶饮，如果再放点山楂、决明子同饮，则有更好的减肥、降脂、降压之效。

取荷叶适量，洗净，加水煮半小时，冷却后用来洗澡，不仅可以防止起痱子，而且具有润肤美容的作用。

荷花可谓全身是宝。莲子有补脾益肾、养心安神的作用，可煮粥食用；藕具有清热生津、凉血散瘀的作用；藕粉是老年人、幼儿、产妇的滋补食品，开胃健脾，容易消化；藕节具有止血消瘀的作用，常用于治疗吐血、咯血、血衄、崩漏等，可取鲜品 30 ~ 60 克，捣烂后用温开水或黄酒送服；莲蓬具有化瘀止血的作用，可用于治疗崩漏、尿血等出血症，取 5 ~ 9 克，煎服；莲须具有固肾涩精的作用，可用于治疗遗精、尿频等，取 3 ~ 5 克代茶饮或煎服；荷梗具有通气宽胸、和胃安胎、通乳的作用，常用于妊娠呕吐、胎动不安、乳汁不通等，取 9 ~ 15 克代茶饮或煎服。

祛心火，苦瓜是味良药

心为君主之官，所以心火也叫君火，这一点朱丹溪在“相火论”中也提到：“火有君、相之分。”

心对于人体，如同君主在国中处于主宰地位，心火也是如此，统领着其他各脏器的“火”。如果心火保持在正常的范围内，那么脏腑就会顺安，人体阴阳平衡，身体健康；而如果心火过旺，那么相火也就不再听从指挥，便会妄动，导致人的精气易耗易损，疾病也就接踵而来。所以我们首先要祛心火。

苦瓜营养丰富，具有除邪热、解劳乏、清心明目的功效，经常食用可祛心火，增强人体免疫力。《随息居饮食谱》载：“苦瓜青则苦寒，涤热、明目、清心。可酱可腌，鲜时烧肉先瀹去苦味，虽盛夏肉汁能凝，中寒者勿食。熟则色赤，味甘性平，养血滋甘，润脾补肾。”

苦瓜可烹调成多种风味菜肴，可以切丝、切片、切块，做作料或单独入肴，一经炒、炖、蒸、煮，就成了风味各异的佳肴。如把苦瓜横切成圈，酿以肉糜，用蒜头、豆豉同煮，鲜脆清香。我国各地的苦瓜名菜不少，如青椒炒苦瓜、酱烧苦瓜、干煸苦瓜、苦瓜烧肉、泡酸苦瓜、苦瓜炖牛肉、苦瓜炖黄鱼等，都色美味鲜，有生津醒脑、祛除心火的作用。

另外，心主神志，心火过旺，人就会出现烦躁不安、易怒等症状。所以名医朱丹溪说：“盖相火藏于肝肾阴分，君火不妄动，相火惟禀命守位而已，焉有燔灼之虐焰，飞走之狂势也哉！”要防止相火妄动就要“正心、收心、养心”，保持精神安静内守。

饮食帮你拒绝冠心病的威胁

当冠心病存在血液高凝状态或高脂血症时，可用适当的药物治疗，以防治血小板聚集，改善血液高凝，降血脂等，但饮食治疗更有效。冠心病的饮食治疗原则是扶正祛邪，标本兼治，活血通络，补血益气。宜多吃新鲜蔬菜、水果，适当进食肉、鱼、蛋、乳，禁服烈酒及咖啡、浓茶，不宜进食糖类食品及辛辣厚味之品。下面介绍几则食疗方：

(1) 红山楂 5 个，去核切碎，用蜂蜜 1 匙调匀，加在玉米面粥中服食。每日服 1 ~ 2 次。

(2) 黑芝麻 60 克，桑葚 60 克，白糖 10 克，大米 30 克。将黑芝麻、桑葚、大米洗净，同放入罐中捣烂。砂锅内放清水 3 碗，煮沸后加入白糖，待糖溶、水再沸后，徐徐加入捣烂的 3 味，煮成糊状食用。

(3) 稀粥：薤白 10 ~ 15 克，葱白二茎，白面粉 100 ~ 150 克，或粳米 50 ~ 100 克。将薤白、葱白洗净切碎，与白面粉用冷水和匀后，调入沸水中煮熟即可，或改用粳米一同煮为稀粥。每日早晚餐温热服。有宽胸止痛之功效。

(4) 芹菜根 5 个，红枣 10 个，水煎服，食枣饮汤。每日 2 次。

(5) 水发海带 25 克，与粳米同煮粥，加盐、味精、麻油适量，调味服食。每日早晚服食。

食疗防治心绞痛

心绞痛一般是老年人才发生的疾病，现在年轻人也时有发生。

心绞痛是心肌一时性缺血所引起的症状。临床特点是胸骨后有压缩感，令人忧虑不安的发作性疼痛，可由体力活动而诱发，停止活动或服用硝酸甘油后即可停止发作。

心绞痛的起病方式可以是突然的，也可以是缓慢的。大约半数病人起病比较突然，常常是在一次劳累之后（如上楼，快步行走，持重物等）立即发生，以后则不断复发。另外半数病人起病缓慢，常在劳动后感到胸骨后轻微疼痛，以后逐渐加重，成为比较典型的发作。不论起病方式如何，心绞痛一旦发生，它的特点是突发性的、短暂疼痛。

疼痛的部位常常是在胸骨中段及其附近，有时可高达胸骨柄，低可达剑突下部。疼痛的放射区则相当广泛，最典型的是向左肩并沿左臂及左前臂内侧一直放射到第 4、5 手指，疼痛较重时可向两肩及两上肢放射。

防治心绞痛常用的食疗方法是：

(1) 乌梅 1 个，枣 2 个，杏仁 7 个，一起捣，男酒女醋送下，此法对心绞痛防治有特别的效果。

(2) 绿豆胡椒散：绿豆 21 粒，胡椒 14 粒。绿豆、胡椒同研碎为末，用汤调和服下。

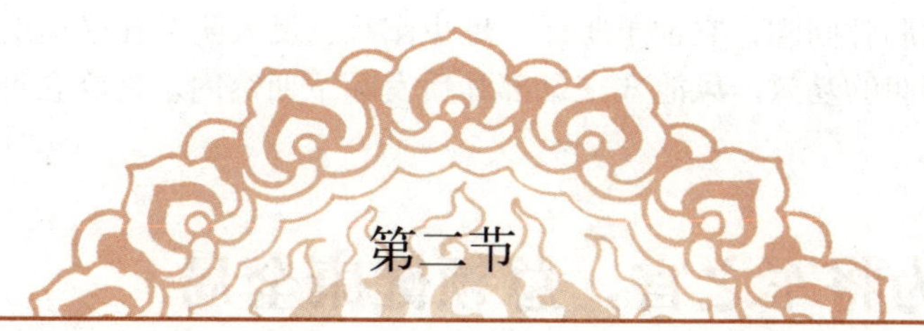

第二节

肝胆相照，百病难扰

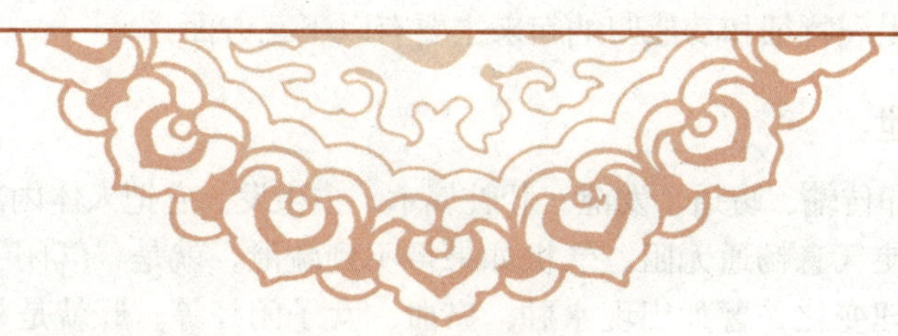

中医如何解释“肝胆相照”

“肝胆相照”这一成语，比喻以真心相见。其实这在中医里也很有讲究，《黄帝内经》中说：“肝者，将军之官，谋虑出焉。胆者，中正之官，决断出焉。”足厥阴肝经在里，负责谋虑；足少阳胆经在表，负责决断。只有肝经和胆经相表里，肝胆相照，一个人的健康才有保证。打个比方，一个民族要想兴旺发达，也需要“肝”（谋略之才）和“胆”（决断之才）相表里，肝胆相照。历史上“房谋杜断”的故事就证明了这一点，房玄龄好比是大唐的肝，他善谋略，精于管理日常政务；杜如晦好比是大唐的胆，他临危有方，善于决断。正是房、杜二人的肝胆相照，才成就了“贞观之治”。

虽然负责谋略和决断的是心，但心是“君主之官”，负责全局，具体的工作则交给肝和胆。肝和胆的谋虑和决断又不同于心。中医说的心包括心和脑，心和脑的谋虑和决断主要在思维和意识之中，它是理性的；而肝与胆的谋虑和决断主要在潜意识中，它是感性的，是本能的。一个人胆小就会胆量小，你很难让他通过理性思考变得胆大起来。但如果你让他的肝和胆发生一点变化，他的胆子就会本能地大起来。

常言道“酒壮人胆”，酒精进入人体之后，首先影响的是肝，肝与胆相表里，肝又影响到胆，肝与胆发生了变化，人的谋虑和决断自然会发生变化。

改变肝胆会影响人的谋虑和决断；反之，人的谋虑和决断也会对肝和胆造成影响。一个人长期谋虑不决，就会使肝胆受损，这也成为某些疾病的诱因。

日常生活中，按摩日月穴和风池穴对疏肝利胆很有好处。日月穴在乳头之下，人的第七根肋骨间隙，它位于胆经，足少阳经、足太阴经在这里交会，按摩它可起到疏肝利胆的功效。风池穴在颈部耳后发际下凹窝内，按摩它可以疏风清热、明目开窍。

肝为将军之官，总领健康全局

肝脏相当于一个国家的将军，将军主管军队，是力量的象征。清代医学家周学海在《读医随笔》中说：医者善于调肝，乃善治百病。由此，我们可以看出肝对人体健康具有总领全局的重要意义。

肝脏的生理特征和功能归纳起来主要有以下三方面：

1. 肝主疏泄

疏泄，即传输、疏通、发泄。肝脏属木，主生发。它把人体内部的气机生发、疏泄出来，使气息畅通无阻。气机如果得不到疏泄，就是“气闭”，气闭就会引起很多的病理变化，譬如出现水肿、瘀血、女子闭经等。肝就是起到疏泄气机的功能。如果肝气郁结，就要疏肝理气。此外，肝还有疏泄情志的功能。人都有七情六欲、七情五志，也就是喜、怒、哀、乐这些情绪。这些情志的抒发也靠肝脏。肝还疏泄“水谷精微”，就是人们吃进去的食物变成营养物质，肝把它们传输到全身。

2. 肝藏血

肝脏有贮藏、调节全身血量的作用。当人体活动的时候，机体的血流量增加，肝脏就排出贮藏的血液，以供机体活动的需要；当人体在休息和睡眠时，机体需要血液量减少，多余的血液则贮藏于肝脏。故《黄帝内经》有“人卧血归肝”之说。肝藏血还表现在调整月经方面，血液除了供应机体营养的需要外，其余部分，在女子则下注血海成为月经，因此女子月经正常与否，与肝藏血、司血海的功能密切相关，肝有血海之称，妇科有女子以肝为先天之说。若肝血不足，血液不溶筋则肢体麻木；血虚生风则头摇震颤；若藏血障碍，还可出现衄血、呕血、月经量过多等症。

3. 肝主筋膜

筋膜，就是人体上的韧带、肌腱、筋膜和关节。筋性坚韧刚劲，对骨节肌肉等运动器官有约束和保护作用。筋膜正常的屈伸运动，需要肝血的濡养。肝血充足则筋力劲强，使肢体的筋和筋膜得到充分的濡养，肢体关节才能运动灵活，强健有力；肝血虚衰亏损，不能供给筋和筋膜以充足的营养，那么筋的活动能力就会减退，筋力疲惫，屈伸困难。肝体阴而用阳，所以筋的功能与肝阴肝血的关系尤为密切。年老体衰的人，动作迟钝、运动失灵，就是因为肝血衰少，筋膜失其所养。许多筋的病变都与肝的功能有关，如肝血不足，血不养筋，或者热邪炽盛烧伤了肝的阴血，就会引起肝风内动，发生肢体麻木、屈伸不利、筋脉拘急，严重者会出现四肢抽搐、牙关紧闭、手足震颤、角弓反张等症状。

正是由于肝脏具有如此重要的作用，因此一旦出现问题，便严重影响人体其他器官的健康。我们发现，人体的许多常见疾病都与肝脏的功能失常有关：

(1)“肝开窍于目”。肝的精气充足，眼睛明亮，黑白清晰，炯炯有神，七八十岁目不眩花。如果肝火上延，可见双目肿赤；肝虚，则双目干涩、视物不清，重则患青光眼、白内障、视网膜脱落等症。

(2)“肝主筋，其华在爪”。肝的精气充足，方能养筋，筋壮，肢体灵活自如，指甲丰满、光洁、透明，呈粉色；肝虚，筋气不舒，活动迟钝，指甲脆弱、凹陷、不透明，缺少血色。

(3)“肝气条达，心平气和”。肝气条达顺畅，人的精力旺盛，心平气和，与人交往亲和友善。如果肝瘀气滞，则会易生怒火，目光凶灼，脸呈绛色，体内臭气鼓胀，不愿听人讲话。

(4)“肝阴足，血气旺”。肝阴，包括血液和全身筋与肌肉运动时所需要的润滑液。肝阴足，身体轻松，内心自信，不温不火；肝阴虚，则会头晕眼花，迎风流泪，腰膝酸软，筋张弛不利，失眠多梦，惊恐不安，烦躁，委屈爱哭，在女性则会表现为过早闭经或经血不止。

总之，肝脏统领健康全局，肝脏出了问题其他器官就会跟着“倒霉”，所以我们必须加强对肝脏的护养。

养肝最忌发怒，要保持情绪稳定

快乐可以增加肝血流量，活化肝细胞。而怒气不仅伤肝，也是古代养生家最忌讳的一种情绪：“怒气一发，则气逆而不顺。”肝为“将军之官”，而将军动怒肯定不是什么好事。因此，在平时应尽量保持稳定的情绪。

动不动就想发脾气的人，在中医里被归类为“肝火上炎”，意指肝管辖范围的自律神经出了问题。在治疗上，一般会用龙胆泻肝汤来平肝熄火。透过发泄和转移，也可使怒气消除，保持精神愉快。新的科学研究显示，光是想到一些好玩的、有趣的事，这样的念头，也会增加脑内分泌更多使身心愉悦的化学物质。

肝疏泄气机、疏泄情志。如果一个人经常发怒，肯定会影响到肝。当肝气郁结时，人就容易感觉郁闷，忧郁症就会接踵而来。因此应该注意保持情绪稳定，遇事不要太激动，尤其不能动怒，否则对肝脏损伤会很大。

另外，如果肝气过旺的话，容易诱发高血压病。所以，高血压病患者一定要注意保养肝气，保持情绪稳定，保持一种平和的心态。心脑血管疾病患者，平时应注重保养肝气，如果好激动，爱发火，就很容易诱发脑卒中、脑梗死。如果情绪不稳定又有肝气虚的情况，就会引起虚脱。

因此，保持情绪的稳定是养肝的重中之重。

哪些食物最受肝脏欢迎

养护肝脏，最重要的是饮食要清淡，尽量少吃或不吃辛辣、刺激性食物，这些食物会损伤肝气，直接影响到肝，如生姜、辣椒这些东西要尽量少吃。要多吃新鲜蔬菜、水果；摒弃暴饮暴食或饥饱不匀的坏习惯。养肝血，则可以吃枸杞、当归、阿胶这些东西。春气通肝，春季易使肝旺。

肝开窍明目，如果肝血不足，则易使两目干涩，视物昏花。中医有一句话："春令进补有诀窍，养肝明目是首要。"丹参黄豆汤是养肝的不错选择，即把丹参洗净放砂锅中，黄豆洗净用凉水浸泡 1 小时，捞出倒入锅内加水适量煲汤，至黄豆烂，拣出丹参，加蜂蜜调味更好。当然猪肝枸杞子汤和枸杞红枣鸡蛋汤效果也不错。

养肝还有一条很重要的原则，就是多饮水、少饮酒。因为肝脏代谢酒精的能力是有限的，所以多喝酒必伤肝。同时要保持五味不偏，食物中的蛋白质、碳水化合物、脂肪、维生素、矿物质等要保持相应的比例。因此，不偏食不偏饮也很重要。

过度疲劳会给肝脏带来损伤

你是否在平时经常熬夜加班，过度娱乐，然后再利用周末进行补觉，却感觉自己怎么都睡不够，如果你的回答是肯定的，那么你就要小心了，因为这很可能是肝脏在向你发出"过劳"的抗议信号。

疲劳其实是我们身体发出的正常警讯，适度的疲劳是在提醒你晚上应该舒舒服服地躺到床上，好好睡一觉以储备明天的能量。至于较长期的疲劳感，甚至睡很久还是觉得全身乏力，就有可能是肝脏受到了损伤。

前面我们已经提到，丑时是肝脏进行修复的时间段，这个时间段如果不休息，就会导致肝血流量的减少，直接影响肝脏的营养及氧气的供给，导致人体的免疫力下降，而且一些人原来已经受损的肝细胞也会难于修复并加剧恶化，威胁我们的生命。

所以，肝脏的保养刻不容缓，这就要求我们从日常作息及生活态度着手，避免因过度疲劳而带来伤害。

(1) 睡眠一定要充足，每天至少保证 8 小时的睡眠。

(2) 调整工作心态，不要过度追求完美，量力而行地制订工作计划。

(3) 积极进行体育锻炼，学会释放压力，培养多种兴趣爱好。

(4) 保持良好的人际关系，多与朋友、家人交流、沟通。

(5) 适时补充一些益于肝脏健康的食物。

一杯三七花，清热提神降血压

三七花具有保肝明目，降血压，降血脂，生津止渴，提神补气之功效。食用方法简便，可用开水泡饮，或同茶共同泡饮，每次 4 ～ 6 朵；每天一杯三七花，不仅保肝，而且可治疗多种疾病。

(1) 高血压病。将三七花、槐花、菊花各 10 克混匀，分 3 ～ 5 次放入瓷杯中，用沸水冲泡，温浸片刻，代茶饮用。

(2) 急性咽喉炎。将三七花 3 克与青果 5 克，盛入瓷杯中，冲入沸水泡至微冷时，可代茶饮；每日按此比例泡 3 次饮用。

(3) 清热、平肝、降压。将三七花 10 克揉碎，用开水冲泡，代茶饮。

(4) 眩晕。将三七花 10 克与鸡蛋 2 个同煮至熟，捞出蛋敲碎壳，再次放入煮至 30 分钟，食蛋饮汤，可分两次食饮。

(5) 耳鸣。将三七花 5 ～ 10 克与酒 50 克混匀，入锅中放水煮沸，待冷食用；连服 1 周为 1 个疗程。

食疗方

1. 三七花茄汁香蕉

材料：香蕉 500 克，干三七花末 5 克，番茄汁 150 克，全蛋淀粉、白糖、油、精盐、苏打粉、湿淀粉各适量。

做法：香蕉去皮，切成滚刀块，加全蛋淀粉、苏打粉、精盐粘裹均匀；干三七花末泡软备用。净锅加油，烧至六成热时，投入粘裹均匀的香蕉块，炸至外皮酥脆、色泽呈金黄时捞起，滗去余油。锅内留底油，下入番茄酱、白糖、泡软的三七花末翻炒，待白糖溶化后，用湿淀粉勾芡，然后投入炸好的香蕉块，推匀起锅即可。

功效：清热平肝，消炎降压，润肺止咳，开胃滑肠。

2. 三七花煮鹅肝汤

材料：三七花 10 克，鹅肝 150 克，绿菜心 50 克，姜葱汁 30 克，湿淀粉 25 克，高汤、香油、鸡精、胡椒粉、精盐各适量。

做法：鹅肝切成片，加精盐、胡椒粉、湿淀粉拌匀入味；绿菜心洗净备用。汤烧沸，下姜葱汁、精盐、三七花、鹅肝片，至鹅肝片断生时，下绿菜心、鸡精推匀，起锅盛入汤碗内，淋香油即可。上述方法也可以煮肉、煮鸡。

功效：将鹅肝与三七花同烹，其味清鲜滑嫩可口。食之可补肝平肝、清热明目、降压降脂。

脂肪肝

——都是肥胖惹的祸

正常人在摄入结构合理的膳食时，肝脏的脂肪含量占肝脏重量的 3% ～ 5%，但在某些异常情况下，肝脏的脂肪量则明显增加。当肝脏的脂肪含量超过肝脏重量10%时，就称脂肪肝。肥胖是造成脂肪肝的重要原因，营养素摄入不足、酗酒、糖尿病、肝炎患者吃糖过多也会引起脂肪肝。脂肪肝前期症状隐蔽，往往在体检时因无触痛性肝大而被发现，但也可因右上腹痛、触痛及黄疸而被发现。常有肝区疼痛或不适，食欲减退，脘腹痞胀，便溏，少数可有轻度黄疸。

1. 营养预防

预防脂肪肝的食物在我们生活中比比皆是，人们只要稍加注意，应用于饮食之中，就能起到预防脂肪肝的极佳效果。多饮茶可降低血脂和胆固醇水平，增强微血管壁的韧性，抑制动脉粥样硬化。洋葱含前列腺素，有舒张血管、降低血压之功，还可预防动脉粥样硬化。大蒜降脂并非减少血中胆固醇，阻止血栓形成，有助于增加高密度脂蛋白，保护心脏动脉。每天吃3个以上苹果，即能维持满意的血压。此外，牛奶、燕麦、玉米、鱼类、菊花茶等也能很好地预防脂肪肝的生成。

2. 营养治疗

脂肪肝多与进食不当有关，如摄取过多脂肪、胆固醇或甜食，以及长期饮酒等。

(1)控制热量会使体重逐渐下降，有利于肝功能恢复。忌用肉汤、鱼汤、鸡汤等。

(2)高蛋白可保护肝组织并促进已损害肝细胞的再生，防止脂肪浸润。控制碳水化合物摄入比减少脂肪更有利于减轻体重和治疗脂肪肝。特别要控制进食蔗糖、果糖、葡萄糖和含糖多的糕点等。

(3)饮食不宜过分精细，主食应粗细粮搭配，多吃蔬菜、水果及菌藻类，以保证摄入足够数量的食物纤维。这样既可增加维生素、矿物质供给，又有利于代谢废物的排出，对调节血脂、稳定血糖水平都有良好的作用。

食疗方

1. 鲤鱼炖豆腐

材料：豆腐100克，鲤鱼1条（约250克），姜、葱、食盐适量。

做法：豆腐切小块，鲤鱼去鳞洗净，入水煮汤，加姜、葱、食盐调味，分2次食完。

功效：舒和肝气，有利于肝脏早日康复。

2. 乌龙茶

材料：乌龙茶3克，冬瓜皮10克，山楂10克。

做法：将山楂和冬瓜皮煎汤，去渣，用汤冲泡乌龙茶饮用。

功效：此茶能消脂减肥，对肥胖型脂肪肝患者有良效。

肝硬化：如何才能软下来

肝硬化由一种或几种病因长期或反复作用引起，是一种常见的慢性、进行性、弥漫性的肝病。特点主要表现为肝细胞变性坏死、肝细胞结节性再生、结缔组织增生及纤维化，导致正常肝小叶结构破坏和假小叶形成，肝逐渐变形，变硬而发展为肝硬化。晚期常出现消化道出血、肝性脑病、继发感染等严重并发症。20 ~ 50 岁男性为肝硬化的高发人群，发病多与病毒性肝炎、嗜酒、某些寄生虫感染有关。传染性肝炎是形成肝硬化的重要原因。肝硬化患者常有肝区不适、疼痛、全身虚弱、倦怠和体重减轻，也可以多年无症状显示。还会引起黄疸、厌食等并发症状。

1. 营养预防

肝硬化多由肝炎等轻度肝脏疾病发展所致。要预防肝硬化，人们要注意补充蛋白质，多进食蛋、奶、鱼、瘦肉和豆制品。还要多吃含糖食物和水果补充糖类物质。也要多食新鲜蔬菜、水果和动物肝类，补充维生素，尤其是注意补充 B 族维生素和维生素 A、维生素 C。

2. 营养治疗

除疼痛症状外，还有全身虚弱、厌食、倦怠等症状，这些主要通过饮食来调节。以低脂肪、高蛋白、高维生素和易于消化饮食为宜。做到定时、定量、有节制。早期可多吃豆制品、水果、新鲜蔬菜，适当进食糖类、鸡蛋、鱼类、瘦肉；当肝功能显著减退并有肝昏迷先兆时，应对蛋白质摄入适当控制，提倡低盐饮食或忌盐饮食。食盐每日摄入量不超过 1 ~ 1.5 克，饮水量在 2000 毫升内，严重腹水时，食盐摄入量应控制在 500 毫克以内，水摄入量在 1000 毫升以内。

3. 忌吃食物

禁忌进食酒、坚硬生冷和刺激性食物，也不宜进食过热食物以防并发出血；胆汁性肝硬化应禁食肥腻多脂和高胆固醇食物；有腹水时应忌盐或低盐饮食；肝昏迷时，应禁蛋白质；食道静脉曲张时应忌硬食，食流质或半流质；消化道出血时应暂时禁食，给予静脉补充营养。

食疗方

1. 软肝药鳖

材料：鳖一只，枸杞子 50 克，淮山药 50 克，女贞子 15 克，熟地 15 克，陈皮 15 克。

做法：将众多食材一并放入锅中，加水煎汤，鳖熟后去药渣，加调料食用即可。

2. 牛肉小豆汤

材料：牛肉 250 克，赤小豆 200 克，花生仁 50 克，大蒜 100 克。

做法：混合加水煮烂，空腹温服，分两天服完，连服 20 ~ 30 天。

功效：滋养、利水、除湿、消肿解毒，治疗早期肝硬化。

《黄帝内经》的“胆识论”和养胆说

胆居六腑之首，又属于奇恒之腑。胆与肝有经脉相互络属，而为表里。胆在人体中极为重要，其消毒功能类似电脑的杀毒系统，但实际的功能、起的作用比想象的还要多。

在《黄帝内经》中有这样一句话：“胆者，中正之官，决断出焉。凡十一藏，皆取决于胆也。”意思是说胆是主决断的，好比一个国家的司法部门，司法部门是决断各种纠纷的部门，这种决断力是需要胆识的，所以一个人的胆识大不大直接受制于胆的功能。

胆能贮藏和排泄胆汁，帮助脾胃进行正常消化。

胆有判断事物并使其做出决定的功能。胆的决断功能，对于预防和消除某些精神刺激（如遭受强烈的刺激或惊恐等）的不良影响，调节和控制气血的正常运行，维持脏腑相互之间的协调关系有着重要的作用。

胆的功能失调一般表现在胆汁的分泌排泄障碍。通常胆功能失调是由于情志所伤，肝失疏泄而引起，肝胆燥热火重，使胆汁排泄失调。

胆气上逆会形成口苦；肝胆气流不畅，经脉阻滞，气血流通不利，则会有胁痛症状；胆液逆流于血脉，泛溢于肌肤则形成黄疸。

胆通过贮存和排泄胆汁来帮助肠胃消化、吸收营养，所以养好胆非常重要，养护胆的具体方法有：

(1) 保持心情舒畅，有利于舒肝利胆。

(2) 可食用一些舒肝胆的食物，如萝卜、青菜、水果等，少吃油腻食物，中药中的加味逍遥丸也有很好的舒肝胆作用。

(3) 可做一些肝胆拍打动作，肝胆均位于右肋下，早晚用手掌同时拍打两肋下30 次有养肝胆的作用。

胆病大多是由不良生活习惯引起的

胆病主要是指胆囊炎和胆结石，致病的原因大多是不良的生活习惯。经常不吃早餐，会使胆汁中胆酸含量减少，胆汁浓缩，胆囊中形成结石。另外，晚饭后常躺着看电视、报刊，饭后立即睡觉，晚餐摄入高脂肪等，也会使胃内食物消化和排空缓慢，食物的不断刺激又引起胆汁大量分泌，这时由于体位处于仰卧或半仰卧，便会发生胆汁引流不畅，在胆管内瘀积，导致形成结石。如果经常吃甜食，过量的糖分会刺激胰岛素的分泌，使糖原和脂肪合成增加，同时胆固醇合成与积累也增加，造成胆汁内胆固醇增加，易导致胆结石。

因此，日常饮食应限制高胆固醇食物，多吃植物纤维类、富含维生素类食物；

饮食以温热为宜，以利胆管平滑肌松弛，胆汁排泄；少量多次喝水可加快血液循环，促进胆汁排出，预防胆汁瘀滞，利于消炎排石。

最后要告诫中老年人，应特别关注自己，不要得胆病，尤其是胆结石，因为罹患胆石症的以中老年人居多，且女性的患病率是男性的两倍。中老年人一般运动减少，控制胆管系统排出胆汁的神经功能也日趋衰退，胆囊、胆管的收缩力减弱，容易使胆汁瘀滞，导致其中的胆固醇或胆色素等成分瘀积而形成结石，这是主要原因。其次，中老年人身体发胖，体内脂肪代谢紊乱，造成胆汁内促成结石形成的物质（主要是胆固醇和胆色素）增加，尤其是女性，故而中年妇女是胆石症的高危人群。所以中年人一定要在生活习惯上严格要求自己，不要随心所欲，起居要有常，饮食要科学合理，睡眠要充足。

胆结石患者：如何“胆石为开”

“胆绞痛，要人命”，这是对胆结石发作起来的痛苦的写照。胆囊内胆固醇或胆红素结晶形成的一粒粒小团块就是胆结石，这主要是因为人体内胆固醇和血脂过高造成的。胆结石平时可能无明显症状，但当结石异位或嵌顿在胆管时开始发作，主要于晚餐后胆绞痛、胀痛，一般在中上腹或右上腹，向右肩放射，并伴有恶心呕吐、发热、黄疸等症状。

1. 预防

预防胆结石应注意饮食调节，膳食要多样，此外，富含维生素 A 和维生素 C 的蔬菜和水果、鱼类及海产类食物则有助于清胆利湿、溶解结石，应该多吃。每晚喝一杯牛奶或早餐进食一个煎鸡蛋，可以使胆囊定时收缩，排空，减少胆汁在胆囊中的停留时间，有效预防胆结石。坚果类食物也是预防胆结石的绝佳选择。

2. 食疗

胆结石患者在饮食上要注意降低胆固醇和血脂，逐步溶解或引导排除结石。多补充维生素 E、维生素 A、维生素 C 和高纤维，多吃粗粮、水果蔬菜和动物内脏等食物。饮食禁忌如下：

(1) 绝对不吃内脏、蛋黄等富含胆固醇的食物。

(2) 禁食如马铃薯、地瓜、豆类、洋葱等容易产生气体的食物。

(3) 脂肪含量多的高汤也在禁忌之列。

(4) 少吃生冷、油腻、高蛋白、刺激性食物及烈酒等易助湿生热，使胆汁瘀积的食物。

(5) 加工食品和高糖分的食物也要避免进食。

食疗方

1. 清蒸鲑鱼

材料：鲑鱼 1 片（300 克），葱 60 克，蒜、辣椒各 20 克，酒、生粉各 1 大匙，盐 1/2 小匙，蚝油、胡椒粉、糖各 1 小匙，酒、水各 1 大匙。

做法：鲑鱼洗净用调味料腌 15 分钟。葱切丝、蒜切片、辣椒切丝，取一半的量铺盘底，再把腌好的鱼放上。鱼表面淋上调匀的蚝油、胡椒粉、糖、酒、水等调味料，将剩余的葱丝等铺上，送入蒸笼大火蒸 10 分钟，用筷子刺鱼肉，不粘筷即可食用。

功效：降低胆固醇、预防胆结石。

2. 豆薯拌番茄

材料：豆薯（又称凉薯）200 克，大番茄 100 克，金橘酱 3 大匙，黑芝麻少许。

做法：将番茄、豆薯洗净切条状，放入容器。加入金橘酱、黑芝麻拌匀，凉拌 2 小时后即可食用。

功效：不但消暑，还能预防胆结石、减少胆固醇。

拨开胆囊炎的重重迷雾

生活中有些人会偶尔感觉右上腹隐隐作痛，就怀疑是肝出了问题。于是去医院花了上百元做乙肝五项、肝功能、肝 B 超检查，结果却显示肝没有任何问题。回到家之后，疼痛还是没有任何好转，有的甚至更加厉害。这是怎么回事呢？这样的情况，大多数是因为得了胆囊炎，却误认为是肝有问题。下面我们就来拨开胆囊炎的重重迷雾，让这些患者不再迷茫。

胆石症发病的高峰年龄为 40 ~ 50 岁，40 岁左右的妇女更多。我国胆囊炎的发病率呈逐年上升趋势，但大多数胆囊炎都与胆囊结石密切相关，它们犹如一对孪生兄弟，常常并存。胆囊炎可分为慢性和急性。

1. 症状

(1) 慢性胆囊炎。临床症状为上腹闷胀或隐痛，多与吃油腻食物有关，平时常有上腹部不适、嗳气等消化不良症，易误认为“胃病”或肝炎。胆囊结石的症状往往和“胃病”相似，故不能仅凭症状来进行诊断。目前胆囊结石主要依靠 B 超诊断，B 超检查胆囊结石的准确率可达 95%。

(2) 急性胆囊炎。常见症状为上腹部剧痛，往往发生在饱餐或吃油腻食物后。由于较小的结石常可移动而嵌顿于胆囊颈部或胆囊管，可引起剧烈的上腹部疼痛，伴恶心、呕吐。发病早期无感染、无发热。由于平卧后胆囊结石容易滑入胆囊管而造成梗阻，所以，不少病人常在夜间发作。如果因结石嵌顿引起的梗阻持续存在，胆囊可发生化脓、坏疽，甚至穿孔等严重并发症。较小的胆囊结石有时可经胆囊管落入胆总管，形成继发性胆总管结石，引起黄疸或胆管炎，甚至急性胰腺炎。

2. 治疗原则

慢性胆囊炎、胆结石症的治疗方法很多，服用利胆药常为首选。去氢胆酸片、胆酸钠及鹅去氧胆酸片均有一定的作用，应用消炎利胆片也有一定的效果。应用金钱草、茵陈各 30 克，煎水作茶饮，一个月为一疗程，有排石利胆的功能。当慢性胆囊炎急性发作时，要禁食、补液、抗炎、止痛。当内科治疗无效或具有外科指征时，应积极争取手术治疗。

3. 预防

预防胆囊炎、胆石症，首先要注意饮食调节，少进高胆固醇饮食，多吃含维生素 A 的水果与蔬菜，如胡萝卜、菠菜、苹果等，有利于胆固醇代谢，可减少结石的形成。加强运动和锻炼，可增强胆囊舒缩功能。尽早发现胆囊炎，积极治疗胆道感染，对预防胆结石有益。肥胖与高脂血症病人，适当应用降血脂药，也是预防胆结石症的一种方法。

胆道蛔虫病，让人钻心地痛

蛔虫是寄生在人体内最为常见的虫体之一，它虽然通常作祟于人的肠腔，但它还有一个癖性，就是嗜好钻孔，且喜碱恶酸。当蛔虫在其寄生的环境发生改变，如过饥、受寒、高热、腹泻、驱蛔药使用不当时，它就会趁胆总管及括约肌由于炎症、结石等功能失常处于松弛之时而“逆流而上”，钻入人体的胆道。这时就会引起发作性的上腹剧烈绞痛，并成为外科中常见的急腹症之一。

胆道蛔虫病之所以称之为急腹症，一是因为它来势急骤，患者往往在毫无预感的情况下突然发生上腹钻心般疼痛；二是疼痛剧烈，甚如锥刺刀绞，病人常抱腹屈膝，俯卧床上，辗转不安，面色苍白，大汗淋漓，呻吟不止。腹痛后不久，病人常会出现恶心、呕吐，严重者甚至可吐出胆汁及蛔虫。另外，这种腹痛常是时作时休，虽然剧痛时难以忍受，但间歇期间患者又静如常人。经查时，腹部平软，压痛轻微。

患上此病后，患者及家属既不要惊慌，也不要麻痹。应抓紧时间积极治疗，早期经非手术疗法，一般可以治愈。若经非手术疗法一周以上仍不能缓解者，可考虑手术疗法。

除去本病的根本措施是预防蛔虫，如平时要注意饭前便后一定要洗手，以防虫卵进入身体的其他部位。现有肠道蛔虫病，使用驱虫药一定要足量使用，以免因剂量激惹虫体，诱发此病。

第三节

脾胃乃人体后天之本

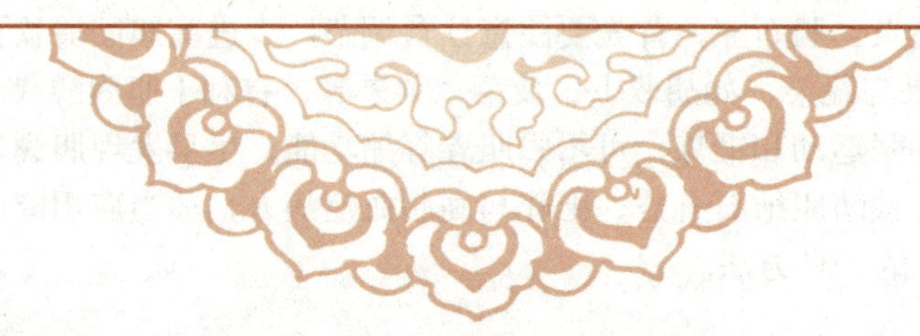

脾胃共担人体内的“粮食局长”

脾胃在人体中的地位非常重要，《黄帝内经·素问·灵兰秘典论》中讲道：“脾胃者，仓廪之官，五味出焉。”将脾胃的受纳运化功能比作仓廪，也就是人体内的“粮食局长”，身体所需的一切物质都归其调拨，可以摄入食物，并输出精微营养物质以供全身之用。如果脾胃气机受阻，脾胃运化失常，那么五脏六腑无以充养，精气神就会日渐衰弱。

有人说脾胃是人体的能量之源头，和家电没电什么都干不了如出一辙。此话不假，脾胃管着能量的吸收和分配，脾胃不好，人体电能就乏，电压低，很多费电的器官都要省电，导致代谢减慢，工作效率降低或干脆临时停工。五脏六腑都不能好好工作，短期还可以用蓄电池的能源，透支肝火，长期下去就不够用了，疾病就来了。由此看来，养好后天的脾胃“发电厂”有多么重要!

脾位于中焦，腹腔上部，在膈之下。脾的主要生理功能包括：

1.脾主运化

一是运化水谷的精微。饮食入胃，经过胃的腐熟后，由脾来消化吸收，将其精微部分，通过经络，上输于肺。再由心肺输送到全身，以供各个组织器官的需要。一是运化水液。水液入胃，也是通过脾的运化功能而输布全身的。若脾运化水谷精微的功能失常，则气血的化源不足，易出现肌肉消瘦、四肢倦怠、腹胀便溏，甚至引起气血衰弱等症。若脾运化水液的功能失常，可导致水液潴留，聚湿成饮，湿聚生痰或水肿等症。

2. 脾主升清

脾主升清是指脾主运化，将水谷精微向上输送至心肺、头目，营养机体上部组织器官，并通过心肺的作用化生气血，以营养全身。

3. 脾主统血

所谓脾主统血，是指脾有统摄（或控制）血液在脉中运行而不致溢出脉外的功能。《类证治裁》曰“诸血皆统于脾”；《难经·四十二难》中提出“脾裹血”亦即是指这一功能。脾主统血其实质就是脾气对血液的固摄作用，其实质是渊源于脾的运化功能，机制在于脾主运化、脾为气血生化之源，脾气健运，则机体气血充足，气对血液的固摄作用也正常。

除此以外，脾还具有不可忽视的附属功能。中医认为，正常思考问题，对机体的生理活动并无不良影响，但思虑过度，所思不遂则伤脾。《素问》说：“思则气结。”脾气结滞，则会不思饮食，脘腹胀闷，影响运化升清和化生气血的功能，而导致头目眩晕、烦闷、健忘、手足无力等。

胃上承食道，下接十二指肠，是一个中空的由肌肉组成的容器。胃的主要生理功能包括：

胃是人体的加油站，人体所需要的能量都来源于胃的摄取。金朝医学家说：“胃者，脾之腑也……人之根本。胃气壮则五脏六腑皆壮也。”胃为水谷之海，其主要生理功能是受纳腐、熟水谷、主通降，以降为和。由于胃在饮食消化过程中起着极其重要的作用，与脾一起被称为“后天之本”，故有“五脏六腑皆禀气于胃”，胃气强则五脏功能旺盛。因此，历代医家都把固护胃气当作重要的养生和治疗原则。

胃以降为顺，就是胃在人体中具有肃降的功能。胃气是应该往下行、往下降的，如果胃气不往下降，就会影响睡眠，导致失眠，这就叫作“胃不和则卧不安”。

胃有一个重要的功能——生血。“血变于胃”，胃将人体吸纳的精华变成血，母亲的乳汁其实就是血的变现，血是由食物的精华变成的，在抚养孩子的时候，母亲的血又变成了乳汁。

总之，脾胃是人体五脏六腑气机升降的枢纽，是人体气血生化之源和赖以生存的水谷之海，中医学认为，脾胃若伤百病由生。金元四大著名医学家之一，“补土派”的代表人物李东垣也说：脾胃是滋养元气的源泉，是精气升降的枢纽，内伤脾胃则百病由生。因此，我们一定要养好自己的脾胃。

胃是人的第二张脸

我们都知道胃是人体的加油站，人体需要的能量都来源于胃的摄取，但很少有人清楚胃的另一个重要功能——胃是人体的第二张脸。

虽然你看不见自己的胃，但它每时每刻都反映着你的情绪变化。当你处于兴奋、愉悦、高兴的情绪状态时，胃的各种功能发挥正常甚至超常，消化液分泌增加、胃肠运动加强、食欲大增。如果你处于生气、忧伤、精神压力很大的消极情绪状态，就会使胃液酸度和胃蛋白酶含量增高，胃黏膜充血、糜烂并形成溃疡。在你悲伤或恐惧的时刻，胃的情形更糟——胃黏膜会变白、胃液分泌量减少、胃液酸度和胃蛋白酶含量下降，导致消化不良。

下面，教大家一个养胃好方法。

煲一锅“花胶”，每天喝上一碗。花胶，也就是鱼的鳔，含有丰富的胶原蛋白，是一种美容圣品。花胶有咸吃和甜吃两种。咸吃就是拿花胶煲鸡，加几颗红枣。花胶要先用水泡半天，去腥味，煲两小时就好了。甜吃是加冰糖、红枣、桂圆、枸杞、银耳一起煮。

养生贵在养护后天之本

中医认为：“脾胃内伤，百病由生。”脾胃为后天之本，气血生化之源，关系到人体的健康，以及生命的存亡。内伤脾胃，就容易感受外邪，招致百病。所以，中医十分强调脾气对人体的重要作用，认为养生要以固护脾胃为主。

怎么养护脾胃呢？首先，养脾要和养胃结合起来。因为脾胃起升清降浊的作用，所以饮食千万不要过饱，过饱之后就增加了脾胃的负担，会引起很多问题。现代人都不是饿死的，而是贪多撑死的。宴会上推杯换盏，吃得比平常在家里还多，所以尤其是应酬多的人要注意，要养好自己的脾胃，吃得七八分饱，就不能再吃了，这一点是非常重要的。

其次，做一些运动、按摩。适当运动可以帮助“脾气”活动，增强其运化功能。青年人可用仰卧起坐功，在每天起床或睡前做 20 ～ 40 次；老年人则宜用摩腹功，即仰卧于床，以脐为中心，顺时针用手掌旋转按摩。因为脾胃是在中焦的位置，如果直接按摩脾胃会不舒服，所以可以拍打、按摩位于上面的中丹田（膻中穴）和按摩下面的下丹田。膻中穴和下丹田之间就是脾胃，所以在膻中穴和下丹田两个位置要多做一些按摩，这有助于脾胃的调养。

最后，要注意饮食。可以多吃利脾胃、助消化的食物，而不要吃那些不利于消化的东西。夏天尤其要注意养脾，因为脾位于人体中部，按中医学所划分的季节，有“脾主长夏”之说。长夏还有一种说法就是农历的六月。这个时候天气炎热，湿热蒸炎，四肢困倦，精神疲惫，身热气高，人体消耗较大，需要加强脾的护养。人们往往喜欢多食冷饮，生冷食品容易伤脾，造成脾失健运，造成很多人不思饮食、乏力等。通过养脾可开胃增食，振作精神。另外，夏天过后是秋冬季，脾胃功能不好，则易在秋冬季生病。

仰卧摇摆可加强胃肠功能

胃是一个特殊的器官，酸甜苦辣、荤素五谷都要在胃里消化，而胃又是一个颇为娇嫩的器官，不注意保养便可能出现问题。

摇摆运动通过脊柱的轻度活动，能减轻局部疼痛、肌肉麻痹，还可以带动胃肠的活动，从而加强胃肠功能，对防治便秘、肠粘连、腹胀、腹痛等有良好效果。

(1) 仰卧式。去掉枕头，平躺在硬床上，身体伸成一条直线；脚尖并拢，尽力向膝盖方向钩起；双手十指交叉，掌心向上，放于颈后；两肘部支撑床面。身体模仿金鱼游泳的动作，快速地向左右两侧做水平扭摆。如果身体难以协调，可以用双肘与足跟支撑，帮助用力。练习协调之后，可以逐渐加快速度。每次练 3 ~ 5 分钟，每天练习 2 次。

(2) 俯卧式。身体俯卧，伸成直线。两手十指交叉，掌心向上，垫于前额下。以双肘尖支撑，做迅速而协调的左右水平摆动。

(3) 屈膝式。仰卧，双手十指交叉，垫在颈后，掌心向上。两腿并拢屈膝，脚跟靠近臀部。摆动时以双膝的左右摆动来带动身体的活动，向左右两侧交替扭转。开始时幅度可小，熟练后可加大幅度，加快频率。

益气补脾，山药当仁不让

我们知道脾为后天之本，是人体存活的根本，只有脾好了，人的身体才能正常地运转，生活中的你如果经常流口水、眼皮耷拉，说明你的脾就不好，这个时候一定要好好补脾。那么补脾最好的东西是什么呢？山药是你最好的选择。

山药又称薯蓣、薯药、长薯，为薯蓣科多年生缠绕草本植物。山药中以淮（怀）山药为最，是一种具有高营养价值的健康食品，外国人称其为“中国人参”。山药口味甘甜，性质滋润平和，归脾、肺、肾经。中医认为它能补益脾胃、生津益肺、补肾固精。对于平素脾胃虚弱、肺脾不足或脾肾两虚的体质虚弱，以及病后脾虚泄泻、虚劳咳嗽、遗精、带下、小便频数等非常适宜。

《本草纲目》对山药的记载是：“益肾气，健脾胃，止泻痢，化痰涎，润皮毛。”因为山药的作用温和，不寒不热，所以对于补养脾胃非常有好处，适合胃功能不强，脾虚食少、消化不良、腹泻的人食用。患有糖尿病、高血脂的老年人也可以适当多吃山药。下面这款山药茯苓粥，是健脾的经典药膳：山药 50 克、茯苓 50 克、炒焦粳米 250 克煮食。

总之，养脾就要多吃利脾胃、助消化的食物，而不要去吃那些不利于消化的东西。另外，再为大家推荐一些养脾健脾的食物：

(1) 莲子粥：莲子 50 克、白扁豆 50 克、薏仁米 50 克、糯米 100 克共煮食。

(2) 生蒜泥加糖醋少许饭前食，或用山楂条、生姜丝拌食。还可用香菜、海蜇丝、食盐糖醋少许拌食。均可达到健脾开胃的目的。

人们往往喜欢在夏季多食冷饮，生冷食品容易伤脾，造成“脾失健运”，这也是很多人不思饮食、乏力的原因。通过养脾可开胃增食，振作精神。另外，夏天过后是秋冬季，脾胃功能不好，则秋冬季节易生病。

胃不好，用小米补一补

中医认为小米有和胃温中的作用，小米味甘咸，有清热解渴、健胃除湿、和胃安眠等功效，内热者及脾胃虚弱者更适合食用它。有的人胃口不好，吃了小米后能开胃又能养胃，具有健胃消食，防止反胃、呕吐的功效。

在所有健胃食品中，小米是最绿色也是最没有副作用的，它营养价值高，对于老弱病人和产妇来说，小米是最理想的滋补品。

我国北方许多妇女在生育后，用小米加红糖来调养身体。小米熬粥营养价值丰富，有“代参汤”之美称。小米之所以受到产妇的青睐，皆因同等重量的小米中含铁量比大米高一倍，其含铁量高，所以对于产妇产后滋阴养血大有功效，可以使产妇虚寒的体质得到调养。

另外，小米因富含维生素 B_1、B_2 等，还具有防止消化不良及口角生疮的功能。

小米粥是健康食品，可单独煮熬，亦可添加大枣、红豆、红薯、莲子、百合等，熬成风味各异的营养粥。对脾胃虚弱，或者在夏季经常腹泻的人来说，小米有很好的补益作用。与山药熬粥，可强健脾胃；加莲子同熬，可温中止泻；食欲不振的，可将小米加糯米与猪肚同煮而食，方法是将小米和糯米浸泡半小时后，装到猪肚内，炖熟后吃肉喝汤，内装的小米和糯米取出晾干，分次食用。小米磨成粉，可制糕点，美味可口。

美中不足的是，小米的蛋白质营养价值没有大米高，因此不论是产妇，还是老弱人群，都不能完全以小米为主食，应合理搭配，避免缺乏其他营养。

多吃香菜可以让人胃口大开

香菜是一种人们经常食用的香料类蔬菜，具有增加食欲、促进消化等功能。

《本草纲目》中有：“性味辛温香窜，内通心脾，外达四肢。”香菜中含有许多挥发油，其特殊的香气就是挥发油散发出来的。它能祛除肉类的腥膻味，因此在一些菜肴中加些香菜，能起到祛腥膻、增味道的独特功效。香菜提取液具有显著的发汗、清热、透疹的功能，其特殊香味能刺激汗腺分泌，促使机体发汗、透疹。香菜还具有和胃调中的功效，因为香菜辛香升散，能促进胃肠蠕动，具有开胃醒脾的作用。

一般人均可食用香菜。患风寒外感者、脱肛及食欲不振者、小儿出麻疹者尤其适合。但是患口臭、狐臭、严重龋齿、胃溃疡、生疮、感冒者要少吃香菜，麻疹已透或虽未透出而热毒壅滞者不宜食用。

脾胃虚弱，离不开猪肚汤

中医认为，秋季进补，应该先把胃养好，这是因为进补的目的就是要让人体摄取营养，从而达到调补气血、补益健康之效，而肠胃是人体之本，因而进补前首先要调养好肠胃。

猪肚是补脾胃之佳品。猪肚汤既能健肠胃，又能祛秋燥；既滋阴，又补益。

猪肚汤有许多种，常见的有莲子猪肚汤、芡实猪肚汤、清炖猪肚汤、甘菊猪肚汤、白胡椒煲猪肚汤、霸王花猪肚汤、腐竹白果猪肚汤等，下面介绍普通猪肚汤的做法，其他猪肚汤的做法可触类旁通：

取猪肚 1 只，生姜 250 克。将猪肚洗净，塞入生姜（切碎），结扎好后放入瓦锅，加水适量，用文火煮至熟烂为度，使姜汁渗透进猪肚内即成。

此汤适用于老年脾胃虚寒及十二指肠溃疡。具有温胃散寒、营养补虚之功效。

在食用猪肚汤时需注意以下两点：

服时吃猪肚（淡吃或拌少许酱油），不吃姜，可喝猪肚汤（如汤味太辣，可加入适量开水），每只猪肚可吃 3 ~ 4 天。

热证及感染性疾病不宜服用。

十宝粥，补脾胃的佳品

现代社会，人们的生活节奏普遍加快，许多人不能按时吃饭，因此肠胃经常出问题，找个时间给自己补补脾胃，是解决问题的根本。

十宝粥的原料既是食品又是药品，具有补脾胃、益肺肾、强身体、抗病毒、抗衰老及延年益寿的作用。

材料：茯苓 50 克，枸杞子 20 克，党参 25 克，松子仁 20 克，葛根 50 克，玉米 2 个，山药 50 克，冬菇 6 朵，银耳 20 克，粳米 20 克。

做法：将山药先用水浸透，葛根用水洗净，取出晾干。茯苓、党参用水冲洗后，把党参横切成小段。银耳用水泡开，去蒂后撕成瓣状。玉米洗净，每个横切成五段。冬菇泡发后，去蒂切薄片。枸杞子、松子仁用水冲洗，晾干。粳米浸泡后洗净，备用。将葛根、茯苓、党参 3 味药放入药袋。

取砂锅一个，加适量水（约 15 碗），放入药袋、山药、玉米，用大火煮开。水开后，用文火熬一小时，取出药袋（去药渣不用）及玉米。再放入银耳、枸杞子、冬菇、粳米。等水开后，用文火熬一小时（其间多搅动，防止粘锅）。煮至粥浓稠，放入玉米粒、松子仁，再煮沸 5 ~ 10 分钟，加调料，美味的十宝粥就做成了。

脾胃不好，喝喝补中益气汤

中医认为，气是维持人体生命活动的基本物质。古时判断一个人的生死，常常摸一摸这个人嘴里还有没有气，有气则生，无气则死，故而有了“人活着就是一口气”之说。而气的来源主要有两个，一个是肺从自然界吸入的清气，另一个则是脾胃所化生的水谷精微之气。明代医学家李时珍认为，人体的元气有赖于脾胃之滋生，脾胃生理功能正常，人体元气就能得到滋养而充实，身体才会健康。因此，古人有“脾胃内伤，百病由生”的说法，即一个人如果脾胃不好，阳气就会不足，各种疾病也就随之而来。

宋金时期著名医学家李东垣是“补土派”（五行中“胃”对应“土”）的代表人物，他以“人以脾胃中元气为本”的原则，结合当时人们由于饮食不节、起居不时、寒温失所导致的胃气亏乏的现状，创制了调理脾胃的代表方剂——补中益气汤。方药组成如下：

组成：黄芪 1.5 克（病甚劳役，热甚者 3 克），甘草 1.5 克（炙），人参 0.9 克（去芦），当归身 0.3 克（酒焙干或晒干），陈皮 0.6 ~ 0.9 克，升麻 0.6 ~ 0.9 克（不去白），柴胡 0.6 ~ 0.9 克，白术 0.9 克。

用法：上药切碎，用水 300 毫升，煎至 150 毫升，去滓，空腹时稍热服。

功用：补中益气，升阳举陷。

主治：脾胃气虚，少气懒言，四肢无力，困倦少食，饮食乏味，不耐劳累，动则气短；或气虚发热，气高而喘，身热而烦，渴喜热饮，其脉洪大，按之无力，皮肤不任风寒，而生寒热头痛；或气虚下陷，久泻脱肛。

对于补中益气汤，当代国医大师张镜人先生颇有研究，他指出：方中黄芪补中益气、升阳固表为君；人参、白术、甘草甘温益气，补益脾胃为臣；陈皮调理气机，当归补血和营为佐；升麻、柴胡协同参、芪升举清阳为使。综合全方，一则补气健脾，使后天生化有源，脾胃气虚诸证自可痊愈；一则升提中气，恢复中焦升降之功能，使下脱、下垂之证自复其位。

另外，张镜人先生还指出，补中益气汤的适应指征为脾胃气虚，凡因脾胃气虚而导致的各类疾患，均能适用，一般作汤剂加减。使用药物的分量，也可相应提高。一般用量为：黄芪、党参、白术、当归各 9 克，升麻、柴胡、陈皮各 5 克，炙甘草 3 克，加生姜 2 片，红枣 5 枚，或制丸剂，缓缓图功。

年老脾胃虚弱，管好嘴巴最重要

元代名医朱丹溪在《养老论》中，叙述了年老时出现的症状与保养方法，朱丹溪根据他的“阳常有余，阴常不足”与重视脾胃的学术思想，提出老人具有脾胃虚弱与阴虚火旺的特点。因此，老年人在养生方面，一定要注意管好自己的嘴巴。

1. 节制饮食，但不偏食

在《养老论》中，朱丹溪指出，老年人内脏不足，脾弱明显，更有阴津不足，性情较为急躁者，由于脾弱，故食物消化较为困难，吃完饭后常有饱胀的感觉；阴虚易生虚火，又往往气郁生痰，引发各种老年疾病，出现气、血、痰、郁的“四伤”症候。故而提出诸多不可食的告诫。现代医学也认为，饮食失节失宜，是糖尿病、高脂血症、肥胖症、心脑血管疾病、普通老化症等代谢病的潜在诱因。

因此，老年人每餐应以七八分饱为宜，尤其是晚餐更要少吃。另外，为平衡吸收营养，保持身体健康，各种食物都要吃一点，如有可能，每天的主副食品应保持 10 种左右。

2. 饮食宜清淡、宜慢

朱丹溪在《茹淡论》中说：“胃为水谷之海，清和则能受；脾为消化之器，清和则能运。”又说，五味之过，损伤阴气，饕餮厚味，化火生痰，是“致疾伐命之毒”。所以，老年人的饮食应该以清淡为主，要细嚼慢咽，这是老年人养阴摄生的措施之一。

有些老年人口重，殊不知，盐吃多了会给心脏、肾脏增加负担，易引起血压增高。为了健康，老年人一般每天吃盐应以 6 ~ 8 克为宜。有些老年人习惯于吃快食，不完全咀嚼便吞咽下去，久而久之对健康不利。应细嚼慢咽，以减轻胃肠负担促进消化。另外，吃得慢些也容易产生饱腹感，防止进食过多，影响身体健康。

3. 饭菜要烂、要热

朱丹溪指出老年人的生理特点是脏器功能衰退，消化液和消化酶分泌量减少，胃肠消化功能降低。故补益不宜太多，多则影响消化、吸收的功能。另外，老年人牙齿常有松动和脱落，咀嚼肌变弱，因此，要特别注意照顾脾胃，饭菜要做得软一些、烂一些。

老年人对寒冷的抵抗力差，如吃冷食可引起胃壁血管收缩，供血减少，并反射性引起其他内脏血循环量减少，不利健康。因此，老年人的饮食应稍热一些，以适口进食为宜。

4. 蔬菜要多，水果要吃

在《茹淡论》中，朱丹溪指出“谷蔬菜果，自然冲和之味，有食（饲）人补阴之功”。他倡导老年人应多吃蔬菜水果。新鲜蔬菜是老年人健康的朋友，它不仅含有丰富的维生素 C 和矿物质，还有较多的纤维素，对保护心血管和防癌防便秘有重要作用，每天的蔬菜摄入量应不少于 250 克。

另外，各种水果含有丰富的水溶性维生素和金属微量元素，这些营养成分对于维持体液的酸碱度平衡有很大的作用。为保持健康，老年人在每餐饭后应吃些水果。

肠胃疾病如何进行自测

肠胃病历来被医家视为疑难之症，一旦得病，应及时治疗、长期服药，才能控制或治愈。种类繁多的消化道疾病常常没有典型的症状，故而常常被人忽视。肠胃疾病多凸显于饭后，人们应仔细注意饭后有无明显症状出现，注意体会、自检，尽早发现肠胃疾病，以得到及时治疗。

(1) 如果出现时有胸骨后受阻、停顿、疼痛感，且时轻时重的情况，这就有可能处于罹患食道炎、食道憩室或食道癌早期的边缘阶段。

(2) 如果饭后饱胀或终日饱胀、嗳气但不反酸，胃口不好，体重逐渐减轻，面色轻度苍白或发灰，则可能是慢性胃炎，特别是慢性萎缩性胃炎、胃下垂。

(3) 如果饭后上中腹痛，或有恶心、呕吐、积食感，病的时间可能已经很长；疼痛有规律，如受凉、生气、吃了刺激性食物后发作。可能是胃溃疡已经纠缠上身。

(4) 如若经常在饭后 2 小时左右出现胃痛，甚至半夜疼醒，吃点东西可以缓解，常有反酸现象。秋冬季节容易发作，疼痛在上腹偏右，有节律。这就是十二指肠溃疡或十二指肠炎症的典型症状。

(5) 饭后腹部胀痛，常有恶心、呕吐，偶可呕血，过去有胃病史近来加重，或过去无胃病近期才出现，且伴有贫血、消瘦、不思饮食，在脐上或心口处摸到硬块。这种情况应高度警惕，因为有可能是胃癌。

(6) 急性胃肠炎、急性痢疾病因主要是饮食不当或受凉后发生腹痛、腹泻，可伴有呕吐、畏寒发热。

(7) 过敏性肠炎的症状主要表现为：饭后立即腹泻，吃一顿泻一次，稍有受凉或饮食不当就发作。也有可能时而腹泻时而便秘，腹泻时为水样，便秘时黏液较多，有时腹胀有便意而上厕所又无大便，数年不见消瘦。

总之，当肠胃出现以上症状时，一定要及时去医院进行肠胃检查，以免耽误最佳治疗时期。

补阴养胃，胃炎就会“知难而退”

胃炎与饮食习惯有密切关系，摄入过咸、过酸、过粗的食物，反复刺激胃黏膜，还有不合理的饮食习惯，饮食不规律，暴饮暴食等都可导致胃炎。

食用过冷、过热饮食，浓茶、咖啡、烈酒、刺激性调味品、粗糙食物等，是导致胃炎的主要原因。预防急性胃炎应戒烟限酒，尽量避免阿司匹林类药物的损害，生活应有规律，避免进食刺激性、粗糙、过冷、过热食物和暴饮暴食，注意饮食卫生，不吃腐烂、变质、污染食物。饮食中可多吃卷心菜，其中的维生素 U 具有健脾功效，起到预防胃炎的作用；山药能促进消化，增强胃动力；玫瑰花茶可缓解胃部不适，避免胃炎滋生。

胃炎患者要多吃高蛋白食物及高维生素食物，可防止贫血和营养不良，如瘦肉、鸡、鱼、肝肾等内脏及绿叶蔬菜、西红柿、茄子、红枣等。

注意食物酸碱平衡，当胃酸分泌过多时，可喝牛奶、豆浆，吃馒头或面包以中和胃酸；当胃酸分泌减少时，可用浓缩的肉汤、鸡汤、带酸味的水果或果汁，以刺激胃液的分泌，帮助消化。急性胃炎患者宜吃有清胃热作用的清淡食品，如菊花糖、马齿苋等。慢性胃炎患者宜喝牛奶、豆浆等。胃酸少者可多吃肉汤、山楂、水果等，少吃花生米。

要避免食用引起腹胀气和含纤维较多的食物，如豆类、豆制品、蔗糖、芹菜、韭菜等。

食疗方

1. 红枣糯米粥

材料：红枣10枚，糯米100克。

做法：同煮稀饭。

功效：养胃，止痛。

2. 鲫鱼糯米粥

材料：鲫鱼2条，糯米50克。

做法：两味共煮粥食，早晚各服一次。

功效：补阴养胃，适用于慢性胃炎。

对付胃痛，食物疗法最见效

胃痛，是指上腹部近心窝处发生疼痛的病症。常包括现代医学中所说的消化性溃疡、急慢性胃炎、胃神经官能症、胃下垂等疾病。

临床应根据胃痛的不同特点，分辨不同的疾病。若病程较长，而且反复发作，痛的时间有规律性，常伴有嗳气、嘈杂、吞酸，考虑为消化性溃疡；若上腹部疼痛闷胀，无明显规律性，食后加重，呕吐，局部压痛较广泛而不固定，应考虑慢性胃炎；若胃脘胀痛，常随情绪变化而增减，痛无规律性，经各种检查无器质性病变时，应考虑为神经官能症；若患者形体瘦长，食后脘腹胀痛不适，站立时胃痛加剧卧时减轻，应考虑为胃下垂。

食疗方

1. 黄芪猪肉方

材料：猪瘦肉200克，黄芪30克，猴头菇60克，延胡索12克，香附12克，高良姜5克，春砂仁12克，陈皮10克，淮山药30克，白芍12克。

做法：先将猪瘦肉切成薄片，再和其余材料一起放入锅内，武火煮滚，后用文火煲1个半小时。

功效：主治慢性胃炎之胃痛。

2. 党参瘦肉方

材料：猪瘦肉200克，党参30克，猴头菇60克，鸡内金12克，川朴10克，木香10克，没药10克，春砂仁12克，台乌10克，甘草8克，淮山药30克，白芍12克，黄芪30克。

做法：先将猪瘦肉切成薄片，再和其余材料一起放入锅内，武火煮滚，后用文火煲1个半小时。

功效：主治消化道溃疡之胃痛。

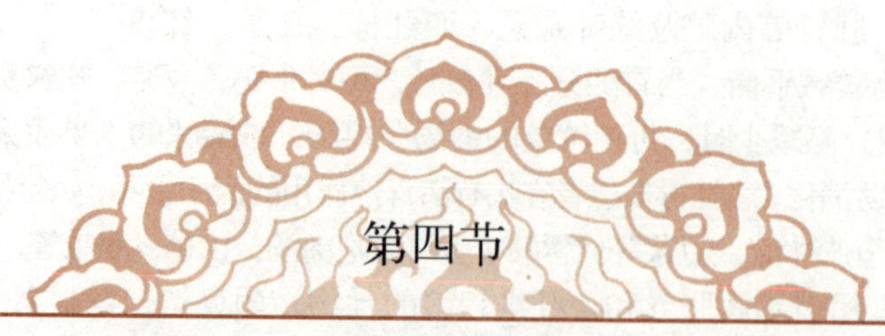

第四节

肺为相傅之官

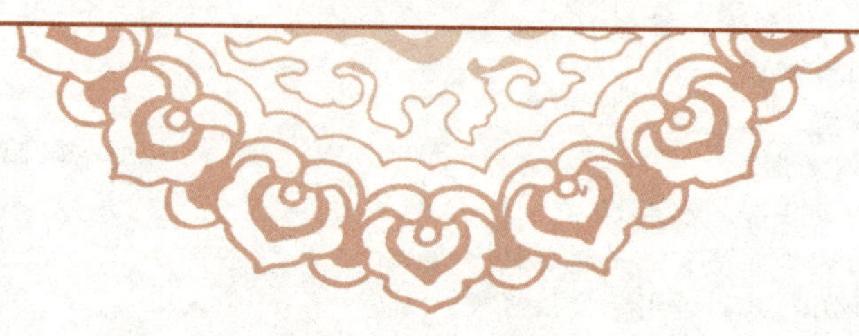

中医说“命悬于天”，就是命悬于肺

“命悬于天”并不是说命运由上天决定，试想一下，人不吃地上的食物可以活上几天，但是不呼吸天上的空气，连几分钟都活不了，这不就是“命悬于天”吗！人体与天上的空气相连的是肺，因此说命悬于天就是命悬于肺。

肺在五脏六腑中的地位很高。《黄帝内经》中说肺是“相傅之官”，也就是说，肺相当于一个王朝的宰相，它必须了解五脏六腑的情况，这也是为什么中医一号脉就能知道五脏六腑的情况的原因。医生要知道人身体的情况，首先就要问一问肺经，问一问“寸口”。因为全身各部的血脉都直接或间接地汇聚于肺，然后散布全身。所以，各脏腑的盛衰情况，必然在肺经上有所反映，而寸口就是最好的一个观察点，通过这个点可以了解全身的状况。

肺为华盖，其位置在五脏六腑的最高处，负责气的宣发肃降。中医有“肺为水之上源”之说。一旦肺热或肺寒，宣发肃降功能失调，人的气机运行就会受阻，人就会生病。最典型的症状就是咳嗽。

咳嗽有寒热之别，不能“一视同仁”。受寒后，鼻塞流涕，或者稍微有些发冷打战，这种病应该服生姜、葱白，一日两次，不宜长服；患热咳的人，晚上咳得尤其厉害，喉咙发痒，还会有口渴之感，这种病应该服一些淡盐汤水，病初服用很快就会治愈，也可以长期服用。

生命离不开两样东西，一是空气，一是食物。人体内负责运化空气的是肺，负责传导食物的是大肠。所以，肺经与大肠经相表里。

在五行里，肺与大肠同属金，肺属阴在内，大肠为阳在外。肺为“相傅之官”，主气；大肠为“传导之官”，变化水谷，传导糟粕。正因肺与大肠相表里，所以，大肠的邪气容易进入肺，肺的邪气也可以表现在大肠上。

一旦外邪进入了大肠，就会出现感冒发烧和“上火”等症状，有的人会喉咙、牙齿疼痛，有的人会出现痤疮、雀斑、酒糟鼻，有的人会腹胀、腹泻、便秘、上肢不遂。如果这时候不采取措施阻止外邪的进攻，外邪就会长驱直入，进入人体的内部，表现为较严重的肺部疾病。因此平时感冒发烧，如果不及时治疗，就容易转化成肺炎。

弄清楚了肺与大肠相表里的关系，就会明白为什么中医说“命悬于天”了。

三大功能，让肺成为“相傅之官”

肺为“相傅之官”，是因为肺有以下三大功能，即肺主气，主肃降，主皮毛。

肺的第一大功能是主气，主全身之气。肺不仅是呼吸器官，还可以把呼吸之气转化为全身的一种正气、清气而输送到全身。《黄帝内经》提到“肺朝百脉，主治节”。百脉都朝向于肺，因为肺是一人之下，万人之上，它是通过气来调节治理全身的。

肺的第二大功能是主肃降。肺居西边，就像秋天。秋风扫落叶，落叶簌簌而下。因此肺在人身当中，起到肃降的作用，即可以肃降人的气机。肺是肺循环的重要场所，它可以把人的气机肃降到全身，也可以把人体内的体液肃降和宣发到全身各处，肺气的肃降是跟它的宣发功能结合在一起的，所以它又能通调水道，起到肺循环的作用。

肺的第三大功能是主皮毛。人全身表皮都有毛孔，毛孔又叫气门，是气出入的地方，都由肺直接来主管。呼吸主要是通过鼻子，所以肺又开窍于鼻。

因此，肺的三大功能决定了它在身体中的地位是宰相。

如何养护我们的肺

中医提出“笑能清肺”，笑能使胸廓扩张，肺活量增大，胸肌伸展，能宣发肺气、调节人体气机的升降、消除疲劳、驱除抑郁、解除胸闷、恢复体力，使肺气下降、与肾气相通，并增加食欲。清晨锻炼，若能开怀大笑，可使肺吸入足量的大自然中的“清气”，呼出废气，加快血液循环，从而达到心肺气血调和，保持人的情绪稳定。

要养护肺，应注重饮食，多吃蒜。中医认为大蒜味辛、性温，可健胃、杀菌、散寒，适合于肺病患者食用。有这样一个例子：有一个人得了第三期肺病，很严重。医生跟他讲，他的寿命只有三个月，叫家里人和他隔离。他想吃什么东西，尽量给他吃。家人就把他送到菜园，菜园里有个菜寮，叫他住在那边，三餐给他送饭。他在菜园里很无聊，菜园种了很多大蒜，他每天吃大蒜，就像吃水果一样。他吃得很舒服，过了半年没死，身体愈来愈健康。家里人认为医生诊断不可靠，再把他送到医院。医生看到这个人，非常惊讶，马上成立一个专家小组研究，查饮食、生活起居，都查不到。最后问他还吃了什么，他说，吃大蒜！后来经化验发现，大蒜里含有治肺病的元素。

饮食养肺还应多吃玉米、黄豆、黑豆、冬瓜、番茄、藕、甘薯、贝、梨等，但要按照个人体质、肠胃功能酌量选用。此外，养肺要少吸烟，注意作息，保持洁净的居室环境等。

每天坚持跑步、散步、打太极拳、做健身操等运动，以增强体质，提高肺脏的抗病能力。

同时，应注意保持周围空气的清新，因为肺的主要生理功能是进行体内外气体交换，吸清呼浊，即吸入氧气，呼出二氧化碳，保证机体对氧的需求，所以日常生活中肺的养生保健最重要的是周围空气的清新。不管是家里还是单位，多开窗通风，保持干净，不要让垃圾长时间在屋里滞留。

高度警觉，别让肺结核死灰复燃

肺结核是结核病的一种，是由结核杆菌引起的慢性传染病。临床上多呈慢性经过，因身体抵抗力弱，感染结核杆菌后发病。肺结核一般有疲乏、消瘦、盗汗、胃口不好、下午发热、面颊潮红等全身症状，可伴有咳嗽、咳痰、咯血、胸痛、气急等。近30年来，我国结核病疫情虽有下降，但由于人口众多，控制病情不均衡，有的地区结核病仍为当前危害人民健康的主要疾病之一。因此，我们仍然要提高警惕，以防这个过气的病魔死灰复燃。

肺结核的临床表现多种多样，病灶范围小，可无明显症状，常在X线健康检查时始被发现。病变范围广，机体对结核菌敏感性高，则毒性症状显著。

全身毒性症状表现为午后低热、乏力、食欲减退、体重减轻和盗汗等，当肺部病灶急剧进展或播散时，可有高热。妇女可有月经失调或闭经。

另外，药食疗法也是治疗肺结核的一种常用方法，下面就介绍给大家一些常用的方法：

(1) 蛤什蟆油10克、银耳1朵、粳米100克。将蛤什蟆油及银耳以冷开水浸泡2小时，文火煎煮半小时，再入粳米，煮熬成粥。放冰糖适量调味，分顿随量食用。以上为1日量，连服半个月为1疗程。

(2) 天门冬30克、粳米100克。先煎天门冬取浓汁，去渣，入粳米为粥，沸后加冰糖适量，再煮一二沸。分作1～2次用完，每天2次，连服半个月为1疗程。

做个健康人，就要拒绝气管炎

支气管炎是由炎症所致的呼吸系统疾病，分为急性和慢性两种类型。

急性支气管炎是由于病毒、细菌感染，物理和化学性刺激或过敏反应等支气管黏膜造成的急性炎症。本病多发于寒冷季节，受凉和过度疲劳均可削弱上呼吸道的生理性防御功能，造成感染得以发展的机会。一般感染急性支气管炎的人，先有鼻涕、流涕、咽痛、声音嘶哑等上呼吸道感染症状。全身症状较轻微，仅有头痛、畏寒、发热、肌肉酸痛等。

咳嗽为主要症状，开始为干咳，伴有胸骨下刺痒闷痛，痰少。1～2天后咳嗽松动，痰由黏液转为黏液脓性。在晨起、晚睡体位变化时，或吸入冷空气及体力活动后，有阵发性咳嗽。

慢性支气管炎是由于感染或非感染因素引起气管黏膜的炎性变化，黏液分泌增多，临床出现咳嗽、咳痰、气急等症状。早期症状轻微，多在冬季发作，晚期炎症加重，炎症可常年存在。病情进展可并发肺气肿、肺动脉高压、右心肥大等疾病。

1. 预防

预防支气管炎主要依靠食物建构坚固的人体免疫系统。在感冒高发季节多吃些富含锌的食品有助于机体抵抗感冒病毒，如肉类、海产品和家禽含锌最为丰富。此外，各种豆类、硬果类及各种种子亦是较好的含锌食品，可以取得很好的治疗效果。各类新鲜绿叶蔬菜和各种水果都是补充维生素C的好食品，还包括富含铁质的食物等，如动物血、奶类、蛋类、菠菜、肉类等都有很好的预防效果。

2. 食疗

支气管炎患者要依据病情的寒热选择不同的食物。如属寒者用生姜、芥末等；属热者用茼蒿、萝卜、竹笋、柿子、梨子等。体虚者可用枇杷、百合、胡桃仁、蜂蜜、猪肺等。饮食宜清淡，低钠，能起到止咳平喘、化痰的功效。常见的食品有梨、莲子、柑橘、百合、核桃、蜂蜜、菠萝、白果、鲜藕、大白菜、小白菜、菠菜、油菜、胡萝卜、西红柿、白萝卜、枇杷等。要补充维生素，多吃一些新鲜蔬菜和水果。多补充蛋白质，瘦肉、豆制品、山药、鸡蛋、动物肝脏、绿叶蔬菜等食物中含优质蛋白质，应多吃。

食疗方

1. 南瓜大枣粥

材料：南瓜300克，大枣15枚，大米150克，蜂蜜60克。

做法：将南瓜洗净，切成小块，大枣、大米洗净备用。锅内加水适量，放入大枣、大米煮粥，五成熟时，加入南瓜，再煮至粥熟，调入蜂蜜即成。

功效：南瓜有消炎止痛，补中益气，解毒杀虫等功效，适用于慢性支气管炎咳嗽痰喘。

2. 大葱糯米粥

材料：大葱白5段（长3厘米），糯米60克，生姜5片。

做法：共煮粥，粥成后加米醋5毫升，趁热食用。

功效：适用于急性支气管炎。

3. 忌吃食物

忌食腥发及肥腻之物。腥发之物，特别是海腥类，如带鱼、黄鱼、角皮鱼、虾、蟹等。油炸排骨、烤羊肉串、肥肉、动物内脏、动物油等，多食损伤脾胃，易助湿生痰。

消气解肿，肺气肿的食疗王道

严格地讲，肺气肿不是一种病，而是慢性气管炎、支气管哮喘等的并发症。肺气肿是因肺脏充气过度，细支气管末端、肺泡管、肺泡囊和肺泡膨胀或破裂的一种病理状态。主要因为慢性气管炎、支气管哮喘、空洞型肺结核、矽肺、支气管扩张等长期反复发作，使肺泡壁损坏、弹性减弱，甚至多个肺泡融合成一个大肺泡，使肺泡内压力增大，血液供应减少而出现营养障碍，最终形成肺气肿。按病因，肺气肿可分成老年性肺气肿、代偿性肺气肿、间质性肺气肿、阻塞性肺气肿等，而阻塞性肺气肿最常见。

1. 预防

预防肺气肿要戒烟，注意保暖，严防感冒入侵。还要多吃富含维生素 A、维生素 C 及钙质的食物。含维生素 A 的食物如红薯、蛋黄、鱼肝油、胡萝卜、韭菜、南瓜、杏等，有润肺、保护气管之功效；含维生素 C 的食物有抗炎、抗癌、防感冒的功能，如大枣、柚、番茄、青椒等；含钙食物能增强气管抗过敏能力，如青菜、豆腐、芝麻酱等。香菇、蘑菇含香菇多糖、蘑菇多糖，可以增强人体抵抗力，减少支气管哮喘的发作，预防肺气肿。

2. 食疗

肺气肿患者要多吃蛋白质类食品，有助于修复因病变而损伤的组织，提高机体防御疾病的能力。因病人血液偏酸性，应增加食用含碱性的食物，如蔬菜和水果。供给充足的蛋白质和铁，饮食中应多吃瘦肉、动物肝脏、豆腐、豆浆等，提高抗病力，促进损伤组织的修复。还要多饮水。利于痰液稀释，保持气管通畅；每天饮水量至少 2000 毫升（其中包括食物中的水分）。

3. 饮食禁忌

忌吸烟。避免吃容易引起过敏的食品，如鱼、虾、蛋等。急性发作期，应禁饮酒和浓茶，忌食油腻辛辣之物。还要予以低盐饮食。每顿饭不宜过饱，以免增加心脏负担。限制牛奶及其制品的摄入，奶制品可使痰液变稠，不易排出，从而加重感染。

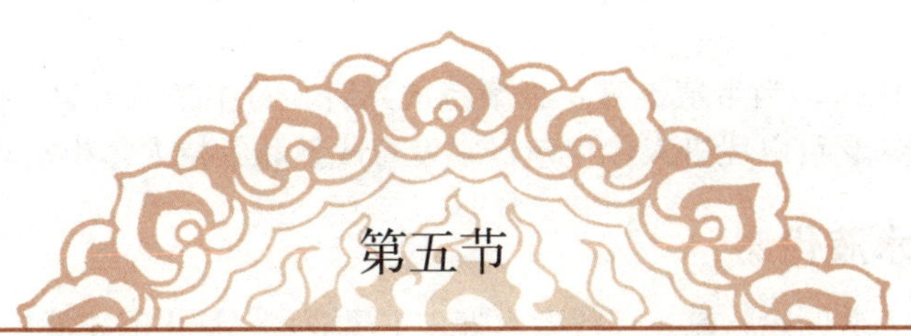

第五节

肾气旺，人就旺

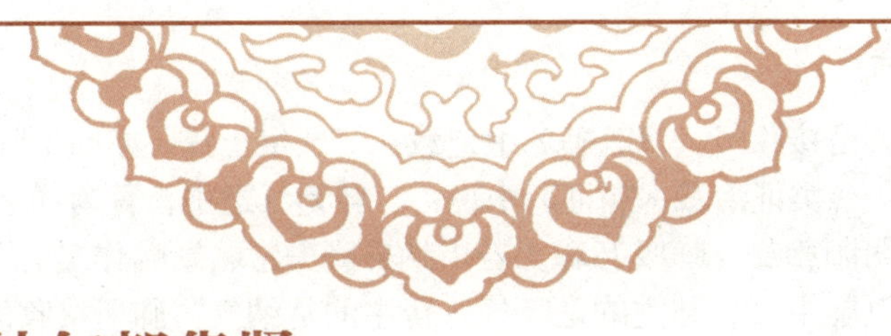

藏精纳气都靠肾

肾，俗称“腰子”，作为人体一个重要的器官，是人体赖以调节有关神经、内分泌免疫等系统的物质基础。肾是人体调节中心，人体的生命之源，主管着生长发育、衰老死亡的全过程。

《黄帝内经》说：“肾者，作强之官，技巧出焉。”这就是在肯定肾的创造力。“作强之官”“强”，从弓，就是弓箭，要拉弓箭首先要有力气。“强”就是特别有力，也就是肾气足的表现，其实我们的力量都是从肾而来，肾气足是人体力量的来源。“技巧出焉”是什么意思呢，技巧，就是父精母血运化胎儿，这个技巧是你无法想象的，是由父精母血来决定的，是天地造化而来的。

肾的功能主要有四个方面：主藏精，主水液代谢，主纳气，主骨生髓。

1. 肾藏精，主生长发育和生殖

肾的第一大功能是藏精。精分为先天之精和后天之精。肾主要是藏先天的精气。精是什么？精是维持生命的最基本的物质。这种物质基本上呈液态，所以精为水，肾精又叫肾水。肾还主管一个人的生殖之精，是主生殖能力和生育能力的，肾气的强盛可以决定生殖能力的强弱。

《黄帝内经·上古天真论》云：“女子……七七，任脉虚，太冲脉衰少，天癸竭，地道不通，故形坏而无子也。丈夫八岁，肾气实，发长齿更；……五八，肾气衰，发堕齿槁；……而天地之精气皆竭矣。”在整个生命过程中的生、长、壮、老的各个阶段，其生理状态的不同，决定于肾中精气的盛衰。故《素问》说：“肾者主蛰，封藏之本，精之处也。”平素应注意维护肾中精气的充盛，维护机体的健康状态。

中医学认为，当生殖器官发育渐趋成熟时，肾中精气充盛，此时产生一种叫天癸的物质，它可以促进人体生殖器官发育成熟和维持人体生殖功能。

2. 肾主管水液代谢

《素问·逆调论》说："肾者水脏，主津液。"这里的津液主要指水液。《医宗必读·水肿胀满论》说："肾水主五液，凡五气所化之液，悉属于肾。"中医学认为人体水液代谢主要与肺、脾、肾有关，其中肾最为关键。肾虚，气化作用失常，可发生遗尿、小便失禁、夜尿增多、尿少、水肿等。尤其是慢性肾脏病的发生发展与肾密切相关。

3. 肾主纳气

纳气也就是接收气。《医碥》中记载："气根于肾，亦归于肾，故曰肾纳气，其息深深。"《类证治裁·喘证》中说："肺为气之主，肾为气之根。肺主出气，肾主纳气，阴阳相交，呼吸乃和。若出纳升降失常，斯喘作矣。"气是从口鼻吸入到肺，所以肺主气。肺主的是呼气，肾主的是纳气，肺所接收的气最后都要下达到肾。临床上出现呼吸浅表，或呼多吸少，动则气短等病理表现时，称为"肾不纳气"。

4. 肾主骨生髓

《素问·痿论》说："肾主身之骨髓。"《病机沙篆》指出："血之源在于肾。"《侣山堂类辩》认为："肾为水脏，主藏精而化血。"这里髓包括骨髓、脊髓、脑髓。老年人常发生骨质疏松，就与肾虚，骨骼失养有关。中医认为血液的生成，其物质基础是"精"和"气"，精包括水谷精微和肾精，气是指自然之清气。慢性肾衰竭患者常出现肾性贫血，与肾虚密切相关。

中医学认为，肾是先天之本，也就是一个人生命的本钱，人体肾中精气是构成人体的基本物质，与人体生命过程有着密切的关系。人体每时每刻都在进行新陈代谢。肾脏将这些有害物质通过尿排出体外，以调节机体水、电解质和酸碱平衡，保持生命活动的正常进行。所以要保持健康、延缓衰老，应保护好肾脏功能。

肾与膀胱相表里是什么意思

《黄帝内经》上说"肾开窍于二阴"，其实就是指肾与膀胱相表里。肾是作强之官，肾精充盛则身体强壮，精力旺盛；膀胱是州都之官，负责贮藏水液和排尿。它们一阴一阳，一表一里，相互影响。《内经》里说"恐伤肾"，就是说巨大的恐惧对内会伤害肾脏，肾脏受到了伤害就会通过膀胱经表现出来，生活中常见有人受到惊吓就会尿裤子，就是这个原因。

肾与膀胱相表里，又与膀胱相通，膀胱的气化有赖于肾气的蒸腾。所以，肾的病变常常会导致膀胱的气化失司，引起尿量、排尿次数及排尿时间的改变。膀胱的病变有实有虚，虚症常常是由肾虚引起的。同样，膀胱经的病变也常常会转入肾经。膀胱经的热邪影响到肾经，肾经的气机逆而上冲便形成了风厥。

肾开窍于耳及二阴，其华在发，在志为恐。一个人肾气开始衰弱了，最先表现在头发。一般人过四十头发开始发白，这说明肾气开始衰弱了，是一种正常的现象。如果少年白头，则说明先天不足，因此应从“后天之本”的脾胃上补偿一些。肾的精气充足则耳聪，听觉灵敏；如果精气不足，则会耳鸣。

肾主骨，齿为骨之余，所以，牙齿也有赖于肾精的充养，肾亏牙齿就会松动，甚至脱落。中医认为牙龈萎缩是虚症。人体的气血不足时，气血不能到达牙龈，这才是牙龈萎缩的原因。调理脾胃、补充肾阴，则可以让气血充足，气血充足则可以到达牙龈，滋养牙龈，这样一来，牙就坚固了。

肾衰的五种表现形式

“肾气”，是指肾精所化之气，它反映了肾的功能活动，对人体的生命活动尤为重要。若肾气不足，不仅早衰损寿，还会发生各种病症，对健康极为不利。主要表现为以下五个方面：

(1) 封藏失职。肾气不足，精关不固，男性易发生遗精、早泄、滑精；老年女性则会出现带下清稀而多、清冷。肾气不足，膀胱失约，会表现为小便频数而清长，夜间更为严重，严重时还会小便余沥不尽或失禁。

(2) 肾不纳气。肾主气，肾气不足，气失所主，气逆于上，会表现为喘息气短，气不接续，呼多吸少，唯以呼气为快，动则喘甚，四肢发冷，甚而危及生命。

(3) 主水失职。肾气有调节人体水液代谢的作用。老年人肾气不足，水液代谢紊乱，就会造成水失所主，导致水肿发生。还会引起尿频、尿失禁或者尿少、尿闭。

(4) 耳鸣失聪。肾气不足，不能充养于耳，就会造成肾虚耳鸣，听力减退，甚至耳聋。

(5) 衰老提前。肾气在推动人体生、长、壮、老、死中起着重要作用。肾气不足，五脏六腑功能减退，则会出现诸如性功能减退、精神疲惫、腰膝酸痛、须发早白、齿摇脱落等衰老的现象。

房事过度损精血，节欲保精可养肾

中医有句话叫“欲不可早”，就是说欲望是不可以提前的。欲多就会损精，人如果精血受到损害，就会出现两眼昏花、眼睛无神、肌肉消瘦、牙齿脱落等症状。

男耗精，女耗血。过早地开始性生活，对女子来说就会伤血，对男子来说就会伤精，这样将来对身体的伤害是很大的。因此古代的养生家一直强调人一定要有理性，能控制自己的身体，同时也要控制住自己的性欲，否则的话，就会因为欲念而耗散精气，丧失掉真阳元气。

另外，一个人要想保养人体元气，避免阴精过分流失，除了不能过早进行性生活外，在行房时还应注意季节、时令、环境等多种因素对身体健康的影响。

春天，人的生殖机能、内分泌机能相对旺盛，性欲相对高涨，这时适当的性生活有助于人体的气血调畅，是健康的。夏季，身体处于高消耗的状态，房事应适当减少。秋季，万物肃杀，房事也应该开始收敛，以保精固神，蓄养精气。“冬不潜藏，来年必虚”，所以冬季更应该节制房事，以保养肾阳之气，避免耗伤精血。

另外，喝醉了不能行房事，因为这样特别伤肾，同时也会导致男子精子的减少；阳痿之后不可通过服壮阳药行房事，因为这是提前调元气上来，元气一空，人就会暴死；人在情感不稳定的时候，尤其是悲、思、惊、恐等情绪过重的时候不能行房事，否则容易伤及内脏，损耗阴精，还可能因此而患病；行房事时间不可选择在早上，以晚上十点为最佳。在戌时，心已经很愉悦了，那么下一步就是要让肉体也能够喜悦，这就是身心不二。我们中国人讲究身心不二，一个人的心喜悦了，他的身体也要喜悦，所以这个时候，人体就要进入到一个男女阴阳结合的时期。

人的精气是有定量的，在长年累月折腾之下必然大量损耗，也许在三年五载内难以感觉到身体有什么大的变化，而一旦发病，想要恢复就很困难了。因此，在性生活方面要保持节制的态度。

“五黑”食物，养肾的最佳选择

检测你的肾是否健康，可以通过人们每天自身的排尿量来判断，一般正常人每天的排尿量应该在 1500 ~ 2000 毫升，正常饮水的情况下多于 2500 毫升或少于 400 毫升则有可能是肾出现问题，应及时到医院就诊。

在中医里，有“五色归五脏”的说法，也就是说，不同颜色的食物或药物归属于人体的五脏，即红色入心、青色入肝、黄色入脾、白色入肺、黑色入肾。黑色食物或药物对肾脏具有滋补作用，我们日常生活中所说的“五黑”食物就是其中的典型代表，“五黑”食物包括黑米、黑荞麦、黑枣、黑豆和黑芝麻。

(1) 黑米。黑米也被称为“黑珍珠”，含有丰富的蛋白质、氨基酸及铁、钙、锰、锌等微量元素，有开胃益中、滑涩补精、健脾暖肝、舒筋活血等功效，其维生素 B_1 和铁的含量是普通大米的 7 倍。冬季食用对补充人体微量元素大有帮助，用它煮八宝粥时不要放糖。

(2) 黑荞麦。可药用，具有消食、化积滞、止汗之功效。除富含油酸、亚油酸外，还含叶绿素、卢丁及烟酸，有降低体内胆固醇、降血脂和血压、保护血管功能的作用。

它在人体内形成血糖的峰值比较延后，适宜糖尿病患者、代谢综合征患者食用。

(3) 黑枣。有“营养仓库”之称的黑枣性温味甘，有补中益气、补肾养胃补血的功能；含有蛋白质、糖类、有机酸、维生素和磷、钙、铁等营养成分。

(4) 黑豆。黑豆被古人誉为“肾之谷”，黑豆性平味甘，不仅形状像肾，还有补肾强身、活血利水、解毒、润肤的功效，特别适合肾虚患者。黑豆还含有核黄素、黑色素，对防老抗衰、增强活力、美容养颜有帮助。

(5) 黑芝麻。黑芝麻性平味甘，有补肝肾、润五脏的作用，对因肝肾精血不足引起的眩晕、白发、脱发、腰膝酸软、肠燥便秘等有较好的食疗保健作用。它富含对人体有益的不饱和脂肪酸，其维生素 E 含量为植物食品之冠，可清除体内自由基，抗氧化效果显著。对延缓衰老、治疗消化不良和治疗白发都有一定作用。

“黑五类”个个都是养肾的“好手”。这五种食物一起熬粥，更是难得的养肾佳品。此外，李子、乌鸡、乌梅、紫菜、板栗、海参、香菇、海带、黑葡萄等，都是营养十分丰富的食物。肾不好的人，可以每周吃一次葱烧海参，将黑木耳和香菇配合在一起炒，或炖肉时放点板栗，都是补肾的好方法。

要想肾脏安，不能忽视下丹田

丹田在人体内有三处，两眉之间的印堂穴称为“上丹田”，这是炼神之所；在两乳之间的膻中穴称为“中丹田”，这是炼气之所；在脐下三寸的关元穴称为“下丹田”，这是炼精之所。历代中医都认为下丹田和人体生命活动的关系最为密切。它位于人体中心，是任脉、督脉、冲脉这三脉经气运行的起点，十二经脉也都是直接或间接通过丹田而输入本经，再转入本脏。下丹田是真气升降、开合的基地，也是男子藏精、女子养胎的地方。因此，可以说，下丹田是“性命之祖，生气之源，五脏六腑之本，十二经脉之根，阴阳之会，呼吸之门，水火交会之乡”。

人的元气发源于肾，藏于丹田，借三焦之道，周流全身，以推动五脏六腑的功能活动。人体的强弱，生死存亡，全赖丹田元气之盛衰。所以养生家都非常重视保养丹田元气。丹田元气充实旺盛，就可以调动人体潜力，使真气能在全身循环运行。意守丹田，就可以调节阴阳，沟通心肾，使真气充实畅通八脉，恢复先天之生理功能，促进身体的健康长寿。

另外，经常按摩丹田穴还可以增强人体的免疫功能，提高人体的抵抗力，从而达到强肾固本的目的，有利于延年益寿，具体方法是把两手搓热，然后在腹部下丹田处按摩 30 ~ 50 次即可。

女怕伤肾，女人也需治肾虚

每当人们说到肾虚，都会想到这是男人的专利，其实女性也容易出现肾虚。

“男怕伤肝，女怕伤肾”，女性一旦肾虚，很快就会出现精神疲惫、记忆力下降、月经紊乱、反应迟钝、腰酸腿软、皮肤干燥、面容枯槁、骨骼脆弱等症状。

女性跟男性比较，阳气较弱，如果工作与家庭的压力过大、饮食不注意预防寒凉，或是长期处在冷气设备的工作环境中，更容易患肾虚，致使过早衰老。肾虚一般多见于更年期女性，表现为失眠多梦、烦躁易怒、脱发、口干咽燥、黑眼圈与黄褐斑等“肾阴虚”的症状。

目前，有不少年轻女性也患上了肾虚，她们多属于“肾阳虚”，因脾阳虚所引起，表现为畏寒怕冷、食欲不振、消化不良、精神萎靡等，因为女性本身阳气相对较弱的生理特点，加上生活、工作压力大，精神长期处于紧张状态，造成女性的脾胃功能转弱，从而出现脾阳虚。

肾虚让女人不再健康美丽，要摆脱肾虚，需要做好三步工作。

第一步，辨肾虚之阴阳。中医治疗，讲究对症寻因。而临床上，肾虚又可以分为多种，以肾阳虚、肾阴虚、肾气虚和肾精虚比较多见。虽然同为虚症，可它们的症状表现却是各有不同。所以，必须先弄清楚各种肾虚之间的区别，选择合适的护肾方法。

第二步，为自己设计一套个人护肾办法。从日常生活开始，除了做到劳逸结合，均衡饮食，平时多参与休闲活动，减轻精神压力，释放不良情绪外，应当多做一些简单的按摩和体操，也能达到护肾健肾的功效。例如，经常活动腰部，可使腰部气血循环畅通，使肾气得到不断充养；自我按摩脚心，脚心的涌泉穴是浊气下降的地方，经常按摩涌泉穴，可益精补肾、强身健体、防止早衰。

第三步，对症进补。药补不如食补的道理人人都知道，可是面对各种各样的肾虚，又是各有各的补法，所以我们要对症进补。例如，肾阳虚时需补虾、虫草、羊肉、韭菜等；肾阴虚时需补银耳、羊乳、鳖肉、蚌肉、黑大豆、黑芝麻、樱桃、桑葚、山药、枸杞子等。

食疗方

1. 鹿茸枸杞猪腰子汤

材料：鹿茸 10 克，枸杞子 25 克，猪腰 2 个。

做法：去内膜，切碎，然后将猪腰放入锅中，加生姜小炒至熟，与鹿茸、枸杞子放入锅内隔水炖熟，调味即成（进食时可加半匙白酒）。

用法：每星期可食用一两次。

功效：补肾阳，适于因肾阳亏损而造成的头晕、耳鸣、疲倦无力、怕冷等。

2. 冬虫夏草淮山鸭汤

材料：虫草 15 克，淮山药 20 克，鸭 1 只。

做法：将鸭和虫草、淮山药放入锅内隔水炖熟，调味即可。

用法：每星期可食用一两次。

功效：滋阴补肾，适用于因肾阴不足而导致的失眠、耳鸣、腰膝酸痛、口干咽燥等。

第七章

精神内守，病安从来

——善养神的人最健康

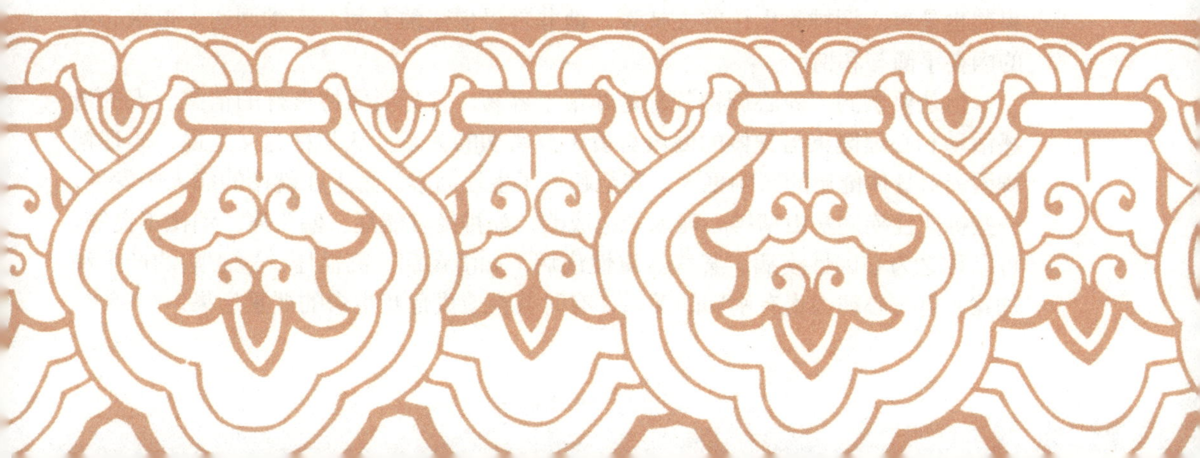

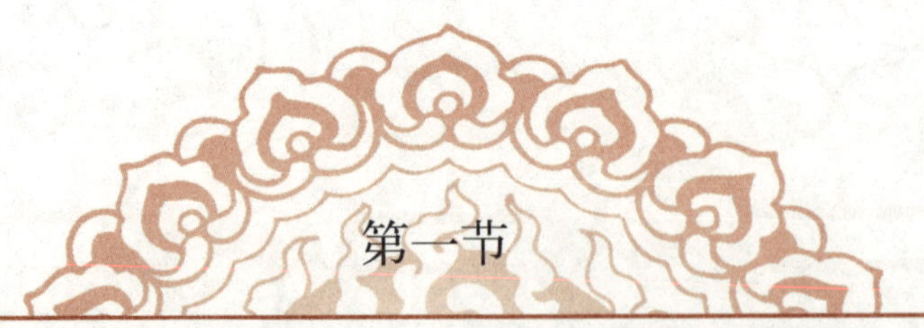

第一节

《黄帝内经》中的神养之道

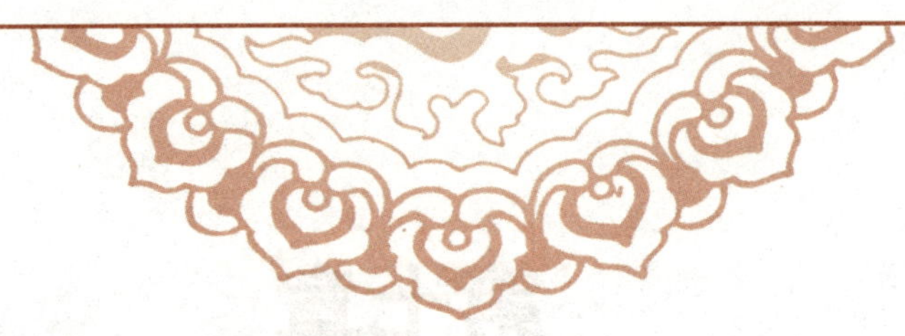

养生之道，养神先行

众所周知，吸烟有害健康，但是很多老人在谈到长寿之道的时候，着实让人感到惊讶和不解，因为有的老人几乎烟不离手，还是活到100多岁；还有，生命在于运动，有的老人却偏偏不爱运动也能高寿；还有嗜好喝酒的尤喜吃肉的、长期吃素的等，都有长寿的代表，于是很多人就郁闷了，到底哪种长寿之道是正确的呢？

其实，真正的长寿之道是《黄帝内经》中谈到的："恬淡虚无，真气从之，精神内守，病安从来。"也就是说，要学会掌控自己的身体和欲望。所谓欲望无止境，如果不懂得节制，迟早会被埋葬在欲望之火中。所以，掌控自己的身体和欲望才是长寿的不二法门。在生活中，我们很难看见哪个斤斤计较、心事重重、杂念丛生、心胸狭窄的人是能够长寿的。

在中医的养生之道中讲究"养心调神"，这与《黄帝内经》中的论述是一致的。扁鹊也是养心调神养生论的支持者，他非常提倡淡泊名利，不求闻达，追求心灵的内在平衡与和谐。

但是要做到"养心调神"却是非常不容易，首先要保持良好的情绪。人的情感活动和心理健康与身体的健康有着十分密切的关系。从某种意义上说，心理精神因素对身体健康的影响更大，甚至超过了生理因素。医生在就诊的病人中发现，一些机能性疾病是由精神心理因素造成的，如神经官能症、偏头痛、消化不良等，可以称之为心因性疾病。某些器质性疾病，如溃疡病、高血压、冠心病的产生和加重，也与心理因素有密切的关系，有时甚至造成危及生命的严重后果。

养神之要在养德

在调摄情志，倡导养生中，如何养性是古代养生家非常重视的一个问题。养性，又称养德，系专指道德修养的意思。

孔子强调："修身以道，修道以仁""大德必得其寿"，说明只有具备高尚道德修养的人，才能获得长寿。孟子发展了孔子的学说，对修身养性的具体内容作了补充和发挥。他提倡"不动心""寡欲""收心"，以达到养"浩然之气"的目的。

孙思邈在《千金要方·养性序》中指出："养性者，所以习以成性，性自为善……性既自善，内外百病皆不悉生，祸乱灾害亦无由作，此养生之大经也。"他认为，如果不能活到百岁的人，主要是不注重道德修养，"所习不纯正"所致。

美国哈佛大学曾做过有趣的实验：让学生们看一部反映妇女帮助病人、穷人的影片，看后立即收集学生的唾液进行分析，发现 A 种免疫球蛋白有所增加，抗呼吸道感染的免疫力提高。现代生理学研究证实，当人在充满信心和乐观时，大脑产生的大量内啡呔，使人轻松愉快，且促进血液循环，增进食欲，降低疲劳；内分泌系统活跃，分泌有益健康的酶、激素和神经递质等，使人达到最佳状态，促进健康。

同时，心理学家研究则表明，道德品质低劣的人名利熏心，遇事斤斤计较，总想算计别人，又怕别人报复，终日不得安宁，处在一种紧张、愤怒和沮丧的情绪之中。这种不良情绪，使机体内各系统功能失调，免疫力下降，容易患各种疾病。例如，嫉妒心理易导致神经、消化、内分泌系统紊乱和失调，产生失眠、心悸、心痛、头晕、食欲减退、疲乏无力等症状；自私、暴怒会使内分泌物中氧基皮质酮上升，导致高血压、心脏病；长期心理矛盾、焦虑不安，易患肿瘤和癌症等。

那么，注重养性，为什么会使人健康长寿呢？《黄帝内经》中解释说：一个人不谋私利，不患得患失，始终保持乐观的态度，机体内的生理活动就能始终按规律进行。如此则形体健壮，精神饱满，形与神俱，便能尽终其天年。养性，养德能养神，从而维护元气，使人长寿。因而，孔子的"仁者寿"是有很深医理在内的。

至于如何养性，概括起来有这样八个字：性善，仁礼，知足，忍让。《养老奉亲书》中说："百战百胜不如一忍，万言万当不如一默。"也有养生家说道：神强者长生，气强者易灭。谦和辞让，敬人持己，免除忧患，不使形神受伤，可以延年。

做人需要几分淡泊

一个老人在池塘种了一片莲花，莲花盛开的时候，惹来众人驻足，啧啧称赞。突然一夜狂风暴雨，第二天池塘里的莲花不再，留下一片狼藉，惨不忍睹。围观的人们纷纷感叹，无比惋惜。有好心人安慰老人，说老天不作美，没有体验到你种植的辛苦，你真是太可怜了。老人却宽心一笑，说：这没什么遗憾，更谈不上可怜，我种莲花是为了种植的乐趣，乐趣我早已得到，而莲花的衰败是迟早的，何必为此感伤呢？众人闻言无语。

的确，做人需要几分淡泊，只有如此才能豁达地面对人生的得失。说到淡泊，那是一种境界，是一种从容不迫的生活态度。有时候现实中的失去或者追求的目标因能力所限无法达到，并不能代表真的就没有获得或距离成功就真的很远，只要思想达到了，结果必然是一样的。坦然地面对生命中的荣辱、得失、进退其实是人生命中最为可贵的品格。大师说过，淡泊不是一种消极，而是一种主观，是一种积极向上的主观。我们所看到的世界，被我们渐染了内心的色彩，如果我们先把内心描绘得五彩缤纷、色彩斑斓，世界就是光明和美好的。

人生贵在淡泊，古往今来多少名士终其一生心中都在向往或是操守着淡泊的心境。"采菊东篱下，悠然见南山"，陶渊明算得上是个淡泊者；"一箪食，一瓢饮，不改其乐"，凭着淡泊，颜回成了千古安贫乐道的典范；钱钟书学富五车，闭门谢客，静心于书斋，潜心钻研，著书立说，留下旷世名篇；齐白石晚年谋求画风变革，闭门十载，破壁腾飞，终成国画巨擘。

拥有淡泊的人是幸福的，淡泊使人心更加宁静，更加自由，没有羁绊。淡泊是不慕名利，远离喧嚣和纠缠，走向超越。淡泊是在遭受挫折时仍有与花相悦的从容，淡泊是别人都忙于趋本逐利时仍然保持恬静。只有淡泊，才可以使你真正地享受人生，在努力中体验欢乐，在淡泊中充实自己。

淡泊的人生是一种享受，守住一份简朴，不再显山露水；认识生命的无常，时刻保持一种既不留恋过去，又不期待未来的心态。宠辱不惊，去留无意。走一程蓦然回首，你会发现，其实幸福离你只有一个转身的距离。淡泊人生，并非消极逃避，也非看破红尘，甘于沉沦。淡泊是一种境界，要做到真正的淡泊，没有极大的勇气、决心和毅力是做不到的。

拥有一份淡泊的心境，不是做现实主义的逃避者，而是在工作和学习之余，多一份清醒，多一份思考。在人的生命历程中，轰轰烈烈是暂时的，大部分的时间都在平淡中度过。只要怀有淡泊的心境和一生一世永不放弃的追求，就一定能获得生活馈赠的那份幸福和快乐、成功赋予的那份慰藉和乐趣。

一切随心而为，嬉笑怒骂皆自由才是生活的本意，亮化自我心灵，放眼悠悠天地，淡泊之心自然高远。

放下是一种自由和觉悟

我们都知道放下的好处，但要想真正做到放下，却不是一件容易的事情。"放下"是一种觉悟，更是一种自由。如果不懂得"放下"的艺术，我们就难免变得心胸狭隘。

两个和尚一道到山下化斋，途经一条小河，两个和尚正要过河，忽然看见一个妇人站在河边发愣，原来妇人不知河的深浅，不敢轻易过河。一个年纪比较大的和尚立刻上前去，把那个妇人背过了河。两个和尚继续赶路，可是在路上，那个年纪较大的和尚一直被另一个和尚抱怨，说作为一个出家人，怎么背个妇人过河，甚至又说了一些不好听的话。年纪较大的和尚一直沉默着，最后他对另一个和尚说："你之所以到现在还喋喋不休，是因为你一直都没有在心中放下这件事，而我在放下妇人之后，同时也把这件事放下了，所以才不会像你一样烦恼。"

其实，生活原本是有许多快乐的，只是我辈常常自生烦恼，"空添许多愁"。许多事业有成的人常常有这样的感慨：事业小有成就，但心里却空空的，好像拥有很多，又好像什么都没有。总是想成功后坐豪华游轮去环游世界，尽情享受一番。但真正成功了，仍然没有时间、没有心情去了却心愿，因为还有许多事情让人放不下……

对此，台湾作家吴淡如说得好："好像要到某种年纪，在拥有某些东西之后，你才能够悟到，你建构的人生像一栋华美的大厦，但只有硬件，里面水管失修，配备不足，墙壁剥落，又很难找出原因来整修，除非你把整栋房子拆掉，你又舍不得拆掉。那是一生的心血，拆掉了，所有的人会不知道你是谁，你也很可能会不知道自己是谁。"仔细咀嚼这段话其中的味道，我们不就是因为"舍不得"吗？

很多时候，我们舍不得放弃一个放弃了之后并不会失去什么的工作，舍不得放弃已经走出很远很远的种种往事，舍不得放弃对权力与金钱的角逐……于是，我们只能用生命作为代价，透支着健康与年华。但谁能算得出，在得到一些自己认为珍贵的东西时，有多少和生命休戚相关的美丽像沙子一样在指掌间溜走？而我们却很少去思忖：掌中所握的生命的沙子的数量是有限的，一旦失去，便再也捞不回来。

自在的快乐道是佛家所说的那种境界，"要眠即眠，要坐即坐"，如果一个人茶饭不宁，百种需求，千般计较，自然谈不上是真正的放下，又如何去感受快乐？

情绪宜疏不宜堵

不良情绪是破坏心理健康的常见原因，是健康的大敌。保持心理健康的一个重要手段就是及时排解不良情绪，把心中的不平、不满、不快、烦恼和愤恨统统及时倾泻出去。请记住，哪怕是一点小小的烦恼也不要放在心里。如果不把它发泄出来，它就会越积越多，乃至引起最后的总爆发，导致一些疾病的产生。

良好的情绪可以成为事业和生活的动力，而恶劣的情绪危机对身心健康产生极大的破坏作用。据医学界研究，对健康损害最大的情绪依次是抑郁、焦虑、急躁、孤立、压力等。长期持有这些消极情绪，很容易引起各种疾病，或使病情加重。

过平静、舒适的生活是人们的愿望，人人都希望生活中充满欢笑。然而事实上，人世间的一切事物不可能尽善尽美，皆遂人愿，"天有不测风云，人有旦夕祸福"，失败、挫折、矛盾、不幸，从不放过任何人，并对人们的精神状态产生各种影响。

古人云："忍泣目易衰，忍忧形易伤。"如果你在日常生活中遇到令人烦恼、怨恨、悲伤或愤怒的事情，而又强行将它压抑在自己的心里，就会影响你的身心健康。因为人的声调、表情、动作的变化、泪液的分泌等，可以为意志所控制，而心脏活动和血管、汗腺的变化，肠、胃、平滑肌的收缩等随着情绪而变化，不受人的主观意志控制。

因此，当人们遭遇负面生活事件并引起不良情绪时，千万不要强硬压制自己的感情，应当学会自我解除精神压抑。

怎样才能最有效地解除精神上的压抑呢？手段之一是发泄，即在不危害社会和他人，不影响家庭的情况下，发泄一下自己的情绪。可采用以下方法：

1. 一分为二法

在人生的历程中不可避免地会有挫折和失败，在遭遇挫折和打击时，要有坚强的意志和承受能力，要让自己的心理处于乐观、理智、积极的状态中，这样才能迅速走出情绪的"低谷"，以保持身体的健康。

困境和挫折，绝非人们所希望的，因为它们会给人带来心理上的压抑和焦虑。善于心理自救者，能把这种情绪升华为一种力量，引至对己、对人、对社会都有利的方向，在获得成功的满足时，清除心理压抑和焦虑，拥有积极的心理。古之文王、仲尼、屈原、左丘明、孙子、吕不韦、韩非、司马迁等，之所以为后世传颂，是因为他们在灾难性的心理困境中以升华拯救了自己，塑造了强者的形象。

2. 补偿法

人无完人，一个人在生活或心理上难免有某些缺陷，因而影响某一目标的实现。人会采取种种方法弥补这一不足，以减轻、消除心理上的困扰。这在心理学上称为补偿作用。一种补偿是以另一个目标来代替原来尝试失败的目标，如日本著名指挥家小泽征尔，原是专攻钢琴的。他手指摔伤后十指的灵敏度受到影响，曾一度十分苦恼。后来他毫不犹豫改学指挥而一举成名，从而摆脱心理困扰。另一种补偿是凭借新的努力，转弱为强，达到原来的目标，如希腊政治家狄塞西尼斯因发音微弱和轻度口吃，使他不能演讲，他下决心练习口才，把小卵石放在嘴里练习讲话，并面对着大海高声呼喊。最终，他成为世界闻名的大演说家。

3. 不满发泄法

当不良情绪来临时要疏导、分解，而不能抑制、阻塞。释放可以是发泄，可以是倾诉，可以是表达。发泄可以是身体运动式的发泄，也可以是言语上的发泄，但要通过适当的途径来排解和宣泄，不能伤到他人，无论是从语言上还是行为上。

据说，美国某任总统的办公室内设一个满装细沙的沙箱，用在必要时宣泄心中的怒气。这实在是明智之举，是智者和强者所为，因为这是陷入极度心理困境的即时性的最佳自救策略。

4. 回避法

当人们陷入心理困境时，最先也是最容易采取的便是回避法，躲开、不接触导致心理困扰的外部刺激。在心理困境中，人的大脑里往往形成一个较强的兴奋中心，回避了相关的外部刺激，可以使这个兴奋中心让位给其他刺激以引起新的兴奋中心。兴奋中心转移了，也就摆脱了心理困境。

5. 语言调节法

语言对情绪有重要的影响，当你悲伤、愤怒、焦虑不安时，可以朗读幽默的诗句，或颇有哲理性的格言，如“留得青山在，不怕没柴烧”“比上不足，比下有余”“难得糊涂”，或用“制怒”“忍”“冷静”等字句来自我提醒、自我安慰、自我解脱，以调节自己的情绪。

环境对情绪有重要的制约和调节作用。当情绪压抑的时候，到外面走一走，去逛逛公园，到野外散步、爬山、旅游，或到娱乐场所做做游戏，看看电影、戏曲、电视剧；如果口袋里没有足够的钱或者不想过度花钱，那么就穿上运动服跑步去吧！

学会善于取舍的智慧

人的内心就是这样，总是希望有所得，以为拥有的东西越多，自己就会越快乐。所以，这人之常情就迫使我们沿着追寻获得的路走下去。可是，有一天，我们忽然惊觉：我们忧郁、无聊、困惑、无奈……我们失去了一切的快乐，其实，我们之所以不快乐，是因为我们渴望拥有的东西太多了，欲望的负累让我们执迷在某个事物上了。

懂得放弃才有快乐，背着包袱走路总是很辛苦。中国历史上，“魏晋风度”常受到称颂，他们不同于佛、老子、孔子，但在人世的生活里，又有一分出世的心情，说到底，是一种不把心思凝结在一个死结上的心态。

我们在生活中，时刻都在取与舍中选择，我们又总是渴望着取，渴望着占有，常常忽略了舍，忽略了占有的反面：放弃。懂得了放弃的真意，也就理解了“失之东隅，收之桑榆”的妙谛。多一点中和的思想，静观万物，体会与世界一样博大的诗意，我们自然会懂得适时地有所放弃，这正是我们获得内心平衡，获得快乐的好方法。

每个人都有着不同的发展道路，面临着人生无数次的抉择。当机会接踵而来时，只有那些树立远大人生目标的人，才能做出正确的取舍，把握自己的命运。

树立了远大目标，面对人生的重大选择就有了明确的衡量准绳。孟子曰：“舍生取义。”这是他的选择标准，也是他人生的追求目标。

著名诗人李白曾有过“仰天大笑出门去，我辈岂是蓬蒿人”的名句，潇洒傲岸之中，透出自己建功立业的豪情壮志。凭借生花妙笔，他很快就名扬天下，荣登翰林学士这一古代文人梦寐以求的事业巅峰。

但是一段时间之后，他发现自己不过是替皇上点缀升平的御用文人。这时的李白就面临一个选择，是继续安享荣华富贵，还是走向江湖穷困潦倒呢。以自己的追求目标作衡量标准，李白毅然选择了“安能摧眉折腰事权贵，使我不得开心颜”，弃官而去。

一些看似无谓的选择，其实是奠定我们一生重大抉择的基础，古人云：“不积跬步，无以至千里；不积小流，无以成江海。”无论多么远大的理想、伟大的事业，都必须从小处做起，从平凡处做起，所以对于看似琐碎的选择，也要慎重对待，考虑选择的结果是否有益于自己树立的远大目标。

很多人觉得学习之余暂时放松一下不会影响什么，确实，劳逸结合对学习来说是十分必要的。但是，学习任务没有完成而去玩游戏，明天就要考试今天却去郊游而不复习，这样的选择多了，就会陷入享乐的诱惑不能自拔，进取心就会逐步丧失。当今，一些中小学生痴迷打电子游戏，从旷课发展至逃学，甚至夜不归宿，有的还陷入犯罪的深渊。他们当初面临选择学习还是玩游戏时，也认为自己只是暂时放松一下，但几次之后，便已失去了自己树立的远大目标，身陷迷途。就高考而言，大学系统教育是我们实现自己人生目标的必要辅助手段，用游戏时间或郊游等休闲时间投入学习，是为了实现上大学的近期目标，放弃自己的一些爱好是值得的，暂时的代价也就有了付出的充分理由。

有这样一则故事：一只老鹰被人锁着。它见到一只小鸟唱着歌儿从它身旁掠过，想到自己却……于是它用尽全身的力量，挣脱了锁链，可它也挣折了自己的翅膀。它用折断的翅膀飞翔着，没飞几步，它那血淋淋的身躯还是不得不栽落在地上。

老鹰向往小鸟的自由，挣脱了锁链，却牺牲了自己的翅膀。自由的代价原来是牺牲自己的翅膀，也牺牲了自由。

自由和锁链本来就是孪生兄弟。自由是人生最佳境界，提起自由，人们无不为之悠悠神往。然而在现实生活当中，自由似乎都被锁链拴扣着。“鹰击长空，鱼翔浅底”这都是真的吗？就让自己活在梦境当中，当它是真的吧，可长空的老鹰挣脱有形的锁链之后，却不知自己又被内心的欲望这条无形的锁链锁着。当它饥了、渴了，回到的还是那高张的罗网之旁。

有句俗话：“成人不自在，自在不成人。”一个人，一生一世，辛劳奔波为了什么，还不是为自己选择一条锁链吗？古人云：“祸兮福之所倚，福兮祸之所伏。”当你名利双收之际，也就招来了双重的捆绑，戴上了双重的锁链。这就是自己的代价。所以一个人应该学会——放弃自由。

古时有位高人在给慕名前来学习的人第一次讲道理时，他先拿了一满杯黑颜色的水，然后再往这杯子里倒清水。杯里的水不断外溢，而杯中水仍有黑颜色混在其中。这时，那高人对求学者说：“要想得到一杯清水，必先倒掉脏水，洗净杯子，学习也是如此。”

有追求必有所放弃，学习也是如此。要在学业上取得更大的进步，就需要不断抛弃陈旧的观念，更新知识，不断调整改变思维方式。法国生理学家贝尔纳说：“构成我们学习上最大障碍的是已知的东西，而不是未知的东西。”爱因斯坦也说过：“我不久学会了识别那些导致深邃知识的东西，而把其他许多只是充塞耳目、会转移主要目标的东西撇下不管。”

放弃，对每一个人来说，都有一个痛苦的过程，因为放弃意味着永远不再拥有，但是，不会放弃，想拥有一切，最终你将一无所有，这是生命的无奈之处。如果你不放弃眼光的热烈，就无法享受花前月下的温馨……生活给予我们每个人的都是一座丰富的宝库，但你必须学会放弃，选择适合你自己应该拥有的，否则，生命将难以承受！

为而不争，其乐无穷

——跟老子学养神

人们为了实现各种人生目的，无不承受着巨大的心理压力，有的是为了最基本的生存，有的是为了获取高额的利润，有的是为了争取一定的社会地位和名誉，有的是为了权力，等等。为了一己私利，不择手段，相互争斗，结果酿出了不少悲剧。

在一个充满竞争的社会中，人们看重结果而忽略过程，以成败论英雄。尤其是青少年渴望成为强者，害怕失败。一些人做事过分强求，不从自己的实际出发，一味追求成功，总是强求硬干、强作妄为，结果患了神经症。越来越多的青少年感到身心疲惫，精力不足，心情焦躁，思想不集中，健忘。

老子认为，人类的一切罪恶、一切痛苦，无不起源于人与人的相互争斗。如何才能使人们从竞争的痛苦烦恼中解脱出来呢？他主张“守柔处弱”“为而不争”。

老子从自然现象觉察到，柔弱是事物拥有无穷生命力的象征，而刚强的事物则往往丧失了生机而逐渐走向死亡；树木小时柔软细弱，但有柔韧性，不易被风吹断，树大招风容易折断；强兵骄横轻敌反而容易兵败。

刚强者正因为其刚强，所以必然成为众人的眼中之钉、肉中之刺，从而遭到众人的非议、毁谤、嫉妒、攻击和陷害。而柔弱者处于卑下的地位，不会引人注意，可以避开世俗的各种是非、争吵和纠纷，过着安静怡然的生活。历史上的不少刚强者想出人头地称雄天下，结果英年早逝；柔弱者因力量弱小，遇事不先，结果延年益寿。

“天下莫柔弱于水，而攻坚强者莫之能胜，以其无以易之。弱之胜强，柔之胜刚，天下莫不知，莫能行。”（《道德经·七十八章》）天下最柔弱的就是水，它在圆而圆，在方而方，但它却能够滴穿金石，摧毁刚强。人人都知道柔弱胜刚强的道理，却没有人去实行，反而都想守刚处强，不甘示弱。如何以柔弱胜刚强呢？

老子认为，最好的人就像水一样：水滋润万物而不同万物相争，处在人人都厌恶的低下地方，所以水与道最接近。立身处世就要像水那样安于卑下，甘于居后，心胸保持深沉，待人仁慈，做事随顺天时。老子忍辱负重的处世哲学，对于社会中的弱势群体是一种安慰。

人生是一场戴着镣铐的舞蹈，怎样才能在黑夜中学会仰望日月星辰呢？英国伟大的思想家培根告诉我们：“快乐在任何时候、任何地方，都是一种支撑我们活得自在的心灵能量。”的确，自在是人生快乐的法宝，在人生的过程中，如果你能够使自己保持悠然的心境，然后全力以赴地做每一件事，那么不论遇到任何困难，你都可以战胜它。

养神四字箴言

——慈、俭、和、静

清代著名养生家李度远深明养身养心之道，遵循养神四字箴言——慈、俭、和、静，获得了高寿。

“慈”就是心底慈善。李氏说：“盖人心能慈，即不害物、不损人。慈祥之气，养其天和也。”以慈善仁德为本，是历代养生家所倡导的。李氏把“慈”字摆在四字之首，把仁德作为立身之本。他常说：“无名利之系其心，无机械之乱其神，浑然天真，如葛天之民，故可延年也。”就是说，只要心存仁慈，不看重名利、不钻营、保持天真的情趣，就能延年益寿。

关于“俭”，李氏倡导这样的生活方式：俭于饮食则养脾胃，俭于嗜欲则聚精神，俭于言语则养气息，俭于交游则洁身寡过，俭于酒色则清心寡欲，俭于思虑则蠲除烦恼。凡事省得一分，即受一分之益。就是说，饮食简单就可以减轻脾胃的负担，欲望简单就可以精神清明，少说话则可以养住气息，人际关系简单可以洁身自好，少沾酒色就可以清心寡欲，少思虑就可以免除烦恼，凡事省一分，就会受益一分。李氏认为：山野之人之所以比城市的人长寿，就是因为山野之人的作息比较有规律，没有太多的名利之心，没有什么机械的扰乱，本性天真，如葛天之民，所以可以长寿。而城市人的生活却几乎相反，内心没有片刻宁静，精神没有片刻安宁，又怎么能长寿呢？李氏把不同生活方式导致的不同结果讲得非常明白。

至于“和”，君臣和则国家兴旺，父子和则家宅安乐，兄弟和则手足提携，夫妇和则闺房静好，朋友和则互相维护，因此，和气致祥，对身体也是很有好处的。

“静”，指身不可过劳，心不可轻动也。中医学认为，人体内元气是生命之源，“静”可以很好地培养元气，适当活动，能使元气很好地循环，有利于养生。李氏为了修身养性，就每天坚持静坐练功，还抽出一定时间操练拳术，既培养了元气又让元气得以很好地循环。

细读这长寿四字箴言，我们似乎可以感受到佛家的淡定与从容，其实生活的本质就应该是这样，以仁德为本，简单生活，清心寡欲，和谐共存；宁静致远，做到这些，长寿就成为非常自然的事情。但是，面对花花世界的诱惑和生存竞争的压力，又有几个人能达到这种境界呢？

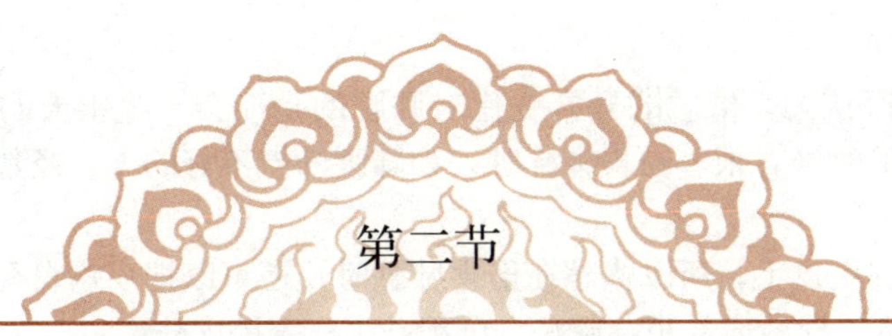

第二节

七情伤人甚六淫

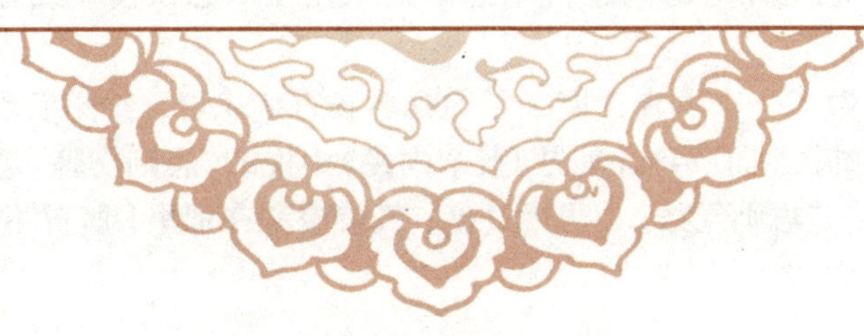

七情与人体五脏六腑的关系

人非草木，孰能无情？人在认识周围事物或与他人接触的过程中，对任何人、任何事、任何物，都不是无动于衷、冷酷无情的，而总是表现出某种相应的情感，如高兴或悲伤、喜爱或厌恶、愉快或忧愁、振奋或恐惧等。喜、怒、忧、思、悲、恐、惊七种情感称之为“七情”，在正常范围内，七情的变化对健康影响不大，也不会引起什么病变。但是，一旦因内外刺激而引起七情太过，则能导致人得多种疾病。

1. 喜伤心

按理说七种情绪里面喜是一种好的情绪，怎么会伤心呢？这里的喜其实说的是大喜，是指过分的高兴、兴奋，因此欢喜过分就会损伤心气。因为“喜则气缓”，大喜之后这个气就缓，就是涣散开来的意思。太高兴、太兴奋，气往往就会散掉，而产生喜笑不休、心悸、失眠等症，严重的甚至会发疯。

2. 怒伤肝

中医认为，怒伤肝，怒气直接影响着肝。这是因为发怒的时候，气是往上冲的。大家可能都有这样的感觉，如果遇到一些非常愤怒的事情，就会觉得血往上涌。因此，有心脑血管方面疾病的人就一定要注意，千万不要发怒。因为怒的时候，气血往上冲，就会导致一些不良的后果。《黄帝内经》上讲，肝脏是藏血的，发怒的时候直接影响到肝脏，肝血、气血往上冲往上涌，这时人非常危险，有的人甚至会发生脑出血。

3. 忧伤肺

传统中医认为，情志的异常变化对肺脏的功能会产生很大的影响，特别是人们在忧伤的时候，很容易损害肺脏，如肺脏功能不好的人，经常会莫名其妙地想哭。

另外，肺主皮毛，所以忧愁在伤害肺脏时，还可以把疾病表现在皮肤上，如经常忧伤的人，比较容易患荨麻疹、斑秃、牛皮癣等皮肤疾病。

4. 思伤脾

《黄帝内经》说："思则伤脾。"是指思虑过度会影响到脾脏。如果一个人多愁善感，老是在考虑问题，考虑得太多往往不思饮食，或者饮食不和，则会影响到脾胃。

曾经有人做了一个调查，调查了500名肠胃病患者，结果发现因情绪不好、思虑过度得病的占到了74%，足见《黄帝内经》中说的"思则伤脾"是有道理的。《黄帝内经》还说："思则气结。"思虑过度，气就瘀积在那里，脾胃不能把它运化走，所以就容易得病。

5. 恐、惊伤肾

中医认为，肾脏是人们表达惊恐之志的主要脏器。惊恐是人对外界突发刺激的应激反应。人在受到剧烈惊恐之时，会出现大小便失禁，这与肾主前后二阴、肾主两便的功能相符。人受到惊吓后，会突然昏厥，不省人事，这与肾藏精、生髓充脑有关系。惊恐在正常情况下对机体是有一定益处的，可以引起警觉，避免机体遭到危害，惊恐过度会耗伤肾气，使得肾气下陷，二便失禁，遗精滑泄，严重的惊恐，还会导致人的死亡。

因此，情志和身体是直接相关的。当身体出现问题时情志会出现相应变化，而情志所致的疾病也用调养身体的办法来治疗。如果一个人每天都把情志调到最佳状态，那么疾病自然也就不敢"进犯"了。

无病生疑，疑病生

关注自己的身体状况本来是件好事，然而凡事都要谨防"过犹不及"，有些人过分关注自己的身体状况，哪里有点不舒服就怀疑自己是不是得了什么"不治之症"，到医院去检查，各项指标都正常。比如有一个人从一份医学杂志上看到肝炎可以遗传，吓得脸色立刻就变了。原来他父亲患有肝病，他觉得自己也有了这种病，到医院检查，却发现什么病都没有。

曾听一位医生朋友讲过这样一个故事：有个人来找他，说自己胃胀，甚至感到胃蠕动变慢，食物通过都有困难了，他肯定地对医生说："我得了胃癌。"经过检查，医生发现他只是有点消化不良，问他为什么凭空说自己得了胃癌，他说书上就这样写的，越看越觉得自己得了这种病。

这就是疑病症，这种病的患者会因自己体内的某些轻微不适而表现出高度紧张和担心，并努力寻找引起这种不适的原因。另外，这些人诉说的症状分散而多样化，涉及身体的不同部位，而且诉说的症状明确、细致。比如第二个例子中那个人竟然能感觉到胃的蠕动，事实上，人是根本感觉不到胃蠕动的。

凡患疑病症的人，基本上都有敏感、多疑，以及主观、固执的性格特点，加上缺乏医学知识，又总是断章取义地去运用医学知识，在自我暗示的作用下，产生错觉。有的人虽然身体有点小毛病，但看得过于严重，整日忧心忡忡，也可能引发疑病心理。

当一个人产生了疑病心理或患有疑病症的时候，就会陷入无尽的烦恼中，不仅损害身心健康，还会因为无病乱投医而给自己增加经济负担。因此，有疑病心理的人一定要努力使自己相信医生和科学诊断，这样将有助于疑病心理弱化甚至消失。

要消除疑病心理，关键在于保持乐观向上的情绪状态，打消对疾病的恐惧。“心病还须心药治。”如果医生说的和医院检查的结果都不能让你相信没病，那么就应该去找心理医生聊聊天，只有从心理上解决了问题，才能从根本上摆脱身体“疾病”的困扰。

有疑病心理的人，要多与朋友及亲人交流，见多识广才能心胸宽广，最好能多学一些医学知识，而不是断章取义地用在自己身上，这才是解决问题的根本之道。

喜伤心，猝死往往由于乐极生悲

旧时有所谓“四喜”：久旱逢甘露，他乡遇故知。洞房花烛夜，金榜题名时。这种突然的狂喜，可导致“气缓”，即心气涣散，血运无力而瘀滞，便出现心悸、心痛、失眠、健忘等一类病症。成语“得意忘形”，即说明由于大喜而神不藏，不能控制形体活动。清代医学家喻昌写的《寓意草》里记载了这样一个案例：“昔有新贵人，马上扬扬得意，未及回寓，一笑而逝。”《岳飞传》中牛皋因打败了金兀术，兴奋过度，大笑三声，气不得续，当即倒地身亡。这样的“悲惨喜剧”在当今也屡有发生。

大喜、狂喜不利于健康。过度兴奋，常常把人推向绝境。而且，对于时常经受巨大压力的人来说，过度兴奋比过度悲恸离“绝境”更近！这是为什么呢？

人的心理承受能力，同人的生理免疫能力有相似之处。经常出现的巨大压力，如同经常性的病菌入侵，使心理的抗御力如同人体里的白细胞那样经常处于备战与迎战的活跃状态，故心理虽受压抑但仍能保持正常生存的状态，不至于一下子崩溃。

过度兴奋则不同，对于心理经常承受巨压的人来说，与形成既久的被压抑的心理反差是那么的巨大，使心理状态犹如从高压舱一下子获得减压，难免引起灾难性后果。那些挣扎太久、立即要达到竞争优势终点的人，经过多年奋争、屡屡遭难而终于昏厥在领奖台上的人，那些企盼到极并达到最终目标而变得疯癫的人，那些负重多年不得解脱而一旦获得解脱竟不能正常生活的人……都是从过度兴奋这条道路走向绝境的。

为了防范上述悲剧的发生，防止过度兴奋，同防止过分悲恸同等重要。这就要求我们学会释放心理压力。为了释放心中的狂喜，可以借助于山川的明媚、朋友的温情乃至心灵自设的“拳击台”，有些心理承受能力较差而智慧高超的人，或者由于体质虚弱而一时无法调和心理巨变因素的人，常常使用保守的方式来应对突降的幸运所可能引发的过度兴奋。这不失为一种明智之举。

怒伤肝，生气是慢性自杀的导火索

现代人都知道气大会伤身，而且我们的老祖宗很早就明白生气是最原始的疾病根源之一，不但浪费身体的血气能量，更是人体患各种疾病的原因所在。在《黄帝内经》中，就有相关记载：“夫百病之所始生者，必起于燥湿寒暑风雨，阴阳喜怒，饮食起居。”

长期生气会在人的身上留下痕迹，从外表就能看出来，比如一个人长期脾气火暴，经常处于发怒状态，那他多数会秃顶。头顶中线拱起形成尖顶的头形者是生气比较严重的，而额头两侧形成双尖的“M”字形的微秃者，也是脾气急躁的典型。

生气为什么会造成秃顶呢？中医认为，人发脾气时，气会往上冲，直冲头顶，所以会造成头顶发热，久而久之就会形成秃顶。严重的暴怒，有时会造成肝内出血，更严重的还有可能会吐血，吐出来的是肝里的血，程度轻一点的，则出血留在肝内，一段时间就形成血瘤。这些听起来虽然可怕，但千真万确。

有些人经常生闷气，这会使得气在胸腹腔中形成中医所谓“横逆”的气滞。生闷气的妇女会增加患小叶增生和乳癌的概率。

还有一种人经常处于内心憋着一股窝囊气的状态，他们外表修养很好，在别人眼里从来都是好脾气的人，但心里经常处于生气或着急的状态。这容易造成十二指肠溃疡或胃溃疡，严重的会造成胃出血。这样的人，额头特别高，而且额头上方往往呈半圆形的前秃。

有些人经常感觉腹部胀痛，很多情况下以为是肠胃的原因，其实是因为其气血较差，一生气，气就会往下沉造成的。

中医认为，怒伤肝，肝伤了更容易生气，而生气会造成肝热，肝热又会让人很容易生气。两者会互为因果而形成恶性循环。因此，不要长期透支体力，要注意调养血气，这样才能使人的脾气变得比较平和。

身体虚弱的病人，有时候一生气就会有生命危险。例如，痰比较多的病人，一生气就会使痰上涌，造成严重的气喘，很容易窒息死亡。

由此可见，生气会使身体出现许多问题。因此，日常生活中一定不要生气。所谓的不生气并不是把气闷住，而是修养身心，开阔心胸，使得面对人生不如意时，能有更宽广的心胸包容他人的过错，根本没有生气的念头。如果生活或工作的环境让人无法不生气，那么可以考虑换个环境。

如果实在无法控制生气，那么如何在生气后将伤害降到最低呢？最简单的方法，就是生了气后，立刻按摩脚背上的太冲穴（在足背第1、2跖骨结合部之前凹陷中），可以让上升的肝气往下疏泄，这时这个穴位会很痛，必须反复按摩，直到这个穴位不再疼痛为止。或者吃些可以疏泄肝气的食物，如陈皮、山药等，也很有帮助。最简单的消气办法则是用热水泡脚，水温控制在40℃～42℃，泡的时间则因人而异，最好泡到肩背出汗。

把心胸打开，想想人生里有什么事值得你大动肝火地生气呢？生气就是用别人的过错惩罚自己，这是多么愚蠢的行为啊！有些人因为生气而把命都丢了，比如《三国演义》中的那个周瑜，与其说他是气死的，还不如说他是“笨”死的。因此，就算有天大的让你恼火的事，为了健康，也请用海洋一样广阔的心胸去消灭心中的怒火。

思伤脾，思念让生命不堪重负

“红豆生南国，春来发几枝。愿君多采撷，此物最相思。”从古到今，相思困扰过多少人！然而，很少有人想过这会不会是一种病。

造物主总喜欢捉弄人，使一厢情愿的事经常发生。于是，就有了相思的另一种形式——单相思。哪个少女不怀春，哪个少男不钟情？单相思一般都是正常的，但也有一些“单恋”过了头，结果变成了病态。

北宋哲宗绍圣年间，刚正不阿、直言敢谏的苏轼被贬到今惠州市的白鹤峰，他买田地数亩，盖草屋几间。白天，他在草屋旁开荒种田；晚上，就在油灯下读书或吟诗造句。

每当夜幕降临之时，便有一位妙龄女子悄悄来到苏轼窗前，偷听他吟诗作赋，常常站到更深夜静，露水打湿鞋袜。苏轼很快发现了这位不速之客。一天晚上，正当少女偷偷到来之时，苏轼轻轻推开窗户，想和她交谈。谁知，窗子一开，少女像一只受惊的小鸟，撒腿便跑，消失在夜幕之中。

白鹤峰一带没有几户人家，没多久苏轼便了解到这位少女是此地温都监的女儿，名叫超超，年方二八，生得清雅俊秀，知书达理，尤爱苏学士的诗歌词赋，常常手不释卷，如醉如痴。她打定主意，非苏学士这样的才子不嫁。自从苏轼被贬至惠州之后，她一直寻找机会与苏学士见面。因此便借着夜幕的掩护，不顾风冷霜凄，站在窗外听苏学士吟诗，在她看来，这是莫大的享受。

苏轼十分感动，他暗想："我苏轼何德何能，让才女如此青睐。"他打定主意，要成全这位才貌双全的都监之女。苏轼认识一位王姓读书人，生得风流倜傥，饱读诗书，抱负不凡。苏轼便为两人牵了红线，温都监父女都非常高兴。从此，温超超闭门读书，或者做做女红针线，静候佳音。

谁知，祸从天降。正当苏轼一家人在惠州初步安顿下来时，哲宗又下圣旨，再贬苏轼为琼州别驾昌化军安置。琼州远在海南，"冬无炭，夏无寒泉"，是一块荒僻的不毛之地。衙役们催得急，苏轼只得把家属留在惠州，只身带着幼子苏过动身赴琼州。全家人送到江边，洒泪而别。苏轼想到自己这一去生还的机会极小，也不禁悲从中来。

苏轼突然被贬海南，对温超超简直是晴天霹雳。她觉得自己不仅坐失一门好姻缘，还永远失去了与苏学士往来的机会。从此她变得痴痴呆呆、郁郁寡欢，常常一个人跑到苏学士在白鹤峰的旧屋前一站就是半天。渐渐地，茶不思、饭不想，终于一病不起。临终时，她还让家人去白鹤峰看看苏学士回来没有，最终带着无限的遗憾离开了这个世界。家人遵照她的遗嘱，把她安葬在白鹤峰前一个沙丘旁，坟头向着海南，她希望自己死了，灵魂能看到苏学士从海南归来。

三年后，徽宗继位，大赦天下，苏轼才得以回到内地。苏轼再回惠州时，温超超的坟墓已长满了野草。站在超超墓前，苏轼百感交集，潸然泪下，他恨自己未能满足超超的心愿。他满怀愧疚，吟出一首词来：

缺月挂疏桐，漏断人初静。谁见幽人独往来，缥缈孤鸿影。

惊起却回头，有恨无人省。拣尽寒枝不肯栖，寂寞沙洲冷。

遇到一个很有魅力、令自己魂牵梦萦的人，是毕生的安慰，然而，得不到他，却是毕生的遗憾。除却巫山不是云，没有人比他更好，可是，他却永远不能属于自己，难道唯有抱着对他的记忆过一生吗？

俗话说："男大当婚，女大当嫁。"相思实属人之常情。失恋的青年男女因相思而心情不佳、郁郁寡欢、沉默、注意力不集中、失眠、食量减少、消瘦，并不足为奇。这不会影响日常生活和工作，而且持续时间一般较短。随着时间的推移，痛苦会逐渐减少，或者有了新的恋爱对象，注意力发生转移，心理反应也就渐趋消失。但是，也有少数人情况会变得严重而发展成心理障碍，表现为情绪抑郁、言语减少、连续失眠、食欲丧失、消极厌世、兴趣消失，有的则表现为喜怒无常、激动、失去自我控制能力。这种心理障碍被称为反应性抑郁症，影响生活、学习和工作，且持续时间较长，危害性极大。

对于过度思虑的人来说，无休止的思考好似积攒在心头的"赘肉"，无法搬运、无处转移。你知道吗？我们的心灵也需要减肥，否则它会不堪重负。心灵减肥的过程其实是一个"放心"的过程，过度思恋，相当于你一不小心误入了思虑的泥沼，这时候，你最好赶快掉头往回跑，做一些轻松愉快的事情来分散自己的注意力，如读小说、听音乐、看电影、吃零食、与朋友聊天等。不要钻牛角尖，切忌陷入思维定式，要学一点"没心没肺"，给点阳光就灿烂。

忧伤肺，警惕“心灵感冒”夺性命

随着生活、工作压力的不断膨胀，“忧郁”变成了一个时尚词汇，一种流行习惯。作为现代人的“精神杀手”，世界卫生组织将忧郁症与癌症并列为21世纪最需要预防的疾病之一。

忧郁症是一种都市高发的情绪障碍，有人称其为“心灵感冒”，是每个人都可能面对的情绪风暴。

忧郁症是以情绪低落、悲伤、失望、活动能力减退及思维、认知功能迟缓为主要特征的一类情绪障碍。它是一种“全身性”疾病，可能威胁到患者的生命，尤其在病情严重时，其死亡率可高达30%。目前，全球每年用于忧郁症的医疗费约为600亿美元。

一些常见的忧郁症状如下：

(1) 情绪低落和沮丧，甚至无法再多忍受一刻这种感觉，每天早晨及上午最明显。

(2) 悲观、失望、愧疚、无助感、无望感、感觉自我一无是处、憎恨自己、责备自己，甚至脑海中不断涌现出想处罚及伤害自己的冲动念头。

(3) 哭泣、易怒、烦躁不安、犹豫不决、无法集中心思做事、头脑不清，对平常能引起快乐的事物全变得提不起劲儿来。

(4) 无法一觉安眠到天亮，整天疲累在床、睡眠过多、噩梦连连。

(5) 食欲改变，不是降低就是极端怕饿，体重下降，胃肠不适或便秘、头痛、头晕、胸闷、心悸、频冒冷汗、肢体沉重，加上失去性欲或是月经失调。

(6) 强迫性地一再想到“死亡”，自杀或活不下去的念头挥之不去！

若以上描述的答案是“是”，项目愈多则忧郁指数愈高，且若症状持续的时间愈长，愈有可能患有忧郁症。

当你的忧郁反复发作时，应该检讨一下你的生活和人生目标，然后听从自己的内心做出调整。不要讳疾忌医，及时、坦率地和心理医生谈论自己的病情。如果被医生确诊为忧郁症，随后就应该在医生指导下进行心理治疗或者开始服用抗忧郁剂。

心病还须从心治。安排聚会，一周至少3天与朋友共餐。学唱歌或上舞蹈课。亲近大自然，尽量外出，不要待在家里。森林浴、海边漫步、爬山或踏青，都能使你放松心情。与陌生人对话，多去热闹的地方，在闹市中感受人潮的涌动。

恐伤肾，恐惧瞬间摧毁健康防线

恐惧是一种对人影响最大的情绪，几乎渗透到人们生活的每个角落，每个人都有惧怕的事情或者情景，而且不少事物或情景是人们普遍惧怕的，如雷电、火灾、地震、生病、高考、失恋等。现实生活中，我们可以看到有的人的恐惧心理异于正常人。这种无缘无故的与事物或情景极不相称、极不合理的异常心理状态，就是恐惧心理。它是一种不健康的心理，严重的即是恐惧症。

民间有这样的传说：有一个财主用箱子做枕头，把地契、银票、财宝全放进箱子，片刻不离。一天晚上失火了，他一骨碌爬起，抱起夜壶冲出大门，在一棵树下坐定，看着熊熊烈火，摸着夜壶，脑子里盘算着重建新庄园。家人看他这样，问他怎么不救火。他说："这座先祖留下来的破庄园，我早就想拆掉它，又下不了手，现在老天替我下了决心，我正盘算着建新庄园呢。"家人问他钱呢？他拍拍夜壶说："有这个，什么都有了。"当家人指着那个不值钱的夜壶时，他定神一看，大惊失色，头一仰，身一倒，一命呜呼。

恐惧是人们企图摆脱、逃避某种危险情境而又苦于无助的情绪，它往往是缺少处理或摆脱可怕情境的力量和知识造成的。人们在恐惧状态下，精神和身体如同被冻结了一般，不能听任意识的调用。

因为恐惧是一种企图摆脱困难而苦于无力的情绪，所以一旦寻得摆脱的途径，就会迸发出巨大的力量。《三国演义》中刘备跃马过檀溪；《史记》中李广误石为虎而射之等，皆出于此种情绪状态。从人类历史上可以看出，大凡宣传鼓动、号召动员，都出自恐惧心理。秦末陈胜、吴广起义就是在"失期，法皆斩"的威胁下爆发的。

当一个人处于恐惧的情绪下，往往会出现血管收缩忽急忽缓、战栗、心脏猛跳、脸色变白、心脏以外各处皆呈血亏现象，俗谓"胆战心惊""腿灌了铅"。如果刺激过强，可导致风瘫，严重者则会休克。

其实，心理的恐惧对老年人的健康损害更大。老年人长时间忧愁、烦闷、不安会加快自身的衰老和死亡速度，而且为整个家庭投下不和谐的阴影，影响家人的生活。

因急性肺炎，65 岁的老王住院治疗了一段时间，但出院后总感觉肺部隐痛，于是怀疑自己得了不治之症。尽管家人一再告诉说他得的只是普通肺炎，静养一段时间就可痊愈，但他认为是家人故意隐瞒病情，整日焦虑不安、忧心忡忡，肺部不适症状也因此越来越严重。

吴老太 68 岁，本来生活得好好的，可最近由于哥哥患肝炎去世而惧怕肝炎到了惶惶不可终日的程度。她手不敢碰墙，见到痰盂、桌椅等就绕开走；怕邻居来串门，邻居走后，她都要用消毒液擦洗人家坐过、碰过的地方。

专家透露，目前死亡的肿瘤病人有三成是被活活"吓"死的。而 70% ~ 80% 的肿瘤病人（其中老年人比例最大）有心理障碍，主要表现为抑郁、焦虑、烦躁、恐惧等。老年人要想健康长寿，应顺其自然，正确看待死亡，不可自寻烦恼，胡乱猜疑。

恐惧情绪不仅危害人体健康，还影响我们的办事效率，比如，在运动场上，运动员越是害怕成绩不好，就越可能出现失误；在考场上，考生越是怕考不好被人耻笑或被父母训斥、打骂，便越是思维迟钝、束手无策。

恐惧情绪不利于事业发展和身心健康，那一个人是不是不需要任何恐惧呢？不！适度的恐惧是必需的，如果一个人失去了恐惧情绪，那他就可以随心所欲、胆大妄为、无法无天。这种有恃无恐的心理，是一切罪恶的根由。

据心理学家研究，所谓“初生牛犊不怕虎”，婴儿除了失去拥抱和很大的响声之外，别无他惧。人们的许多恐惧心理都是后天习得的，所以也是可以克服的。

有恐惧症的人只要下定决心，不断学习科学知识，调整心态，勇于实践，就一定可以消除心中的恐惧感。

嫉妒之火会让你烧毁自身健康

嫉妒是一种损人损己的病态心理，严重影响嫉妒者的身心健康，嫉妒是许多悲剧的根源，下面这样的故事在日常生活中屡见不鲜。

A与B是某艺术院校大三的学生，同在一个宿舍生活。入学不久，两个人就成了形影不离的好朋友。A活泼开朗，B性格内向，沉默寡言。B逐渐觉得自己像一只丑小鸭，而A像一位美丽的公主，心里很不是滋味。她认为A处处都比自己强，把风头占尽，时常以冷眼对A。大学三年级，A参加了学院组织的服装设计大赛，并得了一等奖，B得知这一消息先是痛不欲生，然后妒火中烧，趁A不在宿舍之机将A的参赛作品撕成碎片，扔在她的床上。A发现后，不知道怎样对待B，更想不通为什么自己要遭受这样的对待。

在这个故事中，B的嫉妒心理已经很明显，嫉妒就是对别人在品德、才华、成就、名声等方面超过自己时产生的一种莫名其妙的不满心理，甚至引起强烈的怨恨情绪和不正当行为。

我们通常说的“眼红”“怨恨”“醋心”等，都属于嫉妒情绪。好嫉妒者在明枪暗箭伤人之时，自己也陷入不能自拔的烦恼之中，甚至引起某些疾病，朝思暮想、神不守舍，使大脑皮质功能失调，人体器官功能低下，因而造成血压不稳、呼吸与心率减慢、情绪低落、办事效率低等现象。持续下去将击溃人体保护阈限，使人陷入心理危机之中，出现心悸、失眠、头痛、头晕、食欲下降等症状。如不积极进行改正，可能诱发某些精神疾病或导致神经性呕吐、胃溃疡、闭经等，使人过早衰老并且脾气暴躁古怪，性格多疑，极易形成恶性循环。

在人体下丘脑及其邻近部位存在“快乐”与“痛苦”两个情绪中枢，嫉妒也与忧郁、烦恼等不良情绪一样，会刺激“痛苦”中枢，引起人体免疫机制紊乱，大脑功能失调，抗御疾病能力减弱，因而使某些疾病有了可乘之机，如精神疾病、自身免疫类疾病、心血管疾病等。

有句歌词唱得好：“不是你的就不要勉强。”奉劝好嫉妒者及早抛开嫉妒之心，这样才能给自己打开一扇宽敞的门，走出去，寻找一片属于自己的天空。

焦虑是幸福的“第三者”

当得知生活得好好的人竟然有可能患有严重的心理疾病时，大多数人都不相信，或不打算接受，可事实又怎样呢？数一数，看看有多少人抑郁、酗酒、吸毒、聚赌、跳楼、割腕、煤气自杀、飙车、厌食或暴食，或歇斯底里，或癫狂，或妄想症，或迫害狂，凡此种种，都是心理抑郁的表征。

再看看我们周围，每年又有多少人跳楼、吃安眠药、投水？别的不说，大学常有因心理问题而自杀的人，不仅有大一学生，还有研究生，更有博士生。如果这还不算严重，那么，屡见不鲜的小学生约定集体自杀，这可以算是问题严重了吧？

“我的世界总是灰色的，甚至经常想到死。”一身名牌、衣着光鲜的琳达经常这样对周围的人说，她化着精致的彩妆，眉宇间却透出日常的疲惫与憔悴。她是典型的高级白领，在名牌高校受过良好的高等教育，凭着优秀的外语水平受雇于跨国公司，领着高薪，她似乎没有理由不快乐，但是她就是觉得活着索然无味。

“太累了！工作累，生活累，恋爱累，交际累，件件事都累，每天下来疲惫不堪，逐渐对一切都失去了兴趣。所有的朋友也都远离了我，感觉非常孤独。”

抑郁症在蔓延，琳达只是我们中某个人的代号，一个象征，一个缩影，也就是说，处在现代社会的快节奏下，我们每个人都可能和她一样——心理在不知不觉之间就失控了、找不到方向、“病”了，而且病得还不轻，病得不知为什么还要活着。整个社会就处在这样一种病态当中。

很多人不能理解，我们在物质上如此富裕，头脑发达，四肢健全，世界比以前不知道要精彩多少倍，怎么就不知不觉抑郁了呢？现代人心理疾病的诱因是什么呢？是生活方式。

焦虑是现代化的“快餐生活”给我们带来了“副作用”。现代化工业文明缔造的快生活，一方面给我们带来了富足的物质享受和丰富的感官刺激，另一方面也给我们带来了巨大的生存压力，这些压力就像一个个面目狰狞的魔鬼虎视眈眈地看着我们，一不小心它们就乘虚而入，让我们原本紧绷的神经顷刻崩溃。

在焦虑的迷雾面前，我们会感叹生命的脆弱、幸福之光的短暂。可生命的诞生毕竟是为了生而不是为了死，要想彻底剔除抑郁这一文明社会的毒瘤，我们应该学着自我释放，给生命减压，慢慢发现生命之旅的曼妙和美好，在无形中体会到更多的生之乐趣，这样，我们生活的地球才有可能变成真正的“幸福村”。

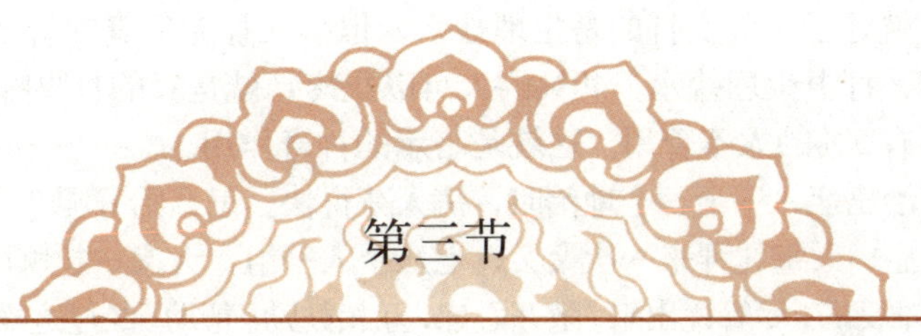

第三节

治病不疗心，等于扔黄金

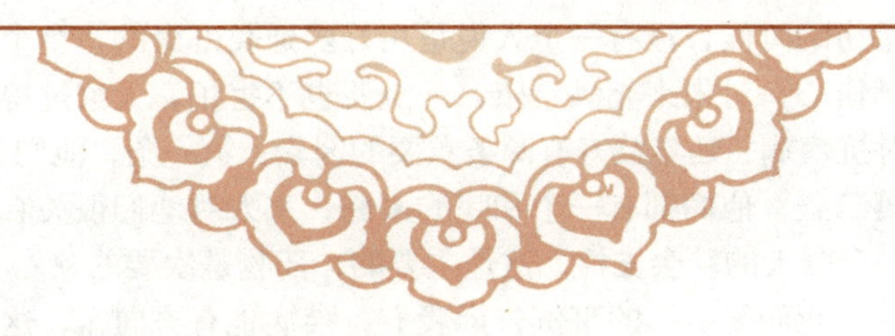

精神垮了疾病才可怕

清代杭州医家魏之琇在行医过程中发现，很多时候，对人们健康造成威胁的不是疾病，而是人们对疾病的恐惧。

普通人不具备丰富的医学知识，一旦身体不适，就会产生莫名的恐惧。有些人会茶饭不思，面色晦暗，更有甚者会心血不足，影响睡眠。疾病既然是我们自己无力解决的问题，那么也别去忧虑恐惧它。因为忧虑恐惧什么作用也没有，只能白白搭上我们的气血，让我们更加虚弱，更加六神无主。有时身体的疾病对我们只是一点点的损害，而心理上的巨大压力对我们的摧残不知要严重多少倍。

现代心理免疫学研究也表明，人在罹患疾病之时需要“心量抗争”。只有对战胜疾病有信心的人，才能有效地调动机体内部的免疫力量，进而可促进早日康复。而人的精神一旦崩溃，即使是不起眼的感冒发烧，也能置人于死地。

为了详细说明这个问题，我们有必要了解一下心理暗示的积极作用。

心理暗示作用非常强大。医学上，暗示和自我暗示都是正常的生理现象。约有 1/3 的人有较强的暗示和自我暗示效应，他们容易无条件地、非理性地接受一些观念和说法，产生一系列的生理效应。比如让某人手拿一支铅笔，在暗示环境中告诉他，你手中拿的是一根烧红的铁棒，他的手指皮肤就会充血、发红，直至起水泡。比如医生治高血压病，发给病人一粒半黄半绿、非常漂亮的胶囊。告诉他这个降压药从美国进口，非常好，吃了下个礼拜来检查，血压一定能下降。其实里面装的是淀粉，但下礼拜一看，很多病人血压真的恢复了正常，睡觉也好了，非常满意。胃大部分切除的病人疼得不得了，医生说：给你打止痛针吧，打吗啡最好，一打就好了。其实打的是生理盐水，但病人打完后真的就不疼了。手术后的创口剧痛，打上生理盐水，40%的人可以止疼；就是真的打吗啡，只有 95%的人不疼，还有 5%的人不管用。这就是暗示的神奇作用。

美国人治癌症，一个一个地治时，病人死得快。怎么治好呢？专家们发明了小组治疗。癌症病人每礼拜来一次聚会，七八个人一组，大家一起聊聊天，说说话，心里有什么难受的，尽管说出来，敞开心扉，互相鼓励、帮助。经过这样一个小组疗法，大家心里很高兴，心态很好，有信心，结果化疗副作用很少，死亡率很低，存活率提高。

北京某医院为抗癌明星做过总结，本来只能活半年一年，结果活十几年都好好的，医生奇怪，怎么这么重的癌症病人还活得那么好呢？原因是他们每天都在公园里活动，高高兴兴地聊天、跳舞，成立“抗癌俱乐部”，充满信心和希望。这些人在被采访的时候，没有一个人说是用好药延长寿命的，个个都说自己心情很愉快，充满信心，对未来充满希望，一点儿也不害怕，大家过得很快活。这些抗癌明星能对抗疾病、延年益寿有两条重要的因素：第一条，他们全都心态良好，心理平衡；第二条，他们都有一个和睦的家庭，家人对他们很关心，单位对他们很关心，有一个强大的社会支柱。这是主要的，药物是次要的。

以上这些“死而复生”的事例告诉我们，疾病也有方向盘，这个方向盘藏在你的心中，你往好处想，疾病就往康复的方向发展；你往坏处想，疾病就往死亡的轨道上急剧靠拢。也就是说，只有精神垮了，疾病才变得可怕。所以，在疾病治疗过程中，一定不要忽视情绪的调节。

不单单是病人，就是我们这些健康人也同样需要心理免疫，方可行之有效地增强免疫功能，抵御病原体的侵袭；反之，如果对疾病缺乏“抗争精神”，甚至“谈病色变”，则可能使体内免疫活性物质的水平降低，诸多贻害健康的因素就会乘虚而入。

快乐是最好的抗癌药

据北京某肿瘤医院著名医生介绍，目前死亡的癌症病人有三成是被“吓”死的，许多患者在得知自己患了癌症之后，还没等检查结束，医生提出治疗方案，就已经吓得要死。研究表明，70%～80%的肿瘤病人都有心理障碍，主要表现为抑郁、焦虑、烦躁、恐惧等。

现代医学虽然没有发展到将癌症完全战胜的地步，但是已经有许多事例表明，人可以带病延年，但是为什么人们一提到癌症，就感觉这等同于死亡呢？这是因为，除了癌细胞，心理因素已成为扼杀癌症病人生命的一个重要因素。

心理障碍与癌症恶性度和病人心理素质两大因素有关。肺、肝、胰患了癌症，临床治疗仅是一个方面，更重要的在于克服不良心理，构筑起抗癌的心理防线，这对强化自身免疫力，阻止和延缓病程的进展至关重要。

时间对于癌症病人来讲是十分宝贵的，通常心态乐观的患者要比悲观的患者多活很长时间，而且生命质量也很高。这也是在癌症的治疗过程中，医生一般对患者本人隐瞒病情的原因。因此，癌症患者保持乐观的生活态度，树立战胜疾病的信心，坚信自己的康复能力，是克服癌魔的首要前提。

事实上，癌症并没有那么可怕。早在20多年前，世界卫生组织就指出：约有1/3的恶性肿瘤可以预防，1/3可以治愈，1/3的患者可减轻痛苦和延长生命。对于这三个1/3，我们可以这样解释：第一个是说，只要保证健康的生活方式，注意合理饮食，有1/3的恶性肿瘤可以预防；第二个是说，1/3的癌症是可以治愈的，也就是说能保证5年生存率（如果癌细胞没有被消灭干净，经过5年的增殖，就会被再次检查出来。如果5年后病人没有复发，就意味着已经痊愈）。像早期宫颈癌、乳腺癌、直肠癌、鼻咽癌、喉癌、胃癌等，目前治愈率已达到了95%；第三个是说，像肝癌、胰腺癌或者其他晚期癌症患者，虽然彻底治愈的希望不大，但是可以通过科学的治疗来延长生命。因此，抗癌最关键的是要有一个积极的、乐观的心态，不要一知道自己得了癌症，就觉得这辈子完了。

当代国医大师王绵之教授是著名的抗癌明星。他曾经两次与癌症相遇，结果都被他一一化解了。许多人都好奇，觉得他一定有什么抗癌的秘方。确实，他有一个秘方，而这个秘方却非常简单，那就是——快乐。

快乐最直接的表现就是笑。俗话说："笑一笑，十年少。"人的身体是一个天然药库，当人们欢笑的时候，就能分泌出一种快乐的物质，这种物质叫作"快乐荷尔蒙"。正是这种快乐荷尔蒙，起到了驱病强身、延年益寿的作用。王绵之教授就是利用这种快乐荷尔蒙战胜癌症的。

2000年秋天，王绵之突然因为肠道大出血而被送进了北京协和医院，检查结果出来之后，让所有人都大吃一惊——造成他大出血的原因是结肠癌。很多人一听到癌，可能就已经支撑不住了，但王绵之却没有，他依然每天开开心心的。在一次采访中，他对记者说："对这个肠癌我对它有点儿藐视，因为肠子特长，去了一点儿，没关系，最多是底下的去掉了，再开个洞。"事实正像王绵之预料的那样，轻松乐观的心态让他在手术后恢复得很顺利。

然而，命运好像很嫉妒这个喜欢笑对人生的老人，距离第一次癌症治愈还不到半年时间，王绵之就被确定患上了左上肺鳞癌。不过，第二次癌症依旧没有掩盖王绵之脸上的笑容，没过多久，他就出院回家，又跟往常一样开始接待来找他看病的患者了。

谈到两次抗癌的经历，王绵之教授说："如何来延长生命，特别是把生存的质量提高，用现代语来说，这底下有学问，学问就是这样，不要妄求，怕死就是妄求。老想今天怎样长寿明天怎样长寿，这违反自然规律呀，不可能的事情呀，你心态一淡，相反倒比你想的还长了。"

癌症患者不良情绪的音乐治疗

在身心疾病的治疗中，音乐疗法在国外被广泛应用。很多专家认为采用音乐疗法是治疗肿瘤不可缺少的有效手段之一。通过音乐对人体身心的作用，可改变肿瘤病人的情绪，调节免疫功能。

对病人进行音乐治疗，可有效提高肿瘤病人的心理承受能力和精神健康，从而提高生命质量，延长寿命。音乐可调节病人身心，对稳定情绪、防止紧张、消除疼痛有良好的效果，同时音乐的节奏、优美的旋律可以引导病人进入一个轻松愉快的境地，起到分散患者注意力、掩盖和缓解疼痛的作用。

绝望、愤怒、暴躁、孤独、悲哀是肿瘤患者常见的五种恶劣情绪，根据中医理论，其分属于中医五行中“木、火、土、金、水”，并对应中医五音中“宫、商、角、徵、羽”，但这对家属来讲执行起来比较困难，一般情况下，只要选择合适的音乐，就能让患者感到心情愉快，从而使其情绪平稳，达到治疗的目的。

进行音乐治疗的房间最好单独宁静且透气，采光良好，光线柔和，以活泼、轻松、舒展悠扬、婉转而流畅的民歌、轻音乐及抒情歌为主，音量以患者最舒适为度，使患者达到全身心放松状态。治疗结束后可以互相交流一些有趣的事情，避免一切紧张、焦虑及恐惧心理。

音乐治疗简便实用，音乐的优美旋律，对患者来说，是一种信息输入，能起到调节内分泌的作用，对人体的神经、体液、自我调节都有很大帮助。如果音乐治疗的同时，还能与房间的颜色布置搭配结合起来，就会取得更好的治疗效果。

远离溃疡，首先远离坏情绪

不良情绪会导致许多溃疡的发生，研究证明，胃溃疡和十二指肠溃疡与情绪刺激有非常密切的关系。不良的心理压力，会使大脑皮层功能发生紊乱，增加胃酸和胃蛋白酶的分泌，使胃平滑肌痉挛，同时促使交感神经功能亢进，引起胃和十二指肠黏膜下血管痉挛，造成黏膜局部缺血，营养不良，从而易造成溃疡。溃疡一旦形成，提高胃酸分泌的任何刺激，就会使溃疡恶化，引起疼痛和出血。

心理医生发现，有下面这些性格的人更容易患溃疡：被动、拘谨、依赖性强、缺乏进取性、交际能力差、缺乏主见、优柔寡断、情绪易波动、受挫后一蹶不振、一有刺激便易焦虑紧张。因此，消化性溃疡可以说是一种情绪疾病。

除了消化性溃疡之外，不良情绪还会引起口腔溃疡。工作繁忙使得人们的精神过度紧张、情绪波动、睡眠不足，这种情况下容易造成自主神经功能失调，引起口腔溃疡的可能性比较高。

如果一个人身体虚弱或者在应激状况下，比如在感冒之初或体力、精神上压力过大时，就会不定期地出现口腔溃疡。这可能与人体内分泌障碍、胃肠功能紊乱、变态反应、局部刺激、微量元素、维生素 B_1 缺乏等有关，不过不用担心，它没有传染性。在复发性口腔溃疡的患者中往往可以见到遗传倾向，如果父母均有复发性口腔溃疡，那么子女的发病率为 80% ~ 90%。如果双亲之一有复发性口腔溃疡，那子女的发病率为 50% ~ 60%。

由此可见，要想避免溃疡的产生，最重要的就是保持良好的精神状态，这样才能让自己时刻沐浴在健康的阳光中。

心态好了，减肥塑身才有效

减肥早已经不是什么新鲜话题，很多肥胖者因为对自己的身材不满意，所以积极参加减肥，但总是没有好的效果，最终不得不放弃，甚至自暴自弃，不再为减肥做任何努力。那么，为什么同样的减肥方法，不同的人会有不同的效果呢？

原来减肥者心理情绪稳定与否是减肥能否顺利进行的关键。那些减肥成功的人往往具有良好的情绪，而经常有不良情绪的肥胖者，减肥很难，甚至努力了半天，一点效果也没有。

因此，要想减肥，就要先把自己的情绪调节好，不能受到一点挫折就放弃。要正确看待减肥，它可以使你更加健美，并提高你的生活愉快指数，能够下定决心减肥是件令人敬佩的事，能够长期坚持减肥更是伟大。减肥的方法有千万种，但都需要极大的恒心和毅力，才能见效。为了让自己的毅力永远存在，不妨先做几个心理训练：

从减肥开始，可以每半个月固定时间用固定的方式称量体重，每次小小的进步都会激励你继续下去，让你感觉成功的喜悦，养成习惯，情绪稳定，也就可以把减肥计划愉快地坚持下去。

如果减肥效果不显著，或者出现反复趋势，就会让人失去减肥的信心。此时千万不要急躁，要学会控制自己的情绪，只要加强锻炼，自觉地控制自己，进行心理调整，就一定会成功。

如果把减肥看作一件受约束的事，那干脆不要减了。既然下定决心要减肥，就要多想想减肥后成功的喜悦。当你被美食诱惑时，应当想到控制进食只是减肥的需要。此外，绝不能半途而废，刚有一点效果就自我放纵，必须将良好的生活习惯保持下去，这样才能保持好身材。

保持良好情绪，糖尿病才不会复发

如果一个人患有疾病，那么毫无疑问，各种繁多的检查和治疗会给他的工作和生活带来很多烦恼。糖尿病正是这种让人讨厌的疾病，当患者得知自己必须终生与糖尿病作斗争时，他心情的沉重可想而知。

糖尿病不可根治，如果不及时配合治疗控制病情，还会伴有各种严重的并发症，给患者的心灵蒙上一层阴影，患者会产生恐惧心理，然后四处求药、八方投医。这种求医心切的心理，一则会延误治疗，导致病情加重；二则期望往往落空而陷入迷茫之中，极易产生消极心理，而这样的患者往往很难配合医生的治疗。

在糖尿病的治疗过程中，医生发现患者的情绪和病情有密切关系，不良情绪会影响其康复，尤其是 40 ～ 50 岁的女性患者和 60 ～ 70 岁的男性患者，情绪变化幅度大，这可能是更年期精神紧张或情绪波动引起交感神经兴奋，促使血糖水平升高，病情反复出现。此外，有的患者对自己的病满不在乎，无所顾忌，我行我素；有的患者则表现为精神萎靡、情绪低落，甚至拒绝治疗；大多数患者的情绪受血糖、尿糖指标所左右，当指标正常或接近正常时，认为完全治愈了，便放松饮食治疗，甚至自己停服降糖药物；当指标急剧上升、症状重现时，情绪又紧张恐惧。这些患者因为情绪波动很大，所以病情很难控制。

由此可见，情绪因素在糖尿病的发生、发展和治疗中至关重要。紧张、激动、压抑、恐惧等不良情绪，会引起脑垂体分泌的生长激素、神经末梢分泌的去甲肾上腺素、胰岛 α－细胞分泌的胰高血糖素、肾上腺分泌的肾上腺素和肾上腺皮质激素的分泌大量增加。这些激素都是升高血糖的激素，也是与胰岛素对抗的激素，因此当患者有不良情绪时，糖尿病容易复发。

类风湿关节炎患者必须远离的心理误区

因为风湿病是一种比较顽固的慢性疾病，所以很多患者长期受到疾病的折磨，这无疑会给患者带来精神上的痛苦。这种精神上的痛苦会加重病情，以类风湿关节炎为例，患者有着非常复杂的心理状态，而且不同的患者，有着不同的心理反应。患者的不良心理会影响治疗效果，再高明的医生，再灵验的妙药，此时也很难奏效。因此分析病人的心理状态，做好精神上的护理尤为重要。风湿病患者要当心以下几种不良情绪影响你的健康：

(1) 消极。是伤残者的一种心理反应，在心理学上称为“淡漠”，表现为对什么都不感兴趣。

(2) 失望。反复治疗而效果不理想，以至于影响到患者的工作及前途时，就会引起严重的心理问题——失望感，表现为对治疗和命运丧失信心。

(3) 焦虑。类风湿关节炎一般有两种症状倾向：自发消退和加剧，甚至每天都有可能发生这种变化。患者很容易由于暂时的治疗效果不明显而产生焦虑情绪，表现为烦躁不安、易怒和“看什么都不顺眼”。

(4) 愤怒。许多病人在面对“伤残”这一现实后，会出现愤怒情绪。这主要是病人对“伤残”这一结果极为不满。这时候病人会怨天尤人，甚至迁怒于与事件无关的人，情绪处于十分不稳的状态。

(5) 情绪低落。如果患者对治疗效果不满意，或者觉得他人对自己不够关心，情绪就很容易低落。这时患者常流露出绝望情绪，或对任何事情都缺乏信心，对简单的事情也觉得困难重重，平时常爱一人独处，暗自落泪，长吁短叹。

(6) 对康复失去信心。这种病人通常会对治疗没有主动的要求，主观上不能与医生配合，处于听之任之的被动状态。

(7) 自杀。可以说这种心理反应是最严重的，虽然很少见，但后果不堪设想。自杀念头可以出现在伤残的任何阶段，它特别容易因现实生活中出现的新困难而诱发。因此，当患者遭遇不幸或挫折时，要特别加强心理照顾。一般说出自己有自杀念头的人，常有寻求帮助的含义，这时，周围的人必须积极热情地给予帮助，切勿冷漠视之。当自杀的念头不是用语言，而是用行动（如准备自杀工具，寻找自杀场所）表现出来时，很可能患者已经彻底绝望了，这时周围的人要边开导，边给予患者温暖，让他感觉生命的珍贵和人生的美好，尽早打消轻生的念头。

疏导情绪，赶走胃病

日常生活中，当人的情绪紧张、闷闷不乐时，就会茶饭不思，即便吃了饭，也会感到胃部不适，有的人还有头晕、失眠等症状。这就告诉人们，情绪的变化将直接影响人体各个器官功能的变化，而表现最为敏感的就是胃。

2006 年圣诞节，由孙周执导的电视剧《相思树》正在上海紧张拍摄，在圣诞节大拍悲情戏，让演员陈数情绪压抑到胃抽搐。

当天密集拍摄的是陈数饰演的“尚洁”在剧中最后一集里的戏，此段时间的“尚洁”游走于精神崩溃的边缘，不是把自己一个人关在房里暗自哭泣，就是对着老公又捶又打，一会儿发泄，一会儿抑郁。陈数忘情地投入，多次因为眼泪哭花妆，把粉底蹭到了剧中老公的衣服上都不自知。把整个情绪都投入到表演中的陈数，演技大受剧组工作人员的赞赏，化妆师趁着补妆的机会，也大赞陈数的表演成功。

趁着换机位拍其他演员的空当，陈数就会躺在道具床上平复前一场戏的心情，但入戏太深仍会不自知地流下眼泪，陈数直言当天演得就像一个“疯婆子”。

拍这种情绪大起大落的戏，既累心也累身，陈数坦言以往每次演到这样情绪波动很大的戏时，整个精神状态是压抑的，胃也会因为心理状态低落而时常抽搐，以至于毫无食欲。细心的孙周导演见陈数在片场一直没有胃口吃午饭，担心地询问她是不是身体不适，后来知道是陈数太过于投入的原因才稍稍放心。

通常过节到处都是喜气洋洋的气氛，陈数却因为《相思树》情绪压抑得胃抽搐，也幸好这次教训让她亲身体会到情绪与健康的关系。

现代都市人工作忙碌，生活紧张，食无定时，情绪抑郁，容易导致肠胃不适，腹泻便秘。大部分人发病时都会认为自己吃了不洁的东西或对食物敏感所致，于是吃止痛药或肠胃药缓解。可是有些肠胃病根本和食物无关，而是心理因素或者情绪引起的，这就是“肠胃焦虑症”。

肠胃焦虑症是一种功能性疾病，即从表面上看似乎是肠胃疾病，然而肠胃并没有器质性的损害，而只是功能稍有紊乱而已。功能的紊乱与情绪心态密切相关，也就是说这个病是由心理状态引起的，当心绪安宁时，症状就会消失和缓解；当心情紧张或情绪焦虑恶化时，症状就会加重。

肠胃焦虑症是心身双重功能紊乱，病因虽在心理，但确有生理功能的紊乱。如果不能消除生理上的紊乱，那么任何解释都是软弱无力的。消除生理上的紊乱后，患者感到躯体上的舒适，就会大大缓解心理上的压力而自行消除焦虑。因此，切莫以为它是功能性疾病而等闲视之，要认真用药调整生理功能，消除躯体上的症状。

接着应该做的是心理疏导，心理上的症结：焦虑、疑虑、恐惧、紧张、心事压力重重等不予消除，那么生理上的缓解也只能起一时之效，生理缓解之后，心理问题又出现，当药效作用消失后，生理紊乱重现，症状随之复发，治疗前功尽弃。这也就是疾病容易反复发作的原因。彻底治疗应该是双管齐下，心理与生理治疗同步。

精神性阑尾炎只需缓解情绪

现代人似乎已经习惯了快节奏的生活，工作永远繁忙，人际关系也需要马不停蹄地应酬，用脑本来就过度，如果再遇到失恋或突然受到惊吓等情况，就很容易产生消极情绪，这本是司空见惯的现象，但有些人会因此出现左下腹阑尾部分隐痛的症状，这是由精神过度紧张引起的貌似阑尾炎发作的现象，也就是精神性阑尾炎。

患者虽然表现出类似阑尾炎的症状，但其阑尾及阑尾系膜既不充血、肿胀，又无化脓表现。但是因为此病症状和阑尾炎十分相似，所以医生往往难以确诊。在这种情况下，医生有时不得不对患者进行阑尾手术，然而，患者表现出来的症状并没有得到缓解。

这到底是怎么回事呢？原来是情绪在作怪。因为精神过度紧张，所以会引起一系列类似阑尾炎的症状，如转移性右下腹疼痛、恶心、呕吐、发热、脉搏加快等，阑尾本身并无炎症反应。英国南安普顿大学的汉森教授曾调查过 219 名被诊断为急性阑尾炎的患者，术后证实 56 人的阑尾完全正常。也就是说，有 26% 的阑尾被枉割了！

研究发现，当精神处于高度紧张状态或情绪不良时，人体内的肾上腺皮质激素分泌增加，造成机体免疫功能下降及对疼痛的敏感性增高。过去曾经有人认为阑尾是人体多余的废物，应该在新生儿出生时就进行阑尾切除手术，以避免阑尾炎的发生。这种做法似乎有些道理，但确实是十分荒谬的，人体是一个整体，每个器官存在都有它的价值，如果阑尾是多余的，那么它自己会退化掉，而且现在研究证实，阑尾也是人体免疫系统的组成部分之一，在正常情况下，它具有体液免疫的功能。

因为阑尾具有体液免疫的功能，所以它也会受到肾上腺皮质激素的影响。因此，要从根本上预防精神性阑尾炎，关键是保持良好的心境，培养乐观开朗的性格，遇到烦恼、伤心事的时候要善于驾驭自己的情绪，尽可能减少不良情绪的刺激，使自己的情绪处于稳定的状态之中。这样，精神性阑尾炎就不会“光顾”了。

第四节

情志病的精神调治法

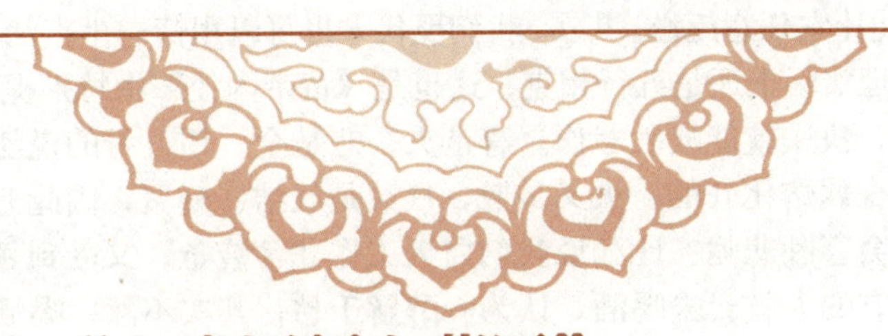

为什么“心病还须心药医”

健康包括身体健康和心理健康，只有身心都健康的人才称得上是真正健康的。在生活中，经常发现有的人只重视身体健康，却忽视心理健康。

俗话说：“健身首先要健心。”因此，从某种意义上来说，心理健康比身体健康更重要。我国古代医学文献中就有了“神形相即”“因郁而致病”“因病而致郁”等朴素唯物论和朴素辩证法的思想。

“杯弓蛇影”讲的就是这个道理。说晋朝有个人叫乐广，有一天，一个好朋友去看望乐广，乐广拿出酒来招待他，两人边喝边谈。可客人好像有什么心事，喝得很少，话也谈得不多，一会儿便起身告辞了。这个朋友回到家里便生起病来，请医服药也不见效。乐广得知这个消息，立刻去他家探视，询问病因。病人吞吞吐吐地说：“那天到你家喝酒的时候，我仿佛看见酒杯里有条小蛇在游动，心里很不自在。喝了那酒，回来就病倒了。”乐广想了想，便热情地邀朋友再去他家饮几杯，并保证能治好朋友的病。此次，两人仍坐原位，酒杯也放在原处。主人给客人斟上酒，笑问道：“今天杯里有无小蛇？”客人看着酒杯，叫道：“有！好像还有。”乐广转身取下挂在墙上的一张弓，再问道：“现在，蛇影还有吗？”原来酒杯里并没有什么小蛇，而是弓影！病人恍然大悟，疑惧尽消，病也就全好了。

有人花了38年的时间做了一项调查，结果显示，心情舒畅的人，其死亡率很低，而且极少得慢性病。而精神压力大的人，竟有1/3因重病而去世。很多疾病，如高血压、心脏病、胃溃疡、肺结核、哮喘等发病确与情绪有关。由此可见，人的心理健康与身体健康是相互联系、相互制约、相辅相成的。

对于已经生病的人来说，心理因素起着十分重要的作用。这就是我们常说“心病还须心药医”的原因。患者自身有良好的心理状态，与医生密切配合，可使重病减轻，使绝症得到缓解。因此，在日常生活中，我们一定要积极主动地调节自身的心理活动，更好地适应不断变化的客观形势，只有长期保持较好的精神状态，才能健康快乐地生活。

《黄帝内经》五行相克法治疗情志病

情志失调会对身体造成很大的伤害，所以在日常生活中我们一定要控制自己的情绪，不能让它任意泛滥。其实，我们现代人也可以用情志生克法来治愈情志病，情志生克原理实际上还是五行相克，这也是《黄帝内经》中特别提到的方法。

喜胜悲，快乐就能战胜悲伤。喜是火，悲是金。用五行的说法就是火克金，火是可以把金属熔化开的。火又是散，气又是气结、凝聚，因此悲要用散法，在什么情况下会喜胜悲呢？比如说我们白天工作非常疲惫，又受到领导的批评，心里很憋闷。有的人就会去喝酒，认为一醉解千愁，其实不然，喝酒只是让你暂时把烦恼忘记，解决不了你的郁闷，但你可以去听听相声，看看搞笑的电视剧或东北二人转，都可以让你开怀一笑，从而调节悲伤的心情，这就是喜胜悲。

悲胜怒，就是用悲伤来战胜大怒，也就是金克木，肝主怒，大怒则肝火不能收敛，因此用肺金收敛的方法来降肝火。在一个人大怒的时候，告诉他一个很坏的消息，让他突然悲伤，这样就可以把他的怒火熄灭。

恐胜喜，就是恐惧可以战胜因为过喜而涣散的心，范进中举就是一个很好的例子，范进好多年都没有考上，一天终于考上了，就高兴地满街跑，心神全散了，他惧怕的岳父过来一巴掌就把他扇醒了，这就是“恐胜喜”。

怒胜思，就是愤怒可以战胜思虑。《华佗传》里记载着这样一个病例：有一个郡守因为思虑过度，造成身体里有瘀血。华佗收了这个郡守很多礼，但不是给他治病，而是写了一封信来骂他，说他不仁不义，华佗的信一下子把他激怒了，怒则气上，这样就把他胃中的瘀血一下子全倒了出来，他吐了几口血，病反而痊愈了，其实，这是华佗的治疗方法，那个郡守是因为思虑太多而得的病，这就是“怒胜思”。

思胜恐，思虑是可以战胜恐惧的，也就是说，你把问题想清楚了，也就不害怕了，这就是土克木，因为恐属水，土是脾，而脾主思。古代有一个人整日害怕死亡，常感死期将近，后来他的家人找到了当时的名医卢不远为他诊治。卢不远便留他住在自己家里，病人觉得医生在身旁，便放心了许多。后来卢不远又介绍他去找和尚练习坐禅，经过一百余日的闭目沉思之后，病人的恐死心理终于消除。

所以，现代的人完全可以通过情志生克法来治情志病，当你产生某种不良情绪时，试着用上面的方法来调整自己，相信一定会收到良好的效果。

轻松打败疑病症

造成疑病症的因素有很多，很多患者是因为情绪因素而造成的。下面推荐一些康复措施，让你轻松打败疑病症。

(1) 过正常人的生活。

(2) 许多疑病症患者总认为自己有病，因而不能自拔。家属要指导患者正确对待疾病，疾病并不会因为我们的警惕性高而有所减轻，也不会因为我们的警惕性低而加重，但过度警惕和紧张往往会造成心理上的不适和精神上的沉重负担，降低生活质量。家属要注意转移患者的注意力，尽量让其多参加一些集体活动及一些娱乐治疗，或参加体育锻炼，使其逐步摆脱疑病观念，增强自信心。

(3) 选择合理的生活方式。要缓解病症，就要改变原来不合理的生活方式，按正确的方式生活，如积极参加集体活动，广泛结交朋友，加强对未来生活的参与，使自己忙起来。这样就没有精力过分地关注自己，没有时间忧心忡忡、思虑重重，并将病情置于脑后，这样有利于消除患者身体不适，并使其在紧张忙碌的生活中，具有充实感和成就感。

(4) 患者要注意改善自己的性格。人的身体经常会有一些不舒服，这是人体的一种保护性机制。如果人类没有疼痛感和疲劳感，就会受伤。所以，并不是不舒服就是病了，而是身体在进行自我保护。因此，不要一不舒服就大惊小怪，去医院检查，而要冷静下来，正确看待自己的身体状况。

消解压力，让失眠不再来

有的人躺在床上，很想入睡，可就是睡不着，于是有人发明了数绵羊的方法，于是失眠者把精力都集中在数绵羊上，数到天亮还没有睡着，这种情况就是失眠。

失眠一般不会致命。但长期失眠会使人脾气暴躁，攻击性强，记忆力减退，注意力不集中，精神疲劳。失眠对人精神上的影响容易导致器质性的疾病，还会使人免疫力下降，使人的身体消耗较大，心理治疗在失眠治疗中起着重要作用。甚至有的睡眠障碍专家认为，对于心因性失眠来说，药物只是一种辅助治疗，只有心理治疗才能解决根本问题。

对失眠的恐惧心理会使失眠的治疗更加困难。保持平和的精神状态很重要，不要把失眠看得太重，试想，世界上那么多人失眠，他们不还是照样正常工作和生活吗？

如果实在睡不着，而且越来越烦躁，应该起来做点什么，等有了睡意再上床。如果强迫自己入睡，往往事与愿违。

工作不顺心、学习压力、家庭关系紧张、经济重负、爱情受挫、人际矛盾、退休后生活单调、精神空虚等因素是大多数失眠者失眠的原因。因此，药物及其他疗法只是一种症状治疗，一种辅助措施，唯有心理治疗才能更好地解决问题。长期失眠的人，不妨试试以下方法：

(1) 保持乐观、知足常乐的良好心态，避免因挫折而致心理失衡。

(2) 有规律地生活，保持人的正常睡—醒节律。

(3) 创造有利于入睡的条件反射机制，如睡前半小时洗热水澡、泡脚、喝杯牛奶等。

(4) 白天进行适度的体育锻炼，有助于晚上的入睡。

(5) 养成良好的睡眠卫生习惯，如保持卧室清洁、安静、远离噪声、避开光线刺激等，避免睡觉前喝茶、饮酒。

(6) 限制白天睡眠时间，除老年人白天可适当午睡或打盹外，其他人应避免午睡或打盹，否则会减少晚上的睡意及睡眠时间。

神经衰弱，这样调适就有效

国外取消了“神经衰弱”这个说法，但这并不意味着没有人神经衰弱了，而是神经衰弱被归入情绪问题。之所以这样归类，是因为神经本身并没有出现生理病变，有些处于神经衰弱状态的人，担心自己大脑会出问题，是不了解其中的原因所致。解决了其情绪困扰，精神状况自然会好转。

神经衰弱的人一般表现为容易疲劳，烦恼，容易发脾气，很敏感，对光和声音有不适感，经常向别人倾诉，感受到自己摆脱不了，出现睡眠障碍，头部有不适感，肠胃不舒服等。

处在神经衰弱状态的人，十分担心自己的大脑出现问题，生怕大脑累着了，形成一种不良的心理暗示，长期被不良的暗示所影响，自然就萎靡不振了。

神经衰弱患者，一般易于兴奋也易于疲劳，碰到一点点小事，就容易激动、容易兴奋，但兴奋不久就很快疲劳，所以有很多患者非午睡不可，否则下午便支持不住；稍微做一点费力的工作，就感到疲倦不堪；走不了多远的路，就觉得很累。有的患者说话缺乏力气，声音低弱无力，在情绪方面，表现得很不稳定，常常为一点点小事而发脾气，不能自我控制；有时变得较为自私，只想着自己，如果别人对他疏忽了，或没有按照他的意图办事，就大为不满或大发雷霆，因此常和身边的人闹矛盾。

神经衰弱的人经常表现出焦虑不安、恐惧和烦恼等多种情绪障碍，而且因为久治难愈，所以整天忧虑重重，闷闷不乐，时时考虑自己的病，对自己的病情过分注意，常把自己的病情变化做好记录交给医生看，担心自己得了大病。因而常询问医生自己得的是什么病，能不能治好。

神经衰弱的人在工作中也常常感到苦恼，看着别人工作起来那么有活力，自己却心有余而力不足，更为焦急、恐惧和苦恼。倘若听说自己的同学或同事不幸患病停学或去世的消息，就会马上联想到自己，唯恐自己也会有同样的结局，惶惶不可终日。

要治疗神经衰弱，中医常用拉耳垂的方法：先将双手掌相互摩擦发热，再用两手掌同时轻轻揉搓对侧耳郭 2 ~ 3 分钟，然后用两手的拇指和食指屈曲分别揉压对侧耳垂 2 ~ 3 分钟，最后开始向下有节奏地反复牵拉耳垂 30 ~ 50 次，直至耳郭有热胀感为止，这时全身也产生一种轻松、舒适、惬意的感觉。照此法每天锻炼 3 ~ 5 次。

用拉耳垂的方法治疗神经衰弱，常常可以收到意想不到的效果，但预防神经衰弱还是十分重要的，注意保持良好情绪，才是防治神经衰弱的根本之法。

远离抑郁，学会自己找乐

抑郁是一种由情绪低落、冷漠、悲观、失望等构成的一种复合性的负面情绪。心理学家安尔格德曾对抑郁作过如下描述：

(1) 抑郁为正常心境向较平时低的方面波动，即每天情绪恶劣的一面。

(2) 抑郁表现为不愉快、悲伤或痛苦，是对一些不良情景或事件的一种反应。

(3) 抑郁作为一种情绪特征，是指个体的特点表现为持久的、相对稳定的快感缺乏。

(4) 抑郁作为一种症状，是指心境处于病理性的低下或恶劣及抑郁心境。可见，抑郁可以是许多心理疾病的症状之一，也可以是一种相对轻微的心境状态。

如果人长期处于抑郁状态，就会导致其许多身心疾病的发生。因此，当我们发现自己出现抑郁情绪时，必须尽快想办法化解。那么，面对抑郁情绪我们究竟应该如何做呢？

美国学者卡托尔认为，不同的人会进入不同的抑郁状态，但是只要人们能够遵照以下 14 项规则生活，抑郁的症状便会很快消失。这 14 项规则包括：

(1) 遵守生活秩序。与人约会要准时到达，饮食休闲要按部就班，从稳定、规律的生活中领会自身的情趣。

(2) 留意自己的外观。自己身体要保持清洁卫生，不穿邋遢的衣服，房间院落也要打扫干净。

(3) 即使在抑郁状态下，也绝不放弃自己的学习和工作。

(4) 不得强压怒气，对人、对事要宽宏大度。

(5) 主动吸收新知识，“活到老，学到老”。

(6) 建立挑战意识，学会主动接受矛盾，并相信自己一定能够成功。

(7) 即使是小事，也要采取合乎情理的行动；即使你心情烦闷，也要特别注意自己的言行，让自己的行动合乎生活情理。

(8) 对待他人的态度要因人而异。具有抑郁心情的人，对外界每个人的反应、态度几乎相同。这是不对的，如果你也有这种倾向，应尽快纠正。

(9) 拓宽自己的情趣范围。

(10) 不要将自己的生活与他人的生活比较。如果你时常把自己的生活与他人做比较，表示你已经有了潜在的抑郁，应尽快克服。

(11) 将日常生活中美好的事记录下来。

(12) 不要掩饰自己的失败。

(13) 尝试以前没有做过的事，要积极地开辟新的生活园地，使生活更充实。

(14) 与精力旺盛并乐观向上的人交往。

驱逐焦虑，做自己情绪的主人

在心理学中，情绪指身体对行为成功的可能性乃至必然性，在生理反应上的评价和体验，包括喜、怒、忧、思、悲、恐、惊七种。其中，怒、忧、思、悲、恐、惊都会产生焦虑。

焦虑是一种没有明确原因的、令人不愉快的紧张状态。适度的焦虑可以提高人的警觉度，充分调动身心潜能。但如果焦虑过火，则会妨碍你去应付、处理面前的危机，甚至妨碍你的日常生活。

在生活中，有些人经常忧心忡忡、焦虑不安、烦躁好动、唠唠叨叨等，这就是焦虑过度的表现。这些人总担心生活中出现不良之兆，对未来满怀恐惧，常常为一些小事弄得鸡犬不宁。例如，某某家的人患病了，会不会传染给自己家；再过五六天就没有肥皂了，是不是应该早点去买回来，不然，到要用的时候没有了怎么办，等等。

有一个人的眼睛受伤了，然后他就产生了种种对未来可怕后果的想象，为此他遭受了两天两夜的折磨。他几乎彻夜难眠，想象着自己正躺在医院里，医生们开始做手术，而他的眼球可能要被摘除；他还想到，自己的另一只眼睛也慢慢地受到了感染，自己成了一个盲人；成了盲人的自己，整天生活在黑暗中，进出需要别人的搀扶，成了一个活着的废物……他的整个思想完全陷入对可怕未来的臆想之中，他几乎要发疯了！在事故发生的几天后，朋友在街上看到他，他神采奕奕。朋友询问了他眼睛的情况，他说："哦，现在已经好了。只是一小粒煤渣掉了进去，引起了感染。"

有位心理学家曾说过，"我们生活中80%以上的情绪问题都是由自己造成的"。自然，焦虑的产生也不例外。俗话说："解铃还须系铃人。"既然焦虑大都是由我们自己造成的，那么我们也可以通过一些方法掌控自己的情绪，把焦虑驱赶出去。

有效控制自己的焦虑情绪，你可以借鉴以下四步：

第一步：评估。

我焦虑什么？

我为什么会焦虑？

……

要对这些问题，做直截了当的探索，越具体越好，最好拿出纸笔来，清楚地写下来，问题才会明朗，仅用头脑想是不够的。

第二步：理解。

纵然我所焦虑的事情真的发生了，或是最坏的结果发生了，是否真的是那么可怕？

他人是不是也有过类似的遭遇？他们是不是就完蛋了？

如果真的发生了，我就无法再活下去了吗？

评估及理解是很重要的消除焦虑的两大步骤，因为只有面对可能发生的最坏后果，我们才能从容地面对现在。有句话说："人死不过如此，就算砍头也不过碗大的疤，20 年后又是一条好汉。"连死都不怕了，还焦虑什么呢？人需要看破看透，才能放得下，只有放下人的欲念，才有自信。

第三步：再次评估现在的情况。

现在的真正问题是什么？（如担心高考失败的真正问题是什么？可能数学不好，所以会担心高考失败。）

问题的起因是什么？（数学不好的原因是什么？是数学的某一部分不好？还是数学基础不好？）

解决的办法有哪些？(再加强数学学习、请家教……)

什么时候开始？(明天就开始。)

第四步：方法的有效度评估。

目的是了解此方法有没有帮助，若没有，立刻改变。

内心压抑，可用这四招来疏导

压抑心理是一种较为普遍的病态社会心理现象。它存在于社会各年龄段的人群中，它与个体的挫折、失意有关，继而产生自卑、沮丧、自我封闭、孤僻等病态心理行为。挫折与压抑感之间互为因果，形成一个恶性循环。

疏导压抑情感宜结合心理疗法，自己努力或寻求他人的帮助。具体方法如下：

1. 运动法

压抑情绪能量的发泄的确是来势汹汹，好像不可阻挡。实际上，在一定控制范围内的适当宣泄，可以改善自己的情绪健康状态。比如，当你感到压抑时，不妨赶快跑到其他地方宣泄一下，干脆出去跑一圈，或做一些能消耗体力又能转移自己思想的体育运动，踢足球或打篮球都是不错的选择。特别是在活动中与人的合作和接触，又让我们有了新的交流。当你累得满头大汗气喘吁吁时，你会感到精疲力竭，相信这时你的压抑情绪已经基本被抚平了。

2. 眼泪法

对于压抑情绪的能量发泄，还有一种方法，就是在我们感到十分压抑时不妨大哭一场。哭，也是释放积聚能量、调整机体平衡的一种方式。在亲人面前的痛哭，是一次纯真的感情爆发，如同夏天的暴风雨，越是倾盆大雨越是晴得快。许多人在痛哭一场之后，觉得畅快淋漓，压抑的心情也会随着泪水的流落而减少许多。

3. 倾诉法

倾诉，是缓解压抑情绪的重要手段。当一个人被心理负担压得透不过气来的时候，如果有人真诚而耐心地来听他的倾诉，他就会有一种如释重负的感觉。所谓“一吐为快”正是这个道理。对此，现代心理学中有“心理呕吐”的说法。美国心理学家罗杰斯认为，倾听不仅能使听者真正理解一个人，对于倾诉者来说，也有奇特的效果，心理上会出现一系列的变化。他会感觉到他终于被人理解了，内心有一种欣慰之感进而使压抑感得到缓解，心理上似乎感到一种解脱，还会产生某种感激之情，愿意谈出更多心里话，这便是转变的开始。一个人如能从混乱的思绪中走出来，换一个角度去思考问题，重新审视自己的内心世界，那些原来以为无法解决的问题，就会迎刃而解。

4. 宣泄法

如果以上三种方法对你均没有产生效果，那么你就必须寻求心理医生的帮助了。心理医生会引导人们把自己心中的积郁倾吐出来，这称为宣泄疗法。宣泄疗法在现实表现中有一定的功效。当人们把自己的压抑情绪体验宣泄出来时，不仅能减轻宣泄者心理上的压力，也能减轻或消除他们的紧张情绪，容易使发泄者恢复到平静的心情。在生活中，我们经常可以看到有些心胸开阔、性情爽朗的人，他们心直口快，把自己的压抑情绪诉说出来，便不再愁眉苦脸了。所以，这种人的心理矛盾往往能获得及时解决。可是我们也常看到一些心胸狭窄的人，爱生气，心中总是闷闷不乐，由于心理压抑长期得不到解决而容易发生心理疾病。

六种妙法，让恐惧症患者心安气顺

恐惧心理是日常生活中人们的一种常见心理，一般来说无须治疗，但如果时常产生恐惧，或者在一般人眼里没有什么可恐惧的情况下产生恐惧，这时候就应该引起注意了，因为可能你已经患上了恐惧症。那么，这时候应该怎样处理呢？方法有很多，应根据具体情况和个人特点而定。以下方法简单易行，适合每个人采用。

1. 注意力集中法

不必过多在意自己留给别人的印象。安慰自己，就像自己不会去过分关注别人一样，别人也不会过分关注自己，把注意力放在你现在应该做的事情上。比如，你正在工作，不用过分担心老板会怎么看待你，同事会怎么看待你，而是把注意力集中在手头的工作上。

2. 设想最坏的结果

当自己心里过分恐惧时，不妨问一问自己，再坏能坏到哪里去呢？最糟糕的结果会怎样呢？难道我会死吗？不会。那我就用勇气迎接最坏的结果吧！

3. 良性暗示

在心中鼓励自己“我能行”“我真棒”，经常这样做，这样的暗示语就会进入人的潜意识，弥补我们从小因为受否定而形成的心灵黑洞。

4. 钟摆法

为了克服恐惧，我们心里不妨这样想：钟摆摆向一边，必须先要往另一边使劲。“我心跳有什么了不起，我还想跳得比摇滚乐鼓点还快呢！”结果你会发现，实际情况远远没有你想象的那么严重，于是注意力就被转移到正题上去了。

5. 系统脱敏法

比如，你恐惧当众讲话，可以通过循序渐进的方法克服自己的恐惧。最开始时，你可以先在人少的地方讲，也可以先在自己熟悉的人面前讲，然后，逐渐地向人稍微多一点的地方过渡，直到最后敢于在很多人面前讲话。

6. 自我欣赏法

努力发现自己的特长和优点，并加以开发，使自己有超出他人的地方，从而获得自信。这样不知不觉间，恐惧就会为你让路，直到最后消失了。

除了以上一些简单易行的方法外，我们还可以通过教学训练来克服恐惧心理。具体步骤如下：

(1) 组织参加者各举一例所知的最恐惧的事例，归纳后分析。其恐惧的后果发生了没有？恐惧产生了什么作用？

(2) 组织“心情易容术”练习。先接受一篇能引起强烈懊悔与悲伤的文章学习，边念边让大家想象；然后组织转移注意力练习，进行“心情易容”，可选择心理放松、有氧舞蹈、听音乐、看喜剧小品、跑步运动等。

(3) 讨论课题“飞机失事全球震动，人们乘飞机总有恐惧心理”。收集统计全球一年死亡人数的事件中，飞机失事能排在哪个位置上，有多少人不注意而死亡人数远远大于飞机失事的事例。

(4) 培养“海洋文化”意识，讨论大海的特征，讨论沿海地区人们的行为与心态。

(5) 组织演讲“有恐惧心理的人，不能完成伟大的事业”。

(6) 进行角色扮演，把自己置于恐惧的境地，揣摩感受。

(7) 组织参加者绘制多项任务练习安排计划表。

(8) 每人做 10 道题，在规定时间内完成，每完成 1 道要在问题前打个“√”，然后喊一声“完成了一个”“又完成了一个”。避免产生完成一个时“还有9个”的消极情绪。

(9) 组织经常性的联欢会，放松神经，消除交际恐惧。

治疗精神分裂症的四种方式

患有精神分裂症的人，常常表现为缄默、孤独、木讷。然而，他们并不是对所有事都没有反应，研究发现，患有精神分裂症的人，往往会对音乐和舞蹈做出反应。因此，用这种方法可以促使这类患者慢慢与现实联系。

(1) 个别心理治疗。这种治疗方法是对患者进行心理治疗干预，以减少复发，减少社会应激，增进社会及职业功能。理想的个人心理治疗最好以富于同情、善解人意的持续性的人际关系为基础，并结合各种不同的治疗技术。

(2) 家庭治疗。患者家属应尽最大可能参与并投入到心理治疗中。通过对家属的教育、指导及支持可使患者获益。家庭治疗的目标包括降低复发、改善功能、减少家庭负担及提高家庭功能。所有方法均强调家庭参与治疗和齐心协力的重要性。常见的方法有：关于疾病及其病程的心理教育、训练应对能力及解决家庭问题的技巧、改善交流及减少应激。

(3) 集体治疗。集体治疗包括集体心理教育、集体咨询，以及集体心理治疗，这些方法可单独或混合应用。需要注意的是，选择集体治疗的患者，其病情已相当稳定、有较好的现实检验能力，即能理解参与意义的患者；如果患者思维严重紊乱、幻觉与妄想持续存在、行为冲动和自控能力很差，则不适合集体治疗。集体治疗还应结合个别治疗灵活实施，集体治疗小组一般由6～8名患者组成。

(4) 艺术及职业训练。缄默、孤独、木讷的患者，往往会对音乐和舞蹈做出反应，用这种方法可以促使这类患者慢慢与现实联系。

如何应对创伤后应激障碍

美国越战老兵从战场归来后，不断地被残酷战争的回忆所惊扰，过往的枪林弹雨成为他们夜夜挥之不去的梦魇，以至于无法正常生活。这种大灾难造成的无法平复的心理创伤，在心理学上被称为“创伤后应激障碍”。

创伤后应激障碍的主要症状为：

(1) 经常想起、梦见创伤事件。

(2) 感到十分痛苦、害怕或无助。

(3) 面对创伤事件的相关情境时会有强烈的生理及心理反应。

(4) 极力逃避与事件有关的记忆、感受或人物。

(5) 警觉性过高、难以松弛等。

身体症状表现为：失眠、头痛、对前景感到悲观、易发脾气、对大部分事情提不起兴趣、觉得与他人疏离等。

一位妇女三年前从一场严重的交通事故中死里逃生，现在她听到远处救护车的声音，就控制不住发抖、心跳加快、手掌出汗。

一位曾经在黑暗的街道上被别人蒙住头暴打了一顿的男士，变得非常神经质，不愿离开家，尤其是在晚上。

两年前的一场洪水使一位妇女失去了家人和所有的一切。现在她仍然经常做有关洪水的噩梦，而且如果天气预报说夜间有雨，该女士就难以入睡。

突发性灾难发生时间短暂，人们记忆犹新的克拉玛依大火灾，短时间内使几百人窒息而死，汽车事故常在 1 ～ 2 秒钟内发生，球场骚乱时 1 ～ 2 分钟内人已无路可走。

意外事件对人造成的直接伤害性死亡，大家有目共睹，可是对于劫后余波所造成的心理伤害，好多人却忽略了。

某些人在强烈的创伤后会出现一种被称为“创伤后应激障碍”的状态。创伤事件的急性应激不仅导致躯体症状，还导致脑内化学变化。强烈的创伤事件是指个人经历、看到或者了解到的引起强烈惊恐、生命危险、死亡或者恐怖的事件。这种事件可能是涉及死亡、生命危险、严重伤害的事件，也可能是对自身、他人有危险的事件。例如，某人可能遭遇躯体伤害，如家庭暴力或被强奸；在汽车、飞机或者火车交通事故中受伤害；自然灾害如台风、洪水或者龙卷风中受到伤害或者创伤；突然被告知亲人非预期的死亡。有这些遭遇的人可能会产生创伤后应激障碍。

创伤后应激障碍是一组由心理社会因素所致的精神疾病。一般认为，决定本组精神障碍的发生、临床表现与病程的因素有：生活事件和生活处境、社会文化特点、个体人格特点、教育程度、智力水平、生活态度、信念，以及当时的躯体功能状况等。

患创伤后应激障碍的人需要认识到，这是一种疾病，就像糖尿病或关节炎一样。此病并不代表人格弱点，患者的症状也并不是凭空杜撰或者想象出来的。

过去，很多人认为只有士兵或者经历过战争的人才可能患创伤后应激障碍，所以，在几年前，创伤后应激障碍常常被称为“战争疲劳”或“炮弹休克”。然而基于新的研究结果，医生和其他专业性医疗人员已经认识到来自不同背景的各种人都可能有创伤经历，如飞机坠毁、渡船相撞、球场骚乱、车祸、火灾、地震、风暴等，几乎每个人都有可能碰到，从而都有可能发展为创伤后应激障碍。

如果你被诊断为创伤后应激障碍，医生可能让你服药，你必须谨遵医嘱进行服药。在没有与医生商量之前，请不要自行停用药物。

心理治疗方法是认知行为治疗，立足点在于帮助患者更好地了解病情及处理方法，从而达到治疗效果。有时，认知行为治疗与药物治疗合并使用。

与其他严重疾病一样，创伤后应激障碍的症状也需要一段时间才能改善。症状改善可能是人生中重大挑战之一。康复的道路是崎岖的，症状的改善是一点一点发生的。创伤后应激障碍患者一定要给自己一些时间来恢复，这是非常重要的。创伤后应激障碍患者是可以痊愈的。

第五节

形神合一养生法

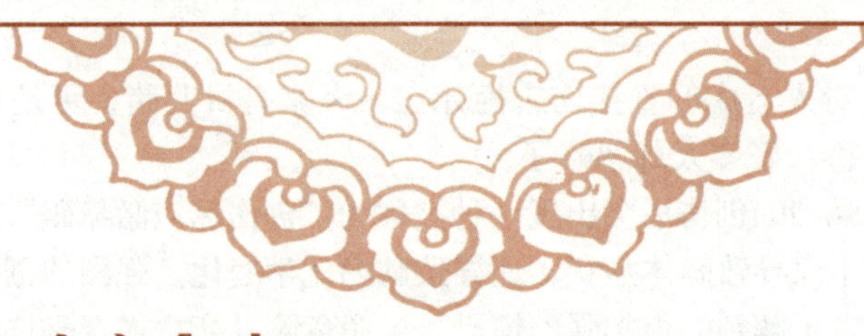

形者，生之舍也

——《黄帝内经》中的“身神”大道

现在，得情绪病的人越来越多了，在这个地球上甚至很难找到不郁闷的人。无论你是明星，还是凡人，心情不爽是常态。

最初得知生活得好好的人竟然有可能患有严重的心理疾病时，我们大多数人都不相信，或并不打算接受。可是，智育或道德教育并不是万能的，因为，我们很快就知道了，自欺欺人也是心理问题的一种，而且有可能是最严重的一种。

比起古人，我们足够年轻、足够鲜活、足够富裕、足够精明、足够……可是我们缘何活得如此不耐烦呢？原因很简单，因为我们轻浮地在躯体和生命之间画了等号。而实际上，躯体和生命是有着很大区别的。躯体，摸得着，看得见，可度量；生命，看不见，摸不着，不能度量。

《内经》说：“形者，生之舍也。”这里的“形”即躯体，只是生命的房子，不是生命本身。医生修理房子是为了使生命住得安适，但是如果心神不宁，生命不安，躯体这座房子再富丽堂皇，也还是无法舒服起来。

同时，现代医学也证明，人活着与其他生物活着不一样，是因为作为人，在信息系统这个层次之上，还同时存在着一个高级的意识系统，是决定生命的价值之所在。这个系统，就使得人的生命与其他生物的生命显示出完全的不同。如果说，其他生物生命的健康，是由它们的信息系统来决定的；而人，却更多的是由他们的意识系统来决定的。因此，人的生命包含着信息和意识两个系统。躯体，则是包装和显示生命的物质外壳。

而现代医学只考虑到躯体，而忽略了大脑和精神。这是因为他们过分倚重于躯体的解剖，从物质方面去认知，而不知生命是非物质的。这个误读，导致 20 世纪 30 ～ 50 年代，产生了一系列医疗理论和实践的错误，使很多人无辜失去生命。

现在有很多人不理解生命与躯体的不同，把躯体误读为生命，不注意情志养生，放任坏情绪的蔓延和堆积，直到有一天不可收拾。

因此，现代人一定要区分生命与躯体这两个概念。无论治病，还是养生，都应以生命作为治疗的对象，以生命作为保养的对象，在养好生命的前提下再修“躯体”这座房子，这样才能奏效。

道德高尚的人才能长寿

汉语里有个词叫“德高寿长”，意思是道德高尚的人寿命一般都比较长。为什么道德修养良好的人比道德修养欠缺的人更长寿呢?

中医讲究“形神合一”，从这个角度来说，缺乏道德修养的人，容易给自己套上名利的枷锁，他们斤斤计较，时刻都在忙于算计别人和防备别人，因此他们整天处于紧张的心理状态之中。而且他们心胸狭隘，常常因为一点小事就和别人发生冲突，人际关系十分紧张，从而陷入整天担忧的困境中。可想而知，一个人长期处于这种不良的情绪下，身体内部功能很容易紊乱，造成免疫力下降，疾病也就乘虚而入。而那些道德高尚、品行良好的人，往往什么事都能看得开，豁达乐观、宽厚仁爱，这样的心境不仅可以驱逐烦恼，还能建立良好的人际关系，这样其免疫力自然会增强，不容易生病，自然就更容易长寿了。

生活中，我们常说“心身疲惫”“心身憔悴”“神形俱疲”，这不仅是习以为常的百姓语言，还包含着深刻的中医“形神”学问。

如果从现代医学角度去看，中医学关于人的形体与精神的概念与关系，就是人的生理与心理的互依；说白了就是一个人的肉体与灵魂或灵与肉的不可分。中医学中，所谓的形就是人的形体，所谓的神就是人的精神，形神就是人的形体与精神的简称。

中医学对于人的形与神的关系认为：“形恃神以立，神须形以存。”这就是说人的精神与形体是不可分离的，这种不可分离的关系，就形成人体“形神相亲，表里俱济”的合二为一，两者相互为用、相亲相济、互为依存，共同维系着人生命体的正常心身机能与健康，形成形与神的存则俱存、伤则俱伤、损则俱损的同一关系。中医学将这二者合而为一的形神关系概括为“形神合一”或“形神一体”。

认识人的“形神合一”，对于人的健康与疾病来说，具有十分重要的指导意义。

人的健康不仅是指身体或器官的健康无病，还指精神情绪与心理素质也正常无问题，即所谓的“心身健康”，否则，就是不健康或亚健康、心身疾病。

当人体不适或者有病时，人的这种不良感受就会影响人的精神和情绪，不良的精神和情绪又会加重躯体的症状，如此就形成了恶性循环。如果这种恶性循环过久，人体就会由一两种症状变为众多的症状，由某个系统器官的功能失调产生多个系统器官的功能失调，甚至产生病变，陷入“四面楚歌”的痛苦境地。

中医谨守“形神合一”的互亲、互济、互依、互存，形成形与神、身与心的良性互动，对于健康的人来说，它是一种未病先防的修身养性；对于已病的人来说，防止与阻断精神症状与形体症状的恶性循环，保持良好的心态与生活习惯，并进行合理治疗，它将有利于身体的康复。

中医认为“久视伤血，久卧伤气，久坐伤肉，久立伤骨，久行伤筋”，强调人体要劳逸结合，过度劳累与过度安逸，久而久之都会给人体带来伤害；中医还强调“五劳所伤”或七情所伤的喜、怒、忧、思、悲、恐、惊等情志变化对身体的影响，认为那些“喜怒悖其正气，思虑销其精神，哀乐殃其平粹”的反应过急、过久的不良情绪，它对人的伤害既是立竿见影的，也是慢性持久的，所以要尽快从这些不良情绪中“移情”出来；中医提出了“修性以保神，安心以全身”的养生方法。对于性格认真、不甚灵活的好强者来说，改变一下自己的性格，不但能改变自己的命运，也能改善自己身体的健康状况。

因此，养生只有达到了“形神合一”的境界，效果才会最好，否则，缺少其中任何一个，都是蹩脚的养生。

形神养生总原则：勤动脑、体，不动心

仔细观察我们会发现，凡是能够活到100岁的长寿老人，思维大都非常清楚。他们天天都在读书、看报，而且经常出去活动。很多老年痴呆的病人，往往是因为一天天傻吃闷睡，他的脑子越不用，他的记忆力就越差。

《黄帝内经》讲“头为诸阳之会，四肢为诸阳之末”。“阳气者若天与日”，阳气就得动，不动就会老化。因为脑袋是用的首领，四肢是用的工具。这些东西，因为它是用的范畴，所以你不用它，它就会坏。所以四肢要经常用。但是五脏藏精而不泄，心不能动，心要一动五内俱焚。因此，养生一定要勤动脑、体，不动心。

王玉川教授是当代国医大师，他根据“勤动脑、体，不动心”的养生原则，提出了以下几种养生方法：

1. 学会科学用脑

勤奋工作，积极创造，可以刺激脑细胞再生，恢复大脑活力，是延缓人体衰老的方法。然而，大脑不能过度使用：一般连续工作时间不应超过2小时；在眼睛感到疲乏时，应该停下来闭目默想，然后眺望远景，做深呼吸数十次；另外，连续用脑时，还应注意更换工作内容，如高度抽象思维之后，可替换读外语、听

录音、看图像，以利左右脑活动的平衡。

2. 利用营养调配补脑

脑组织由脂质、糖蛋白、钙、磷等物质构成，大脑在活动时还需要多种物质参与代谢。因此脑力劳动者除每日摄取必要热量外，必须补充某些特殊营养物质，如此才能保证大脑正常工作。

（1）钙和磷。钙和磷是神经细胞不可缺少的元素，缺少时将发生神经过敏、失眠、焦躁和痉挛症。

（2）镁。镁是保持良好记忆所必需的元素。富含镁元素的食物有坚果仁、奶、蛋、鲜鱼、动物内脏及海产品。

（3）谷氨酸。谷氨酸又称“智慧酸”，为大脑思维功能所必需的营养素，鲜奶、鲜肝、味精及其他鲜味食品中都含有这种物质。

（4）维生素B。维生素B，包括维生素B_1、B_6、B_{12}几种，存在于叶菜、粗粮、麦胚、豆类、酸奶、啤酒中，多吃有助于脑物质能量代谢，增加脑力。

3. 运动按摩保健法

脑力劳动者通过运动、按摩和气功可以达到舒筋活络、调畅气机的目的，从而防止各种骨关节病、心脏病、脑病的发生。

（1）运动保健。跑步有助于改善血液循环状态和内脏功能，从而保证大脑充足的血氧供应。另外，乒乓球、网球等球类运动可以提高大脑信息传导、反馈的速度，从而增强大脑反应的敏捷性。

（2）脑部按摩。头顶按摩，即以两手搓头皮，从前发际到后发际做梳头动作。头侧按摩，用两手拇指按住太阳穴，其余四指从头两侧由上至下做直线按摩。再按揉太阳穴，顺时针与逆时针方向各数次，浴面摩眼。两手搓热后，从上至下，从内至外摩面数次，然后做眼部保健操，此法用于工作后大脑疲劳。

养生必先养德，大德必得其寿

《黄帝内经》中写道：“是以嗜欲不能劳其目，淫邪不能惑其心，愚智贤不肖，不惧于物，故合于道。所以能年皆度百岁而动作不衰者，以其德全不危也。”意思是有高尚道德修养的人，得享高寿，否则，被嗜欲、淫邪等牵累，思不合于德，行不合于道，就会受到灾难的侵害。

有人或许认为道德修养与养生长寿之间的关系有点远，但是想一下，如果一个道德品行败坏的人，他终日心里想的是怎样对付别人、怎样诋毁别人，或者是他做了什么见不得人的勾当，每天提心吊胆，唯恐被别人发现，精神极度紧张和惊恐，这样的人又怎么能够长寿？现代医学研究就认为：和谐的人际关系、与人为善的心态，能使体内分泌出有益的激素，将血液中的各种成分调节到最适当的水平；同时大脑会分泌出一种天然镇静剂，使人获得安宁与愉悦。

自古以来，我国的历代医学家、养生学家都把道德修养作为养生的重要内容。唐代药王孙思邈指出："古养性者，不但饵药餐霞，其在兼于百行。会百行周备，虽绝药饵，不祈善而有福，不求寿而自延。"这是说：没有好的德行，无论服什么灵丹妙药，还是怎样去祈求，都不会延年益寿。宋代养生家邵雍在《言行吟》中指出："始知行义修仁者，便是延年益寿人。"清代著名养生家石天基则说："善养生者，当以德性为主，而以调养为佐。二者并行不悖，体自健而寿命可延长。"明代养生家王文禄在《医先》中提到："养德，养生无二术。"这些都明确指出了养生与道德修养的密切关系。

但凡道德品行高尚之人，都会具备两个方面的基本素质：一方面他们能够正确地认识自己，知道自己想要的生活、想追求的东西，不苛求自己或者他人，懂得知足常乐；另一方面，他们在为人处世时不自私，能够顾全大局，为别人着想，能做到与人为善乐于奉献。总之，道德品行高尚的人多心胸宽广、平和淡泊，健康的心理状态会为他们带来健康的体魄，长寿也是自然而然的事了。

三剂"调情"药方，永葆身心健康

在竞争压力与日俱增的今天，面对复杂多样的社会环境，如何避免不良情绪的发生，做到心态平和、情志安定，是每个人都应思考的问题。关于调节情绪的各种所谓秘方五花八门，网络上、书本上、报刊上到处都有它们的影子。其实，没有灵魂的释然和心态的平和，表面文章做得再好，都很难见效。就比如一件质地很差的衣服，无论镶上怎样的蕾丝边，也难逃不伦不类的命运。

因此，我们认为，情志养生的最根本出路只有一条，那就是心态调整。关于此，我们为你开出的药方是：人要劳动，心要放宽，无欲则刚。

1. 人要劳动

劳动光荣的概念在我们身上可以说是根深蒂固。因为我们能在劳动的过程中感到愉悦，能从劳动中收获对自我价值的肯定。

在一个繁华都市的一个贫困辖区一条非常寂寥的小街上，有个修鞋铺。鞋铺的主人是一位 30 多岁的鞋匠，他的腿脚有毛病，不能走路，只能坐在板凳上。鞋匠的劳动就是把旧鞋修好，他干活利索，待客热情，收费低廉，前来光顾的人络绎不绝。他每天日出而作，日落而息，不管春夏秋冬、风雨寒暑，靠着勤劳、自在过日子。他虽无雄心壮志和理想抱负，但空闲下来，一边拿废旧茶缸喝水，一边哼几句谁也听不懂的歌曲。

鞋匠腿残，但他有双手和健康的大脑，没有失去生活的理想和劳动的勇气，他顽强地在平平淡淡的生活道路上艰难地跋涉着；尽管人生道路坎坷，但鞋匠劳动不止。劳动不仅让他获得了生存的资本，也赋予他人生的尊严，更赋予他活着的快乐。

心情快乐，生活就是快乐的。每天，当睁开眼睛，便感觉到，这是新的一天，你要有新的付出和收获，于是便有了积极的行动！这样的人是绝对不会悲悲切切。

2. 心要放宽

你听说过哪个小肚鸡肠的人是快乐的？不太可能，心宽的人才会真正拥有快乐。在《六度集经》中有这样一个故事：

从前有两个人，一个叫提耆罗，一个叫那赖。这两个人神通广大，本领高超，无论是婆罗门、佛家弟子，还是仙人、圣人，无不钦佩，都来向他们顶礼膜拜。

一天夜里，提耆罗因长时间诵经感到十分疲乏，先睡了；那赖当时还没睡，一不小心踩了提耆罗的头，使他疼痛难忍。

提耆罗一时心中大怒地说："谁踩了我的头，明天清早太阳升起一竿子高的时候，他的头就会破为七块！"那赖一听，也十分恼怒地叫道："是我误踩了你，你干什么发那么重的咒？器物放在一起，还有相碰的时候，何况人和人相处，哪能永远没有个闪失呢？你说明天清早太阳升起一竿子高的时候，我的头就会破为七块，那好，我就偏不让太阳出来，你看着好了！"

由于那赖施了法术，第二天，太阳果然没有升起来。五天过去了，太阳仍没有出来，世界各地处在一片漆黑之中。

宽容是最和煦的一缕阳光，故事中，就因为提耆罗和那赖两个人的不宽容，使整个世界处于一片黑暗之中，这样的损失没有哪个人可以拍手叫好的。所以在日常生活中，人一定要学会大度。

3. 无欲则刚

西方哲学家叔本华认为欲望是痛苦之源、烦恼之根。人的痛苦是从生命的欲望中产生的，人的欲望是永远也无法满足的，痛苦与生命是不相分离的。

的确，随着经济的发展，人们对物质利益追求的欲望越来越大；随着社会的开放，人们越来越追求感官享乐；随着竞争的激烈，人们越来越追求成功。所谓欲壑难填，欲望成了现代人的痛苦烦恼之根源。一方面，人们心理障碍、精神疾病的比例逐年上升，焦虑不安也成了现代人的心理特征。其实，严重的焦虑不安是强烈欲望的另一个方面，它可导致神经症。焦虑不安与欲望成正比，欲望越大，焦虑不安就越严重；欲望越小，焦虑不安就越小，没有欲望也就没有不安。所谓"无欲心自安"。

爱劳动，乐宽容，无贪念，关键时候自己再阿 Q 一些，比之那些想尽办法巧取豪夺的狂傲小人，远离了浮躁的社会，静以修身，俭以养德，悠然见田园，呼吸着大自然的清新空气，沁蕴着泥土的芳香，和大地母亲亲密接触，何乐而不为呢？这不是过去文人侠士的"理想追求"吗？这样想，一切的辛苦都成了乐趣。

一花四叶汤

——裘沛然老人的“全神”养身法

裘沛然教授是当代国医大师，他提出一个著名的养生概念——“全神”。中医学中的“神”，是人生命的内核。而裘教授所说的“全神”不仅是通常所说的感觉思维、神色、神气，而是指“神明”的妙用。《荀子·天论》说：“万物各得其和以生，各得其养以成，不见其事，而见其功，夫是之谓神。”《淮南子·泰族训》又说：“其生物也，莫见其所养而物长；其杀物也，莫见其所丧而物亡，此之谓神明。”

裘教授认为，“神”实际上就是目前科学家远未了解的宇宙界的自然运动变化规律，它是“妙万物而为言”的。作为万物之灵长，人类的“神”是最全的，所以人体的生长衰老，以及气血精髓的充养，喜怒哀乐的调控，对外界环境的适应等诸多生理活动，无不依靠“神”来主宰。这就好比每个人都有一部最精密的“自动机器”，具有自我调节、自我修补、自我适应、自我控制四大功能。然而，人体这四大功能，只在精神不受损害的情况下才能充分发挥作用。因此，要想身强体健，首先要全神。

裘教授指出，一个人要想达到“全神”，就必须运用各种修心养性、澄心息虑的方法，使自己的心态保持至善至美、恬淡宁静。而要做到这一点，就必须摒除邪恶和贪欲之心，不慕求浮荣，不损人利己，破除私心杂念，要有忠恕仁厚、纯一无伪的精神。

为了让大家澄心息虑，达到全神之境界，裘教授开出了一张精妙方剂——“一花四叶汤”。一花，即指身体健康长寿之花；四叶，即豁达、潇洒、宽容、厚道。

(1) 豁达。裘教授说：“荣华富贵有什么好稀罕的，即使你多活几十年，也只是一刹那，任其自然，何必强求。”一个人，只有具备了裘教授这样“富贵与我如浮云”的豁达胸襟，才能看淡得失，心平气和，形神康泰。

(2) 潇洒。潇洒，原指清高洒脱，不同凡俗之意。裘教授意为轻松、舒畅的意思，即充满生机，超越自我，生活充实，身心愉悦，从而利于健康。诚如李白《游水西简郑明府》诗：“凉风日潇洒，幽客时憩泊。”

(3) 宽容。宽容，即宽恕，能容纳他人。宽容待人是人生的一种美德，也是处理和改善人际关系的润滑剂。不仅能使人心宽体泰，气血调和，而且对于社会的和谐也很有意义。

(4) 厚道。裘教授经常强调：“厚道对维护和培养人身元气有重要作用。”厚道最为重要的是做人要仁厚，多为他人着想，乐于助人和扶危救困，并且还要常怀感恩与报恩之心，要不念旧恶，多帮助他人。

第八章

五谷为养，五果为助

——《黄帝内经》中的食养之道

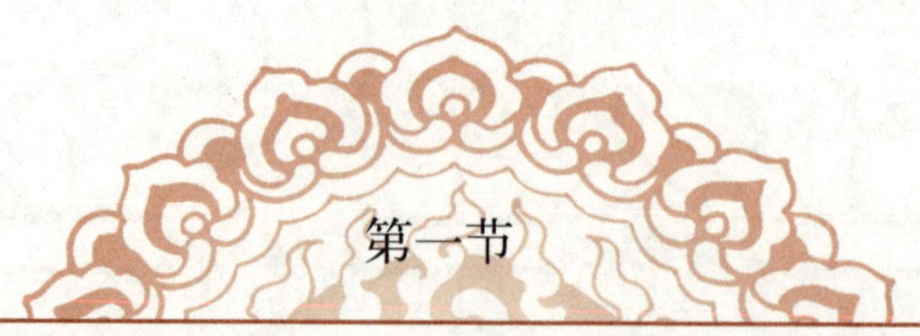

第一节

《黄帝内经》食养的基本原则

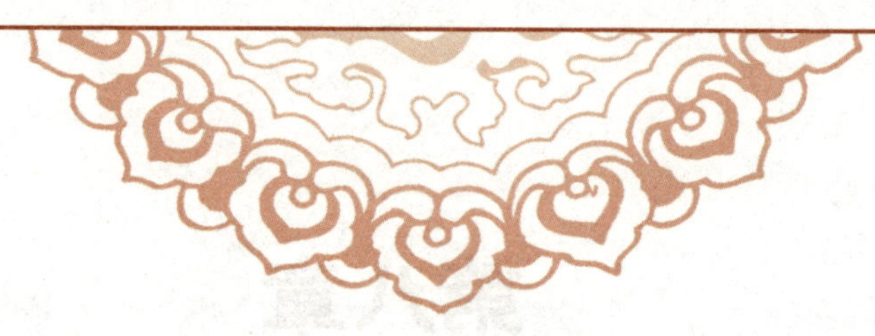

不时不食

按照中医理论，一年四季的气候变化是春生、夏长、秋收、冬藏，人的身体也是如此。中医讲究天人合一，特别注重顺应自然。因此，顺时而“食”也是膳食养生的关键。《黄帝内经》中说“不时不食”，就是要求我们，饮食一定要顺应大自然的规律，说白了就是大自然什么时候给，我们就什么时候吃。

目前，我们有各种先进的栽培技术，一年四季都可以买到自己想吃的东西。现在再讲“不时不食”似乎有点过时了，但这里还是要提醒你：尽量吃应季的东西。因为，无论什么食物，只有到了它的时令才生长得最为饱满且最有营养，虽然通过一些栽培技术在别的季节也能吃到，但是只有其形而没有其神。

就像我们很常见的甜瓜，一般是 7 月才成熟，那时候的甜瓜经过充分的阳光照射，味道很香甜，放在屋子里比空气清香剂还好使，但现在大棚里种的甜瓜，5 月就上市了，看上去也是甜瓜的样子，但是根本不好吃，有的甚至是苦的，完全失去了应有的风味，营养功效自然也比不上自然成熟的。有些催熟的食物，不光味道不好，人吃了还会生病，就是因为它的生长过程中用了很多化学药剂。所以，我们吃东西一定要吃应季的，不仅经济实惠而且对身体有好处，我们吃东西不能只为了尝鲜或者寻求一种心理上的满足，吃得放心吃得健康才是最重要的。

在关于什么季节该吃什么食物方面，很多民间习俗就是很好的答案：韭菜有“春菜第一美食”之称，“城中桃李愁风雨，春在溪头荠菜花”，荠菜也是很好的春菜，“门前一株椿，春菜常不断”……这些都是符合自然规律的；夏天有“君子菜”苦瓜，更有“夏天一碗绿豆汤，解毒去暑赛仙方”“夏季吃西瓜，药物不用抓”

等一些民间农谚，夏天多吃这些食物可以解暑除烦，对身体是有好处的；秋天各种水果都上市了，“一天一苹果，医生不找我”“新采嫩藕胜太医”，还有梨、柑橘等都是不错的选择；冬天最常吃的就是大白菜，此外冬季是进补的好时节，可以多吃些羊肉、狗肉等温补食物，可以补中益气，来年有个好身体。

平衡膳食，为健康加油

说到饮食，大家都知道一个健康观念，那就是：平衡膳食。什么是平衡膳食呢？从营养学来讲，能使营养需要与膳食供给之间保持平衡状态，热能及各种营养素满足人体生长发育、生理及体力活动的需要，且各种营养素之间保持适宜比例的膳食，叫平衡膳食。

为什么要平衡膳食？平衡膳食能为人体提供充足的热量、蛋白质、脂肪、碳水化合物，以及充足的矿物质、维生素和适量的纤维素，既满足人体的各种需要，又能预防多种疾病。

那么，如何才能做到平衡膳食呢？最主要的是要做到以下几点：

1. 食物多样，谷类为主

人类的食物是多种多样的，各种食物所含的营养成分不完全相同。除母乳外，任何一种天然食物都不能提供人体所需的全部营养素。平衡膳食必须由多种食物组成，才能满足人体各种营养需要，达到营养合理、促进健康的目的，因而提倡人们要广泛食用多种食物。多种食物应包括以下五大类：

(1) 谷类及薯类。包括米、面、杂粮、马铃薯、甘薯、木薯等，主要提供碳水化合物、蛋白质、膳食纤维及B族维生素。

(2) 动物性食物。包括肉、禽、鱼、奶、蛋等，主要提供蛋白质、脂肪、矿物质、维生素A和B族维生素。

(3) 豆类及其制品。包括大豆及其他干豆类，主要提供蛋白质、脂肪、膳食纤维、矿物质和B族维生素。

(4) 蔬菜水果类。包括鲜豆、根茎、叶菜、茄果等，主要提供膳食纤维、矿物质、维生素C和胡萝卜素。

(5) 纯热能食物。包括动物油、植物油、淀粉、食用糖和酒类，主要提供能量，植物油还可提供维生素E和必需脂肪酸。

2. 多吃蔬菜、水果和薯类

蔬菜与水果含有丰富的维生素、矿物质和膳食纤维。蔬菜的种类繁多，不同品种所含营养成分不尽相同，甚至悬殊。红、黄、绿等深色蔬菜中维生素含量超过浅色蔬菜和一般水果，我国近年来开发的野果，如猕猴桃、刺梨、沙棘、黑加仑等也是维生素C、胡萝卜素的丰富来源。而水果含有的葡萄糖、果糖、柠檬酸、果胶等物质又比蔬菜丰富。红黄色水果，如鲜枣、柑橘、柿子、杏等是维生素C和胡萝卜素的丰富来源。薯类含有丰富的淀粉、膳食纤维，以及多种维生素和矿物质，我国居民近十年来吃薯类较少，应当鼓励多吃些薯类。

多吃蔬菜、水果和薯类的膳食，对保持心血管健康、增强抗病能力、减少儿童发生眼干燥症的危险及预防某些癌症等方面起着十分重要的作用。

3. 常吃奶类、豆类或其制品

奶类除含丰富的优质蛋白质和维生素外，含钙量较高，且利用率也很高，是天然钙质的极好来源。我国居民膳食提供的钙质普遍偏低，平均只达到推荐供给量的一半左右。大量的研究工作表明，给儿童、青少年补钙可以提高骨骼密度，给老年人补钙也可以减缓其骨质丢失的速度。因此，应大力发展奶类的生产和消费。豆类是我国的传统食品，含丰富的优质蛋白质、不饱和脂肪酸、钙、B族维生素等，所以应大力提倡多吃豆类，特别鼓励对大豆及其制品的生产和消费。

4. 经常吃适量的鱼、禽、蛋、瘦肉，少吃肥肉和荤油

鱼、禽、蛋、瘦肉等动物性食物是优质蛋白质、脂溶性维生素和矿物质的良好来源。动物性蛋白质的氨基酸组成更适合人体需要，且赖氨酸含量较高，有利于补充植物性蛋白质中赖氨酸的不足。肉类中铁的利用较好，鱼类特别是海产鱼所含不饱和脂肪酸有降低血脂和防止血栓形成的作用。动物肝脏含维生素A极为丰富，还富含B族维生素、叶酸等。我国相当一部分城市和绝大多数农村居民平均吃动物性食物的量还不够，应适当增加摄入量。但部分大城市居民食用动物性食物过多，吃谷类和蔬菜不足，这对健康不利。

肥肉和荤油是高能量和高脂肪食物，摄入过多往往会引起肥胖，这也是某些慢性病的危险因素，应当少吃。鸡、鱼、牛肉等动物性食物含蛋白质较高，脂肪较低，应大力提倡吃这些食物。

5. 食量与体力活动要平衡，保持适宜体重

进食量与体力活动是控制体重的两个主要因素，食物提供人体能量，体力活动消耗能量。如果进食量过大而活动量不足，多余的能量就会以脂肪的形式积存，即增加体重，久之发胖；相反，若食量不足，劳动或运动量过大，则会因能量不足引起消瘦，造成劳动能力下降。因此，需要保持食量与能量消耗之间的平衡。脑力劳动者和活动量较少的人应加强锻炼，参加适宜的运动，如快走、慢跑、游泳等，而消瘦的儿童则应增加食量和油脂的摄入，以维持正常生长发育和适宜体重。体重过重或过轻都是不健康的表现，可造成抵抗力下降，易患某些疾病，如老年人的慢性病或儿童的传染病等。经常运动能增强心血管和呼吸系统的功能、保持良好的生理状态、提高工作效率、调节食欲、强壮骨骼、预防骨质疏松。三

餐分配要合理，一般早、中、晚餐的能量分别占总能量的30%、40%、30%为宜。

6. 吃清淡少盐的膳食

吃清淡膳食有利于健康，少吃咸、甜、油性食物，不要过多地吃动物性食物和油炸、烟熏食物。目前，城市居民油脂的摄入量越来越高，这样不利于健康。我国居民食盐摄入量也过多，平均值是世界卫生组织建议值的两倍以上。流行病学调查表明，钠的摄入量与高血压发病成正比，因而食盐不宜过多。世界卫生组织建议每人每日食盐用量不超过6克为宜。膳食钠的来源除食盐外，还包括酱油、咸菜、味精等高钠食品及含钠的加工食品，应从幼年就养成少盐的膳食习惯。

你想吃什么，就是身体需要什么

大概每个人都有这样的感觉：某段时间特别想吃辣的，某段时间就很想吃甜的，有时候很喜欢吃某种东西，有时候又很讨厌，飘忽不定，很少有人长年累月总是喜欢吃一种口味一种东西，这是怎么回事呢？

其实，想吃什么就是身体需要什么，不用想太多，想吃就去吃。食物都有自己的性味，如酸味的食物入肝经，具有收敛、固涩、安蛔等作用；苦味的食物入心经，可清热去火、安神养心；甘味的食物可养脾，具有调养滋补、缓解痉挛等作用；辛味的食物具有发散风寒、行气止痛等作用；咸味的食物入肾经，具有软坚散结、滋阴潜降等作用。五味入五脏，当身体哪个脏腑虚弱时，反映到身体上就是想吃某种食物。所以说，饮食偏好也是身体发出的信号。

(1) 爱吃甜味。甜味与脾脏关系密切。爱吃甜食是脾脏的需要，突然爱上甜食，可能是脾脏机能退化的征兆。当你脾虚的情况改善了，你就不会那么爱吃甜食了。

(2) 爱吃酸味。首先联想到的就是怀孕，这是由于体内荷尔蒙变化而改变口味。胆道功能和肝功能不佳，也会偏爱酸味。

(3) 爱吃苦味。苦味入心脏，当心脏机能衰退的时候，会突然变得“能吃苦”或“爱吃苦”。

(4) 爱吃咸味。口味重，爱吃咸味的人，可能是体内缺碘。口味过咸会有损肾脏，造成高血压。

(5) 爱吃辣味。阴阳五行说中有辣入肺的说法，即如果想吃辣的食物，则表示肺脏的气过虚。科学资料显示，口腔癌癌前病变的前兆——口腔白斑，正是因为人群喜吃烫、辣食物而致。

(6) 爱吃香蕉。香蕉中钾质含量丰富。当你特别想吃香蕉时，说明你的身体缺钾。当感到紧张时，我们的新陈代谢就会加快，因而使钾的水平下降。钾含量高的香蕉，正好作补充。

(7) 爱吃冰激凌。冰激凌是乳制品，含有钙质，砂糖含量很高，低血糖患者和嗜吃甜食的人，很难抵挡它的诱惑。

(8) 爱吃咸鱼。因咸鱼中含有高盐分，人体肾脏在排除这些过高的盐分的时候，负担非常重。爱吃咸鱼的人应注意肾脏病、高血压。肾脏不好的人最忌讳吃得太咸，对咸鱼，能不碰就不碰。

(9) 爱吃泡菜。泡菜又酸又咸，胆、肝和肾脏功能不佳的人，可能对泡菜特别喜欢。

总之，如果你的口味突然发生了变化，这是身体内部的反应，这也是身体的智慧，可能医生都不知道你体内缺什么，但身体已经用口味偏好的方式告诉你了。而你所要做的，除了想吃什么就吃什么之外，更要注意自己的健康状况，一旦有什么不适，应及时就医。

食物也有“身份证”

——四性、五味和归经

中药有四性、五味和归经之说。中医认为，食物同中药一样，不同的食物具有不同的性味与归经。食物的性味指的就是食物的“寒、热、温、凉”四性和“酸、苦、甘、辛、咸”五味。四性、五味、归经则是指不同的食物对五脏六腑产生不同的滋养和治疗作用。了解食物的四性、五味与归经对合理膳食具有重要意义。

1. 食物的“四性”

寒凉性食物。大多具有清热、泻火、消炎、解毒等作用，适用于夏季发热、汗多口渴或平时体质偏热的人，以及急性热病、发炎、热毒疮疡等。例如，西瓜能清热祛暑，除烦解渴，有“天生白虎汤”之美称；绿豆能清热解毒，患疮疡热毒者宜多选用之；其他如梨、甘蔗、莲藕等，都有清热、生津、解渴的作用。

温热性食物。大多具有温振阳气、驱散寒邪、驱虫、止痛、抗菌等作用，适用于秋冬寒凉季节肢凉、怕冷，或体质偏寒的人，以及虫积、脘腹冷痛等病症。例如，生姜、葱白二味煎汤服之，能发散风寒，可治疗风寒感冒；大蒜具有强烈的杀菌作用，对肺结核、肠结核、急慢性肠炎、痢疾等都有很好的补养作用；韭菜炒猪肾能治肾虚腰疼；当归生姜羊肉汤能补血调经。

平性食物。大多能健脾、和胃，有调补作用，常用于脾胃不和、体力衰弱者。例如，黄豆、花生仁均含油脂，煮食能润肠通便，为慢性便秘者的最佳食补方法。

上述平性食物，无偏盛之弊，应用很少禁忌。但寒凉与温热两种性质的食物，因其作用恰好相反，正常人亦不宜过多偏食。例如，舌红、口干的阴虚内热之人，忌温热性食物；舌淡苔白、肢凉怕冷的阳气虚而偏寒的人，就应忌寒凉性食物。

食物的温热寒凉属性也要因人、因时、因地而异，灵活运用，才能维持人体内部的阴阳平衡，维持生命的健康运转。因人而异来食补尤为重要，不同工作性质的人群食补方式也不一样。建筑工人等体力劳动者因为经常晒太阳，体内容易有热气，需要多进食寒凉食物以滋阴降火；而办公室一族因为有空调等设备调节室内气候，温度适宜，极少出汗，经常食用寒凉食物就可能伤身。

2. 食物的“五味”

酸味食物。具有收敛、固涩、安蛔等作用。例如，碧桃干（桃或山桃未成熟的果实）能收敛止汗，可以治疗自汗、盗汗；石榴皮能涩肠止泻，可以治疗慢性泄泻；酸醋、乌梅有安蛔之功，可治疗胆管蛔虫病等。

苦味食物。具有清热、泻火等作用。例如，莲子心能清心泻火、安神，可治心火旺的失眠、烦躁之症；茶叶味苦，能清心提神、消食止泻、解渴、利尿、轻身明目，为饮料中之佳品。

甘味食物。具有调养滋补、缓解痉挛等作用。例如，大枣能补血、养心神，配合甘草、小麦为甘麦大枣汤，可治疗悲伤欲哭、脏燥之症；蜂蜜、饴糖均为滋补之品，前者尤擅润肺、润肠，后者尤擅建中气、解痉挛，临症宜分别选用。

辛味食物。具有发散风寒、行气止痛等作用。例如，葱姜擅散风寒、治感冒；芫荽能透发麻疹；胡椒能祛寒止痛；茴香能理气、治疝痛；橘皮能化痰、和胃；金橘能疏肝解郁等。

咸味食物。具有软坚散结、滋阴潜降等作用。例如，海蜇能软坚化痰；海带、海藻能消瘿散结气，常用对治疗甲状腺肿大有良好功效。早晨喝一碗淡盐汤，对治疗习惯性便秘有润降之功。

其实，辛酸味也好，苦甘咸味也罢，只有适度食用才能滋养身体。五味过甚，就需要我们用身体内的中气来调和，这就是火气，“火”起来了自然要“水”来灭，也就是用人体内的津液去火，津液少了阴必亏，疾病便上门了。因此，吃任何东西都要有节制，不要因为个人喜好而多吃或不吃，要每种食物都吃一点，这样才能保证生命活动所需。

3. 食物的“归经”

所谓食物的归经，是指不同的食物分别对五脏六腑产生不同的滋养和治疗作用。例如，养生学认为，小麦、绿豆、赤豆、西瓜、莲子、龙眼等归于心经，有养心安神的功效；小米、大米、黄豆、薏米、山楂、苹果、大枣等归脾经，有健脾益胃的功效；西红柿、樱桃、油菜、香椿等归肝经，有疏肝理气的功效；白萝卜、胡萝卜、芹菜、柿子、生姜、大葱等归肺经，有益肺解表的功效；禽蛋、肉类、桑葚、黑芝麻、枸杞子等归肾经，有补肾益精的功效。对于我们来说，五脏六腑哪里有问题就应该多吃一些相应的食物，以起到补养作用。

吃饭也要讲究“先来后到”

吃饭的“先来后到”，这是一个很容易被忽略的问题。不知你是否注意过，不管我们去餐馆就餐还是在别人家做客，吃东西的顺序似乎已经约定俗成：先给孩子来点甜饮料，大人们则专注于鱼肉主菜和酒品；吃到半饱再上蔬菜，然后吃主食；主食后面是汤，最后还有甜点或水果。

但是，这种大众公认的进食顺序却是最不科学、最不营养的。先从甜饮料说起，这类饮料营养价值甚低，如果用它们给孩子填充小小的胃袋，后面的食量就会显著减少，容易造成孩子营养不良。

对于成人来说，在饥肠辘辘的时候，如果先摄入鱼肉类菜肴，会把大量的脂肪和蛋白质纳入腹中。因为鱼肉当中的碳水化合物含量微乎其微，显然一部分蛋白质会作为能量被浪费。不过，浪费营养素还不是最要紧的问题，摄入过多的脂肪才是麻烦。在空腹时，人们的食欲旺盛，进食速度很快，根本无法控制脂肪和蛋白质的摄入量。看看那些常下馆子的中年男人，有几个不是大腹便便、脂肪堆积的呢?

就饮酒而言，也是空腹饮酒的危害最大。可是在餐馆当中，谁也不会吃完米饭再痛饮，多半是凉菜还未入口，酒杯已经斟满。等到蔬菜等清淡菜肴端上桌来，人们的胃口已经被大鱼大肉和烈酒饮料所填充，对蔬菜的兴趣十分有限。待到主食上桌，大部分人已经酒足菜饱，对主食不屑一顾，或者草草吃上几口了事。如此，一餐当中的能量来源显然只能依赖脂肪和蛋白质，膳食纤维也严重不足。天长日久，血脂升高的问题在所难免。

吃了大量咸味菜肴之后，难免感觉干渴。此时喝上两三碗汤，会觉得比较舒服。可是，餐馆中的汤也一样含有油盐，有增加血压、血脂上升的风险。等到胃里已经没有空闲之处，餐厅会端上一盘冰冷的水果或冰激凌，而它们会让负担沉重的胃部血管收缩，消化功能减弱。对于一些肠胃虚弱的人来说，吃完油腻食物再吃冷食，更是雪上加霜，很容易造成胃肠不适，甚至引起胃痛和腹泻。

对商家来说，这种饮食安排会促进高价鱼肉菜肴的大量消费，增加利润丰厚的酒水消费，减少蔬菜粮食等低利润食品的比例，可以取得更好的经济效益。然而，对于食客来说，带来的却只有健康隐患。

如果把进餐顺序变一变，情况会怎么样呢?

不喝甜饮料，就座后先吃些清爽的新鲜水果，然后上一小碗开胃汤，再吃清淡的蔬菜类菜肴，把胃填充大半；然后上主食，最后上鱼肉类菜肴，此时可饮少许酒类。

如此一来，既不会油脂过量，也不会鱼肉过量，轻而易举地避免了肥胖的麻烦；同时保证足够多的膳食纤维，延缓了主食和脂肪的消化速度，也能帮助避免高血脂、高血糖的麻烦。从食物类别的比例来说，这样的顺序可以控制肉类等动物性食物的摄入量，保证蔬菜和水果的摄入量，提供大量的抗氧化成分，并维持呈酸性食物和呈碱性食物的平衡。对比“中国居民平衡膳食宝塔”，每天最应当多摄入的是蔬菜和主食，而最应当少摄入的是动物性食品，把它们放在最后进食，当是合情合理的。

说起来，不过是用餐顺序的小变化；做起来，却是健康生活的大改善。

膳食中暗藏科学的黄金分割法

所谓“黄金分割”最初是古希腊人毕达哥斯拉的重大发现，又称黄金比，是一种数学上的比例关系。黄金分割具有严格的比例性、艺术性、和谐性，蕴藏着丰富的美学价值。如今，黄金分割法被应用到了很多领域，如摄影、股票，还应用到了人们的膳食养生之中。

平衡膳食建议用 0.618 的黄金分割比例，也就是主食 6，副食 4；粗粮 6，细粮 4；植物性食物 6，动物性食物 4。这就告诉我们主食一定要吃，而且一定要比副食吃得多，要多吃粗粮，多吃蔬菜和水果，不要总是大鱼大肉。

1. 主食 6，副食 4

在现代人的饮食观念里，很多人主食吃得很少，甚至几乎不吃主食，而是副食吃得多，膳食的重点都放在菜上，认为这样不但能控制体重，而且营养更加丰富。但从科学营养的角度来看，如果长期这样下去，对身体健康极为不利。

因为米饭及面食的主要成分是碳水化合物，而碳水化合物是我们身体所需的主要“基础原料”。在合理的饮食中，人一天所需要的总热能的 50% ~ 60%来自碳水化合物。如果我们每顿都少吃饭多吃菜，那么就不能摄取足够的碳水化合物来满足人体的需求，长期下去，人就会营养不良，疾病也会不请自来。

2. 粗粮 6，细粮 4

我们平时习惯把大米、白面称为“细粮”，玉米面、小米、高粱米等称为“杂粮”或“粗粮”。近年来，吃粗粮成了一种时尚。很多人喜欢吃粗粮，认为它营养高、口感好，而且对牙齿、面部肌肉等都比较有益。可是，粗粮虽好，也不宜多吃。因为其中含有过多的食物纤维，会阻碍人体对其他营养物质的吸收。

“食粗吃杂”要视不同人群而定。以 25 ~ 35 岁的人群为例，过量食用粗粮的话，会影响人体机能对蛋白质、无机盐及某些微量元素的吸收，甚至还会影响到人体的生殖能力。尤其对处于这一年龄段的男性来说，饮食中应含有丰富的锌、硒、B 族维生素和维生素 C，而长期进食过多的高纤维食物，会使人体的蛋白质补充受阻，脂肪摄入量大减，微量元素缺乏，以致造成心脏、骨骼等脏器功能及造血机能的发展缓慢，降低人体的免疫能力。

目前，联合国粮食及农业组织已经颁布了纤维食品指导大纲，给出了健康人常规饮食中应该每日含有 30 ~ 50 克纤维的建议标准。研究发现，日常饮食以 6

分粗粮，4 分细粮最为适宜。

3. 植物性食物 6，动物性食物 4

植物性食物主要是指包括水果、蔬菜、粮食、豆类为主的食物，动物性食物主要是指包括鸡、鸭、鱼、肉、蛋、奶为主的食物。以植物性食物为主的膳食最有利健康，也最能有效预防和控制慢性疾病。这并不是说不能吃动物性食品，是要多吃粮食、蔬菜和水果，少吃鸡、鸭、鱼、肉、蛋、奶，提倡以植物性食物为主、动物性食物为辅的膳食结构，搭配合理。

对于世界长寿之乡的饮食结构研究也显示了高度的一致性：以谷菜为中心，豆类、薯类、玉米、水果吃得多，动物性食品吃得很少。其中，格鲁吉亚的谷菜食的比率为 65% 左右，新疆维吾尔自治区和田与广西壮族自治区巴马的谷菜食率高达 80%。外高加索的长寿乡除谷菜食外，还摄取一些水果、坚果、乳制品、蛋等。除去其他条件（如遗传、环境、劳动等），谷菜食的偏重程度决定长寿程度。

但是，如果长期单纯吃植物性食物，会使人体内掌管食物消化的酶系统功能逐渐遭到破坏，最后导致百病丛生，且人体所需脂肪、蛋白质、维生素、微量元素等无法全面供给。所以，只有植物性食物和动物性食物合理搭配，才能全面满足人体对各种营养物质的需要。植物性食物 6，动物性食物 4 的比例就非常科学合理。

具体到每天的饮食标准，医学营养专家建议每人每天吃一个鸡蛋，一瓶 250 毫升牛奶，500 克蔬菜，增加大豆摄入，以及提高蛋白质含量，豆制品蛋白质含量高于牛奶，且易于消化吸收，除了含有脂肪、碳水化合物外，并含有一定量的 B 族维生素和矿物质。每星期餐桌上应有一顿鱼，这样可以保证营养摄入的均衡。

食物也分阴阳

在中国古代医学家的观念中：自然界的任何事物都是分阴阳的，食物当然也是如此。东方人从食物的外形与味道，食物进入人体产生的寒热温凉作用，向上向外或向下向内作用的方向，以及食物生长的地点、气候、季节的不同，来判断食物的阴阳属性。

1. 区分阴阳 4 个小原则

(1) 辨味道。具有苦、辛味的生姜、紫苏、韭菜、大蒜、葱类等属阳，咸味的鱼类、蛤类、海藻类则偏属阴性。

(2) 看形状。根和茎叶相比属阳，茎叶属阴。因此，牛蒡、洋葱、人参、藕、红薯、芋头、土豆等根菜属阳。在根菜当中，牛蒡的阴性较强，藕和芋类的阴性也比较强。

另外，萝卜虽是根菜，但由于含水分较多，其性属阴。白菜、菠菜、卷心菜等叶菜和含水分较多的黄瓜、茄子、西红柿等果菜与根菜相比，皆属阴。不过，卷心菜由于靠近根部，水分较少，在叶菜当中，却偏于阳性。

(3) 看生长环境。生产于温暖的地区及塑料大棚中的食物属阴，这些场所以外的地方生产的食物属阳。因此，像土豆、大豆等生长在寒冷地方的食物属于阳性，而香蕉、西瓜、甘蔗等生长在温暖地方的食物属于阴性。海洋中的海产品属于阳性，而陆地上产的肉类食品及普通的植物食品，属于阴性。

(4) 看季节。食物的盛产期在冬季还是在夏季决定了其阴阳属性。比如盛产于夏季的西瓜、西红柿、茄子等食物与盛产于冬季的胡萝卜和藕相比较，当然应属阴性。

但是，世界上没有纯阴之体，也没有纯阳之体。任何物质总有阴阳两个方面，但阴阳不可能绝对相等，总有差异，而且阴阳之间是可以相互转化的，所以在区分食物的阴阳属性时，要全方位、多方面地考虑食物生长的地带与气候、生长方式与速度、外形大小、颜色、气味、口感、体温、主要化学成分，以及烹饪所需时间的长短等诸多因素，最后才能给食物进行阴阳定性。

2. 看体质，挑选阴阳食物

那么，了解了食物的阴阳属性对我们的日常膳食来说有什么意义呢？这就需要我们进一步了解自己的体质，因为人的体质也是分阴阳的，我们摄取的食物应该与体质相契合，达到阴阳调和的目的，这样才能在获得食物中充足阴阳的同时，保持平和，改善体质，获得健康。看体质挑选食物也要遵循几个原则：

(1) 阴阳互补原则。一般来说，体质属于阳性的人，应该多吃阴性食物；而体质为阴性的人，则必须多摄取阳性食物，这样才能使身体达到阴阳和谐的状态。

(2) 变化原则。饮食应该随着季节、性别、年龄、工作特性、机体的个别差异而不断变化。比如，如果你居住在热带气候区，那么在炎热的夏季，要尽可能进食阴性食物；而与此相反，北方居民则需要多摄入一些阳性食物。随着年龄的增长，当在机体内冷的能量开始积聚的时候，就应该转向阳性饮食。

(3) 当地原则。尽量选择你所处的气候带生长的食品，因为在不同地带生活的人所适合的消化酶是不一样的。一般来说，我们人体内的消化酶，比较适合消化生长于当地气候和土壤的食物。而其他的一些酶可能没有或者其数量比较少，这就是为什么很多人到了别的地方会水土不服的原因。

3. 看你的体质属阴还是属阳

(1) 阴性体质的膳食注意事项：

最好选择盛产于冬季的，以及生长于寒冷地区的阳性食物，避免食用产于温暖地方的水果。

食物的烹调尽量采用煮、蒸、烤、炒的方式。

(2) 阳性体质的膳食注意事项：

应尽量避免食用肉类，动物类食品应以淡水鱼、贝类及海鱼的生鱼片为主，植物类食品应以黄瓜、茄子、西红柿等生野菜为主。

一日三餐，必须要吃得科学

一日三餐对人体健康至关重要，要定时、定量、饥饱适中，才能有好的身体。两餐间隔的时间要适宜，时间间隔太长常会引起高度饥饿感，影响人的劳动和工作效率。间隔时间如果太短，上顿食物在胃里还没有消化，就接着吃下顿食物，会使消化器官得不到适当的休息，消化功能就会逐步降低，影响食欲和消化。

(1) 生物钟与一日三餐。人体内的消化酶在早、中、晚这三段时间里特别活跃，就说明了在什么时候吃饭是由生物钟控制的。

(2) 大脑与一日三餐。人脑每天占人体耗能的比重很大，而且脑的能源供应只能是葡萄糖，每天需要 110 ～ 145 克。而肝脏从每顿饭中最多只能提供 50 克左右的葡萄糖。经过一日三餐，肝脏才能为人脑提供足够的葡萄糖。

(3) 消化器官与一日三餐。固体食物从食道到胃需 30 ～ 60 秒，在胃中停留 4 小时才到达小肠。因此，一日三餐间隔 4 ～ 5 小时，从食物的消化时间上看也是比较科学的。

(4) 三餐中食物的选择。一日三餐的主食和副食应该荤素搭配，动物食品和植物食品要有一定的比例，最好每天吃些豆类、薯类和新鲜蔬菜。一日三餐的科学分配是根据每个人的生理状况和工作需要来决定的。如按食量分配，早、中、晚三餐的比例为 3 ∶ 4 ∶ 3，如果按照每天吃 500 克主食来算，那么早晚各应该吃 150 克，中午吃 200 克比较适合。

食养冷热原则：热无灼灼，寒无沧沧

中国人一向讲究“趁热吃”，这是怕吃了寒凉的东西会生病，但是热食也要有限度，不能一味地贪热，更不能贪凉，要把握“热无灼灼，寒无沧沧”的原则。古代医学家孙思邈在《千金翼方》中就指出：“热食伤骨，冷食伤肺，热无灼唇，冷无冰齿。”所以，膳食应当注意冷热平衡。

1. 热食的危害

从冒着热气的面条，到热乎乎的粥，以及滚烫的火锅，中国人的饮食一直离不开“热”这个字。这是因为亚洲人的体质相对较弱，吃热食可以为身体提供更多的能量，帮助人们御寒保持体温。相比之下，欧美等地的人体格更壮，平时吃的食物本身热量更高，因此对食物温度没有特别的要求，所以他们的饮食结构中冷食较多。

但是，现在却有越来越多的研究显示，饮食过热与食道癌等多种消化道疾病息息相关。这是因为人的食道壁是由黏膜组成的，非常娇嫩，只能耐受50℃～60℃的食物，超过这个温度，食道的黏膜就会被烫伤。过烫的食物温度在70℃～80℃，像刚沏好的茶水，温度可达80℃～90℃，很容易烫伤食道壁。如果经常吃烫的食物，黏膜损伤尚未修复又受到烫伤，可形成浅表溃疡。反复地烫伤、修复，就会引起黏膜质的变化，进一步发展变成肿瘤。

2. 凉食更不可取

在炎热的夏天，人们往往会通过吃冷饮的方式来为身体降温，缓解燥热。但总是吃冷饮会伤害“胃气”，降低身体的抵抗力。中医所说的胃气并不单纯指“胃”这个器官，而是包含脾胃的消化（消化食品）、吸收能力、后天的免疫力和肌肉的功能等。

其实，夏天喝点绿豆汤就是很好的清凉解暑方，适当增加白萝卜、莲子、黄瓜、冬瓜、香蕉、橙子等凉性食物的摄入，每天吃点凉拌菜也是不错的习惯，可以调和体内摄入的高热量、高油脂食物。此外，有关学者研究证实，喝凉开水对人体大有好处，也是最解渴的饮料。冬季若每天都喝点凉开水，还有预防感冒和咽喉炎的作用。

总的说来，最健康最合适的食物温度是“不凉也不热”。许多家长在给小宝宝喂饭时，都会吹至微温后再喂，其实，这个温度对成人来说同样是最合适的。用嘴唇感觉有一点点温，也不烫口，就是最适宜的。

同样，人们在饮水时也应该讲究温度。日常最好饮用温水，水温在18℃～45℃。过烫的水不仅会损伤牙齿的珐琅质，还会强烈刺激咽喉、消化道和胃黏膜。即使在冬天，喝的水也不宜超过50℃。如果实在怕冷，可以多吃些姜、胡椒、肉桂、辣椒等有“产热”作用的食物，既不会损伤食道，还有额外的保健功效。

合理膳食的“三二三一”原则

2008年，世界癌症研究基金会在北京发布了《食物、营养、身体活动和癌症预防》的报告，其中对改变不合理的膳食结构、科学饮食提出了意见和建议，这就是“三二三一”原则。

1. “三”是三种食物多多益善

这多多益善的三种食物一种是十字花科蔬菜像花椰菜、甘蓝、卷心菜，花椰菜和羽衣甘蓝都是抗癌明星。研究显示，十字花科蔬菜可以减低患直肠癌、肺癌和胃癌的危险，专家认为，卷心菜等蔬菜中含有激活人体内天然的解毒酶的化学物质。而密歇根州立大学的一项研究也表明，在患乳腺癌的概率上，一周吃3份以上生的或者稍微烹调一下的卷心菜的人，比那些一周只吃1.5份甚至更少的人患癌症的危险降低72%。

另外一种是多吃高纤维食物。膳食纤维不仅能够促进肠道蠕动，还对女性乳房有益。瑞典研究人员跟踪调查了6万多名妇女，发现每天吃4.5份膳食纤维较多的全谷类食物的人患结肠癌的概率降低了35%。粗粮中不仅膳食纤维含量高，还可以清理掉两种与乳腺癌有关的激素——雌激素和胰岛素的多余部分。

还有一种是多吃富含维生素D和钙的食物。维生素D和钙的结合有保护乳房和结肠的作用。乳制品富含维生素D和钙，美国《国家癌症研究所》杂志显示，经常食用乳制品的人降低了患直肠癌的危险，科学家认为是钙发挥了保护作用。维生素D和钙能抑制激素的影响，可以使人们在早期避开乳腺癌。

2.“二”是两种食物要经常吃

一是西红柿。西红柿能够降低罹患胃癌、卵巢癌、胰腺癌和前列腺癌的危险，其所含有的番茄红素有助于预防细胞受到损害。

二是浆果。浆果这种食物也有抗癌作用，草莓、黑莓和蓝莓都富含抗氧化剂，抗氧化剂可以防止细胞受到损害。

3.“三”是有三种食物要少吃

一是红肉要少吃，包括牛羊肉等。研究显示，结肠癌同饮食有密切关系，每天食用热狗和牛羊肉，以及肉制品的人，患结肠癌的概率高于一般人。《美国医学协会》杂志调研显示，10年间每周吃两三次、每次30克加工肉制品的女性，患结肠癌的概率增加了50%；而长时间每天吃60克红色肉类的女性患直肠癌的危险增加了40%。除了结肠癌以外，还可能患上其他癌症，原因是肉类在高温烹调下和用硝酸钾等加工过程中，产生了致癌物质丙烯酰胺和苯并芘。

二是不要过量饮酒。过量饮酒会增加乳腺癌、结肠癌、食道癌、口腔癌和咽喉癌的危险。当然，酒并非一无是处，少量饮酒对心脑血管有益。但是，大量饮酒就适得其反，每饮必醉、不醉不归会直接损伤各部脏器。

三是脂肪含量高的食品要少吃。高脂肪食物不仅使人容易患心脑血管疾病，也容易患上癌症。少吃一些富含脂肪的食品可以减少患乳腺癌的概率。专家建议，由脂肪产生的热量不应该超过体内总热量的30%。一天食用60克脂肪食品，就可以产生1800卡路里的热量，所以不宜过多摄入。但是，也不能因此就不吃含有脂肪的食物，因为脂肪中的不饱和脂肪有益于心脑血管。所以，我们可以通过一些健康食品摄取不饱和脂肪，比如富含不饱和脂肪的鱼、坚果、橄榄油等。

4.“一”是要留意观察一种食物

这种食物就是大豆。人们知道，大豆中含有大豆异黄酮，是著名的植物雌激素，对缓解中年女性衰老有很大意义。而且，似乎没有长期服用雌激素易患女性特有的癌症的弊病。但是，研究人员发现，乳腺癌细胞在大豆分离化合物中会分裂增殖，食用之后是否会促进乳腺疾病的发生呢？这尚待观察。

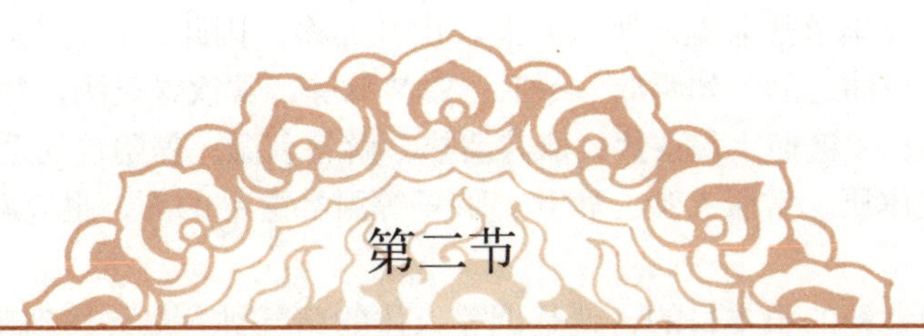

第二节

如何用食物来补精气神

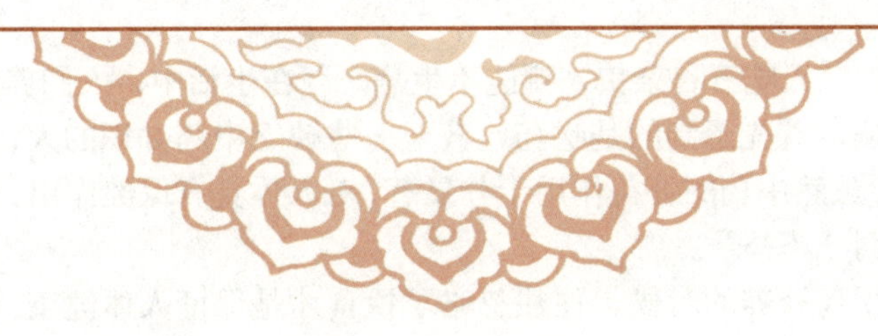

食补补的就是“精气神”

古人认为，天有三宝“日月星”，地有三宝“水火风”，人有三宝“精气神”。养生，主要养的就是人的“精气神”。古代养生家遵循正确的修炼方法，往往能够获得健康和高寿。中医有“精脱者死”“气脱者死”“失神者亦死”的说法，可见“精气神”三者，是人体生命存亡的关键所在。只要人能保持精足、气充、神全，自然会祛病延年。《灵枢·本藏篇》云：“人之血气精神者，所以养生而周于性命者也。”（人体血气精神的相互为用，是奉养形体、维护生命的根本。）可见古人对这三方面的调护、摄养极为重视。

那么，精气神到底是什么呢？“精”就是食物的精华，说明养生首要在于良好的饮食、充沛的营养；“气”可以当作外在之气，如“地气”“清气”等，代表了人们生存的外在环境，气还可以当作人体的元气；而神则代表了人的思想、心灵、精神和灵魂及其表现。

精气神，构成中国传统养生和生命学说的重要部分。那么，我们如何来养护我们的精气神呢？可以说方法有很多种，而食补则是其中极为重要的一环。

所谓“食补”，就是根据身体的需要，调整膳食结构，科学配餐。注重蛋白质、碳水化合物、脂肪、矿物质、维生素、水、膳食纤维等营养素的比例，粮食、果蔬和动物性食物的合理搭配。“五谷宜为养，失豆则不良，五畜适为益，过则害非浅，五菜常为充，新鲜绿黄红，五果当为助，力求少而数，气味合则服，尤当忌偏独，饮食贵有节，切切勿使过。”这是中华民族对传统膳食结构的精辟论述。

此外，膳食应结合四时气候、环境等情况，做出适当的调整。

比如，夏季暑热兼湿，肌腠开泄，出汗亦多，因此，炎暑之季，宜食甘寒、利湿清暑、少油之品，如西瓜、冬瓜、白兰瓜等，常饮绿豆汤，并以灯芯、竹叶、石膏、酸梅、冰糖煎水代茶饮，取其清热、解暑利湿、养阴益气之功。盛夏季节，平素为阳虚体质，常服人参、鹿茸、附子等温补之品的人，也应减少服用或暂停服用。

总之，食补的根本目的，就是调养人体的精气神，最终达到精气神的统一和圆满，使身心得到健康，成就养生的最高境界。

为什么说“药补不如食补”

俗语说：“人吃五谷杂粮，哪能不生病。”在生活中，人们养成了一个习惯，不管大病小病，首先想到的是吃药，甚至一些缺乏中药知识的人，把吃中药当成了家常便饭。虽然中药的补益作用十分显著，对人体具有保健作用，但是药三分毒，绝对不能长期“药补”。

人们在用药补养的时候，往往忽略了饮食才是保证人体健康、使人精力充沛的最主要的物质来源。药物所含的营养是片面的，只有食物才能提供给人体每日所需的全面营养。

事实上，生活中常见的疾病和病态体质，都可以通过食物有效改善。比如一个人食欲不振、倦怠乏力、气短懒言，这是气虚的症状，可以食用羊肉、牛肉、蛋类、奶制品、花生、核桃、松子等具有补气效果的食物来“补气”。只要不是非常严重或者长期存在的气虚症，都可以通过食补很快得到缓解。此时如果盲目服用药物，则很可能导致副作用的发生，对人体有害。尤其是年老体弱者，如果不适当地进补药物，很可能因为“虚不受补”而产生不良反应。

综上所述，药补并不是理想的进补方式，相比而言，食补能更加安全有效地对人体进行补益。在选择食补或药补进行调理的时候，应该掌握正确辨证的方法。如果食补无效，再进行药补。对于不同的病症要遵循辨证施治的原则，以药、食相结合，对症施用，才更安全、有效。

重“补”不会补，等于没事吃毒药

用食物来进补身体有很多好处，但所有的事情都必须遵照一定的法度，逾越它就可能达不到原始的目的。尤其是我们现代人，做事总是急功近利，什么事情都恨不能一步登天。这个态度也被人们用到养生上，很多人听说食补好处多，就吃一些膏粱厚味、肥腻荤腥，再不就是买一大堆保健品，恨不得一下就把身体补好。其实，这些进补的方法都是不科学的，不仅对身体没好处，甚至还会伤害身体。民间谚语就说：“进补如用兵，乱补会伤身。”进补就跟用兵一样，要用得巧、用得准才能击溃敌人，否则反而给对方以可乘之机。下面我们就明确一下进补的几个误区，给大家提个醒。

(1) 胡乱进补。并不是每个人都需要进补，所以在决定进补之前我们应该先了解一下自己属于何种体质，到底需不需要进补。需要进补的话，究竟是哪个脏腑有虚证。这样才能做到有的放矢，真正起到进补的作用，否则不仅浪费钱财，还会扰乱机体的平衡状态而导致疾病。

(2) 补药越贵越好。中医认为，药物只要运用得当，大黄可以当补药；服药失准，人参也可为毒草，每种补药都有一定的对象和适应证，实用有效才是最好。

(3) 进补多多益善。关于进补，“多吃补药，有病治病，无病强身”的观点很流行，其实不管多好的补药服用过量都会成为毒药，如过量服用参茸类补品，可引起腹胀、不思饮食等症状。

(4) 过食滋腻厚味。食用过多肉类，就会在体内堆积过多的脂肪、胆固醇等，可能诱发心脑血管疾病。因此，冬令进补不要过食滋腻厚味，应以易于消化为准则，在适当食用肉类进补的同时，不要忽视蔬菜和水果。

(5) 带病进补。有人认为在患病的时候要加大进补的力度，其实在患有感冒、发热、咳嗽等外感病症及急性病发作期，要暂缓进补，否则，不光病情迟迟得不到改善，甚至有恶化的危险。

(6) 以药代食。对于营养不足而致虚损的人来说，不能完全以补药代替食物，应追根溯源，增加营养，平衡膳食与进补适当结合，才能达到恢复健康的目的。

(7) 盲目忌口。冬季吃滋补药时，一般会有一些食物禁忌。但是，有的人在服用补药期间，为了怕犯忌，只吃白饭青菜，严格忌口，这是完全没必要的。盲目忌口会使人体摄入的营养失衡，导致其他疾病的发生，反而起不到进补的作用了。

粥，滋养脏腑第一名

粥被古代医家和养生家称为“第一补人之物”，是中国饮食文化中的一绝。李时珍是明代的医药学家，他活了 75 岁，在古代这已经算是高寿了。李时珍的养生保健方法，就与他的粥养是分不开的。李时珍非常推崇粥养生，他说：“每日起食粥一大碗，空腹虚，谷气便作，所补不细，又极柔腻，与肠胃相得，最为饮食之妙也。”

的确，粥是不错的养生佳品，对养护五脏六腑很有好处。宋代诗人陆游就赞誉：“世人个个学长年，不意长年在眼前，我以宛（平）商（丘）平易法，即将食粥致神仙。”对健康的人来说，经常喝粥，可以滋养脾胃，保护元气。粥还可以健体治病，年老体衰之人、身体还没有发育成熟的婴儿、青少年，或者大病初愈、久病体弱、脾胃功能虚弱的成人，就应该多喝粥，这样可以加快气血的生成，促进身体的健康。

在中国三千多年的粥文化中，粥有很多种，各有不同的功效，但归纳起来主要分两类：养生类与治病类。

1. 养生类粥

大米粥：选择好大米熬制而成，有健脾益气的作用，对保护胃黏膜、促进胃溃疡的愈合有疗效，脾胃虚弱者可常服用。

小米粥：具有健脾、益气、补血的功效，可保护胃气，对产后和大病体虚之人最适宜。

玉米糁粥：新产玉米碾成的糁子熬制而成。香甜可口，养脾胃，利大小便，对预防老年人心血管疾病有一定作用。

绿豆粥：用大米和绿豆熬制而成，有清热解毒的作用，还可以养脾清胆，解暑止渴，润肤消肿，利小便。称得上高营养、多疗效的食粥佳品。

赤豆粥：用红小豆和大米熬制而成，营养价值高，有健脾利水的作用，对脚气病、心脏病引起的水肿疗效较好，也可治老年肥胖病。

莲子粥：用莲子、大米、江米熬制成的粥。具有益精气、强智力、聪耳目之功效；也可以清热泻火，对降血压有一定的作用。

腊八粥：我国农历腊月初八家家都要喝这种粥。用多种谷类、豆类、果仁、大枣、栗子、莲子搭配熬制而成。营养极为丰富，对气虚乏力、气短多咳有疗效，特别是在冬季，服用此粥可以养胃气，益气血，益健康，是一种食疗佳品。

2. 治病类粥

治病类粥就是在粥中有选择地加入相应的药物，这种养生方式不同于常用药物祛邪治疗，也不单纯靠米谷饮食来扶正调理，而是一种以食扶正、以药辅疗的简便易行、双重效应的食疗佳法。按其治疗保健的作用可制成各种“药粥”。

补血药粥：糯米阿胶粥、桑仁粥、菠菜粥、益母草粥、何首乌粥、海参粥、花生粥等。

壮阳药粥：韭菜粥、芡实粥、菟丝子粥、羊骨粥、鹿鞭粥、狗肉粥、虾肉粥、益智仁粥等。

妇科病药粥：安胎鲤鱼粥、肉桂粥、茴香粥等。

清热药粥：绿豆粥、芹菜粥、决明子粥、生地黄粥、竹叶粥等。

散寒药粥：椒面粥、干姜粥、防风粥、附子粥、吴茱萸粥、荆芥粥等。

止咳药粥：枇杷叶粥、真君粥、百合粥、乌梅粥、珠玉二宝粥等。

健胃药粥：山楂粥、梅花粥、生地粥、山药粥、薏米粥、豆蔻粥、芋头粥、橘皮粥等。

养心安神粥：枣仁粥、小麦粥、龙眼肉粥、莲实粥等。

益气药粥：补虚正气粥、人参粥、大枣粥、黄芪粥、鹿尾粥等。

滋阴药粥：木耳粥、黄精粥、天门冬粥、沙参粥、枸杞叶粥、银耳粥等。

大蒜是补脑、护肝的上佳选择

说起大蒜，有人爱，有人恨。很多人，尤其是小孩子是非常讨厌大蒜的，吃过蒜后人的口腔内会有一股强烈刺鼻的味道，很多人说是“臭味”。但这并不能成为我们拒绝大蒜的理由；相反，大蒜有很好的保健作用，尤其是对肝脏有很好的保护作用。

大蒜能诱导肝细胞脱毒酶的活性，可以阻断亚硝胺致癌物质的合成，从而预防癌症的发生。同时大蒜中的锗和硒等元素还有良好的抑制癌瘤或抗癌作用；大蒜有效成分具有明显的降血脂及预防冠心病和动脉硬化的作用，并可防止血栓的形成。

紫皮大蒜挥发油中所含的大蒜辣素等具有明显的抗炎灭菌作用，尤其对上呼吸道和消化道感染、真菌性角膜炎、隐孢子菌感染有显著的功效。另据研究表明，大蒜中含有一种叫作硫化丙烯的辣素，其杀菌能力可达到青霉素的1/10，对病原菌和寄生虫都有良好的杀灭作用，可以起到预防流感、防止伤口感染、治疗感染性疾病和驱虫的功效。

据最新研究，大蒜还具有一定的补脑作用，其原因是大蒜能增强维生素 B_1 的作用，而维生素 B_1 是参与葡萄糖转化为脑能量过程的重要辅助物质。而且大蒜能抑制放射性物质对人体的危害，减轻由此带来的不良后果。

尽管吃大蒜对身体颇有裨益，但生吃过多也不利于健康。过多生食大蒜会使有机组织在强烈刺激下受到损坏，引起急性胃炎，并对心脏病、肾炎等疾病产生副作用，时间长了还会引起维生素 B_2 缺乏症，形成口角炎、舌炎等皮肤病。

生食大蒜必须注意以下几点：

(1) 不可空腹生食或食后喝过热的汤、茶。

(2) 应隔日少食，每次以2～3瓣为限，肝、肾、膀胱有疾者在治疗期间应免食。

(3) 心脏病和习惯性便秘者应注意少食，不可与蜂蜜同食。

当然，大蒜也不是没有坏处，《本草纲目》里记载：大蒜味辛性温，“辛能散气，热能助火，伤肺、损目、昏神、伐性”。《本草经疏》告诫人们：“凡脾胃有热，肝肾有火，气虚血虚之人，切勿沾唇。”

总之，大蒜对人体健康的利远远大于害。春天吃蒜祛风寒，夏季食蒜解暑气，秋天吃蒜避时疫，冬天食蒜暖胃肠，长期坚持食蒜就会增强人体免疫力，减少生病机会，自然就可以少去医院了。

甲鱼，滋阴补阳之上上品

甲鱼又称鳖，俗称水鱼、团鱼、脚鱼、鼋鱼，《养鱼经》中称“神守”。其味鲜，性平无毒，营养丰富，是滋补良品，现在越来越多的人开始食用它以滋补身体。

自古以来，甲鱼就是备受人们喜爱的滋补食品，战国时代的伟大爱国诗人屈原在《招魂》中写下了这样的诗句："胹鳖炮羔，有柘浆些；酸鹄臇凫，煎鸿鸧些，露鸡臛蠵，厉而不爽些。"大意是：文炖甲鱼，烧烤羔羊，调味有甘蔗的甜浆；醋烹天鹅，红烧野鸭，鸿雁灰鹤煎得酥黄，蒸凤鸡，焖肥龟，香味浓烈而又吃不伤。

《本草纲目》中记载甲鱼"性平，味寒；滋补肝肾、益气补虚"。中医认为，甲鱼可滋阴补肾、清热凉血、益气健胃，对骨蒸劳热、子宫下垂、痢疾、脱肛等有很好的防治作用。它还有防癌的功效。甲鱼的壳、血都有很大的药用价值，甲鱼背壳可散结消痞、滋阴壮阳，对骨蒸劳热、闭经等功效明显；其血可作为滋阴退热的良方。

(1) 甲鱼肉及其提取物能有效地预防和抑制肝癌、胃癌、急性淋巴性白血病，并用于防治因放疗、化疗引起的虚弱、贫血、白细胞减少等症。

(2) 甲鱼亦有较好的净血作用，常食者可降低血胆固醇，因而对高血压、冠心病患者有益。

(3) 甲鱼还能"补劳伤，壮阳气，大补阴之不足"。

(4) 食甲鱼对肺结核、贫血、体质虚弱等多种病患亦有一定的辅助疗效。

注意：凡脾胃虚弱、消化功能低下及便溏腹泻之人忌食甲鱼肉。孕妇及产后便秘的人也不宜食用。另外，食用甲鱼时不能同时吃苋菜、薄荷及鸡蛋、鸭蛋、兔肉等。幼甲鱼有毒，不可食，严重者可致人死亡。

食疗方

枸杞甲鱼肉

材料：甲鱼 1 只，枸杞 60 克。

做法：将甲鱼放入瓦锅，加入枸杞、水，用小火煮熟，加调料。

用法：吃甲鱼肉，每天吃两餐，连服一周。

功效：滋阴潜阳、补虚扶正，对神经衰弱很有疗效。

鳗鱼是壮阳补肾的"鱼类软黄金"

鳗鱼又称鳗鲡，分为河鳗和海鳗。它肉质鲜美、细嫩，纤维质很少，营养价值高，属于高蛋白食用鱼类，有"水中人参""鱼类软黄金"的美誉。

世界上对鳗鱼最情有独钟的要数日本，还形成一种独特的吃鳗文化：每年 7 月的时候，家家都要吃鳗鱼，就像中国端午节吃粽子一样。日本人认为：唯鳗鱼最"壮阳补肾"，不吃鳗鱼为"人生一大遗憾"。第二次世界大战后日本人的身体素质明显提高，有专家研究认为，这跟吃鳗鱼很有关系。

《本草纲目》中记载鳗鱼"性平，味甘；强肾壮精、祛风杀虫"，鳗鱼壮阳补肾的功效在李时珍的论述中得到了证实。

现代研究表明，鳗鱼具有补虚养血、祛湿、抗结核等功效，是久病、虚弱、贫血、肺结核等病人的良好营养品。鳗鱼体内含有一种很稀有的西河洛克蛋白，具有良好的强精壮肾的功效，是年轻夫妇、中老年人的保健食品。

鳗鱼也是富含钙质的水产品，经常食用，能使血钙值有所增加，使身体强壮。

鳗鱼的肝脏含有丰富的维生素 A，是夜盲人的优质食品，还具有滋阴润肺、补虚祛风、杀虫等作用。适用于防治肺结核、妇女劳损和白带过多等症。但是，患有慢性疾病和有水产品过敏史的人应忌食。

食疗方

清蒸鳗鱼

材料：河鳗 300 克，猪油（板油）50 克，火腿肠 50 克，大葱 5 克，姜 5 克，料酒 5 克，盐 3 克，味精 2 克，胡椒粉 3 克。

做法：鳗鱼宰净，切段，放开水锅中汆一下，捞出，用清水洗净；猪油（板油）切丁；火腿切末。盘中放鳗鱼，放入猪板油丁、火腿末、葱、姜、料酒、盐、味精、胡椒粉，上笼用旺火蒸 20 分钟取出，除去葱、姜即可。

功效：补虚养身。

板栗，男人的“肾之果”

板栗又称毛栗、栗子、瑰栗、风栗，为壳头科木本植物栗子的种仁。它是我国的特产，素有“干果之王”的美誉；在国外，它还被称为“人参果”。它对人体有着很强的滋补功能，可与人参、黄芪、当归等媲美，故又被称之为“肾之果”。

每年八九月间，栗子成熟上市，入秋吃栗，已是民间习俗。栗子甘温，有健脾养胃、补肾强筋的作用。祖国医学认为，栗子能养胃健脾，壮腰补肾，活血止血。历代著名中医都认为栗子味甘，性温，无毒，入脾、胃、肾三经，功能为补脾健肾、补肾强筋、活血止血，适用于脾胃虚寒引起的慢性腹泻，肾虚所致的腰膝酸软、腰肢不遂、小便频数及金疮等症。唐代孙思邈说：“栗，肾之果也，肾病宜食之。”《本草纲目》中指出：“治肾虚、腰脚无力，以袋盛生栗悬干。每日吃十余颗，次吃猪肾粥助之，久必强健。”因而，肾虚者不妨多吃栗子。

栗子中含有丰富的不饱和脂肪酸和维生素、矿物质，能预防高血压、冠心病、动脉硬化、骨质疏松等疾病，是抗衰老、延年益寿的滋补佳品。栗子含有核黄素，常吃栗子对日久难愈的小儿口舌生疮和成人口腔溃疡有益。栗子是碳水化合物含量较高的干果品种，能供给人体较多的热能，并能帮助脂肪代谢，具有益气健脾、厚补胃肠的作用。栗子含有丰富的维生素 C，能够维持牙齿、骨骼等的正常功用，可以延缓人体衰老，是老年人理想的保健果品。

但是，栗子含糖分高，糖尿病患者应当少食或不食；脾胃虚弱、消化不良或患有风湿病的人也不宜食用。

食疗方

板栗煲鸡汤

材料：鸡肉100克，生姜5克，枸杞10克，板栗15～20粒，精盐和鸡精少许。

做法：先将整鸡拆散，把鸡剁成寸块，选有骨肉100克，把鸡肉在开水中焯一下，然后放入汤锅内。把枸杞、板栗、生姜依次放入锅中，倒入高汤适量，大火将锅烧开后，文火再将汤煲一个小时。出锅时，把精盐、鸡精调入汤中。

功效：益气补血、补肝益精。

杏仁补肺、润肠又养颜

杏仁是杏的种子，又名苦杏仁。《本草纲目》记载，杏仁味苦，性温，有小毒，入肺、大肠经，有止咳定喘、生津止渴、润肠通便之功效。李时珍说："杏仁能散能降，故解肌、散风、降气、润燥、消积，治伤损药中用之。治疮杀虫，用其毒也。治风寒肺病药中，亦有连皮尖用者，取其发散也。"

古代医圣孙思邈在《千金方》中，建议老年人逢寒来暑往的季节，应多吃杏仁。这个方子，对头晕者也有奇效。

杏仁分苦杏仁和甜杏仁两种，临床应用多以苦杏仁为主。苦杏仁能止咳平喘，润肠通便，可治疗肺病、咳嗽等疾病；甜杏仁和日常吃的干果大杏仁偏于滋润，有一定的补肺作用；杏仁还有美容功效，能促进皮肤微循环，起到润泽面容，减少面部皱纹形成和延缓皮肤衰老的作用，另外用其制成粉霜乳膏涂于面部，可在皮肤表面形成一层皮脂膜，既能滋润皮肤、保持皮肤弹性，又能治疗色素痣等各种皮肤病。

食疗方

1. 杏仁茶

材料：甜杏仁、糯米面、白糖各适量。

做法：将甜杏仁磨细备用，锅中加清水适量煮沸后，放入甜杏仁及糯米面调匀，再下白糖，煮至熟即可服食。

2. 百合杏仁粥

材料：新鲜百合球根100克，杏仁粉20克，米100克，白胡椒粉、盐适量。

做法：百合球根洗净，剥成小瓣，加在米中与适量的水熬煮成粥。起锅前，再加入杏仁粉及调味料，拌匀即可。

功效：百合可润肺，调经活血，润滑皮肤，杏仁可排毒。皮肤粗糙干皱的人多多食用，可使肌肤丰满，肌肤润泽白皙。风寒咳嗽，聚痰，腹泻者忌食。

民间常用的健脑益智方

中医认为，心主神志，主血脉。心失所养则心悸恐惊，失眠健忘，烦闷不舒。以动物的心脏来调治人的神志病变，常可收到良好的效果，一般来讲，各种动物的心脏均有补心安神的作用，但以猪心最为常用。

民间常用猪心、枸杞芽等做成羹，用以健脑益智。具体做法如下：

猪心 1 枚，枸杞芽 250 克，葱白、豆豉各适量。猪心洗净血污，切成细丁状；枸杞芽、葱白切碎；豆豉放入锅内，加清水，煮取豉汁；猪心、枸杞芽、葱白放入豉汁中，加黄酒、食盐小火煮作羹食。

本品中以猪心为主料，补心安神；辅以枸杞芽清热补虚，葱白宣通胸阳，豆豉清心除烦。全方具有补心安神、清热除烦之效。对于心血不足兼有热象的人来讲是不错的选择。

糯米饭，御寒暖胃佳品

冬季天气寒冷，人体内阳气虚弱，因此特别怕冷。冬季要温补，众所周知的温补食物有羊肉、甲鱼、海参、枸杞、韭菜，此外，生活中常见的糯米，也是防寒好手。

糯米含有蛋白质、脂肪、糖类、钙、磷、铁、维生素 B_1、维生素 B_2、烟酸及淀粉等，营养丰富，为温补强壮食品，具有补中益气、健脾养胃、止虚汗之功效，对食欲不佳、腹胀腹泻有一定的缓解作用。中医认为，白糯米补中益气（补脾气益肺气）；黑糯米和红糯米的补益功效更佳，有补血旺血的作用，民间多用来酿酒，有补血虚之效。

下面，为大家推荐两款糯米养生膳食：

(1) 红枣桂花糖糯米饭。红枣去核用少许水略煮熟；糯米洗净浸泡半小时加入桂花糖酱拌匀煮成饭（八成熟时加入红枣）即成。还可加入有补血作用的葡萄干、有温补肾阳功效的核桃仁拌匀进食。

(2) 糯米炖鲤鱼。鲤鱼一条洗干净。糯米三汤匙洗干净，沥干水分，加入酒、生抽拌匀，酿入鱼肚内，用竹签巩固，放入炖盅内。陈皮一瓣浸软刮去瓤；红枣 4 粒洗干净去核，和姜片一起放在鱼两旁，加入开水，加盅盖放入炖锅内，隔大火炖 30 分钟，改慢火再炖 2.5 小时，加盐调味即成。

每天一袋奶，喝得科学便能强身健体

牛奶是营养价值非常高的一种食物，具有补充钙质、增强免疫力、护目、改善睡眠、美容养颜和镇静安神等保健功效。每天喝一袋奶，可提高我们身体的免疫力，为健康增加保护屏障。养生专家认为，牛奶性平，能补血脉，益心气，长肌肉，从而使人康强润泽。

然而，牛奶并非简单一喝就能产生营养价值，只有科学地喝牛奶，才能喝得更健康，才能发挥它的营养价值，下面是几点注意事项：

1. 早上饮用，切忌空腹

一般晨起后会感到口干，有些人就拿牛奶解渴，一饮而尽，好不酣畅。如此“穿肠而过”，胃来不及消化，小肠来不及吸收，牛奶的营养价值也就无从体现。况且，如果单纯以一杯牛奶作为早餐，则热量也是不够的。为此，早上饮用牛奶时一定要与碳水化合物同吃。具体吃法可以用牛奶加面包、点心、饼干等，干稀搭配。可先吃点面包、饼干，再喝点牛奶；也可以在牛奶中加大米、麦片或玉米等做成牛奶粥。牛奶与碳水化合物同吃，一方面牛奶中所含的丰富的赖氨酸可提高谷类蛋白质的营养价值，另一方面也可使牛奶中的优质蛋白质发挥其应有的营养作用。

2. 小口饮用，有利消化

进食牛奶时最好小口慢慢饮用，切忌急饮，对碳水化合物要充分咀嚼，不要狼吞虎咽。这样，可以延长牛奶在胃中停留的时间，让消化酶与牛奶等食物充分混合，有利于消化吸收。

3. 晚上饮用，安神助眠

按照一般的习惯，以早上或晚上饮用者居多。一般地说，如果每天饮用 2 杯牛奶，可以早晚各饮 1 杯。如果每天饮用 1 杯奶，则早晚皆可。晚上饮用牛奶可在饭后两小时或睡前一小时，这对睡眠较差的人可能会有所帮助。因为牛奶中含有丰富的色氨酸，具有一定的助眠作用。

4. 冷饮热饮，任君自便

对于牛奶煮沸后，其营养成分会受点影响，如 B 族维生素含量会降低，蛋白质含量会有所减少，但总的损失不会很大。饮用方式要看个人的习惯和肠胃道对冷牛奶的适应能力而定。一般而言，合格的消毒鲜奶只要保存和运输条件符合要求，完全可以直接饮用。如果需要低温保存的消毒鲜奶在常温下放置超过 4 小时后，应该将其煮沸后再饮用，这样比较安全。

5. 特殊人群，巧选品种

有些人喝了牛奶以后，会出现腹胀、腹痛、腹泻的症状，医学上称之为“成人原发性乳糖吸收不良”。患有此症者可选食免乳糖的鲜奶及其制品，或直接喝酸奶。对高脂血症和脂肪性腹泻患者而言，全脂牛奶也不十分适宜，可改喝低脂或脱脂牛奶。老年人容易骨质疏松，可以喝添加钙质的高钙牛奶。

我们提倡喝牛奶，但是牛奶并不是每个人都能喝的，有些人喝了牛奶后不但不能保健康，还会给自己带来麻烦。那么哪些人不能喝牛奶呢？

(1) 经常接触铅的人。牛奶中的乳糖可促使铅在人体内吸收积蓄，容易引起铅中毒，因此，经常接触铅的人不宜饮用牛奶，可以改饮酸牛奶，因为酸牛奶中乳糖极少，多已变成了乳酸。

(2) 乳糖不耐者。有些人的体内严重缺乏乳糖酶，因而使摄入人体内的牛奶中的乳糖无法转化为半乳糖和葡萄糖供小肠吸收利用，而是直接进入大肠，使肠腔渗透压升高，使大肠黏膜吸入大量水分，此外，乳糖在肠内经细菌发酵可产生乳酸，使肠道 pH 值下降到 6 以下，从而刺激大肠，造成腹胀、腹痛、排气和腹泻等症状。

(3) 牛奶过敏者。有人喝牛奶后会出现腹痛、腹泻等症状，个别严重过敏的人，甚至会出现鼻炎、哮喘或荨麻疹等。

(4) 反流性食管炎。牛奶有降低下食管括约肌压力的作用，从而增加胃液或肠液的反流，加重食管炎。

(5) 腹腔和胃切除手术后的患者。病人体内的乳酸酶会受到影响而减少，饮奶后，乳糖不能分解就会在体内发酵，产生水、乳酸及大量二氧化碳，使病人腹胀。腹腔手术时，肠管长时间暴露于空气中，肠系膜被牵拉，使术后肠蠕动的恢复延迟，肠腔内因吞咽或发酵而产生的气体不能及时排出，会加重腹胀，可发生腹痛、腹内压力增加，甚至发生缝合处胀裂，腹壁刀口裂开。胃切除手术后，由于手术后残留下来的胃囊很小，含乳糖的牛奶会迅速地涌入小肠，使原来已不足或缺乏的乳糖酶，更加不足或缺乏。

(6) 肠道易激综合征患者。常见的肠道功能性疾病，特点是肠道肌肉运动功能和肠道黏膜分泌黏液对刺激的生理反应失常，而无任何肠道结构上的病损，症状主要与精神因素、食物过敏有关，其中包括对牛奶及其制品的过敏。

(7) 胆囊炎和胰腺炎患者。消化牛奶中的脂肪，必须供给胆汁和胰腺酶，牛奶加重了胆囊与胰腺的负担，结果使症状加剧。

(8) 平时有腹胀、多屁、腹痛和腹泻等症状者。这些症状虽不是牛奶引起，但饮用牛奶后会使这些症状加剧。

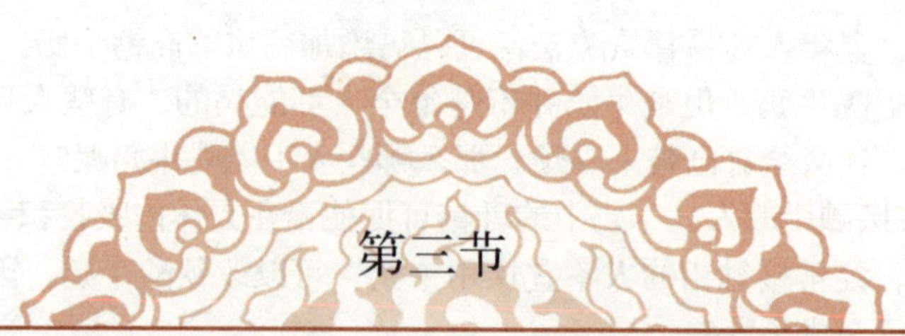

第三节

药食同源治百病

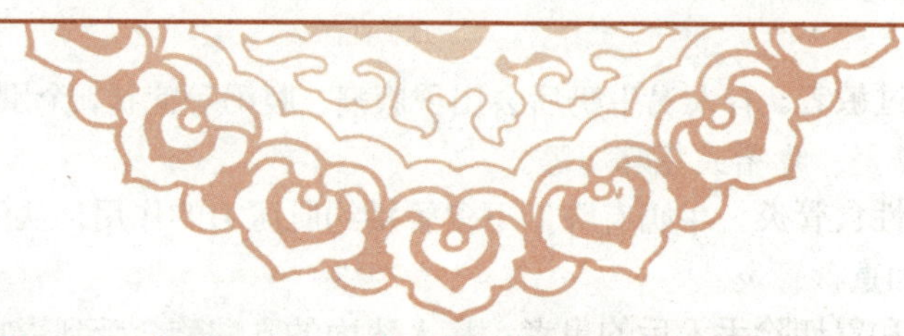

本草动口不动手，轻松预防糖尿病

对于现代人来说，最常见的脾病就是糖尿病。人的脾本来应该把精华送给心肺，但是脾不好好工作，亵渎职责，却把这些精华往下送，人体所需的糖分都随尿排走了，使肌肉不能正常工作。

饮食不当、运动不足是糖尿病致病的主要原因，其中饮食不当最为重要。经常买菜的朋友可能知道，现在的菜场菜样丰富，很多菜不管什么季节都有，乍一看市场丰富了，却违反了植物的自然生长规律，反季节的蔬菜水果与自然的五行之气相驳，对人体的健康影响是潜移默化的，久而久之便有可能成为致病因素。因此，要对付糖尿病，还得从饮食下手。

食疗方

1．苦瓜烧豆腐

材料：苦瓜150克，水豆腐100克，植物油、食盐适量。

做法：苦瓜去子切薄片。入锅炒至八成熟，加入豆腐、食盐，烧至熟透食用。

功效：豆腐有清热利尿、降糖之功。

2．田螺水

材料：田螺数百只。

做法：将田螺养于清水中，以吐出泥污，换置清水中浸一夜，取其水煮沸，每日饮其水，或煮熟饮汁亦可。

功效：清热利水、除烦止渴。适用于糖尿病消渴饮水、日夜不止。

多吃防癌食物，远离癌症

尽管人们“谈癌色变”，但癌症可以通过前期的饮食调节，降低罹患癌症的概率。我们身边预防癌症的食物也是随处可见，比如螺旋藻、蜂蜜和蜂乳、蔬菜、海产品、真菌和果品等。

(1) 螺旋藻。螺旋藻中含有胡萝卜素、维生素 A、藻蓝蛋白与多糖类物质抗肿瘤因子。藻蓝蛋白、藻多糖已为国内外医学界公认有提高免疫功能、抑制或杀伤肿瘤细胞的疗效。

(2) 蜂蜜和蜂乳。蜂蜜能促进新陈代谢，增强机体抵抗力，提高造血功能和组织修复作用。近年来发现蜂乳含有特殊的蜂乳酸，对预防恶性肿瘤有效。

(3) 蔬菜。新鲜蔬菜，如胡萝卜、萝卜、茄子、甘蓝等，含有干扰素诱导物，能刺激细胞产生干扰素。这种物质可以增强病人对疾病和癌瘤的抵抗力，但它易受加热的影响而被破坏，这些食物最好以生吃为主。

(4) 大蒜。许多研究都证实大蒜具有防癌抗癌能力，大蒜中的脂溶性挥发性油能激活巨噬细胞，提高机体的抗癌能力，大蒜还含有一种含硫化合物，也有杀灭肿瘤细胞的作用。葱头也能抗癌，可能是含有谷胱甘肽及多种维生素的缘故。对淋巴瘤、膀胱癌、肺癌和皮肤癌等均有防御作用。

(5) 银耳。银耳同许多菌类物质都能减轻化疗的毒副反应，增强化疗对肿瘤的抑制作用。银耳属于药食两用品，具有清肺热、益脾胃、滋阴、生津、益气等功效，内含蛋白质、碳水化合物、无机盐、B 族维生素、粗纤维及银耳多糖等成分，适用于肺热咳嗽、肺燥干咳、胃肠燥热、血管硬化、高血压等症。

(6) 薏苡仁。薏苡仁又叫薏米。它既是食品，也是常用的中药。薏米性味甘淡，有补益作用，能补益脾、肺、肾等多脏功能，另外薏米还有清热利湿作用，是常用的健脾利尿药，在热天我国南方居民还喜欢用薏米煮粥食用，就是利用它的清热作用。在 40 多年前，医学家们又发现它有抗癌作用，因此薏米就经常出现在抗癌的中药处方中。

(7) 海产品。海藻类有效成分主要是多糖物质和海藻酸钠。海藻酸钠能与放射性锶结合后排出体外。常吃海带、紫菜等食品对身体有益。鱼类中含有丰富的硒、锌、钙、碘等无机盐类，对抗癌也是有益的。

(8) 真菌食品。菌类中含有多糖物质和干扰素诱导剂，能抑制肿瘤。香菇对胃癌、食道癌、肺癌、宫颈癌有一定的疗效。金针菇也具有同样的功效，对肿瘤有抑制作用。猴头菇对胃癌有疗效，可延长病人的生存期，提高免疫力。银耳对癌瘤有抑制作用。近年发现茯苓中 90%的 B 茯苓聚糖可增强免疫功能，有抗癌瘤的作用。

(9) 杏仁。杏仁可提高机体免疫功能，抑制细胞癌变。杏仁对口腔干燥等症状有缓解作用，但口腔有炎症、溃疡及鼻出血的病人不宜食用。

此外，乌梅也有抗癌作用，枣能抑制肿瘤细胞生长。无花果的提取物可预防胃癌、咽喉癌、宫颈癌、膀胱癌等。苹果中含有大量果胶，可与放射性元素结合，促使其排出。木瓜能阻止癌瘤扩散、发展。山芋中提取类固醇物质能抑制乳腺癌的发展；玉米粉能抑制肿瘤生长，减轻抗癌药物的副作用；薏苡仁中的多糖体和薏苡脂能增强机体免疫功能及抑制肿瘤细胞的作用。

肺病食茼蒿，润肺消痰避浊秽

湖北有一道“杜甫菜”，用茼蒿、菠菜、腊肉、糯米粉等制成。为什么要叫作“杜甫菜”呢？这其中还有这样一个传说：杜甫一生颠沛流离，疾病相袭，他在四川夔州时，肺病严重，生活无着。年迈的杜甫抱病离开夔州，到湖北公安，当地人做了一种菜给心力交瘁的杜甫食用。杜甫食后赞不绝口，肺病也减轻了很多。后人便称此菜为“杜甫菜”，以此纪念这位伟大的诗人。

杜甫菜能有这种食疗效果，是因为它其中含有茼蒿。据《本草纲目》记载，茼蒿性温，味甘、涩，入肝、肾经，能够平补肝肾，宽中理气。主治痰多咳嗽、心悸、失眠多梦、心烦不安、腹泻、脘胀、夜尿频繁、腹痛寒疝等病症。

现代医学证明了茼蒿具有以下各种医疗作用：

(1) 促进消化。茼蒿中含有特殊香味的挥发油，有助于宽中理气、消食开胃、增加食欲，并且其所含粗纤维有助于肠道蠕动，促进排便，达到通腑利肠的目的。

(2) 润肺化痰。茼蒿内含丰富的维生素、胡萝卜素及多种氨基酸，性平、味甘，可以养心安神、润肺补肝、稳定情绪，防止记忆力减退；气味芬芳，可以消痰开郁，避秽化浊。

(3) 降血压。茼蒿含有一种挥发性的精油及胆碱等物质，具有降血压、补脑的作用。

需要注意的是，茼蒿辛香滑利，胃虚泄泻者不宜多食。

食疗方

1. 茼蒿蛋白饮

材料：鲜茼蒿 250 克，鸡蛋 3 个。

做法：将鲜茼蒿洗净备用，鸡蛋取蛋清备用；茼蒿加适量水煎煮，快熟时，加入鸡蛋清煮片刻，调入油、盐即可。

功效：对咳嗽咳痰、睡眠不安者，有辅助治疗作用。

2. 茼蒿炒猪心

材料：茼蒿 350 克，猪心 250 克，葱花适量。

做法：将茼蒿去梗洗净切段，猪心洗净切片备用；锅中放油烧热，放葱花煸香，投入猪心片煸炒至水干，加入精盐、料酒、白糖，煸炒至熟。加入茼蒿继续煸炒至熟，加入味精即可。

功效：开胃健脾，降压补脑。适用于心悸、烦躁不安、头昏失眠、神经衰弱等病症。

把感冒吃出去

感冒与自身免疫能力下降不无关系。尽管许多人患的是普通感冒而非流感，但同样受到鼻塞、流鼻涕、咳嗽等症状的困扰。感冒并没有特效药可言，主要通过食物和药物的配合，或者是仅仅依靠食物的疗养，就能驱逐感冒病毒于体内，重返健康身体。

感冒是由于人体自身免疫力弱，病毒入侵体内所致。只要注意建立科学合理的饮食结构，养成良好的饮食习惯，就能筑起坚固的人体免疫系统“长城”，御感冒于体外。

感冒了一定要补充充足的水分，可多喝酸性果汁如山楂汁、猕猴桃汁、红枣汁、鲜橙汁、西瓜汁等，以促进胃液分泌，增进食欲。

饮食宜清淡、稀软少油腻，如白米粥、牛奶、玉米面粥、米汤、软面、蛋汤、藕粉糊、杏仁粉糊等。高热、食欲不好者，适宜流食、半流食，如米汤、蛋花汤、豆腐脑、豆浆等。流感高热、口渴咽干者，可进食清凉多汁食物，如莲藕、百合、荸荠等。

多食蔬菜、水果等富含维生素的食物。这样可补充由于发热造成的营养素损失，增强抗病能力。蔬菜、水果能促进食欲，帮助消化，同时可补充大量人体所需的维生素和各种微量元素，补充因感冒食欲不振所致的能量供给不足。风寒感冒，可多食生姜、葱白、冬瓜、丝瓜、黄瓜等；邪热稍平时，则宜多食西红柿、藕、柑橘、苹果、杏、鸡蛋、枇杷、甘蔗等。

风寒感冒忌食生冷瓜果及冷饮；风热感冒发热期，应忌用油腻荤腥及甘甜食品；风热感冒恢复期，也不宜食辣椒、羊肉等辛辣食物；暑湿感冒，除忌肥腻外，还忌过咸食物如咸菜、咸带鱼等。

食疗方

1．苦参鸡蛋

材料：鸡蛋1枚，苦参6克。

做法：将鸡蛋打碎搅匀，苦参煎水取汁，用沸水冲鸡蛋，趁热服。

功效：对流行性感冒有良效，对轻症头痛、发热、咳嗽、咽痛有成效。

2．生姜白萝卜汤

材料：生姜5片，白萝卜片适量，红糖少许。

做法：一同煎汤，睡前饮服。

功效：可治感冒引起的头痛。

胃溃疡，可用蜂蜜来调养

《本草纲目》中有“蜂蜜能清热也，补中也，解毒也，止痛也”的记载。现代医学研究发现，蜂蜜味甘，有缓急症、止痛的作用。另外，蜂蜜性平、味甘，有补益脾胃之气的功效，能帮助溃疡愈合，减少溃疡复发。蜂蜜还有促进食物的消化和同化作用，从而减轻胃肠负担。

胃溃疡急性发作时，胃黏膜的保护作用下降，当甜食进入胃内时，会变酸进而增加胃的酸度，这就是胃溃疡病人不宜吃甜食的原因。不过，蜂蜜对胃酸的分泌有双向调节作用。服用蜂蜜后，胃酸不会马上增加，而是有一个滞后期。因此，如果想吃蜂蜜的话，可以在饭前 1 小时吃，量也不宜太多，1 小时后再进餐，食物就可以中和过多的胃酸了。

在吃蜂蜜时，还可以试着加上一些药物治疗溃疡病，如用丹参 15 克、木香 6 克、炙甘草 6 克，或生甘草 9 克、陈皮 6 克，煎汁冲服蜂蜜，可治疗胃、十二指肠溃疡及各种胃痛症。

如果你有口腔溃疡也可以服用蜂蜜，用勺子舀一点纯净蜂蜜，直接涂抹在患处，几分钟后用白开水漱口咽下，一天两三次，效果会很好。蜂蜜与茶叶冲泡含漱效果更佳。一般 3 日内疼痛消失，溃疡面缩小，3 ~ 5 天愈合。治疗期间应戒烟、酒，少吃辛辣食物。

食疗方

马铃薯蜂蜜膏

材料：鲜马铃薯 1000 克，蜂蜜适量。

做法：将鲜马铃薯洗净，用搅肉机捣烂，用洁净纱布包好挤汁；放入锅内先以大火煮沸，再以文火煎熬；当浓缩至黏稠状时，加入一倍量的蜂蜜一同搅拌，再以文火煎成膏状，冷却后待用。

用法：空腹时服用，每日 2 次，每次 1 汤匙，20 天为一个疗程。

赶走体内毒素，告别便秘烦恼

凡是粪便干燥坚硬、排便不畅，或数日才排便一次，严重丧失正常频率者，称为便秘。

食物在胃肠道经消化吸收后，其残渣形成粪便，规则地定期由结肠顺利排出，是机体的基本生理过程，如果粪便在体内潴留过久，就会产生各种中毒症状，严重者可导致电解质和酸碱平衡紊乱，引起各种疾病。

中医认为，便秘多因大肠积热，或气滞，或寒凝，或阴阳气血亏虚，使大肠传导功能失司所致。另外，因肺与大肠相表里，故而肺气的闭塞也可影响大肠的排便功能。

一般临床上多见的是习惯性便秘，多因饮食、排便习惯不良、肠道蠕动减退、应激性减退而逐渐形成的。

因此，便秘患者在日常生活中应注意遵循以下饮食原则：

(1) 宜多吃含纤维素丰富的食品，如各种新鲜蔬菜、水果、笋类等，以增加食物残渣。

(2) 平时应多喝开水，有助于大便的软化。

(3) 适当吃一些有润肠通便作用的食物，如蜂蜜、芝麻、核桃、牛奶、奶油等。

(4) 在烹调菜肴时可适当多放一些食油，如豆油、菜油、麻油、花生油等。

(5) 适当进食一些含 B 族维生素的食物，如豆类、甘薯、马铃薯等，以促进肠道蠕动。

(6) 忌食烈酒、浓茶、咖啡、韭菜、蒜、辣椒等刺激性食物，少吃荤腥厚味的食物。

为了减轻便秘患者的痛苦，现介绍几种通用有效的饮食疗法，供选用参考：

(1) 温开水一杯，每日清晨起床后空腹饮用。适用于习惯性便秘者。

(2) 香蕉一根，每日早晚各吃一次。适用于习惯性便秘者。

(3) 牛奶 250 克，鸡蛋一个，蜂蜜适量。将鸡蛋打入牛奶中，煮沸后待温，调入适量蜂蜜，顿服，每日早晨服一次。适用于习惯性便秘者。

(4) 白萝卜 250 克，洗净去皮，切块，加水煮烂后食用。适用于习惯性便秘者。

(5) 菠菜 100 克，麻油适量。将菠菜用开水烫熟，捞出，加入麻油拌匀后食用。适用于大便不畅者。

(6) 蜂蜜 50 克，麻油 25 克。先将麻油倒入蜂蜜中拌匀，接着边搅拌边加入温开水，将其稀释成均匀的液体后即可服用。适用于肠燥便秘、大便干结者。

(7) 将韭菜籽炒出香味，研末，每次用开水冲服 3 克，一日三次。适用于老年人肠麻痹无力的便秘。

(8) 核桃仁、芝麻、蜂蜜各 50 克。先将核桃仁打碎与芝麻一起炒熟，然后调入蜂蜜，拌匀后食用，每日二次，每次二匙。适用于老年人气血不足引起的便秘、头晕。

(9) 紫苏子 12 克，麻仁 12 克，粳米 100 克。将紫苏子、麻仁捣烂如泥，加水慢研，滤汁去渣，同粳米煮为稀粥食用。本方能润肠通便。适用于老年人、产妇、病后及体弱等大便不通、燥结难解者。

(10) 无花果 30 克，大米 50 克。先用大米熬粥，至粥沸后放入无花果，食用时加适量蜂蜜即可。此方中无花果能清肠润燥，善疗痔疮，蜂蜜亦有良好的滋补润肠功效，适用于老年人便秘而兼痔疮者。

便秘患者除少数患有肠道或其他器质性病变引起外，多数是习惯性的。在多种原因中，饮食因素是相当重要的一项。根据现代科学研究证明，饮食中的纤维素能使粪便量增加，成为肠道运动的有效刺激物，又可保留水分，而免致粪便过分干燥。所以戒除偏食的不良习惯，多摄取一些含纤维素的食品，对便秘患者有一定意义。

另需注意的是，一旦有便意之后，最好及时排便，不要因工作紧张、厕所条件所限而忽视，否则时间一长也容易导致便秘。当然，长期便秘者，还须去医院检查，明确病因，以便及时治疗。

肠炎是个慢性症，运用食疗较妥当

肠炎是一种慢性炎症，治愈起来比较困难。针对这种病症，还是运用食疗最为妥当，《本草纲目》中记载了不少关于肠炎的食疗方，肠炎患者不妨试试：

(1) 粳米淘洗干净，用冷水浸泡半小时，捞出，沥干水分。土豆削皮洗净，切成碎丁。猪瘦肉洗净，切成末，葱姜洗净切末。炒锅烧热，加入油，放入葱末、姜末略炸，随后将猪瘦肉末入锅猛炒，待肉变色时，盛起备用。锅中加入约1000毫升冷水，放入粳米，先用旺火烧沸，再加入土豆丁、猪瘦肉末、盐，改用小火熬煮成粥，最后加味精调味即可。

(2) 红薯300克，大米200克，金银花20克，生姜2片。红薯切成小块或研成细粉，加入金银花、生姜，按常法煮饭、煮粥均可。每日3餐均吃，要坚持长期吃。

(3) 芡实、百合各60克，放入米粥内同煮成粥。

(4) 将胡萝卜洗净，刮掉外皮，擦成细丝，放入沸水中煮1分钟，捞出，用打汁机打碎。苹果去皮核，切碎。将胡萝卜、苹果一同放锅里，加水适量，文火煮烂后盛出，加入蜂蜜拌匀即可食用。

(5) 冬瓜去皮切块，姜、葱洗净切块。先把冬瓜焯一下，放进冷水中漂冷。锅中放油烧至五成热，放入姜、葱炒香，倒入清汤烧开，捞出姜葱不用，把冬瓜放入，再加精盐、味精、胡椒粉，用中火加热烧至冬瓜入味，把冬瓜捞出沥干水分后装在盘中，锅内余汁用湿淀粉勾薄芡，淋入香油，浇在冬瓜上。

此外，肠炎患者还要注意一些生活禁忌，如节制夫妻生活，不要手淫，不能吸烟、饮酒、饮茶，不吃辛辣、油腻、富含纤维的食品。肠炎患者要加强身体锻炼，多到户外去呼吸新鲜空气，以增强身体抵抗力。

咳嗽了，吃吃枇杷就管用

民间有“天上王母蟠桃，地上三潭枇杷”之说，枇杷与樱桃、梅子并称“三友”。祖国医学认为，枇杷性甘、酸、凉，具有润肺、化痰、止咳等功效。《本草纲目》中说：枇杷“止渴下气，利肺气，止吐逆，主上焦热，润五脏”。“枇杷叶，治肺胃之病，大都取其下气之功耳，气下则火降，而逆者不逆，呕者不呕，渴者不渴，咳者不咳矣”。

现代医学认为枇杷中含有苦杏仁苷，能够润肺止咳、祛痰，治疗各种咳嗽；枇杷果实及叶有抑制流感病毒作用，常吃可以预防四时感冒；枇杷叶可晾干制成茶叶，有泄热下气、和胃降逆的功效，为止呕的良品，可治疗各种呕吐呃逆。

尤其对于一些经常咳嗽的小孩子，试用以下两道枇杷佳品，既美味又止咳。

食疗方

1. 枇杷冻

材料：枇杷 500 克，琼脂 10 克，白糖 150 克。

做法：将琼脂用水泡软；将枇杷洗净，去皮，一剖为二，去核。锅置火上，放入适量清水、糖和琼脂，熬成汁；将枇杷放入碗中，倒入琼脂汁，晾凉，放入冰箱内冷冻即成。

2. 秋梨枇杷膏

材料：雪梨 6 个，枇杷叶 5 片，蜜糖 5 汤匙，南杏 10 粒，蜜枣 2 颗，砂纸 1 张。

做法：先将 5 个雪梨切去 1/5 做盖，再把梨肉和梨心挖去。把枇杷叶、南杏和蜜枣洗净，放进梨内。余下的 1 个梨削皮、去心、切小块，将所有梨肉和蜜糖拌匀，分别放入每个雪梨内，盖上雪梨盖，放在炖盅里，封上砂纸，以小火炖 2 小时，即成。

不过需要大家注意的是，脾虚泄泻者忌食枇杷，另外因为枇杷含糖量高，糖尿病患者也要忌食。而枇杷仁是有毒的，千万不可食用。

学会妙用姜，日常保健康

姜在我国已经有 3000 多年的食用史，不仅是日常生活不可缺少的调味品，它还有一些妙用，能够方便快捷地帮你解决一些实际问题。

(1) 频嚼生姜，或用生姜研汁服用，可以治疗呕吐。

(2) 吞服生姜汁，可治食物中毒。

(3) 用生姜汁频搽腋下或患病处，可治狐臭、白癜风。

(4) 取生姜焙干研末，与枯矾末等量混匀，同搽患牙，可止牙痛。

(5) 将生姜捣碎与红糖混合，冲姜糖水热饮，可治妊娠呕吐或痛经。

(6) 用鲜生姜汁半杯，蜜 2 匙，加水调匀饮服，可治脾胃虚弱不能饮食。

(7) 用生姜 15 克煎汤，加白糖适量温服，可治痰多咳嗽。

(8) 用生姜 30 克煎汤，给小儿洗澡，可治小儿咳嗽。

(9) 用生姜捣汁，调入米粥中同食，可治反胃。

(10) 用生姜捣汁，频频漱口吐出，或研末涂搽疮疡，可治口疮。

(11) 用生姜捣汁，调蜜适量，稍微煎煮，每次服几汤匙，一日数次，可治咽喉肿痛。

(12) 乘车前喝些生姜汁水，或切一片生姜贴在手腕内侧腕后横纹 2 寸处，用纱布包好，能防止晕车。在乘车途中含几片生姜，有助于抑制晕车呕吐。

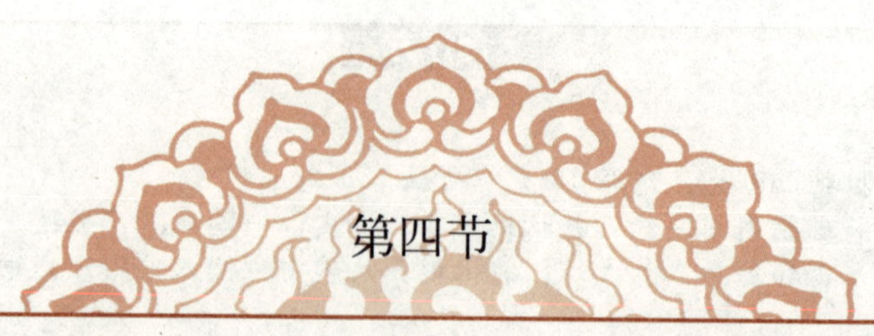

第四节

《黄帝内经》论食忌

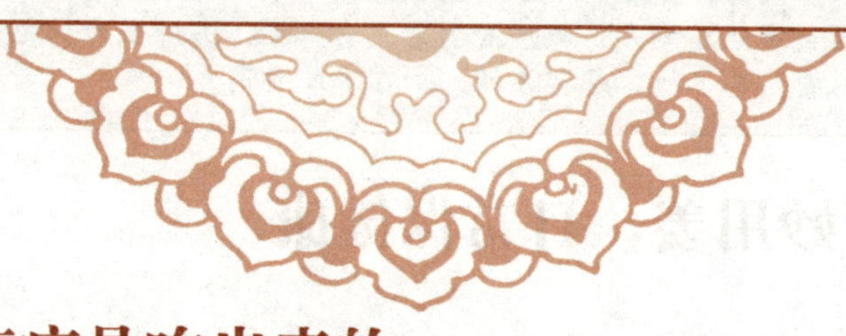

有些疾病是吃出来的

我们都知道“病从口入”这句话，这就是说，很多病都是由入口的食物引起的。我们每天都要摄取充足的食物以供生命活动所需，但如果这些食物中有很多不健康的、不干净的东西，长吃下去，就会得病。

《2002年世界卫生报告》指出，高血压、高胆固醇、体重过重或肥胖、水果和蔬菜摄入量不足，是引起慢性非传染性疾病最重要的危险因素，而这些疾病都和我们每天的“吃”关系密切，如脂肪、胆固醇摄入量过高，而维生素、矿物质、纤维素等食入过少；各种营养素之间搭配比例不合理，偏重于肉食和高蛋白、高胆固醇、高脂肪食品，却罕见五谷杂粮；一日三餐的热量分配不合理，饮食不规律、无节制，大吃大喝、暴饮暴食、食盐摄入量过高。这些不良的膳食习惯都会在身体里埋下疾病的“根”。

不健康的吃法之一：在外就餐

在外就餐过多，是威胁人们身体健康的一大问题。据统计，长期在外面就餐的人，身体内的脂肪含量比在家就餐的人高5%～10%，这是导致肥胖的直接原因。另外，餐馆重视饭菜的色、香、味，往往加很多盐、味精、香料，这都是引发心脑血管疾病、高血压、高血脂等慢性病的危险因素。

不健康的吃法之二：饮食结构不合理

目前人们在饮食方面几个最大的问题就是：谷物量少、大豆和奶制品匮乏、碳酸饮料泛滥、不吃早餐等。

在我国，大约40%的居民不吃杂粮，16%的人不吃薯类；对健康无益的油炸面食，却占了居民食用率的54%；奶及奶制品、大豆及其制品在贫困地区的消费依然较低；碳酸饮料导致发胖和骨质疏松，而青少年饮用饮料的比例高达34%，而且其中大部分是碳酸饮料；不吃早餐容易缺乏维生素，而有3.2%的人却基本不吃早餐。这种不合理的饮食习惯是导致各种疾病的罪魁祸首。

解决之道：回归传统饮食

相对于目前的饮食习惯，我们从前以谷物和蔬菜为主体的膳食结构是非常健康而科学的。但是，人们的生活水平提高以后，却在认识上产生了很多误区，认为每天大鱼大肉才是富裕的标志，其实这是不符合中国人的体质的。

偏好重口味也是中国人饮食中的一大问题。统计资料显示，中国人每天食盐摄入量达到8～20克，而高盐饮食是引致高血压的重大隐患，成人每天摄盐量不宜超过6克。

另外，从烹调方式上来讲，蒸、煮要远远好过煎、炒、炸等方式，烟熏、油炸、火烤的食物相对来说不易消化，而且在烹制过程中还会在高温下发生变异，形成一些有害物质，其中就包括很多致癌物。但是现在很多人为了满足口味的需要，往往喜欢高盐多油的食物，背离了传统的健康饮食习惯，出现了很多之前少见的富贵病、罕见病。所以，中国人的很多病就是吃出来的，我们迫切需要一场膳食革命来改变现已形成的状况，回归自然，回归传统，找回健康与长寿。

食品安全问题

不安全的“问题”食品会给人体带来很大的伤害。据统计，中国每年食物中毒报告案例人数为2万～4万人，而实际上的中毒人数比这还要高出许多。一些慢性隐蔽性的成分会长期潜伏在人体内积淀下来，当积累到一定程度，就会暴发某种疾病。比如，经常食用有农药残留的蔬菜，会增加肝脏的负担，久而久之，肝脏就会发生病变。为了避免或是减少中毒概率，这里告诉大家几招。

改变饮食观念。食品安全问题与饮食观念也有很大的关联，比如：中国传统饮食文化的特色是“色、香、味”俱全，人们常在饮食问题上“舍本取末”，不讲究食品安全和营养，以食物的色、香、味作为评判标准。这样一来，就使那些不法商家有机可乘，不法商家就是钻了这个空子，他们用化工染料将本来不漂亮的食品美容后送上市场，结果销路大好。还有就是在食品中添加过量的食品添加剂如香精等，以便使食物吃起来够“味”。还有的为生产反季节商品，不惜动用农药敌敌畏，有些火腿就是这样做出来的。诸如此类的问题，我们的生活中已屡见不鲜，究其根本在于一些人利用了人们落后的饮食观念，使中国引以为荣的饮食文化成了危害健康的刽子手。

目前市场上有三种食品相对来说是比较安全的，它们是无公害农产品、绿色食品、有机食品。

无公害农产品是指产地环境、生产过程、产品质量符合国家有关标准和规范的要求，经认证合格获得证书并允许使用无公害农产品标识的未经加工或初加工的食用农产品。严格来讲，无公害是食品的一种基本要求，普通食品都应达到这一标准。

绿色食品是按照特定的生产方式生产，经专门机构认证，许可使用绿色食品标志的无污染的安全、优质、营养类食品。之所以称为“绿色”，是因为自然资源和生态环境是食品生产的基本条件，是在良好的自然生态环境中生长的。

有机食品是指来自有机农业生产体系，根据国际有机农业生产要求和相应的标准生产加工的，并通过独立的有机食品认证机构认证的一切农副产品，包括粮食、蔬菜、水果、奶制品、禽畜产品、水产品、调料等。在生产过程中，不使用任何人工合成的化肥、农药、添加剂。

如何避免“问题菜”对人体的伤害

蔬菜、水果是我们日常生活中不可缺少的食物，随着越来越多的食品安全问题，人们也越来越担心自己的“菜篮子”会不会也被农药污染，是不是被过度的化肥污染。“问题菜”对人体造成的伤害是非同小可的。“问题菜”会造成人体的中毒现象。致使免疫系统不能正常工作。所以，日常生活中要注意保护好自己的“菜篮子”不受“问题菜”的侵害，学会清洗和选购食品。

1. 如何清洗残留农药

(1) 用清水洗净后浸泡。浸泡是清除蔬菜、水果上的污物和去除残留农药的基本方法，特别适合叶类蔬菜。关键是清洗后一定要浸泡几分钟，一般不少于10分钟。污染蔬菜的农药品种主要为有机磷类杀虫剂，有机磷类杀虫剂难溶于水，因此这种方法仅能除去部分农药。

注意，必须等所有清洁工作做完了再切菜。如果把菜切得细细的再洗，残留农药就会顺着切面渗透到蔬菜里。

(2) 清洗后碱水浸泡。有机磷类杀虫剂在碱性环境下分解迅速。方法是先将表面污物彻底冲洗干净，浸泡到碱水中 5 ~ 15 分钟，然后用清水冲洗 3 ~ 5 遍。一般 500 毫升水中加入碱粉 5 ~ 10 克，如没有碱粉，可用小苏打代替。

(3) 加热法。氨基甲酸酯类杀虫剂随着温度的升高，分解加快，如青椒、菜花、豆角等，在下锅或炒前最好用开水烫一下。

(4) 阳光晒。利用阳光中多光谱效应，使蔬菜中部分残留农药分解、破坏。这样经日光照射晒干后的蔬菜，农药残留较少。据测定，鲜菜、水果在阳光下照射5分钟，有机氯、有机汞农药的残留量会减少60%。

(5) 储存法。对于方便贮藏的蔬菜，最好先放置一段时间，空气中的氧与蔬菜中的色酶对残留农药有一定的分解作用。购买蔬菜后，应在室温下放24小时左右，残留化学农药平均消失率为5%。有些蔬果放置的时间可以更长，如冬瓜、青椒、苹果等。

2. 购买的技巧

(1) 良好的购买习惯。不要偏食某些特定的蔬果，改掉爱购买外形美观蔬果的习惯。

(2) 识别安全蔬果。可选购含农药概率较少的蔬果，如具有特殊气味的洋葱、大蒜；需去皮才可食用的马铃薯、甘薯、冬瓜、萝卜，或有套袋的蔬果。

连续性采收的农作物（可长期连续多次采收），如菜豆、豌豆、韭菜花、小黄瓜、芥蓝菜等，须长期且连续地喷洒农药。消费者应特别加强清洗次数及时间，以降低其农药残留量。当发现蔬果表面有药斑，或有不正常、刺鼻的化学药剂味道时，表示可能有残留农药，应避免选购。

(3) 建立品牌意识。可选购有品牌、经国家有关部门检测农药残留检验合格的蔬果。购买标明来源地的蔬果，消费者也会多一层保障，可选购市场上信誉好的蔬果。

精细食物别多吃

现代有些人似乎动不动就爱生病，高血压、高血脂、糖尿病、尿毒症……都成了很常见的病，而在古代这些病都是很少见的。古人还有“力拔山兮气盖世”的气魄，现代有些人却多是文文弱弱的，即使看上去很壮也都是虚的，根本没有那么大力气，这是怎么回事呢？是现代有些人的体质不如过去好了吗？可是现在的生活水平明明提高了很多，人们吃得也好了，为什么还动不动就生病呢？其实，关于这个问题，很大一部分原因恰恰就在于生活水平的提高。

生活水平的提高，首先体现在吃的方面，以前的人们多半吃的是粗粮，红薯、高粱、玉米，并没有经过什么精细的加工，能吃就行了。而现在呢？我们的食物多半是经过深加工的精致食品，细米白面、鸡鸭鱼肉、松软的糕点……这些食物吃起来当然要比粗粮可口得多，但这也正是导致现代很多人虚胖无力、体质下降的重要因素。

媒体上曾有这样一篇报道：在我国南方一个相当富裕的村子里，一段时间内有不少婴儿发生了抽风、昏迷和心力衰竭，甚至死亡的现象，这引起了有关部门的重视，开始展开调查。结果发现：原来这个地方的人们吃大米要反复碾三遍，这样得到的大米色白纯净，口感很好，大家以为这样的大米才是真正的好米。殊不知，这样的加工却使存在于米皮中的维生素 B_1 大大减少。母亲经常吃这种米，引起维生素 B_1 的缺乏，并且殃及婴儿。这些婴儿的疾病甚至死亡就是由这精细的大米引起的！

在人体的生命活动过程中，需要的营养成分是多种多样的，其中许多营养成分就存在于没有经过精细加工的粗粮当中，如 B 族维生素、维生素 C 和各种微量元素等。而经过精细加工的食物，却在无形中破坏了这些营养成分，导致人们失去了饮食中的营养平衡。而重要营养成分的长期缺失，便会引发各种疾病。当前我国城市儿童缺铁性贫血和缺锌症发病率较高，就与儿童挑食、偏食和饮食精致有直接关系。

饮食精细会减少人体对纤维素的摄取，而人体内纤维素缺乏就易引起便秘，进而导致痔疮和肠憩室，甚至增加患胃癌、直肠癌和其他消化道肿瘤的机会。

过分精致的饮食还会使人肥胖，患高血压、动脉硬化、冠心病和糖尿病的概率增加，对于老年人还容易引起中风；过分精致的饮食，还使人们失去了许多咀嚼的机会，牙齿和面部肌肉得不到锻炼，就会萎缩老化，对美容与健康都没有好处。

所以说，要想健康就不能吃得太“好”，饮食不挑不偏，不要过于精细，注意粗细搭配；谷类、肉类、果品、蔬菜，都适当进食，这样才能保持营养均衡，很多“富贵病”就在这样简单的吃吃喝喝中避免了。

油炸食品，健康免疫的仇人

一代名医李时珍日常饮食很注重烹调方法，一般很少用油炸，而采用熬汤或煲粥，这是因为油炸会破坏食物中的营养元素，减低食物的免疫功效，而熬汤等做法能最大限度地防止食物营养流失。因此，除特殊需要油炸的食物外，尽量用其他方法烹制为好。

面对色、香、味俱佳的油炸食品，很少有人不动心动口的，但常吃油炸食品好不好呢？从保健角度来看，每周吃上一两次，问题不大，但如果天天吃，或是把它们作为正餐食用，则对健康不利。

油炸食物的种类很多，荤食、素食、甜食、咸食都有。它们都是油性大的食物，即含脂肪量高的食物。如果是动物油炸的食品更不宜常食、多食。常吃高脂食物不但可使血脂升高，促使动脉硬化，而且易使人发胖。

油炸食物的营养价值低。油脂和被炸食物经过高温后，油和食物中的维生素 A、胡萝卜素、维生素 E 等遭到破坏，损失达 50%左右。在高温中油脂被氧化，所含必需脂肪酸也受到破坏。经过高温的油脂，其产生的能量也明显减低，还可妨碍人体的吸收。

街头所设的油炸锅，每天早上供应的油条、油饼、糖糕、菜角、麻花、猫耳朵等，大多使用反复煎熬的油，或每天在老油中加一点新油，以补充油量的不足。

油脂经过反复高温，会发生许多变化，其中脂肪酸的聚合，可产生二聚体、三聚体等十多种有害物质；有机物的不完全燃烧，还可产生强致癌物。常吃反复煎熬油炸的食物，有可能使人肝脾肿大、消化道发炎、腹泻，甚至癌变。

不良饮食习惯伤身亦伤神

不同的人会有不同的生活方式，这些生活方式不断地被重复就形成了特定的习惯。一个人的命运与习惯的好坏是息息相关的，而健康也取决于良好的习惯。印度的谚语中曾有这样一句："播种行为，便收获习惯；播种习惯，便收获性格；播种性格，便收获命运。"好习惯如同健康的良药，无时无刻不在防卫疾病入侵、摆脱病魔困扰，使人体有一个良好的免疫系统；而坏习惯却是健康的毒药，这些看似微乎其微的小事，却在不知不觉的日积月累中啃噬我们的健康，消磨我们的生命。

从现在开始，审视自己的饮食习惯，并对其去粗取精，择优废劣，将好的习惯继续发扬，尽快纠正坏的习惯，才能保证并维持我们的健康。

以下坏习惯中，看一看，你是不是也有呢？

1. 无规律的饮食习惯

为了适应现代社会快节奏的生活，许多人在饮食上极其不规律，经常暴饮暴食；不按时吃饭，或者不吃早餐，吃很少的午餐，而晚上则大快朵颐，力求弥补前两餐的营养损失。这种无规律的不良饮食习惯，可能会引起脂肪代谢紊乱、内分泌异常。晚餐摄入过多的食物则可能导致营养过剩，这些过剩的营养转化成脂肪，就导致肥胖。

解决这个问题最好的方法是实行一日三餐或四餐制，定时定量，分配合理，做到"早餐吃好，中午吃饱，晚餐吃少"的膳食原则，养成规律的饮食习惯。

2. 挑食

许多人存在挑食的习惯，对于喜欢的食物就拼命多吃，不喜欢的食物不是少吃就是完全摒弃。过于偏食容易造成某些营养素过剩，某些营养素缺乏，使身体内营养素失衡，同时也破坏了身体免疫系统的正常运转，疾病由此乘虚而入。偏食的饮食习惯多是营养不良和肥胖症的症结。

偏食者要遵守科学的膳食原则，平衡膳食，在饮食上做到荤素多样、粗细搭配、营养丰富、比例均衡。

3. 快餐快吃

快节奏的生活总是使人们的神经处于紧绷状态，连吃饭也不例外。许多人吃饭速度比较快，经常在不知不觉中吃下很多食物，超出了身体的负荷能力，导致能量超额，造成营养过剩而导致肥胖症出现。然而身体各器官的承受能力也是有限的，身体所需的营养也要适量，所以人们需要注意控制进食的量，摄取适量的营养。吃饭时要细嚼慢咽，一般七八成饱即可，不仅利于控制饮食量，也可减少肥胖的发生。

4. 远蔬菜和水果，亲肉食、油炸食品、甜食

肉食、甜食和油炸食物都是高热量食物，多食或过食，都易造成营养过剩，导致肥胖。而蔬果类食物低热量，又富含维生素、矿物质和微量元素等物质，维生素、微量元素能促进脂肪分解代谢，消除脂肪的堆积，有利于预防肥胖的发生，故应少食肉食、甜食和油炸食物，多食蔬菜、水果。

5. 零食不离口

当下的年轻一族尤其是年轻女性对零食情有独钟的情况比比皆是，她们常常是零食不离口。但零食大多属于高糖、高脂食物，过多摄入易造成营养过剩而转化成脂肪进而形成肥胖。

对此，可采取少吃多餐，控制零食的摄入；或用水果、高纤维食品替代，逐渐克服喜食零食的不良饮食习惯。

6. 睡前不忌口

临睡前吃点心、零食，容易摄入过多的热量，超出机体的需要，多余的热量会转化为脂肪而储存于体内。因此，为了你的体态美和健康，睡前还是尽量不要再进食了。

7. 习惯“吃了就睡”

现代人工作压力极大，经过一天的工作劳累之后，人们往往极为倦乏，吃完晚饭后往往不去运动，而是直接睡觉。但这种不良的习惯对我们的健康影响极大，晚上摄入高能量食物后，机体代谢减慢，活动量减少，没有足够的活动来消耗多余的热量，易造成营养过剩。故晚饭后应适当地活动或锻炼，如散步、慢跑等，既能促进食物消化，又能增加热量的消耗，预防肥胖的形成。

8. 对咸食和辛辣食物舍不得说“不”

清淡饮食才是健康饮食的主旋律，咸食和辛辣食物只能作为饮食生活中的调剂品，偶尔为之。咸食中包含过多的钠盐，易使血液中钠离子含量增高，增加心脏负担，导致水肿性肥胖、高血压等疾病。应逐渐减少钠盐的摄入量，控制在每日 6 克以内。如有高血压、冠心病及肾病等，则更应严格控制钠盐的摄入，以低钠饮食为主。

科学的饮食习惯是健康的基石，只有建立起规律的科学饮食习惯，才能让我们的身体永葆健康。要想赢得健康身体，就必须和不良的饮食习惯说“Byebye”。

服药期间的饮食禁忌

饮食禁忌，简称食忌，俗称“忌口”。一个高明的医师，称职的药师都能够熟练掌握它，一个对自己健康负责的患者，对此也应十分关注，我们准确掌握饮食宜忌后，对身体的康复一定有很大的帮助，而不至于因饮食不慎而导致疾病的恶性发展。祖国医学在数千年的临床实践中，总结出了一系列有益于治疗疾病的服药宜忌经验。

一般来说，在服药期间，对于生冷、黏腻、辛辣、不易消化及有特殊刺激性的食物，都应根据病情的需要和处方中药物的性味，予以避免或节制。例如，寒性病症不宜食生冷瓜果、油腻食物；热性病症不宜食辛辣、温燥食物；有咳嗽症状的病人，饮食不能过甜、过咸、过于油腻，也不要吃辣椒，尽可能避免烟、酒。疮痈肿毒、皮肤瘙痒不宜食鱼、蛤、牛、羊等腥膻食物；风寒郁表，恶寒高热而厌油者，应忌油腻、酸涩之食品；肾病水肿者饮食宜清淡，肝病者忌酒，肺病者忌烟等，此外，在古代文献上有：常山忌葱、地黄；何首乌忌葱、蒜、萝卜；薄荷忌鳖肉；茯苓忌醋；鳖甲忌苋菜；土茯苓、使君子忌茶；蜂蜜反生葱等，均有很好的临床意义。下面我们根据不同的药物，来具体分析一下服药期间的饮食禁忌。

(1) 服用铁剂（如硫酸亚铁、富血铁等）时，切忌喝茶饮牛奶，因为茶叶中的鞣酸和牛奶中的磷酸盐均会与铁离子产生化学反应而形成复合物或发生铁质沉淀，妨碍铁的吸收而降低药效。同时，服用铁剂还应少吃花生米、海带、芝麻酱等高钙、高磷食物，以免妨碍人体对铁的吸收。可多食富含维生素C的蔬菜和水果，以增加铁盐的溶解度，有利于人体对铁质的吸收。

(2) 服用驱虫药后，忌吃油腻食物，并以空腹服药为宜。应多食纤维素多的食物（如地瓜、萝卜、土豆、青椒、莴笋等），以增强肠道蠕动，促进虫体排出体外。

(3) 服用含有地黄、何首乌、人参等药物，忌服葱、蒜、萝卜。

(4) 服钙片，忌吃菠菜。

(5) 服用维生素D时，应多食含钙质较多的食物，如黄豆、鸡蛋黄、乳类、动物肝脏、骨头汤等，以促进骨骼生长，辅助疗效。久服甲状腺片的人，会增加人体钙质排出量，因此也要多吃含钙高的食物，以免出现骨质疏松、龋齿等缺钙症。

(6) 服用维生素C时，不宜同食动物肝脏，因为动物肝脏中含有丰富的铜，如果同时食用可因铜的存在使维生素C氧化而失效。

(7) 服用维生素K时不宜同时食用富含维生素C的水果和蔬菜，如苹果、鲜枣、山楂、西红柿、芹菜、茄子等，因为维生素C可破坏维生素K，降低其药效。

(8) 服用镇静安眠药如安定、利眠宁、佳乐定、硝基安定、鲁米那等药物，洋地黄类药物，以及优降宁、胍乙啶、降糖灵、苯妥英钠、阿司匹林、硝酸甘油、消心痛、痢特灵等药物均应忌酒（一切酒类）。否则会增加药物的毒副作用，甚至导致药物失效。

(9) 服用红霉素、黄连素、利福平、胰酶、淀粉酶、复合维生素 B、胃蛋白酶、乳酶生等药物时应忌茶，这是因为茶叶中的鞣酸会与上述药物起作用而降低疗效。

(10) 服用磺胺类药物如磺胺嘧啶、复方新诺明及碳酸氢钠时，不宜食用酸性水果、醋、茶、肉类、禽蛋类，否则会使这些药物在泌尿系统形成结晶而损害肾脏或降低药物疗效。

(11) 服用红霉素、灭滴灵、甲氰咪胍时，应忌食牛奶、乳制品、黄花菜、黑木耳、海带、紫菜等高钙食物。因为这些食物中的钙离子可与上述药物发生反应，生成难溶的结合物而降低药效；服用洋地黄、地戈辛、强心苷时也不宜同吃高钙食物，否则会引起强心苷中毒。

(12) 服用去痛片、散利痛、优散痛、安痛定时忌食腌肉，以免药物中的氨基与腌肉中的亚硝酸盐结合生成有致癌作用的亚硝胺。

(13) 服用健胃散等苦味健胃药时，不宜拌糖服用或服药后立即吃糖。因为苦味健胃药可借助其苦味刺激胃神经末梢，反射性地帮助消化和促进食欲，服糖后就会降低药效；服用可的松类药物时，也不可同吃高糖食品，否则会使血糖升高，出现糖尿。

(14) 雷米封是一种常用抗结核药物，当服用这种药物时不宜同时吃鱼类食品。因为鱼类含有大量组氨酸，这种组氨酸在肝脏里变成组胺。雷米封能抑制组氨的分解使其在体内堆积发生中毒，出现头痛、头晕、心慌、皮肤潮红、眼结膜出血及面部麻胀等不适。

(15) 服用左旋多巴、茶碱类、氨茶碱等药物时，不宜同时食用牛肉、鸡蛋、奶制品等高蛋白物，以免降低其疗效。

(16) 保泰松是一种抗风湿药物，服用该药时忌高盐饮食。因为高盐食物易导致血钾增高而引起水肿，血压升高；服用降压药物时，也必须严格控制食盐量，以免阻碍血压下降。

(17) 服用激素类药物如强的松、地塞米松及抗凝药物如华法林、双香豆素、新抗凝等时，忌食动物肝脏，以免失效。

(18) 安体舒通、氨苯喋啶是两种常用的保钾利尿剂，使用这两种药物时体内血钾容易升高，故不宜同时食用香蕉、橘子、葡萄干、菠菜、土豆、海带、香椿芽、紫菜、红糖等含钾量高的食物，以免引起高钾血症。

(19) 服用感冒退热冲剂时，不宜吃蜂蜜、麦芽糖、枣子等含热量高的食品，否则会降低退热效果。

(20) 优降宁是一种降血压药物，服用该药时不宜同吃动物肝脏、鱼、巧克力、奶酪、腌鱼、香蕉、扁豆、豆腐、牛肉、香肠、葡萄酒等。否则可引起血压升高，甚至发生高血压危险和脑出血等。

(21) 服降脂类药物不要吃动物油。植物类食油，可增强降脂药物的效果。可是动物油，主要是羊、鸡油等，却会增加体内脂肪存贮，降低某些治疗及降血脂药物的功效。所以在吃降脂类药物时，应吃植物油以利增强降脂药物的功效。

(22) 碱性药物不宜吃醋。由于醋为酸性食物，在服用碳酸氢钠、碳酸钙、氢氧化铝、胰酶、红霉素、磺胺类这些属碱性类药物时，食醋会使药物失去药效。所以服用上述药物时必须忌食醋。

女性经期过程中的饮食宜忌

女性月经，每月一次失血。在月经期注重饮食的保健，与“月经周期”变化相吻合，调理气血，补充适当的营养，非常必要。

1. 经期前：宜清淡低盐

女性月经来潮前，常伴有乳房胀痛、腹胀、疲劳、烦躁易怒、失眠等症，主要与体内雌激素分泌过多等因素相关。科学合理的饮食，可消除这些不适。

月经来潮前一周，可选吃清淡、易于消化、富有营养的食品，如豆类、鱼类等高蛋白食物，并多吃绿叶蔬菜及水果。平时多饮开水，保持大便通畅，减少盆腔充血。不宜吃辛辣等刺激性食物，少吃肥肉、动物油和甜食，避免影响脾胃功能，保证经期正常。

月经来潮前 10 天，可开始低盐饮食。食盐太多，体内水分需要增强，对肾脏和血管不利，更可能导致头痛、激动易怒、下肢浮肿等。

2. 经期中：营养与“温”“和”

经期间饮食，以“通经水、加强营养”为主要目的，同时避免便秘。最好遵循以下四大饮食原则：

(1) 忌生冷，稍宜温热。月经期如食生冷食物，一则伤脾胃碍消化，二则损伤人体阳气，易生内寒。寒气凝滞，使血液运行不畅，造成经血过少，甚至痛经。所以，即使在酷暑盛夏季节，月经期间也不宜吃生冷食物。饮食应以温热为宜，有利于气血运行畅通。冬季可适当吃些具有温补作用的食物，如牛肉、鸡肉、桂圆、枸杞子等。

(2) 忌酸辣，宜清淡新鲜。经期易疲劳，消化功能减弱，食欲欠佳，为保持营养，饮食以新鲜为宜。新鲜食物不仅味道鲜美，易于吸收，而且营养破坏较少。

经期饮食的制作，以清淡易消化为主，少吃或不吃油炸、酸辣等刺激性食物。

(3) 荤素搭配，防止缺铁。经期一次失血，通常损失铁质 15 ～ 25 毫克。因此，要多吃含铁丰富和利于消化吸收的食物，如鱼类、各种动物肝／血、瘦肉、蛋黄等，它们含铁丰富、生物活性高、容易被人体吸收利用。

(4) 忌喝浓茶。茶叶中含有茶碱、鞣酸、粗蛋白、粗纤维、维生素、无机盐、芳香物质和茶色素等，日常饮用有助身体健康。但是茶叶中的鞣酸会与铁结合成不溶性鞣酸铁盐，形成不被吸收的复合物，从而妨碍黏膜对铁质的吸收。在月经期，因为经期本来就出血失铁，鞣酸会加剧女性经期缺铁，导致妇女缺铁性贫血的发生。鞣酸还有收敛作用，抑制消化液的分泌，令经期食欲不振、大便秘结。

3. 经期后：小补

在月经干净后的 1 ～ 5 天，补充蛋白质、矿物质等营养物质，并吃一些补血物，如既有益肤美容又有补血活血作用的牛奶、鸡蛋、鹌鹑蛋、牛肉、羊肉、芡实、菠菜、樱桃、龙眼肉、荔枝肉、胡萝卜、苹果、当归、红花、桃花、熟地、黄精等。

除此之外，女性在经期过程中还要注意以下几点事项：

⑴ 不要刻意吃甜食，如饮料、蛋糕、红糖、糖果，防止血糖不稳定，避免加重经期的各种不适。

⑵ 多吃高纤维食物，如蔬菜、水果、全谷类、全麦面、糙米、燕麦等食物。摄入足够的高纤维食物，可促进雌激素排出，增加血液中镁的含量，可调整月经和镇静神经。

⑶ 在两餐之间吃一些核桃、腰果等富含维生素 B 群的食物。

⑷ 摄取足够的蛋白质。多吃肉类、蛋、豆腐、黄豆等高蛋白食物，以补充经期所流失的营养素、矿物质。

⑸ 饮食应定时定量。可避免血糖一下升高、一下降低，减少心跳加速，缓解头晕、疲劳、情绪不稳定等不适。

⑹ 避免食用含咖啡因的饮料，如咖啡、茶等，因这类饮料会增加焦虑和不安的情绪，可改喝大麦茶、薄荷茶。

⑺ 有大失血情形的女性，应多摄取菠菜、蜜枣、红菜（汤汁是红色的菜）、葡萄干等高纤维食物，以利补血。

⑻ 即将面临更年期的妇女，应多摄取牛奶、小鱼干等钙质丰富的食品。

避开饮茶十忌，才能喝出健康

茶具有人体所需要的营养成分和有利于人体健康的生物活性物质，可称得上最理想的饮料。但是喝茶也要讲究科学，否则不但收获不大，而且会伤及身体。饮茶有十忌，具体包括：

一忌空腹饮茶。空腹饮茶，茶性入肺腑，会冷脾胃，等于“引狼入室”，我国自古就有“不饮空心茶”之说。

二忌饮烫茶。太烫的茶水对人的咽喉、食道和胃刺激较强。如果长期饮用太烫的茶水，可能引起这些器官的病变。另据国外研究显示，经常饮温度超过 62℃茶者，胃壁较容易受损，易出现胃病的病症。饮茶的温度宜在 56℃以下。

三忌饮冷茶。温茶、热茶能使人神思爽畅，耳聪目明；冷茶对身体则有滞寒、聚痰的副作用。

四忌浓茶。浓茶含咖啡因、茶碱多，刺激强，易引起头痛、失眠。

五忌冲泡时间太久。冲泡时间过长，茶叶中的茶多酚、类脂、芳香物质等可以自动氧化，不仅茶汤色暗、味差、香低，失去品尝价值；而且由于茶叶中的维生素C、维生素P、氨基酸等因氧化而减少，使茶汤营养价值大大降低；同时由于茶汤搁置时间太久，受到周围环境的污染，茶汤中的微生物（细菌和真菌）数量较多，很不卫生。

六忌冲泡次数过多。一般茶叶在冲泡3～4次后就基本上没有什么茶汁了。据有关试验测定，头开茶汤可含水浸出物总量的50%，二开茶汤含水浸出物总量的30%，三开茶汤则为10%，四开茶汤却只有1%～3%，再多次冲泡就会使茶叶中的某些有害成分也被浸出，因为茶中的微量有害元素往往是在最后泡出。

七忌饭前饮茶。饭前饮茶会冲淡唾液，使饮食无味，还能暂时使消化器官吸收蛋白质的功能下降。

八忌饭后马上饮。茶中含有鞣酸，能与食物中的蛋白质、铁质发生凝固作用，影响人体对蛋白质和铁质的消化吸收。

九忌用茶水服药。茶叶中含有大量鞣质，可分解成鞣酸，与许多药物结合而产生沉淀，阻碍吸收，影响药效。所以，俗话说："茶叶水解药。"

十忌饮隔夜茶。因隔夜茶时间过久，维生素已丧失，而且茶里的蛋白质、糖类等会成为细菌、霉菌繁殖的养料。当然，未变质的隔夜茶在医疗上还是有它的作用的。例如：隔夜茶含丰富的酸素、氟素，可以阻止毛细血管出血；如患口腔炎、舌痛、湿疹、牙龈出血、皮肤出血、疮口脓疡等可用隔夜茶治；眼睛出现红丝或常流泪，每天用隔夜茶洗眼多次，可奏奇效；每天早上刷牙前后或吃饭以后，含漱几口隔夜茶，不仅可以使口气清新，还有固齿的作用，等等。

坐飞机前要注意的饮食三忌

有些人在乘坐飞机时，往往会出现头晕、胸闷、恶心、胃肠胀气，甚至呕吐等症状，这与机前饮食有很大关系。

为此，乘机前要做到饮食几个注意：

一忌大荤及高蛋白食物。因为高脂肪、高蛋白食物在胃里停留时间长，难以消化，一般需要4～5个小时才能从胃中排空，加之人在空中消化液分泌量减少，胃肠消化功能减弱，更容易出现胃肠膨胀、腹部难受、胀气、打嗝等消化不良反应，因此，上飞机前应以吃清淡的食物为宜。

二忌进食大量的粗纤维食物。一个人在正常情况下，胃肠道内含有1000毫升气体，其中由口吞入的约占80%，消化食物时所产生的气约占20%。随着飞行高度的上升，气压越来越低，胃肠道内的气体就会发生膨胀。若飞行到5000米高度时，胃肠道中的气体要比地面上的增加2～4倍，临行前如果吃了一些容易产气的食物如汽水、啤酒、萝卜等，在飞机上就容易产生不适。

三忌进食过饱或空腹上机。因为飞机升到高空后，胃肠血液的供给相对减少，致使胃分泌减少，胃肠蠕动减弱，不利于食物的吸收。

如果上飞机前进食过饱，因胃内空气增多而加重心脏的负担；相反，乘飞机前也不宜空腹，否则，由于血糖消耗量增加而产生低血糖反应，会出现头晕、恶心、呕吐等症状，或使原有的“晕机”症状加重，所以，上飞机前适当吃点东西，既不要吃得太饱，也不宜空腹上机。

值得注意的是，飞机起降时最好吃一些糖果，这样可以保护耳朵。咽鼓管是连接中耳与鼻咽部的弯曲而狭窄的管道，一端开口于中耳，另一端开口于鼻咽侧壁。平时咽鼓管呈闭合状态，仅在吞咽、哈欠、咀嚼或打喷嚏时短暂开放，所以它具有保持中耳腔与外界气压平衡的作用。起降时吃东西，通过不断咀嚼、吞咽，让耳咽管随时开合，空气就可自由地出入中耳腔，使得中耳内压和外界大气压力保持平衡状态，耳部不适感就会减轻或消失。

根据个人体质，掌握饮食宜忌

中医讲究阴阳调和，不同体质的人在日常饮食中都有各自的宜忌，“量体”进食也是保持健康的重要原则，不然，吃了不适合自己的食物，不仅吸收不了营养，还会火上浇油，对自身体质造成损害。

1. 血瘀体质

这类人平素面色晦滞，口唇色暗，肌肤常有出血倾向，皮肤局部有瘀斑，或身体某部刺痛，固定不移，或有包块，推之不动；舌质有瘀斑或瘀点，脉细涩，或结代。此类体质，重在气血畅通，为此，要常常加强体育锻炼，尤其是一些中度的运动，饮食上多吃些活血养血的食品；治疗上应活血化瘀，并配以补气行气。

这类人适宜常吃茄子、红苋菜、海带、虾；忌吃果仁的衣如花生膜。生冷的食物也不能吃，另外还应注意太冷、太热的环境刺激。

2. 虚热体质

这类人形多瘦小，面色多偏红或有颧红，常有灼热感，手足心热，口咽干燥，多喜饮冷，唇红微干，冬寒易过，夏热难受，舌红少苔或无苔，脉细弦或数。本体质中医主张长期服用首乌延寿丹，认为本方有不滋腻、不寒凉、不刺激、不蛮补四大优点，且服后有食欲增进、精神轻松愉快的效果。

这类人适宜早睡晚起，做中量的运动，宜食用西洋参、麦门冬、六味地黄丸。不应多饮凉茶，不应食用过于寒冷之品。

3. 虚冷体质

这类人一般比较瘦，脸色苍白，身材苗条，手脚冰冷。

这类人宜早睡晚起，微量运动，多食有辛味的食物，如姜、葱、蒜、辣椒、十全大补汤、八珍汤、巧克力、姜母鸭、羊肉炉，素食者可食用红毛苔、小麦草。

忌食生冷食物，如冰品、白菜、瓜类食物、橘子、西瓜、寒性水果少吃，忌食麦门冬、生地等，忌牛蒡根。

4. 痰湿体质

这类人平素身体肥胖，或嗜食肥甘，嗜睡恶动，口中黏腻。食量较大，多汗，既畏热，又怕冷，适应能力差。病则胸脘痞闷，咳喘痰多；或恶心呕吐，大便溏泄；或四肢浮肿，按之凹陷，小便不利或浑浊；或身头重困，关节疼痛，肌肤麻木不仁；或妇女白带过多，苔多腻，常见灰黑，或舌面罩一层黏液，脉濡或滑。

这类人宜多参加体育运动，让疏松的皮肉变致密结实一些。药物方面，当用温药调补；饮食上宜多食芦笋、荸荠、慈姑；日常起居中应多走路，且做有效运动（汗出、心跳加速）。忌食伤肠胃的食物，如牛乳、番薯、芋头、汽水、橘子、海鲜等。

5. 实热体质

强壮的、声高气粗的、好动的人，一般都属于此体质。这类人平素喜凉怕热，神旺气粗，口渴喜冷饮，尿黄便结，病则易发高热，脉洪数有力，舌红苔薄黄。本体质之人不易患病，一经患病，多为急性病、暴发病。故饮食方面多用滋阴、清淡之品；运动量也要大一些，让体内积蓄的阳气尽快散发出去。须常清其过盛之热，适当补其耗伤之阴。

这类人宜晚睡早起，易吃清凉的食物、生菜沙拉、果菜汁、凉茶等蒸煮之物。忌食冰激凌、辛辣食物、麻辣锅、炸烤食物、羊肉炉、姜母鸭、火锅等。

6. 气郁体质

这类人形体消瘦或偏胖，面色萎黄或苍暗，平素性情急躁易怒，容易激动，或忧郁寡欢，胸闷不舒，时欲太息。病则胸胁胀痛或窜痛；或乳房小腹胀痛，月经不调、痛经；或咽中梗阻，如有异物；或气上冲逆，头痛眩晕；或腹痛肠鸣，大便泄利不爽，舌淡红苔白，脉弦。这类人相当于现代所称的抑郁型或抑郁质。药治疗，以疏肝理气为主；平时应常去旅游，以使心胸愉快，从而排除多愁善感的抑郁状态；多听一些轻松、开朗、激动的音乐，以提高情绪。

这类人宜早睡早起，多晒太阳（清晨与傍晚），做微量运动，饮食活鱼或当日采下的蔬果等，熟食用药膳。忌吃加工食品，忌过量运动，感冒药不宜多服，此等人最易外感及过敏，忌用泻下剂，不宜针灸。